U0395762

实用护理学与现代护理管理

主编 徐娟娟 等

上海科学普及出版社

图书在版编目（CIP）数据

实用护理学与现代护理管理／徐娟娟等主编.

上海：上海科学普及出版社，2024.6. —ISBN 978-7
–5427–8769–9

Ⅰ. R47

中国国家版本馆CIP数据核字第2024TT5149号

统　　筹　张善涛
责任编辑　陈星星
整体设计　宗　宁

实用护理学与现代护理管理

主编　徐娟娟　等

上海科学普及出版社出版发行

（上海中山北路832号　邮政编码200070）

http://www.pspsh.com

各地新华书店经销　　山东麦德森文化传媒有限公司印刷

开本 787×1092 1/16　印张 22.75　插页 2　字数 582 000

2024年6月第1版　　2024年6月第1次印刷

ISBN 978-7-5427-8769-9　定价：198.00元

本书如有缺页、错装或坏损等严重质量问题

请向工厂联系调换

联系电话：0531-82601513

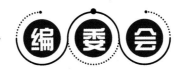

主　编

徐娟娟　陈嘉琳　孟庆凤　谭　斌
吴倩倩　李　元　林　娟

副主编

孙丽娟　商国华　隋雨薇　于莉莉
刘继红　王　珍　陆海艳　凌　杰

编　委（按姓氏笔画排序）

于莉莉（威海市胸科医院）

王　珍（河南中医药大学第三附属医院）

成媛媛（淄博市中西医结合医院）

刘继红（聊城鲁西骨科医院）

孙丽娟（阳谷县中医医院）

李　元（巨野县北城医院）

吴倩倩（潍坊市妇幼保健院）

陆海艳（河北省秦皇岛市青龙满族自治县中医院）

陈嘉琳（枣庄市立医院）

林　娟（烟台毓璜顶医院）

孟庆凤（邹城市大束镇卫生院）

徐娟娟（宁阳县第一人民医院）

凌　杰（重庆市江津区中医院）

商国华（宁阳县第二人民医院）

隋雨薇（威海市市级机关卫生所）

谭　斌（潍坊市妇幼保健院）

前 言
FOREWORD

护理学集医学、社会科学、人文科学及管理学于一体，在保护人民健康、防治重大疾病、提高人口素质中发挥着重要作用。护理学作为现代医学的重要组成部分，不论是在医院抢救患者的生命，还是在社区、家庭中对有健康需求的人群进行保健指导，都发挥着重要的作用。而且随着社会经济的发展及人民群众对健康和卫生保健需求的日益增长，人们对护理学科的重要性有了更新的认识。因此，为提高广大临床护理人员的技术水平，更为深入贯彻"以人为本"的整体护理理念，我们特邀护理方面的专家编写了《实用护理学与现代护理管理》一书。

本书首先介绍了护理指标、护理沟通方法与技巧、护理操作技术，以及护理管理；然后详细介绍了临床各科室常见病的护理技术及护理进展，并针对各科室疾病的不同特点介绍了相应疾病的护理评估、护理目标、护理措施、护理常见问题等内容；最后论述了其他方面的护理内容。本书内容涵盖面广，既注重基础，又突出重点，力求反映护理临床和护理研究的最新成果，适合广大临床护理工作者及医学院校的在读学生阅读使用。

本书的编写参阅了大量的书籍，在此谨向所有专家致以诚挚的谢意。由于医学的不断发展，新的临床证据不断出现，加之临床护理路径与众多学科密切相关，故本书仍难免有许多疏漏之处，恳请读者批评指正。

《实用护理学与现代护理管理》编委会

2024 年 3 月

目　录
CONTENTS

第一章 护 理 指 标

第一节 护 患 比

一、概述

护患比反映护理服务需求和护理人力的匹配关系。计算护患比能够帮助管理者了解当前护理人力配备状况,进而建立一种以护理服务需求为导向的科学调配护理人力的管理模式,让需要照护的患者获得护理服务,保障患者的安全和护理服务质量。

二、指标的定义和意义

(一)指标定义

1.护患比

统计周期内当班责任护士人数与其负责照护的住院患者数量之比。

2.当班责任护士人数

统计期间内在岗直接看护患者的责任护士总人数,不包括治疗护士(配药护士)、办公班(主班)护士、护士长等其他岗位护士。

(二)指标的意义

患者护理结局的好坏,与护理人力的配备有直接关系。护患比反映护理服务的有效人力投入,反映执业护士直接照护患者数量情况,而护理人力的合理配置,是护理服务的规范化的基本保障,属于护理质量的结构指标。无论是从逻辑还是实证研究的结果上看,合理护理人力配备与护理质量密切相关。如护患比过高,代表每个护士照护患者数量增加,护士的护理工作量超负荷,将影响护理质量、患者结果及护理队伍稳定。患者安全隐患、医患矛盾、护理质量、护理人员因工作压力而离职等问题,都与护理人力配备不足密切相关。

然而,何为"合理",却一直困扰着国内护理管理者。到目前为止,能够指引管理者配备护理人力的工具依旧十分缺乏。对于护理人力配置而言,我们也一直在探求以患者需要为导向的指标,"护患比"便是其中之一。国内有些医院已经开始探索使用这一指标进行护理人力的调配。本节通过研讨护患比的测算和应用方法,为管理者提供一种从完善人力配备出发提升护理质量的参考路径。

从护患比的定义可以看出,如果需要接受照护的患者数固定,提供护理服务的执业护士人数越多,护患比越高。例如,国家卫生计生委颁布的"三级医院评审标准"主张每个责任护士平均看护患者数量不超过8个。假定某个护理单元通过实践表明,当护患比达到1∶8时,护理服务质量能够得到保障,那么,其他类似的护理单元若护患比低于此值,应当考虑增加护理人力的配置。再如,当管理者发现不同班次之间护患比的差异很大,夜班的护患比明显低于此值,则应根据患者护理工作量需求配备护士人数,达到合适护患比。

值得注意的是,不同护理单元收治的患者类型不同,所以,即便患者数量相同,护理工作量的差异可能很大。管理者应该监控全院各护理单元护患比情况,根据患者疾病严重程度和护理依赖度合理调配护理人员,必要时增加护士人数。同时,考量各护理单元、各班次患者护理需求的差异性,保持护士与患者的合适比例。重症监护室(ICU)、母婴同室收治危重患者等护理工作服务强度明显高于普通病房的护理单元,则需配备的护理人力也较多。故此,测量护患比时,可以计算一个医院各个时段平均的护患比,也可以根据管理的需要,计算不同护理单元、不同时段的护患比,如各护理单元护患比、白班护患比、夜班护患比等。

三、测量方法

(一)计算公式

平均每天护患比=1×(统计周期内每天各班次责任护士数之和/同期每天各班次患者数之和)。

"统计周期"是质量管理者关注的时间段,如某年、某月、某一天或某个班次等。其中,每个班次或每天"收治患者总数"包含统计时期最开始收治在院患者总数与新转入患者数之和,例如,该班次起始时点在院患者20人,到该班次结束,转出2人,转入3人,则"收治患者总人数"为23人。

(二)数据及来源

1.涉及的变量

统计周期、统计周期内收治患者总人数及在岗责任护士人数。

2.数据来源及采集方式

某一班次及每一天在岗责任护士的总人数,通常可以从各专业临床科室护理单元排班表中获得;收治患者总人数可以从统计报表中获得。

四、指标的使用方法

从护理质量管理的角度出发,护患比至少可以应用于护理人力配置的预判和护理质量与护理人力配置关联推断这两个方面。无论应用在哪个方面,只要应用得当,都有助于一线护理服务规范、有序地开展,进而有助于防范护理不良事件的发生,提升护理质量。

(一)护理人力配置的预判

如前所述,护患比是一个引导管理者"基于患者的护理需要"配置护理人力的工具。管理者根据不同护理单元收治患者的情况,从患者安全出发,应当对这些护理单元最低并合理的护患比之"理论值"做到心中有数。管理者通过采集相关的变量信息,计算当前不同护理单元实际的护患比,与护患比的"理论值"对比,便可以预先判断护理单元人力配置是否恰当、尚可、不足、过多。继而,便可以考虑护理人力的增减和(或)存量调配。即便短期内无法改进人力配置,至少让管理者明了潜在的风险。

事实上,每当护理对象发生显著变化时,管理者都可以通过护患比的计算来指引护理人力的配置。另一方面,管理者有必要定期分析各个护理单元护患比(有条件的医疗机构,甚至可以把护患比作为一个日常监测的指标),通过护患比的变化识别护理人力的配置是否合理,进而提前进行护理质量风险的预判,做好应对和预案,以保障患者的安全和护理质量。

(二)护理质量与护理人力配置关联的推断

当管理者同时掌握护理单元护患比和该护理单元其他护理质量指标的情况,或者同时掌握多个护理服务内容和强度相似的护理单元的这两类信息。那么,管理者就可以通过分析护患比与另外一个或几个护理质量指标值的关联,来推断护患比与其他护理质量指标的关联特性,甚至得出护患比与其他指标的关联规律(如护患比每提高 1%,某指标值升高或降低 2% 等)。

关联推断的方法,假定管理者除了护患比以外还掌握另一个护理质量结局指标的数值(图 1-1),随着护患比的增加,另一个指标值也随之增加,说明两者之间为正相关关系;如果随着护患比的增加,另一个指标值随之下降,说明两者之间为负相关关系;如果随着护患比的增加,另一个指标值并无显著的变化或变化趋势不明朗,说明两者之间无相关关系。如果分析结果发现护患比与某一护理结局指标关联密切,那么,一线护理人力配置的问题很可能就是导致这个不良事件的原因,管理者应当考虑通过人力调配进行质量改善。

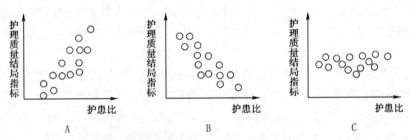

图 1-1 推断护理人力配置与护理结局关系
A.表示护理结局指标值与护患比呈正相关关系;B.表示护理结局指标值
与护患比呈负相关关系;C.表示护理结局指标值与护患比没有相关关系

可见,关联分析能够给管理者直接的证据,把通过关联分析获得的证据及时反馈给院长、护理部主任、科主任、护士长、人力资源部门或其他护理单元的决策者,有助于他们快速把握问题,有理有据地进行决策。

五、评述

护患比之所以能够作为护理质量的敏感指标,是因为患者能否获得与其病情相应的规范的护理服务,取决于有多少一线护理人员能够为患者提供服务。如若人手不足,护理服务的数量和质量都会大打折扣,继而有损患者的安全和护理结局。

世界上有些地区甚至对护患比进行了法律上的强制规定。例如,美国的加利福尼亚州强制执行最低护患比,规定 ICU 的最少护患比为 1:2、分娩及产后综合病房为 1:3、儿科为 1:4、普通专科病房为 1:5(之后调整为 1:4)等。许多研究对加利福尼亚州强制执行最小护患比的政策进行了评估,结果发现此项政策的实施确实有助于降低护理不良事件和提升护士工作满意度。美国已有 15 个州和哥伦比亚地区采用了这种"最低护患比"规定或者签署了相关法案。

澳大利亚的维多利亚州是另一个较早实行"最小护患比"制度的地区。初期,维多利亚州要求辖区内的公立医院最小护患比达到1:4。在澳大利亚护士联盟的推动下,维多利亚州政府将最小护患比调整为"5:20"。尽管从数值上看,5:20=1:4,但在操作层面,政策调整后,护理单元的人力配备较过去灵活了。这是因为一个护理单元有多个护士时,有些护士护理患者病情严重,从绝对数量上看,这些护士人均护理的患者可能不到4个,而另一些护士护理的患者病情较轻,他们人均护理的患者可能超过4个。但只要从总体上看,这个护理单元不违反5:20的护患比,便不会违规。因此,新的模式把护士人力配置的决定权交回给了病区管理者,使他们可以根据患者的病情和护士的能级情况来决定护士数量,再次强调了护理工作是一个团队的工作,护理工作是由整个病区的护理团队来共同承担的。

日本针对床位数计算出24小时内平均护士人数,还明确规定了夜班护士配置的最低比例。如果患者病情突然变化或有紧急入院等情况而引起护理工作量突然增加时,护理人员的呼叫制度可以保证迅速调集在家备班的护士前来补充;如果配置的护理人力超过了实际工作需要,也可随时安排部分上班护士回家,以减少当班的剩余人力。

目前,我国已经在三级医院评审时引入了护患比的概念,对三级医院提出了"每位责任护士照护患者不超过8人"的基本要求,中国台湾地区护士工会联合会发布的数据显示,白班护患比为1:(6~13),小夜班为1:(10~20),大夜班为1:(13~20)。

作为护理人力资源配置、护理质量结构性指标,国内更多的采用床护比指标,是把床位数量作为护理人员配置的最主要因素,国内大多数医疗机构实际开放床位比编制床位要多,因此床护比指标的床位计算应以实际开放床位为基数,但床护比并未考虑患者数量、病情变化需要,因此存在一定的人力配备局限性。国外更成熟的是评价护患比。护患比是以患者所需的护理工作量为主要因素的,护患比概念更合理化;护患比更符合国家卫生健康委员会提出的"每名责任护士平均负责患者数量不超过8例"的要求。无论是床护比或护患比进行护理人力资源的配备、评价,除与患者的病情、床位使用率有关外,还与病房的条件设施、相关配套设施,如配液中心、护理人员的工作效率及当地的风俗习惯等相关。

六、应用此指标可能遇到的问题和应对方法

(一)统计期间内收治患者总人数
(1)某统计时间点的住院患者人数。
(2)统计期间内收治患者总人次,包括转出、出院、收入患者人数。

(二)护士总人数的确定
统计期间内在岗看护患者的责任护士总人数。

(三)护患比的评价频次
护患比指标主要是评价责任护士与看护患者的比例,评价每位护士看护患者的数量,可测量一段时间的平均护患比,或某班次的平均护患比,或某特定班次的护患比。有条件的医院可利用信息化系统,常规测量每班次护患比。

七、此指标与其他敏感指标的关联和联合应用

(1)护患比与护理时数:护患比是合理护士人力配备指标。合理护患比指标的测算基础是收治患者所需护理时数。

（2）护患比是根据患者的护理需要而配备护士,更符合患者实际需求。但也应考虑影响护理人力配备的基础设施建设、设备配备等因素。

（谭　斌）

第二节　床　护　比

一、概述

床护比反映开放床位和护理人力的匹配关系。计算床护比,能够帮助管理者了解当前开放床位所配备的护理人力状况,进而建立一种以开放床位为导向的护理人力配备管理模式,保障一定数量开放床位护理单元的基本护理人力配备,是医疗机构及其护理单元护理人力的配备参考、评价指标。

二、指标的定义和意义

(一)指标定义

1.床护比

统计周期内提供护理服务的单位实际开放床位与所配备的执业护士人数比例,反映平均每张开放床位所配备的执业护士数量。根据护理服务单位的类型,可分为医疗机构总床护比、普通病房护理单元床护比及特殊护理单元床护比等。

2.相关名词定义

（1）实际开放床位数:医疗机构实际收治患者的长期固定床位数,有别于医疗机构执业注册的"编制床位数"。

（2）特殊护理单元床位数和普通病房护理单元床位数:特殊护理单元床位数包括重症医学科、手术室、产房、层流病房、母婴同室床位数。除这些特殊护理单元外,其他护理单元均为普通护理单元,其床位数计为普通病房护理单元床位数。

（3）执业护士总人数:在护理岗位工作的执业护士总人数,含助产士。

(二)指标的意义

患者护理结局的好坏,与护理人力的配备有直接关系。床护比正是反映护理服务的人力投入。床护比过低,表明护理人力不足,而当受到护理人力不足的掣肘时,护理服务的规范化便失去了基础的保障。护理人员的工作强度很可能超负荷,进而影响护理队伍的稳定。

护理服务的需要是配置护理人力的准绳。不同护理单元收治的病例类型不同,需要的护理服务内容和强度也有区别,故此,应用床护比作为人力配置或护理质量结构性指标时,有必要对不同护理单元区别对待。重症医学科(各类 ICU)、手术室、产房、层流病房、母婴同室等护理单元的护理工作服务强度通常明显高于普通病房,这些单元的床护比一般也比较高。

三、测量方法

(一)计算公式

床护比＝1×(统计周期内实际开放床位数/同期执业护士人数)

(1)根据测量不同类别床护比,护士总人数为统计周期内相应医疗机构或护理单元的总执业护士人数(包含所有护理岗位注册执业护士),但如果某护理单元有非开放床位配置的全院性专科护士,则在测算护理单元床护比时应排除。

(2)统计周期可根据质量管理评价部门的要求确定统计周期时间,如某月、某季、某年等,也可以测量某个时点的床护比。为了便于统计,统计周期内执业护士总人数可以通过期初和期末的执业护士人数算得。

(二)数据及来源

计算床护比涉及全院及各护理单元的实际开放床位数和在岗的执业护士数。从"医院统计报表"可以获得实际开放床位数;从医院的人事部门或护理部可以获得在护理岗位的执业护士人数。从临床科室的执业护士名单和排班表,也可以获得各护理单元的在岗护士人数。

数据采集方式:医院的统计和病案部门通常每天都会统计当天实际开放床位。通过医院人力资源管理信息系统和(或)护理排班信息系统,可以提取统计期间内医院或各病区护理单元护理岗位的执业护士人数,依据这些信息可以计算医院和各护理单元的床护比。如果医院的信息系统尚不能便利地采集和汇总上述信息,可以通过病案科、人事部门、护理部采集上述开放床位和护理人力信息,汇总成"报表"(表1-1),进行医院和各护理单元床护比的计算。

表1-1　医疗机构和护理单元床护比信息报表举例

统计单位	统计周期(统计时间)	实际开放床位数	执业护士总数
医院			
普通病房			
手术间			
重症监护室			
母婴同室			
层流病房			
产房			
某护理单元			

四、指标的使用方法

床护比是一个引导管理者基于开放床位数配置护理人力的工具。管理者应当对这些护理单元最低和合理的床护比的"理论值"做到心中有数。理论值可以参考国家卫生行政部门或行业组织的相关推荐,也可以参考国外权威机构发布的推荐值。区域医护服务管理者和医院的管理者还可以结合收治患者的类型、医院的定位和发展方向等因素,拟定自身的床护比标准值。

管理者通过采集相关的变量信息,计算当前不同护理单元实际的床护比,比对床护比的"理论值",可以预先判断护理单元人力配置是否恰当、尚可、不足、过多。继而管理者可以考虑护理人力的增减和(或)存量调配。即便短期内无法改进人力配置,至少让管理者了解潜在的风险。

事实上,每当开放床位数发生显著变化时,管理者都可根据床护比的计算来指引护理人力的配置。另外,管理者可以定期分析各个护理单元床护比,通过床护比的变化识别护理人力的配置是否合理,进而提前进行护理质量风险的预判,做好应对和预案,以保障患者的安全和护理质量。

医院质量管理通常是医院(质控办)、护理部、护理单元三级管理。护理单元床护比不达标时,及时向护理部汇报,护理部首先进行人力资源调配。如无法完成人力资源调配,护理部应向医院人事部门和质控部门汇报,提交院委会解决。医院院委会在质控办、护理部、人力资源部汇报的数据和目标基础上,给予政策支持,督促执行干预措施,保证最低床护比配备,并实施床护比指标质量持续保持方案。

五、评述

以床护比作为指标,最大的优势是涉及的变量和计算方法简单,便于操作。这也是这一指标得到广泛应用的原因。然而,值得注意的是,床护比实际上是以"实际开放床位数"代表护理服务的需要,以"执业护士数"代表护理服务的提供。这既忽略了床位使用率对护理服务需要的影响,也没有细致区分护士中有多少人是真正从事护理相关工作、有多少人是从事非护理工作。可见,床护比无论是对护理服务的需要还是提供的测量,都比较粗糙。

作为护理质量的结构性指标,护患比和护理时数要比床护比敏感。国内有学者研究了国内外护理人力资源的配置现状与方法,其中包括以护理时数推算护理人力配备,然后评判目前业内流行的床护比标准的恰当性。

此外,影响护理服务需要和提供的因素复杂,应用床护比时应当结合患者的病情、病房的条件设施、相关配套设施(如是否设有配液中心)、护理人员的工作效率及当地的风俗习惯等进行综合考虑。翁卫群等根据收治患者病情危重程度、临床专业、护理工作量不同,将各临床专业病区分为 A、B、C 三类,测算得出 A 类病区床护比为 1.00∶0.75,B 类病区 1.00∶0.68,C 类病区 1.00∶0.57。也有学者以医院等级代表医院收治患者的护理服务需要,提出三级综合医院床护比为 1.00∶(0.63∼0.77),二级医院床护比为 1.00∶(0.49∼0.51),一级医院床护比为 1.00∶(0.40∼0.44)。

总而言之,应用床护比时,应综合考虑床位使用率、平均住院日、危重患者占比等影响护理实际工作量的因素。如能结合护患比、护理时数、基础设施建设、设备配备等做全面分析,则能更好地控制偏差。

(谭　斌)

第二章　护理沟通方法与技巧

第一节　沟通的基本方法与技巧

沟通是人与人之间传递信息、传播思想、传达情感的过程,是一个人获得他人思想、情感、见解、价值观的一种途径,是人与人之间交往的一座桥梁。通过这座桥梁,人们可以分享彼此的情感和知识,消除误会,增进了解,达成共同认识或共同协议。

一、沟通的基本方法

(一)语言性沟通

语言性沟通是指沟通者以语言或文字、类语言的形式将信息发送给接收者的沟通行为。

(1)有礼貌地称呼患者,初次接触患者及其家属时要主动介绍自己,让患者了解自己,使患者产生信任感,为患者留下良好的第一印象。

(2)与患者沟通时,尽量使用普通话,语气要平和温柔,音量适度,语速中等。

(3)应用体贴的话语,多与患者交流,了解患者的详细情况和需要帮助解决的事情。

(4)应通过安慰性语言,多鼓励患者,使患者感受到温暖、关心,增强患者战胜疾病的信心。

(5)与年轻患者交谈时,须注意避免教训的语言,以免引起反感;与老年患者交谈时,应使用尊重、体贴的语言,使老年患者产生信赖和亲切感;与病情较重的患者沟通时,应使用关怀和安抚的语言;对于病情反复、病程较长的患者,应多用讨论或交换意见的方式与之沟通,少用说教的语言,切忌使用生硬或武断的语气。

(二)非语言性沟通

非语言性沟通是指不使用语言、文字,而是通过身体运动、面部表情利用空间、声音和触觉产生的沟通,它可以伴随语言性沟通而发生。

(1)仪表端庄、服饰整洁、温和的面部表情、面带自然亲切的微笑,通常能够缩短与患者之间的距离,消除陌生感和恐惧感,使患者感到温暖、安全、舒适。

(2)选择恰当的人际距离,一般距离为 1 m,亲密距离为 0.5 m 内,此为看护患者或使用触摸等方式安慰患者时的距离。

(3)关心、爱护的行为及适当的接触动作能更拉近与患者的距离。如对患儿的抚摸、搂抱;搀扶患者下床活动;患者焦虑害怕时,轻轻触摸其背部,表示对患者给予心理支持等。

（4）主动、有意识地运用得体的体态语言与患者交流,如微笑、竖起拇指或"V"形手势是对患者进行肯定、鼓励和赞扬。

二、沟通的基本技巧

（一）尊重

患者住院后,自卑心理通常比较明显,他们突出的要求是被重视、得到尊重。因此,只有尊重患者,才能与其进行有效的沟通。在工作中可以根据患者的不同年龄、性别、职业、文化程度等给予其一个恰当的称呼,以及微笑的表情;切不可左顾右盼,表现出不耐烦的情绪。

（二）换位思考

患者在患病期间会有脆弱、无助的心理状态,应学会角色转换,站在患者的角度去理解患者,尽量消除误会,不要让患者感到被冒犯,要容忍其不信任的语言,禁止批评训斥,善于安慰鼓励,调节好自己的情绪。

（三）倾听

倾听是沟通的第一步,在与患者交谈的过程中,要注意全神贯注地倾听其所述说的内容、想法,理解其真正意图;患者倾诉时不要随便打断,以示尊重患者。应注意与患者保持眼神交流。还应适时给予适当的反应,如适应地说"噢""是的""有可能的"等,或者点头表示接受及回应对方说话的内容。

（四）沉默

沉默一般用于沟通中期,主要是给患者提供思考的空间,尤其是悲伤时可以沉默片刻,患者会感到你在认真听他讲述,而且达到情感的交融,并给其继续讲述的信心,同时也能增加患者的信赖感。

（五）提问

提问分为封闭性提问和开放性提问两种。封闭性提问是直接获得某些特定的信息,通常几个字就可以回答,非常有实效性;可通过封闭性提问来收集信息,如"您哪个部位疼痛?"开放性提问是为了获得更多信息,了解患者的相关状况,如"关于……您能告诉我更多情况吗?",允许患者开放地表述自己的感受和想法。

（于莉莉）

第二节　特殊人群的沟通方法与技巧

一、与失语症患者的沟通方法与技巧

失语症是由大脑局灶病变导致的语言表达和理解等能力丧失或受损,脑卒中致残患者中出现失语症的比例为 20%～30%。对不同类型的失语症患者,运用有针对性的沟通方法及技巧,可达到良好的效果。

（一）语言交流

1.运动性失语症患者

其主要特征为表达障碍明显于理解障碍,语言呈现"电报"样,与此类患者沟通时要了解其文化程度和职业背景,运用其熟悉的词汇进行沟通,讲话要慢,语言要简单,适当重复重要和不易理解的内容。可说出一个字的起音,诱导患者发音。

2.感觉性失语症患者

主要特征为理解障碍明显于表达障碍,说话流畅,但语无伦次,无法理解其意思。如问"你今天头还有没有痛?"患者可能回答为"我今天睡得很好。"遇到这种情况,应该用夸张的口形、放慢语速、打手势等帮助患者理解。

3.命名性失语症患者

患者在谈话中不能说出恰当的词语,常出现停顿或重复尾词。如患者说不出"电风扇",但可以说出是"吹风的东西",遇到这种情况,可以给予患者选词提示,如"是电饭锅吗?"回答"不是";是"电风扇吗?"患者会立刻理解,回答"对,是电风扇"。

（二）非语言交流

重度失语症患者有突出的口语障碍问题,这严重影响了与患者语言交流的效果,以下通过非语言交流方法可达到与患者有效沟通的目的。

1.微笑

微笑是最常用的面部表情。也是与患者进行有效沟通的第一步。微笑本身就是安慰剂,能缓解患者的紧张、焦虑和陌生感。

2.目光

眼睛是心灵的窗户,它直接反映人的思想、情绪变化,要学会察言观色,从患者的表情和眼神中,察觉到患者的情绪变化及心理需求。

3.抚摸

抚摸可缩短与患者之间的空间距离,增进情感交流,增加患者信任感。如协助患者按摩患侧肢体等,患者可感到医护人员对其的关心、体贴及温暖,使之愿意与医疗护理员接近。

4.手势

手势是与患者进行沟通的有效方式之一,可以提高表现力和感应性,有时手势交流比口语交流更有效。与患者先确定固定手势、姿势的表达,如上竖大拇指是大便;下竖小指是小便;张口是吃饭;手掌上、下翻动是翻身;手掌捂住前额是头疼;手掌捂住胸口是胸疼;手掌来回在前胸移动是胸闷;手掌来回在腹部移动是腹胀等。反复向患者讲解示范,直至记清弄清为止。这种方法除偏瘫或双侧肢瘫者和听、理解障碍患者不能应用外,其他失语症患者都可以应用。

5.面部表情

教会患者面部表情表达的内容,使其基本掌握,如舌头舔唇表示口渴;口唇微开似吹口哨状表示小便;口唇紧闭后拉似"嗯"状动作表示大便;半张口表示饥饿;皱眉表示头痛;闭眼表示睡觉等。通过观察患者的面部表情,能够掌握其基本所需。此法最适用于四肢瘫痪的失语症患者。

6.文字书写法

有些患者文化素质较高,当其无机械书写障碍和视空间书写障碍时,可以用文字书写的形式表达需要和要求。

7.实物图片

利用一些实物图片可与听、理解障碍患者进行交流,以满足生理需要。还可制作一些常用物品图片,如茶杯、碗、便盆、便壶、人头像、病床等图片,教会患者使用。茶杯图片表示要喝水;碗图片表示要吃饭;女患者便盆图片是要大便或小便;男患者便盆图片是要大便,便壶图片是要小便;人头像图片是表示头痛;病床图片是表示要翻身。

二、与儿童的沟通方法与技巧

由于发育水平有限,不同年龄阶段的儿童表达个人需求的方式不同。1岁以内的婴儿语言发育尚不成熟,多以不同音调、响度的哭声表达心身的需要;1～3岁幼儿开始学习语言,但常有吐字不清、用词不准确等现象;3岁以上儿童可通过语言并借助肢体动作来形容、叙述某些事情,但有容易夸大事实、掺杂个人想象、缺乏条理性和准确性的特点。因此,结合儿童的特点,要有针对性的运用沟通方法和技巧。

(一)环境氛围

创造快乐、友好的气氛:病房内光线明亮,采用暖色调,搭配有趣的壁画、小桌子、小椅子及必要的玩具和游戏设备等,以创造一种良好的沟通气氛。

(二)语言交流

1.主动介绍

儿童对外界环境比较敏感,在进入医院之后,容易出现恐惧等心理。初次与其接触时要服饰整洁,仪表端庄,热情接待,面带笑容,主动向儿童及家长介绍自己,说话语气要柔和,富有耐心,亲切询问儿童的名字、年龄、幼儿园等儿童熟悉的生活与事情,以缩短与儿童及家长的距离。

2.注意声音的效果

要掌握谈话时声音的技巧,保持稍慢的速度、适当的音量、亲切的语气,以便能引起儿童的注意与反应。

3.使用适当的方式

在与婴儿沟通时,需了解不同阶段其语言表达能力及理解水平;对幼儿可模仿童腔"牙牙语"、重叠词等;在与儿童谈话中,不可用否定方式,而要采用其能理解的方式。

4.真诚理解

对儿童某些幼稚、夸大的想象、分析,应采取诚恳的态度,表示接受与理解,不能敷衍了事,更不能以此讽刺、取笑儿童,否则会失去儿童的信任。

(三)非语言交流

1.亲切和蔼的情感表达

要注意亲切和蔼的情感表达,以缓解、消除儿童的紧张情绪,增加交流的主动性。即使是不会用语言表达的婴儿,若看到对方表情严肃地面对自己,也会紧张,甚至啼哭。对婴儿来说,抚摸是更有利于情感交流的形式,可以利用怀抱、抚摸向婴幼儿传递"爱"的信息,使其得到情绪上的满足。与患儿沟通时,要保持良好的情绪,除特殊需要,一般不要戴口罩,以使患儿经常能看到微笑,缩短双方情感上的距离。

2.肢体语言

在沟通的过程中,需要合理使用肢体语言,可以拉住患儿的小手,给予肢体上的安慰。在沟通过程中,要平视患儿,以减轻患儿的负面心理,尽快让患儿融入新环境中,更好地配合治疗。

3.游戏

儿童时期生活中重要的不可缺少的活动是游戏。与儿童沟通最重要、最有效的方式就是通过游戏。可以适当地和患儿进行游戏,以使患儿积极面对治疗,拉近和患儿之间的距离。

4.绘画

儿童图画可有各种含义,多与个人熟悉的、体验到的事情有关。通过绘画,儿童可表达愿望、宣泄情绪;通过绘画与儿童交流,可以了解和发现存在的问题、复杂的心理状态。如画面多处涂擦、重叠,多与儿童矛盾、焦虑的心理有关;个体形象的大小,可反映事物在儿童心中的重要性。因此,可通过绘画结合儿童的背景资料、具体情况,了解儿童的心理状态。

(四)与患儿家长沟通

在与家长的沟通中,可采取适当的沉默、倾听、观察,并配合接受、尊重、移情等方法,充分理解家长,取得家长的配合。例如当儿童患病时,家长常有内疚、苦恼、焦虑的心理,这些情绪同样也可引起患儿的不安。因此与患儿家长的沟通,一方面可借助家长促进与患儿的交流,另一方面则要提供使家长放松其紧张焦虑情绪的机会,从而让患儿及家长均能够保持情绪稳定,安心接受治疗。对于脾气非常固执、暴躁的家长,需要平静应对,心平气和地与家长沟通,尽所能地给予帮助。

三、与老年人交流沟通

与老年人交流沟通应在遵循交流沟通基本方法的基础上,依据老年人的生理心理特征,在尊重其人格的前提下展开,通常可取得良好的沟通效果。

（王　珍）

第三章　护理操作技术

第一节　生命体征监测技术

一、体温、脉搏、呼吸测量

(一)目的

通过观察体温、脉搏、呼吸变化,了解疾病发生和发展的规律,协助医师做出正确诊断,为治疗和护理提供依据。

(二)操作前准备

1.告知患者或家属

将操作目的、方法、注意事项、配合方法告知患者或家属。

2.评估患者

(1)年龄、病情、意识状态、自理能力、治疗情况、合作程度、心理状态。

(2)测量部位肢体及皮肤状况。

(3)影响测量准确性的相关因素。

3.操作护士

操作护士需着装整洁、修剪指甲、洗手、戴口罩。

4.物品准备

准备治疗盘、弯盘、体温计、手表、快速手消毒剂;集体测量时准备治疗车、记录单、笔。

5.环境

室温适宜、光线充足、环境安静。

(三)操作过程

(1)携带用物至患者床旁,核对腕带及床头卡。

(2)测量体温:根据患者病情选择合适的体温测量方式(腋下、口腔、直肠),协助患者取舒适卧位。①腋下测温:需擦干腋窝,将体温计水银端放于腋窝深处并紧贴皮肤,10分钟后取出读数。②口腔测温:将体温表水银端放置于患者舌下,让患者紧闭口唇,切勿用牙咬,用鼻呼吸,3分钟后取出读数。③直肠测温:患者取侧卧或屈膝仰卧位露出臀部,润滑肛表水银端,轻轻插入肛门3～4 cm,婴儿1.25 cm、幼儿2.5 cm,3分钟后取出读数。

（3）测量脉搏：①将患者手臂放于舒适位置。②用示指、中指、无名指指腹按于桡动脉处或其他浅表大动脉处。③计数 30 秒，将测得的脉率乘以 2。④脉搏异常、危重患者需测量 1 分钟。⑤脉搏短绌时需 2 人同时分别测量心率和脉率 1 分钟，以分数方式记录，即心率/脉率。

（4）测量呼吸：①以诊脉状，观察胸腹起伏，计数 30 秒。②危重患者呼吸不易观察时，用少许棉絮置于患者鼻孔前，记录 1 分钟棉絮被吹动的次数。

（5）协助患者取舒适卧位。

（6）消毒体温计。

（7）洗手、记录、确认医嘱。

（四）注意事项

（1）婴幼儿、意识不清或不合作患者测温时，护士不宜离开。

（2）婴幼儿、精神异常、昏迷、有口腔疾病、不合作、口鼻手术或呼吸困难患者，禁忌测量口温。

（3）进食、吸烟、面颊部冷/热敷患者应推迟 30 分钟后测口腔温度。

（4）腋下有创伤、手术、炎症，腋下出汗较多、极度消瘦的患者，不宜采取腋下测温；沐浴后需等待 20 分钟后再测腋下温度。

（5）腹泻、直肠或肛门手术、心肌梗死患者不宜采用直肠测量法。

（6）体温和病情不相符合时重复测温，必要时可同时采取两种不同的测量方式作为对照。

（7）异常脉搏应测量 1 分钟，当脉搏细弱难以触诊时，可用听诊器听诊心率 1 分钟代替。

（8）偏瘫患者选择健侧肢体测量脉搏。

（9）除桡动脉外，可测颞动脉、肱动脉、颈动脉、股动脉、腘动脉、足背动脉等。

（10）测量呼吸时宜取仰卧位。

（11）不可用拇指诊脉。

（五）评价标准

（1）患者或家属能够知晓护士告知的事项，对服务满意。

（2）遵循查对制度，符合标准预防、安全原则。

（3）护士操作规范、准确。

二、血压测量

（一）目的

测量血压值，观察血压的动态变化，目的在于协助诊断，为预防、治疗、康复、护理提供依据。

（二）操作前准备

1.告知患者

将操作目的、方法、注意事项、配合方法告知患者。

2.评估患者

（1）年龄、病情、意识状态、治疗情况、心理反应、合作程度。

（2）测量部位肢体及皮肤状况。

（3）影响测量准确性的相关因素。

3.操作护士

操作护士应着装整洁、修剪指甲、洗手、戴口罩。

4.物品准备

准备血压计、听诊器、快速手消毒剂,集体测量时准备治疗车、记录单。

5.环境

室温适宜、光线充足、环境安静。

(三)操作过程

肱动脉测量方法如下。

(1)携带用物至患者床旁,核对腕带及床头卡。

(2)患者取舒适卧位,协助其露出手臂,手掌向上,肘部伸直,排尽袖带内空气,袖带缠于上臂中部,下缘距肘窝 2～3 cm,松紧以可放进一指为宜。

(3)使水银柱"0"点与肱动脉、心脏处于同一水平,将听诊器胸件放在肱动脉搏动最强处固定,充气至动脉搏动音消失,再加压使压力升高 2.6～4.0 kPa(20～30 mmHg),缓慢放气。

(4)告知患者血压数值。

(5)取下袖带,排尽空气,血压计向右倾斜 45°,关闭水银槽开关。

(6)整理床单位,协助患者采取舒适卧位。

(7)消毒血压计、听诊器。

(8)洗手、记录、确认医嘱。

(四)注意事项

(1)对需要长期密切观察血压的患者,应遵循四定的原则:定时间、定体位、定部位、定血压计。

(2)测量肢体的肱动脉与心脏处于同一水平位置,卧位时平腋中线,坐位时平第 4 肋。

(3)偏瘫患者选择健侧上臂测量。

(4)测量前需检查血压计的有效性,定期监测、校对血压计。

(5)如发现血压听不清或异常,应重测,即先驱尽袖带内空气,使汞柱降至"0",稍休息片刻再行测量,必要时做对照复查。

(五)评价标准

(1)患者或家属能够知晓护士告知的事项,对服务满意。

(2)遵循查对制度,符合标准预防、安全原则。

(3)测量方法正确,测量结果准确。

三、心电监测

(一)目的

遵医嘱正确监测患者心率、心律、呼吸、血压、血氧饱和度,动态评价病情变化,为临床治疗提供依据。

(二)操作前准备

1.告知患者或家属

将操作目的、方法、注意事项、配合方法告知患者或家属。

2.评估患者

(1)病情、年龄、意识状态、合作程度、心理反应。

(2)胸部皮肤情况。

3.操作护士

操作护士应着装整洁、修剪指甲、洗手、戴口罩。

4.物品准备

准备治疗车、监护仪、导联线、一次性电极片、酒精或盐水棉签数根、污物桶、快速手消毒剂。

5.环境

保持环境整洁、安静。

(三)操作过程

(1)携带用物至患者床旁,核对腕带及床头卡。

(2)协助患者取平卧位,暴露胸部皮肤。

(3)连接监护仪电源,将电极片连接于导联线上。

(4)用酒精棉签擦净皮肤,将电极片贴于患者胸部正确位置。

(5)连接血氧饱和度、血压袖带。

(6)打开监护仪开关,设置监测指标的报警界限。

(7)整理用物及床单位,按医疗垃圾分类处理用物。

(8)擦拭治疗车。

(9)洗手、记录、确认医嘱。

(四)注意事项

(1)放置电极片时,应避开伤口、瘢痕、中心静脉插管、起搏器及电除颤时电极板的放置部位。

(2)密切监测患者异常心电波形,排除各种干扰和电极脱落,以及时通知医师处理;对于带有起搏器的患者,要区别其正常心律与起搏心律。

(3)定期更换电极片及其粘贴位置。

(4)心电监护不具有诊断意义,如需更详细了解心电图变化,需做常规导联心电图。

(5)对躁动患者,应当固定好电极和导线,避免电极脱位及导线缠绕。

(五)评价标准

(1)患者或家属能够知晓护士告知的事项,对服务满意。

(2)护士操作过程规范、准确。

(3)遵循查对制度,符合标准预防及安全原则。

(4)注意观察患者病情变化,出现异常情况及时处理。

四、血糖监测

(一)目的

遵医嘱准确测量患者血糖,为诊断和治疗提供依据。

(二)操作前准备

1.告知患者

将操作目的、方法、注意事项、配合方法告知患者。

2.评估患者

(1)病情、意识状态、治疗情况、合作程度。

(2)末梢循环、皮肤情况、进食时间。

(3)评估血糖仪的工作状态,检查试纸有效期。

3.操作护士

操作护士应着装整洁、修剪指甲、洗手、戴口罩。

4.物品准备

准备治疗车、治疗盘、75％乙醇、棉签、血糖仪、血糖试纸、一次性采血针、快速手消毒剂、利器盒、污物桶。

5.环境

保持环境整洁、安静。

(三)操作过程

(1)携带用物至患者床边,核对腕带及床头卡。

(2)清洁患者双手,协助患者取适当体位。

(3)按照说明书使用血糖仪。

(4)用75％乙醇消毒指端皮肤,待干。

(5)采血宜选用指血自然流出法,采血后用干棉签按压。

(6)读取血糖值,告知患者。

(7)整理床单位,协助患者取舒适卧位。

(8)按医疗垃圾分类法处理用物。

(9)擦拭治疗车、血糖仪。

(10)洗手、记录、确认医嘱。

(四)注意事项

(1)测血糖前,确认血糖仪上的号码与试纸号码一致。

(2)测血糖时应轮换采血部位。

(3)避免试纸受潮、污染。

(4)血糖仪应按生产商使用要求定期进行标准液校正。

(五)评价标准

(1)患者能够知晓护士告知的事项,对服务满意。

(2)遵循查对制度,符合标准预防、安全原则。

(3)操作过程规范,动作娴熟。

五、血氧饱和度监测

(一)目的

监测患者血氧饱和度,动态评价病情变化,为临床治疗提供依据。

(二)操作前准备

1.告知患者或家属

将操作目的、方法、注意事项、配合方法、影响监测效果的因素告知患者或家属。

2.评估患者

(1)意识状态、吸氧浓度、自理能力、合作程度。

(2)指(趾)端循环、皮肤完整性、指(趾)甲及肢体活动情况。

3.操作护士

操作护士应着装整洁、修剪指甲、洗手、戴口罩。

4.物品准备

准备治疗车、血氧饱和度监测仪、酒精或盐水棉签、快速手消毒剂、污物桶。

5.环境

保持环境安静、整洁、光线适宜。

（三）操作步骤

（1）携带用物至患者床旁,核对腕带及床头卡。

（2）协助患者取舒适体位,暴露测量部位。

（3）连接血氧饱和度监测仪电源。

（4）清洁患者局部皮肤及指（趾）甲。

（5）安放传感器。

（6）开机,设置报警界限,读取数值并告知患者。

（7）整理床单位,安抚患者。

（8）整理用物,按医疗垃圾分类处理用物。

（9）擦拭治疗车。

（10）洗手、记录、确认医嘱。

（四）注意事项

（1）血氧饱和度监测报警低限设置为 90％,发现异常及时通知医师。

（2）注意休克、体温过低、低血压、使用血管收缩药物、贫血、偏瘫、指甲过长、同侧手臂测量血压、周围环境光照太强、电磁干扰及涂抹指甲油等对监测结果的影响。

（3）注意更换传感器的位置,以免皮肤受损或血液循环受阻。

（4）怀疑 CO 中毒的患者不宜选用脉搏血氧监测仪。

（5）对躁动患者,应当固定好导线,避免传感器脱位及导线缠绕。

（五）评价标准

（1）患者或家属能够知晓护士告知的事项,对服务满意。

（2）传感器安放正确,接触良好,松紧度适宜。

（3）操作过程规范、安全,动作熟练。

六、中心静脉压监测

（一）目的

监测中心静脉压的目的是了解循环血量,判断心功能及周围循环阻力,指导临床补液,评估治疗效果。

（二）操作前准备

1.告知患者或家属

将操作目的、方法、注意事项、配合方法告知患者或家属。

2.评估患者

（1）病情、意识状态、合作程度。

（2）中心静脉置管及周围皮肤情况。

（3）体位及凝血状况。

3.操作护士

操作护士应着装整洁,修剪指甲,洗手,戴口罩。

4.物品准备

准备治疗车、监护仪、压力套装(导联线、压力传感器、加压袋、0.9%氯化钠 250 mL)、穿刺盘、污物桶、快速手消毒剂。

5.环境

保持环境整洁、安静、私密。

(三)操作步骤

(1)携带用物至患者床旁,核对腕带及床头卡。

(2)连接电源,打开监护仪开关。

(3)协助患者取平卧位,暴露置管部位。

(4)将压力套装挂在输液架上,加压袋充气加压至 40.0 kPa(300 mmHg),排气。

(5)拧下置管上的肝素帽,消毒,连接压力传感器,冲管。

(6)将监护仪调至中心静脉压(CVP)的模块,设置参数。

(7)将传感器置于腋中线第 4 肋间(右心房水平),校正零点,测压,读数。

(8)测量完毕。

(9)协助患者取安全、舒适卧位。

(10)整理用物,按医疗垃圾分类处理用物。

(11)擦拭治疗车。

(12)洗手、记录、确认医嘱。

(四)注意事项

(1)严格无菌操作。

(2)避免管道扭曲,保持测压管道的通畅。

(3)每天检查穿刺部位皮肤有无红肿、脓性分泌物,定期更换敷料、管路、压力套装和冲洗液。

(4)选择标准的测压零点,传感器置于腋中线第 4 肋间与右心房同一水平,每次测压前均应校正压力传感器零点。

(5)中心静脉测压通路应避免输注血管活性药物,以防引起血压波动。

(6)注意影响中心静脉压数值的因素,如患者的体位、机械通气、腹内压等。

(7)观察有无心律失常、出血、血肿、气胸、血管损伤等并发症的发生,股静脉插管时,注意观察置管侧下肢有无肿胀、静脉回流受阻等下肢静脉栓塞的表现。

(五)评价标准

(1)患者或家属能够知晓护士告知的事项,对服务满意。

(2)遵循无菌操作原则、符合消毒隔离制度。

(3)操作过程规范、安全,动作娴熟。

七、斯旺-甘茨(Swan-Ganz)导管监测

(一)目的

(1)监测目的在于评估左右心室功能,反映左心室前负荷和右心室后负荷。

(2)指导治疗,为扩容补液,应用强心药物、血管收缩药物和血管扩张药物治疗提供依据,同

时还可以判断治疗效果和预后。

(二)操作前准备

1.告知患者

告知患者操作目的、方法、注意事项、配合方法。

2.评估患者

(1)病情、体位及合作程度。

(2)置管及穿刺处周围皮肤情况。

3.操作护士

操作护士应着装整洁、修剪指甲、洗手、戴口罩。

4.物品准备

准备测压装置、监护仪、注射器、快速手消毒剂等。

5.环境

保持环境安静、整洁。

(三)操作过程

(1)携带用物至患者床旁,核对腕带及床头卡。

(2)暴露置管部位。测量导管插入长度。

(3)连接测压装置,加压袋充气加压至 40.0 kPa(300 mmHg)左右,注意排尽管道内气体。

(4)测压前需调整零点,压力换能器需与患者右心房在同一水平。

(5)测量肺动脉楔压时,应将气囊缓慢充气(充气量<1.5 mL),待出现嵌顿压图形后,记录数字并放掉气囊内气体。

(6)非测量肺动脉楔压时,抽尽气囊内气体并锁住气囊注射器。

(7)记录测量数据。

(8)整理床单位,协助患者取舒适卧位。

(9)整理用物,按医疗垃圾分类处理用物。

(10)洗手、签字、确认医嘱。

(四)注意事项

(1)每次测量各项指标之前需调定零点。

(2)穿刺伤口定期换药,若渗出液较多应及时换药。

(3)保证测压装置严密畅通。

(4)及时了解影响压力测定的因素,观察有无相关并发症的发生。

(5)保持管道通畅,每小时用肝素生理盐水 3～5 mL 冲洗测压导管及 Swan-Ganz 导管。

(6)拔除导管时,应在监测心率、心律的条件下进行,拔管后,穿刺的局部应压迫止血。

(五)评价标准

(1)患者或家属能够知晓护士告知的事项,对服务满意。

(2)遵循查对制度,符合无菌技术、标准预防原则。

(3)操作过程规范、安全,动作轻柔。

(林　娟)

第二节 给 药 技 术

一、口服给药

(一)目的
药物经胃肠黏膜吸收而产生疗效,减轻症状,治疗疾病,维持正常生理功能,协助诊断,预防疾病。

(二)操作前准备
1.告知患者

告知患者服药目的、方法、注意事项、配合方法。

2.评估患者

(1)病情、意识状态、自理能力、心理状况、吞咽能力、合作程度。

(2)用药史、过敏史、不良反应史。

(3)口腔黏膜及食管情况。

3.操作护士

操作护士应着装整洁、修剪指甲、洗手、戴口罩。

4.物品准备

准备发药车、服药单、口服药、水壶(内盛温开水);必要时备量杯、滴管、研钵。

5.环境

保持环境整洁、安静。

(三)操作过程
(1)携物至患者床旁,核对腕带及床头卡。

(2)查对药物(核对无误后发药)。

(3)协助患者服药。

(4)对老、弱、小及危重患者,应协助其喂药,必要时将药研碎后服入。

(5)不在病房或者因故暂不能服药者,暂不发药,做好交班。

(6)发药后再次核对。

(7)患者如有疑问,应重新核对,确认无误后向患者给予解释,再给患者服用。

(8)整理用物。

(9)洗手、签字、确认医嘱。

(四)注意事项
(1)严格执行查对制度。

(2)遵医嘱及药品使用说明书服药。

(3)掌握患者所服药物的作用、不良反应及某些服用的特殊要求,如对服用强心苷类药物的患者,服药前应先测脉搏、心率,注意其节律变化,如心率低于 60 次/分,不可以服用;用吸管服用铁剂;服用止咳糖浆类药物后不宜立即饮水,服磺胺类药后多饮水等。

（4）观察服药后不良反应。

（5）患者因故暂时不能服药时，做好交班。

（五）评价标准

（1）患者能够知晓护士告知的事项，对服务满意。

（2）遵循查对制度，符合标准预防、安全给药原则。

（3）操作过程规范、准确。

二、皮内注射

（一）目的

皮内注射是药物的皮肤过敏实验、预防接种及局部麻醉的前驱步骤。

（二）操作前准备

1.告知患者

告知患者操作目的、方法、注意事项、配合方法。

2.评估患者

（1）病情、意识状态、心理反应、自理能力、合作程度、进食情况。

（2）患者药物过敏史、用药史、不良反应史。

（3）注射部位的皮肤状况。

3.操作护士

操作护士应着装整洁、修剪指甲、洗手、戴口罩。

4.物品准备

准备医嘱单、注射卡、药液、静脉滴注包、注射器、穿刺盘、75％乙醇或生理盐水、快速手消毒剂、急救药品。

5.评估、查对

评估用物，查对用药。

6.核对

双人核对，治疗室抽吸药液。

7.环境

整洁、安静。

（三）操作过程

（1）携带用物至患者床旁，核对腕带及床头卡。

（2）协助患者取适当体位，暴露注射部位。

（3）消毒皮肤。

（4）绷紧皮肤，注射器针头斜面向上，与皮肤呈5°刺入皮内，注入 0.1 mL 药液，使局部呈半球状皮丘，皮肤变白并显露毛孔。

（5）迅速拔出针头（20分钟后，由2名护士观察结果）。

（6）整理床单位，协助患者取舒适、安全卧位。

（7）整理用物，按医疗垃圾分类处理用物。

（8）洗手、记录、确认医嘱。

(四)注意事项

(1)皮试前必须询问过敏史,有过敏史者不可做试验。

(2)消毒皮肤时,避免反复用力涂擦局部皮肤,忌用含碘消毒剂。

(3)正确判断试验结果:对皮试结果阳性者,应在病历、床头、腕带或门诊病历做醒目标记,并将结果告知医师、患者及家属。

(4)特殊药物的过敏试验应按要求观察结果。

(5)备好相应抢救药物与设备,以及时处理变态反应。

(五)评价标准

(1)患者知晓护士告知的事项,了解操作目的,对服务满意。

(2)操作规范、准确。

(3)遵循查对制度,符合无菌技术、标准预防、安全给药原则。

(4)密切观察病情,以及时处理各种变态反应。

三、皮下注射

(一)目的

皮下注射适用于需要迅速达到药效和不能或不宜经口服给药、预防接种或局部给药等情况。

(二)操作前准备

(1)告知患者:操作目的、方法、注意事项、配合方法。

(2)评估患者:①病情、年龄、意识状态、合作程度、心理反应;②注射部位皮肤及皮下组织状况;③用药史及药物过敏史。

(3)操作护士:着装整洁、修剪指甲、洗手、戴口罩。

(4)物品准备:医嘱执行单、治疗卡、静脉滴注包、注射器、药液、治疗车、穿刺盘、快速手消毒剂、锐器盒、消毒桶、污物桶。

(5)评估用物,查对用药。

(6)双人核对,治疗室抽吸药液。

(7)环境:整洁、安静。

(三)操作步骤

(1)双人核对,在治疗室抽吸药液。

(2)携带用物至患者床旁,核对腕带及床头卡。

(3)协助患者取适宜体位。

(4)正确选择注射部位,常规消毒。

(5)再次核对。

(6)排气,绷紧皮肤,进针,抽吸无回血方可推药。

(7)注射完毕,快速拔针,轻压进针处片刻。

(8)再次核对。

(9)整理用物及床单位,按医疗垃圾分类处理用物。

(10)擦拭治疗车。

(11)洗手、记录、确认医嘱。

(四)注意事项

(1)遵医嘱及药品说明书使用药品。

(2)注射时绷紧皮肤,固定针栓,对于过瘦者,可捏起其注射皮肤,减小注射角度。

(3)针头刺入角度不宜超过 45°,以免刺入肌层。

(4)观察注射后不良反应。

(5)需长期注射者,有计划地更换注射部位。

(五)评价标准

(1)患者或家属知晓护士告知的事项,对服务满意。

(2)遵循无菌操作原则和消毒制度。

(3)护士操作过程规范、准确。

四、肌内注射

(一)目的

肌内注射适用于不宜采用口服或静脉的药物,比皮下注射更迅速发生疗效,用于注射刺激性较强或药量较大的药物。

(二)操作前准备

(1)告知患者或家属:操作目的、方法、注意事项、配合方法。

(2)评估患者:①病情、意识状态、自理能力、心理状况、合作程度;②药物过敏史、用药史;③注射部位的皮肤状况和肌肉组织状况。

(3)操作护士:着装整洁、修剪指甲、洗手、戴口罩。

(4)物品准备:医嘱执行单、注射卡、药液、静脉滴注包、注射器、治疗车、穿刺盘、快速手消毒剂、利器盒、污物桶、消毒桶,集体注射时另备大方盘、治疗巾。

(5)评估用物,查对用药。

(6)双人核对,治疗室抽吸药液。

(7)环境:安静、整洁。

(三)操作过程

(1)携用物至患者床旁,核对腕带及床头卡。

(2)协助患者摆好体位。

(3)暴露注射部位,注意保护患者隐私。

(4)消毒皮肤。

(5)排尽注射器内空气。

(6)一手绷紧皮肤,一手持注射器快速垂直进针。

(7)固定针头,抽动活塞至无回血后,缓慢注入药液。

(8)快速拔针,轻压进针处片刻。

(9)整理床单位,观察并询问用药后的反应。

(10)协助患者取舒适、安全卧位。

(11)整理用物,按医疗垃圾分类处理用物。

(12)洗手、记录、确认医嘱。

(四)注意事项

(1)遵医嘱及药品说明书使用药品,需要两种以上药液同时注射时,注意配伍禁忌。

(2)观察注射后疗效和不良反应。

(3)切勿将针头全部刺入,以防针头从根部折断。

(4)2岁以下婴幼儿不宜选用臀大肌内注射,最好选择臀中肌和臀小肌内注射。

(5)若出现局部硬结,可采用热敷、理疗等方法。

(6)对于长期注射者,有计划地更换注射部位,并选择细长针头。

(7)注射时做到两快一慢(进针、拔针快,推药慢)。

(8)同时注射多种药液时,应先注射刺激性较弱的药液,后注射刺激性较强的药液。

(五)评价标准

(1)患者或家属能够知晓护士告知的事项,对服务满意。

(2)护士操作过程规范、准确。

(3)遵循查对制度,符合无菌技术、标准预防、安全给药原则。

(4)注意观察患者用药后情况及不适症状。

五、静脉注射

(一)目的

(1)静脉注射适用于药物不宜口服、皮下、肌内注射,或需迅速发挥药效时。

(2)注入药物做某些诊断性检查。

(3)静脉营养治疗。

(二)操作前准备

(1)告知患者:操作目的、方法、注意事项、配合方法。

(2)评估患者:①病情、意识状态、心理状况、自理能力、合作程度;②药物过敏史、用药史;③穿刺部位皮肤及血管情况。

(3)操作护士:着装整洁、修剪指甲、洗手、戴口罩。

(4)物品准备:治疗单、输液卡、输液签字单、药液、静脉滴注包、注射器(必要时备头皮针)、治疗车、穿刺盘、快速手消毒剂、手表、消毒桶、污物桶、利器盒。

(5)评估用物,查对用药。

(6)双人核对,治疗室抽吸药液。

(7)环境:整洁、安静。

(三)操作过程

(1)携带用物至患者床旁,核对腕带及床头卡。

(2)协助患者取舒适卧位。

(3)选择血管,系止血带,嘱患者握拳。

(4)消毒皮肤,待干。

(5)核对,注射器排气。

(6)绷紧皮肤,穿刺。

(7)见回血后松止血带、松拳,缓慢推注药液,观察反应。

(8)固定。

（9）缓慢推注药液。

（10）拔针、按压，再次核对。

（11）整理床单位，协助患者取舒适卧位。

（12）观察患者穿刺部位情况及用药后反应，询问患者感受。

（13）整理用物，按医疗垃圾分类处理用物。

（14）擦拭治疗车。

（15）洗手、记录、确认医嘱。

（四）注意事项

（1）选择粗直、弹性好、易于固定的静脉，避开关节、瘢痕和静脉瓣。

（2）推注刺激性药物时，需先用生理盐水引导穿刺。

（3）注射过程中，间断回抽血液，确保药液安全注入血管内。

（4）根据患者年龄、病情及药物性质，以适当速度注入药物，推药过程中要观察患者反应。

（5）凝血功能不良者应延长按压时间。

（五）评价标准

（1）患者能够知晓护士告知的事项，对服务满意。

（2）遵循查对制度，符合无菌技术、标准预防。

（3）操作过程规范、安全，动作娴熟。

六、密闭式静脉输液

（一）目的

（1）纠正水和电解质失调，维持酸碱平衡。

（2）补充营养，维持热量，输入药物以达到治疗疾病的目的。

（3）补充血容量，维持血压。

（4）输入脱水剂，提高血浆渗透压，以达到减轻脑水肿，降低颅内压的目的。

（5）改善中枢神经系统的功能。

（二）操作前准备

（1）告知患者：操作目的、方法、注意事项、配合方法。

（2）评估患者：①病情、意识状态、心理状况、自理能力、合作程度；②药物过敏史、用药史；③穿刺部位皮肤及血管情况。

（3）操作护士：着装整洁、修剪指甲、洗手、戴口罩。

（4）物品准备：治疗单、输液卡及输液签字单、药液、静脉滴注包、一次性输液器、注射器、治疗车、穿刺盘、快速手消毒剂、手表、消毒桶、污物桶、利器盒。

（5）评估用物，查对用药。

（6）双人核对，治疗室配制药液。

（7）环境：安静、整洁。

（三）操作过程

（1）携带用物至患者床旁，核对腕带及床头卡。

（2）协助患者取舒适卧位。

（3）选择血管，系止血带，嘱患者握拳。

（4）消毒皮肤,待干。

（5）核对,输液管排气。

（6）绷紧皮肤,穿刺。

（7）见回血后松止血带、松拳、打开调节器。

（8）固定。

（9）调节滴速(一般成人为 40～60 滴/分,儿童为 20～40 滴/分)。

（10）再次核对。

（11）整理床单位,协助患者取舒适卧位。

（12）观察患者穿刺部位情况,询问患者感受。

（13）整理用物,按医疗垃圾分类处理用物。

（14）擦拭治疗车。

（15）洗手、记录、确认医嘱。

（四）注意事项

（1）严格执行无菌操作及查对制度。

（2）对长期输液的患者,应当注意保护、合理使用静脉。

（3）选择粗直、弹性好、易于固定的静脉,避开关节、瘢痕和静脉瓣,下肢静脉不应作为成年人穿刺血管的常规部位。

（4）在满足治疗的前提下选用最小型号、最短的留置针或钢针。

（5）输注两种以上药液时,注意药物间的配伍禁忌。

（6）输入强刺激性特殊药物时,应确定针头已刺入静脉内再加药。

（7）不应在输液侧肢体上端使用血压袖带和止血带。

（8）定期换药,如果患者出汗多,或局部有出血或渗血,可选用纱布敷料。

（9）敷料、无针接头或肝素帽的更换及固定均应以不影响观察为基础。

（10）发生留置针相关并发症时,应拔管重新穿刺,留置针保留时间根据产品使用说明书而定。

（11）连续输液 24 小时者要更换输液器。

（五）评价标准

（1）患者能够知晓护士告知的事项,对服务满意。

（2）护士操作过程规范、准确。

（3）遵循查对制度,符合无菌技术、标准预防。

七、经外周静脉置入中心静脉导管术

（一）目的

经外周静脉置入中心静脉导管术的目的在于建立长期静脉通路,配合治疗、抢救。减少重复穿刺、减少药物对外周静脉的刺激。

（二）操作前准备

1.告知患者或家属

告知患者或家属操作目的、方法、注意事项、配合方法,签署知情同意书。

2.评估患者

(1)病情、年龄、意识状态、治疗需求、承受能力、肢体功能状况、心理反应及合作程度。

(2)穿刺部位皮肤和血管条件,是否需要借助影像技术帮助辨认和选择血管。

(3)穿刺侧肢体功能状况。

(4)过敏史、用药史、凝血功能及是否安装起搏器。

3.操作护士

操作护士应着装整洁、修剪指甲、洗手、戴口罩。

4.物品准备

医嘱单、经外周静脉置入中心静脉导管(PICC)穿刺包、PICC 导管 1 根、局麻药、肝素钠(50～100 U/mL)、注射器、输液接头 1 个、10 cm×12 cm 透明敷料 1 贴、无菌无粉手套 2 副、无菌手术衣、治疗车、止血带、弹力绷带、直尺、酒精、葡萄糖酸氯己定、快速手消毒剂、一次性多用巾、污物桶、消毒桶、利器盒等。

5.环境

保持环境安静、整洁。

(三)操作过程

(1)确认已签知情同意书,携带用物至患者床旁,核对腕带及床头卡。

(2)协助患者取舒适安全卧位。

(3)选择血管,充分暴露穿刺部位,手臂外展与躯干呈 90°。

(4)测量预置导管长度及术侧上臂臂围。

(5)打开经外周静脉置入中心静脉导管(PICC)穿刺包,戴无菌手套。

(6)将一次性多用巾垫在患者术侧手臂下,助手将止血带放好。

(7)消毒穿刺部位,消毒范围以穿刺点为中心,直径 20 cm,两侧至臂缘;先用酒精清洁脱脂,待干后,再用葡萄糖酸氯己定消毒皮肤 3 遍。

(8)穿无菌衣,更换无菌无粉手套,铺孔巾及治疗巾。

(9)置管前检查导管的完整性,导管及连接管内注入生理盐水,并用生理盐水湿润导管。

(10)扎止血带(操作助手于患者术侧上臂扎止血带),嘱患者握拳。

(11)绷紧皮肤,以 15°～30°实施穿刺。见到回血后降低穿刺角度,再进针 0.5 cm,使套管尖端进入静脉,固定钢针,将导入鞘送入静脉。

(12)助手协助松开止血带,嘱患者松拳,撤出穿刺针芯。

(13)再送入导管,到相当深度后退出导入鞘。

(14)固定导管,撤出导丝,抽取回血再次确认穿刺成功,然后用 10 mL 生理盐水脉冲式冲管、封管,导管末端连接输液接头。

(15)将体外导管呈 S 状或 L 形弯曲放置,用免缝胶带及透明敷料固定。弹力绷带包扎穿刺处 4 小时后撤出。

(16)透明敷料上注明导管的种类、规格、置管深度、日期、时间、操作者姓名。

(17)整理床单位,协助患者取舒适卧位。

(18)整理用物,按医疗垃圾分类处理用物。

(19)脱无菌衣。

(20)擦拭治疗车。

(21)洗手、记录、确认医嘱。

(22)X线拍片确定导管尖端位置,做好记录。

(四)注意事项

(1)护士需要取得PICC操作的资质后,方可进行独立穿刺。

(2)置管部位皮肤有感染或损伤、有放疗史、血栓形成史、外伤史、血管外科手术史或接受乳腺癌根治术和腋下淋巴结清扫术后者,禁止在此置管。

(3)穿刺首选贵要静脉,次选肘正中静脉,最后选头静脉。肘部静脉穿刺条件差者可采用B超引导下PICC术。

(4)新生儿置管后,将体外导管固定牢固,必要时给予穿刺侧上肢适当约束。

(5)禁止使用小于10 mL的注射器给药、冲管和封管,应使用脉冲式方法冲管。

(6)输入化疗药物、氨基酸、脂肪乳等高渗、强刺激性药物或输血前后,应及时冲管。

(7)常规PICC导管不能用于高压注射泵推注造影剂。

(8)PICC后24小时内更换敷料,并根据使用敷料种类及贴膜使用情况决定更换频次;渗血、出汗等导致敷料潮湿、卷曲、松脱或破损时立即更换。

(9)新生儿选用1.9 Fr PICC导管,禁止在PICC导管处抽血、输血及应用血制品,严禁使用10 mL以下注射器封管、给药。

(10)禁止将导管体外部分人为移入体内。

(11)患者置入PICC导管的手臂不能做提重物、引体向上、托举哑铃等持重锻炼,并需避免游泳等会浸泡到无菌区的活动。

(12)在治疗间歇期,每7天冲洗PICC导管一次,更换贴膜、肝素帽等。

(五)评价标准

(1)患者或家属能够知晓护士告知的事项,对服务满意。

(2)遵循查对制度,符合无菌技术、标准预防、安全静脉输液的原则。

(3)操作过程规范,动作娴熟。

八、密闭式静脉输血

(一)目的

密闭式静脉输血的目的在于补充血容量,维持胶体渗透压,保持有效循环血量,提升血压,增加血红蛋白,纠正贫血,促进携氧功能,补充抗体,增加机体抵抗力,纠正低蛋白血症,改善营养,输入新鲜血,补充凝血因子,有助于止血,按需输入不同成分的血液制品。

(二)操作前准备

1.告知患者或家属

告知患者或家属操作目的、方法、注意事项、配合方法,并签署输血知情同意书。

2.评估患者

(1)病情、意识状态、合作程度、心理状态。

(2)血型,交叉配血结果、输血种类及输血量。

(3)有无输血史及不良反应。

(4)穿刺部位皮肤、血管情况。

3.操作护士

操作护士应着装整洁、修剪指甲、洗手、戴口罩。

4.物品准备

准备医嘱执行单、血液配型单、抗过敏药、输血器、注射器、生理盐水100 mL、治疗车、穿刺盘、快速手消毒剂、锐器盒、消毒桶、污物桶。

5.双人核对

双人核对医嘱执行单、血型报告单、输血记录单、血袋血型、采血日期、条码编号、血液质量。

6.环境

保持环境整洁、安静。

（三）操作步骤

（1）携带用物至患者床旁,核对腕带、床头卡及血型。

（2）协助患者取舒适、安全卧位。

（3）选择正确的穿刺部位,按照静脉输液法开放静脉通路,输注少量生理盐水。

（4）两人再次核对输血信息,确实无误方可实施输血,遵医嘱给予抗过敏药物。

（5）轻摇血液使其均匀,静脉输入。

（6）调节输血速度:15~20滴/分,缓慢滴入10分钟后,患者无反应,再根据病情调节输注速度,一般成人为40~60滴/分。

（7）再次核对。

（8）输血完毕,再次输注少量生理盐水,将管路中的血液全部输注体内。

（9）如不需继续治疗,关闭输液夹,拔针,局部按压。

（10）整理用物及床单位,按医疗垃圾分类处理用物。

（11）擦拭治疗车。

（12）洗手、记录、确认医嘱。

（四）注意事项

（1）不得加热血制品,禁止随意加入其他药物,不得自行贮存,尽快应用。

（2）输注开始后的15分钟及输血过程中,应定期对患者进行监测。

（3）1个单位的全血或成分血应在4小时内输完。

（4）全血、成分血和其他血液制品从血库取出后,应30分钟内输注。

（5）连续输入不同供血者血液制品时,中间输入生理盐水。

（6）出现输血反应时立即减慢或停止输血,更换输液器,用生理盐水维持静脉通畅,通知医师做好抢救准备,保留余血,并记录。

（7）低温保存空血袋24小时,之后按医疗废物处理。

（8）输血前应测量体温,若体温超38 ℃应报告医师。

（五）评价标准

（1）患者或家属能够知晓护士告知的事项,对服务满意。

（2）遵循输血规范,符合消毒隔离、无菌操作原则。

（3）护士操作过程规范、准确。

九、雾化吸入

(一)目的
为患者提供剂量准确安全、雾量适宜的雾化吸入,促进痰液有效排出。

(二)操作前准备
(1)告知患者或家属:操作目的、方法、注意事项、配合方法。

(2)评估患者:①病情、意识状态、心理反应、自理能力、合作程度;②咳痰能力及痰液黏稠度;③呼吸道、面部及口腔情况;④用药史及药物过敏史。

(3)操作护士:着装整洁、修剪指甲、洗手、戴口罩。

(4)物品准备:治疗车、一次性雾化器(或超声雾化器、空气压缩机)、雾化药液、注射器、氧气装置、快速手消毒剂、消毒桶、污物桶。

(5)评估用物,查对用药。

(6)环境:安静、整洁。

(三)操作过程
(1)携带用物至患者床旁,核对腕带及床头卡。

(2)协助患者取舒适体位。

(3)正确安装流量表及一次性雾化器。

(4)注入雾化药液。

(5)调节雾量的大小(一般氧流量为每分钟 6～8 L)。

(6)戴上面罩或口含器,指导患者吸入。

(7)雾化完毕后(一般时间 15～20 分钟)取下面罩,关闭氧气装置。

(8)协助患者清洁面部,指导或协助患者排痰。

(9)整理床单位,协助患者取舒适、安全卧位。

(10)整理用物,按医疗垃圾分类处理用物。

(11)擦拭治疗车。

(12)洗手、记录、确认医嘱。

(四)注意事项
(1)出现不良反应,如呼吸困难、发绀等,应暂停雾化吸入,给予氧气吸入,并及时通知医师。

(2)使用激素类药物雾化后及时清洁口腔及面部。

(3)更换药液前要清洗雾化罐,以免药液混淆。

(五)评价标准
(1)患者或家属能够知晓护士告知的事项,对服务满意。

(2)护士操作过程规范、准确、安全。

(3)遵循查对制度,符合标准预防、安全给药的原则。

(4)注意观察患者病情变化及雾化效果。

(陈嘉琳)

第三节 氧 疗 法

一、鼻导管/面罩吸氧

(一)目的

鼻导管/面罩吸氧可以纠正各种原因造成的缺氧状态,提高患者血氧含量及动脉血氧饱和度。

(二)操作前准备

1.告知患者

告知患者操作目的、方法、注意事项、配合方法。

2.评估患者

(1)病情、意识、呼吸状态、缺氧程度、心理反应、合作程度。

(2)鼻腔状况:有无鼻息肉、鼻中隔偏曲或分泌物阻塞等。

3.操作护士

操作护士应着装整洁、修剪指甲、洗手、戴口罩。

4.物品准备

准备治疗车、一次性吸氧管或吸氧面罩、湿化瓶、蒸馏水、氧流量表、水杯、棉签、吸氧卡、笔、快速手消毒剂、污物桶、消毒桶。

5.环境

保持环境安全、安静、整洁。

(三)操作过程

(1)携带用物至患者床旁,核对腕带及床头卡。

(2)协助患者取适宜体位。

(3)清洁双侧鼻腔。

(4)正确安装氧气装置,管路或面罩连接紧密,确定氧气流出通畅。

(5)根据病情调节氧流量。

(6)固定吸氧管或面罩。

(7)填写吸氧卡。

(8)用氧过程中密切观察患者呼吸、神志、氧饱和度及缺氧程度改善情况等。

(9)整理床单位,协助患者取舒适卧位。

(10)整理用物,按医疗垃圾分类处理用物。

(11)擦拭治疗车。

(12)洗手、记录、确认医嘱。

(四)注意事项

(1)保持呼吸道通畅,注意气道湿化。

(2)保持吸氧管路通畅,无打折,分泌物堵塞或扭曲。

（3）面罩吸氧时,检查面部、耳郭皮肤受压情况。

（4）吸氧时先调节好氧流量再与患者连接,停氧时先取下鼻导管或面罩,再关闭氧流量表。

（5）注意用氧安全,尤其是使用氧气筒给氧时注意防火、防油、防热、防震。

（6）长期吸氧患者,每天更换一次湿化瓶内蒸馏水,每周浸泡消毒一次湿化瓶,每次30分钟,然后洗净、待干、备用。

（7）新生儿吸氧应严格控制用氧浓度和用氧时间。

（五）评价标准

（1）患者能够知晓护士告知的事项,对服务满意。

（2）操作过程规范、安全,动作娴熟。

二、一次性使用吸氧管

（一）目的

一次性使用吸氧管可以纠正各种原因造成的缺氧状态,提高患者血氧含量及动脉血氧饱和度。

（二）操作前准备

1.告知患者或家属

告知患者或家属操作目的、方法、注意事项、配合方法。

2.评估患者

（1）病情、意识、缺氧程度、呼吸、自理能力、合作程度。

（2）鼻腔状况。

3.操作护士

操作护士应着装整洁、修剪指甲、洗手、戴口罩。

4.物品准备

准备治疗车、氧流量表、人工肺、水杯、棉签、快速手消毒剂、吸氧卡、笔,必要时备吸氧面罩。

5.环境

保持环境安静、整洁。

（三）操作过程

（1）携带用物至患者床旁,核对腕带及床头卡。

（2）协助患者取舒适卧位。

（3）正确安装氧气装置。

（4）清洁鼻腔。

（5）根据病情调节氧流量。

（6）吸氧并固定吸氧管或面罩。

（7）观察患者缺氧改善情况。

（8）整理床单位,协助患者取舒适、安全卧位。

（9）整理用物,按医疗垃圾分类处理用物。

（10）擦拭治疗车。

（11）洗手、签字、确认医嘱。

(四)注意事项

(1)保持呼吸道通畅,注意气道湿化。

(2)保持吸氧管路通畅,无打折、分泌物堵塞或扭曲。

(3)面罩吸氧时,检查面部、耳郭皮肤受压情况。

(4)吸氧时先调节好氧流量再与患者连接,停氧时先取下鼻导管或面罩,再关闭氧流量表。

(5)注意用氧安全,尤其是使用氧气筒给氧时注意防火、防油、防热、防震。

(6)新生儿吸氧应严格控制用氧浓度和用氧时间。

(五)评价标准

(1)患者或家属能够知晓护士告知的事项,并能配合,对服务满意。

(2)操作过程规范、安全,动作娴熟。

（凌　杰）

第四节　排　痰　法

一、有效排痰法

(一)目的

对不能有效咳痰的患者进行拍背,协助其排出肺部分泌物,保持呼吸道通畅。

(二)操作前准备

1.告知患者

告知患者操作目的、方法、注意事项、配合方法。

2.评估患者

(1)病情、意识状态、咳痰能力、影响咳痰的因素、合作能力。

(2)痰液的颜色、性质、量、气味。

(3)肺部呼吸音情况。

3.操作护士

操作护士应着装整洁、修剪指甲、洗手、戴口罩。

4.物品准备

准备听诊器、隔离衣、快速手消毒剂,必要时备雾化面罩、雾化液。

5.环境

保持环境整洁、安静。

(三)操作步骤

(1)穿隔离衣,核对腕带及床头卡。

(2)协助患者取侧卧位或坐位。

(3)手指合拢,呈杯状由肺底自下而上、自外向内叩击患者胸背部。

(4)拍背后,嘱患者缓慢深呼吸,用力咳出痰液。

(5)听诊肺部呼吸音。

(6)协助患者清洁口腔。

(7)整理床单位,协助患者取舒适卧位。

(8)整理用物,脱隔离衣。

(9)洗手、记录,确认医嘱。

(四)注意事项

(1)注意保护胸、腹部伤口,合并气胸、肋骨骨折时禁忌叩击。

(2)根据患者体型、营养状况、耐受能力,合理选择叩击方式、时间和频率。

(3)操作过程中密切观察患者意识及生命体征变化。

(五)评价标准

(1)患者能够知晓护士告知的事项,对服务满意。

(2)操作过程规范、安全,动作娴熟。

二、经鼻/口腔吸痰

(一)目的

充分吸出痰液,保持患者呼吸道通畅,确保患者安全。

(二)操作前准备

1.告知患者或家属

告知患者或家属操作目的、方法、注意事项、配合方法。

2.评估患者

(1)病情、意识状态、生命体征、承受能力、合作程度。

(2)双肺呼吸音、痰鸣音、氧疗情况、血氧饱和度、咳嗽能力。

(3)痰液的性状。

(4)义齿、口腔及鼻腔状况。

3.操作护士

操作护士应着装整洁、修剪指甲、态度和蔼、洗手、戴口罩。

4.物品准备

准备治疗车、治疗盘、吸痰包、一次性吸痰管、灭菌注射用水、负压吸引装置、隔离衣、快速手消毒剂、污物桶、消毒桶;必要时备压舌板、开口器、舌钳、口咽通气道、听诊器。

5.环境

保持环境整洁、安静。

(三)操作过程

(1)穿隔离衣,携带用物至患者床旁,核对腕带及床头卡。

(2)协助患者取适宜卧位,取下活动义齿。

(3)连接电源,打开吸引器,调节负压吸引压力至 20.0～26.7 kPa(150～200 mmHg)。

(4)戴一次性无菌手套,连接吸痰管。

(5)吸痰管经口或鼻插入气道(进管时阻断负压),边旋转边向上提拉,每次吸痰时间不超过15 秒。

(6)吸痰过程中密切观察患者生命体征、血氧饱和度及痰液情况,听诊呼吸音。

(7)吸痰结束,用手上的一次性手套包裹吸痰管,丢入污物桶。

(8)冲洗管路。

(9)整理床单位,协助患者取安全、舒适体位。

(10)整理用物,按医疗垃圾分类处理用物,消毒仪器及管路。

(11)脱隔离衣,擦拭治疗车。

(12)洗手、记录、确认医嘱。

(四)注意事项

(1)观察患者生命体征、血氧饱和度变化及痰液情况,并准确记录。

(2)遵循无菌原则,插管动作轻柔。吸痰管到达适宜深度前避免负压吸引,逐渐退出的过程中提供负压。

(3)选择粗细、长短、质地适宜的吸痰管。

(4)按需吸痰,每次吸痰时均须更换吸痰管。

(5)患者痰液黏稠时可以配合翻身叩背、雾化吸入,患者发生缺氧症状,如发绀、心率下降时应停止吸痰,休息后再吸。

(6)吸痰过程中,鼓励并指导清醒患者深呼吸,进行有效咳痰。

(五)评价标准

(1)患者或家属能够知晓护士告知的事项,并能配合操作。

(2)遵循无菌原则、消毒隔离制度。

(3)操作过程规范、安全、有效,动作轻柔。

三、气管插管吸痰

(一)目的

充分吸出痰液,保持患者呼吸道通畅。

(二)操作前准备

1.告知患者或家属

告知患者或家属操作目的、方法、注意事项、配合方法。

2.评估患者

(1)病情、意识状态、合作程度。

(2)心电监护及管路状况。

3.操作护士

操作护士应着装整洁、修剪指甲、洗手、戴口罩。

4.物品准备

准备治疗车、负压吸引装置、一次性吸痰管、无菌生理盐水、隔离衣、快速手消毒剂、污物桶、消毒桶。

5.环境

保持环境安静、整洁。

(三)操作过程

(1)穿隔离衣,携带用物至患者床边,核对患者腕带及床头卡。

(2)协助患者取仰卧位,头偏向操作者。

(3)吸痰前给予2分钟纯氧吸入。

(4)连接电源,打开吸引器,调节负压吸引压力至 20.0～26.7 kPa(150～200 mmHg)。

(5)戴一次性无菌手套,连接吸痰管。

(6)正确开放气道,迅速将吸痰管插入至适宜深度,边旋转边向上提拉,每次吸痰时间不超过15 秒。

(7)观察患者生命体征、血氧饱和度变化,痰液的性状、量及颜色,听诊呼吸音。

(8)吸痰结束后再给予纯氧吸入 2 分钟。

(9)用手上的一次性手套包裹吸痰管,丢入污物桶。

(10)冲洗管路并妥善放置。

(11)整理床单位,协助患者取安全、舒适体位。

(12)整理用物,按医疗垃圾分类处理用物。

(13)脱隔离衣,擦拭治疗车。

(14)洗手、记录、确认医嘱。

(四)注意事项

(1)观察患者生命体征及呼吸机参数变化,如呼吸道被痰液堵塞或患者窒息,应立即吸痰。

(2)遵循无菌原则,每次吸痰时均须更换吸痰管,应先吸气管内,再吸口鼻处。

(3)吸痰前整理呼吸机管路,倾倒冷凝水。

(4)掌握适宜的吸痰时间。呼吸道管路每周更换消毒一次,若发现污染严重,应随时更换。

(5)注意吸痰管插入是否顺利,遇有阻力时,应分析原因,不得粗暴操作。

(6)选择型号适宜的吸痰管,吸痰管外径应小于等于气管插管内径的 1/2。

(7)吸痰过程中,鼓励并指导清醒患者深呼吸,进行有效咳痰。

(五)评价标准

(1)患者或家属能够知晓护士告知的事项,并能配合操作。

(2)遵循无菌技术、标准预防、消毒隔离原则。

(3)护士操作过程规范、安全、有效。

四、排痰机使用

(一)目的

应用排痰机的目的是协助排除肺部痰液,预防、减轻肺部感染。

(二)操作前准备

1.告知患者

告知患者操作目的、方法、注意事项、配合方法。

2.评估患者

(1)病情、意识状态、耐受能力、心理反应、合作程度。

(2)胸部皮肤情况及肺部痰液分布情况。

3.操作护士

操作护士应着装整洁、修剪指甲、洗手、戴口罩。

4.物品准备

准备振动排痰机、叩击头套、快速手消毒剂。

5.环境

保持环境整洁、安静、私密。

(三)操作步骤

(1)携带用物至患者床旁,核对腕带及床头卡。

(2)协助患者取适宜体位。

(3)连接振动排痰机电源,开机。

(4)调节强度、频率。

(5)选择排痰模式(自动或手动),定时。

(6)安装适宜的叩击头及叩击套。

(7)叩击头振动后,方可放于胸部背部及前后两侧,并给予患者适当的压力治疗。

(8)治疗结束,撤除叩击头套。

(9)整理床单位,协助患者取安全、舒适卧位。

(10)整理用物,按医疗垃圾分类处理用物。

(11)洗手、记录、确认医嘱。

(四)注意事项

(1)皮肤感染、胸部肿瘤、心内附壁血栓、严重心房颤动、心室颤动、急性心肌梗死、不能耐受震动的患者禁忌使用。

(2)密切监测患者病情变化,如患者感到不适,应及时停止治疗。

(3)应将叩击头置于叩击部位不动,持续数秒,再更换叩击部位,或叩击头缓慢在身体表面移动,要避免快速移动,以免影响治疗效果。

(4)根据患者情况选择治疗时间,一般为 5~10 分钟。

(五)评价标准

(1)患者或家属能够知晓护士告知的事项,对服务满意。

(2)注意观察患者肺部情况。

(3)护士操作过程规范、准确。

(孙丽娟)

第五节　休息与睡眠护理

休息与睡眠是人类最基本的生理需要。良好的休息和睡眠如同充分的营养和适度的运动一样,对保持和促进健康起着重要作用。作为护士,必须了解睡眠的分期、影响睡眠的因素及患者的睡眠习惯,切实解决患者的睡眠问题,帮助患者达到可能的最佳睡眠状态。

一、休息

休息是指在一段时间内,通过相对地减少机体活动,使身心放松,处于一种没有紧张和焦虑的松弛状态。休息包括身体和心理两方面的放松,通过休息,可以减轻疲劳和缓解精神紧张。

(一)休息的意义和方式

1.休息的意义

对健康人来说,充足的休息是维持机体身心健康的必要条件;对患者来说,充足的休息是促进疾病康复的重要措施。休息对维护健康具有重要的意义,具体表现为:①休息可以减轻或消除疲劳,缓解精神紧张和压力。②休息可以维持机体生理调节的规律性。③休息可以促进机体正常的生长发育。④休息可以减少能量的消耗。⑤休息可以促进蛋白质的合成及组织修复。

2.休息的方式

休息的方式是因人而异的,取决于个体的年龄、健康状况、工作性质和生活方式等因素。对不同的人而言,休息有着不同的含义。例如,对从事脑力劳动的人而言,他的休息方式可以是散步、打球、游泳等;而对于从事这些活动的运动员来讲,他的休息反而是读书、看报、听音乐。无论采取何种方式,只要达到缓解疲劳、减轻压力、促进身心舒适和精力恢复的目的,就是有效的休息。在休息的各种形式中,睡眠是最常见也是最重要的一种。

(二)休息的条件

要想得到充足的休息,应满足以下 3 个条件,即充足的睡眠、生理上的舒适和心理上的放松。

1.充足的睡眠

休息的最基本的先决条件是充足的睡眠。充足的睡眠可以促进个体精力和体力的恢复。虽然每个人所需要的睡眠时间有较大的区别,但都有最低限度的睡眠时数,满足了一定的睡眠时数,才能得到充足的休息。护理人员要尽量使患者有足够的睡眠时间和建立良好的睡眠习惯。

2.生理上的舒适

生理上的舒适也就是身体放松,是保证有效休息的前提。因此,在休息之前必须将患者身体上的不适降至最低程度。护理人员应为患者提供各种舒适服务,包括去除或控制疼痛、提供舒适的体位或姿势、协助患者搞好个人卫生、保持适宜的温湿度、调节睡眠时所需的光线等。

3.心理上的放松

要得到良好的休息,必须有效地控制和减少紧张和焦虑,心理上才能得到放松。由于生病、住院时个体无法满足社会上、职业上或个人角色在义务上的需要,加之住院时对医院环境及医务人员感到陌生,对自身疾病的担忧等,患者常常会出现紧张和焦虑。因此,护理人员应耐心与患者沟通,恰当地运用知识和技能,提供及时、准确的服务,尽量满足患者的各种需要,才能帮助患者减少紧张和焦虑。

二、睡眠

睡眠是各种休息中最自然、最重要的方式。人的一生中有 1/3 的时间要用在睡眠上。任何人都需要睡眠,通过睡眠可以使人的精力和体力得到恢复,可以保持良好的觉醒状态,这样人才能精力充沛地从事劳动或其他活动。睡眠对于维持人的健康,尤其是促进疾病的康复,具有重要的意义。

(一)睡眠的定义

现代医学界普遍认为睡眠是一种主动过程,是一种知觉的特殊状态。睡眠时,人脑并没有停止工作,只是换了模式,虽然对周围环境的反应能力降低,但并未完全消失。通过睡眠,人的精力和体力得到恢复,睡眠后可保持良好的觉醒状态。

由此,可将睡眠定义为周期性发生的持续一定时间的知觉的特殊状态,具有不同的时相,睡眠时可相对地不做出反应。

（二）睡眠原理

睡眠是与较长时间的觉醒交替循环的生理过程。目前认为，睡眠由睡眠中枢控制。睡眠中枢位于脑干尾端，它向上传导冲动，作用于大脑皮质（也称上行抑制系统），与控制觉醒状态的脑干网状结构上行激动系统的作用相拮抗，引起睡眠和脑电波同步化，从而调节睡眠与觉醒的相互转化。

（三）睡眠分期

通过脑电图（EEG）测量大脑皮质的电活动，眼电图（EOG）测量眼睛的运动，肌电图（EMG）测量肌肉的状况，发现睡眠的不同阶段，脑、眼睛、肌肉的活动处于不同的水平。正常的睡眠周期可分为两个相互交替的不同时相状态，即慢波睡眠和快波睡眠。成人进入睡眠后，首先是慢波睡眠，持续80～120分钟后转入快波睡眠，维持20～30分钟后，又转入慢波睡眠。整个睡眠过程中有4或5次交替，越近睡眠的后期，快波睡眠持续时间越长。两种睡眠时相状态均可直接转为觉醒状态，但在觉醒状态下，一般只能进入慢波睡眠，而不能进入快波睡眠。

1.慢波睡眠

脑电波呈现同步化慢波时相，伴有慢眼球运动，肌肉松弛但仍有一定张力，亦称正相睡眠或非快速眼球运动睡眠（NREM）。在这段睡眠期间，大脑的活动下降到最低，使得人体能够得到完全的舒缓。此阶段又可分为四期。

（1）第Ⅰ期：为入睡期，是所有睡眠时相中睡得最浅的一期，常被认为是清醒与睡眠的过渡阶段，仅维持几分钟，很容易被唤醒。此期眼球有着缓慢的运动，生理活动开始减少，同时生命体征和新陈代谢逐渐减缓，在此阶段的人们仍然认为自己是清醒的。

（2）第Ⅱ期：为浅睡期。此期的人们已经进入无意识阶段，不过仍可听到声音，仍然容易被唤醒。此期持续10～20分钟，眼球不再运动，机体功能继续变慢，肌肉逐渐放松，脑电图偶尔会产生较快的宽大的梭状波。

（3）第Ⅲ期：为中度睡眠期，持续15～30分钟。此期肌肉完全放松，心搏缓慢，血压下降，但仍保持正常，难以唤醒并且身体很少移动，脑电图显示梭状波与δ波（大而低频的慢波）交替出现。

（4）第Ⅳ期：为深度睡眠期，持续15～30分钟。此期全身松弛，无任何活动，极难唤醒，生命体征比觉醒时明显下降，体内生长激素大量分泌，人体组织愈合加快，遗尿和梦游可能发生，脑电波为慢而高的δ波。

2.快波睡眠

快波睡眠亦称异相睡眠或快速眼球运动睡眠（REM）。此期的睡眠特点是眼球转动很快，脑电波活跃，与觉醒时很难区分。其表现与慢波睡眠相比，各种感觉功能进一步减退，唤醒阈值提高，极难唤醒，同时骨骼肌张力消失，肌肉几乎完全松弛。此外，这一阶段还会有间断的阵发性表现，如眼球快速运动、部分躯体抽动，同时有心排血量增加、血压上升、心率加快、呼吸加快而不规则等交感神经兴奋的表现。多数在醒来后能够回忆的生动、逼真的梦境都是在此期发生的。

睡眠中的一些时相对人体具有特殊的意义，如在NREM第Ⅳ期的睡眠中，机体会释放大量的生长激素来修复和更新上皮细胞和某些特殊细胞，如脑细胞，故慢波睡眠有利于促进生长和体力的恢复。而REM睡眠则对于学习记忆和精力恢复似乎很重要。因为在快波睡眠中，脑耗氧量增加，脑血流量增多，且脑内蛋白质合成加快，有利于建立新的突触联系，可加快幼儿神经系统成熟。同时快波睡眠对保持精神和情绪上的平衡最为重要。因为这一时期的梦境都是生动的、充满感情色彩的,此梦境可减轻、缓解精神压力,使人将忧虑的事情从记忆中消除。非快速眼球运动睡眠与快速眼球运动睡眠的比较见表 3-1。

表 3-1 非快速眼球运动睡眠与快速眼球运动睡眠的比较

项目	非快速眼球运动睡眠	快速眼球运动睡眠
脑电图	第 Ⅰ 期:低电压 α 节律 8～12 次/秒 第 Ⅱ 期:宽大的梭状波 14～16 次/秒 第 Ⅲ 期:梭状波与 δ 波交替 第 Ⅳ 期:慢而高的 δ 波 1～2 次/秒	去同步化快波
眼球运动	慢的眼球转动或没有	阵发性的眼球快速运动
生理变化	呼吸、心率减慢且规则 血压、体温下降 肌肉逐渐松弛 感觉功能减退	感觉功能进一步减退 肌张力进一步减弱 有间断的阵发性表现:心排血量增加,血压升高,呼吸加快且不规则,心率加快
合成代谢	人体组织愈合加快	脑内蛋白质合成加快
生长激素	分泌增加	分泌减少
其他	第 Ⅳ 期发生夜尿和梦游	做梦且为充满感情色彩、稀奇古怪的梦

(四)睡眠周期

对大多数成人而言,睡眠是每 24 小时循环一次的周期性程序。一旦入睡,成人平均每晚经历 4～6 个完整的睡眠周期,每个睡眠周期由不同的睡眠时相构成,分别是 NREM 睡眠的 4 个时相和 REM 睡眠,持续 60～120 分钟,平均为 90 分钟。睡眠周期各时相按一定的顺序重复出现。这一模式总是从 NREM 第 Ⅰ 期开始,依次经过第 Ⅱ 期、第 Ⅲ 期、第 Ⅳ 期之后,返回 NREM 的第 Ⅲ 期然后到第 Ⅱ 期,再进入 REM 期,当 REM 期完成后,再回到 NREM 的第 Ⅱ 期(图 3-1),如此周而复始。在睡眠时相周期的任一阶段醒而复睡时,都需要从头开始依次经过各期。

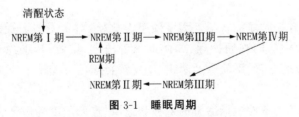

图 3-1 睡眠周期

在睡眠周期中,每一时相所占的时间比例随睡眠的进行而有所改变。一般刚入睡时,个体进入睡眠周期约 90 分钟后才进入 REM 睡眠,随睡眠周期的进展,NREM 第 Ⅲ、Ⅳ 时相缩短,REM 阶段时间延长。在最后一个睡眠周期中,REM 睡眠可达到 60 分钟。因此,大部分 NREM 睡眠发生在上半夜,REM 睡眠则多在下半夜。

(五)影响睡眠的因素

1.生理因素

(1)年龄:通常人睡眠的需要量与其年龄成反比,但有个体差异。新生儿期每天睡眠时间最长,可为 16～20 小时,成人 7～8 小时。

(2)疲劳:适度的疲劳,有助于入睡,但过度的精力耗竭反而会使入睡发生困难。

(3)昼夜节律:"睡眠-觉醒"周期具有生物钟式的节律性,如果长时间频繁地夜间工作或航空时差,就会造成该节律失调,从而影响入睡及睡眠质量。

(4)内分泌变化:妇女月经前期和月经期常出现嗜睡现象,绝经期妇女常失眠,与内分泌变化有关。

(5)寝前习惯:睡前的一些行为习惯,如看报纸杂志、听音乐、喝牛奶、洗热水澡或泡脚等,当这些习惯突然改变或被阻碍进行时,可能使睡眠发生障碍。

(6)食物因素:含有较多 L-色氨酸的食物,如肉类、乳制品和豆类都能促进入睡,缩短入睡时间,是天然的催眠剂;少量饮酒能促进放松和睡眠,但大量饮酒会干扰睡眠,使睡眠变浅;含有咖啡因的浓茶、咖啡及可乐饮用后使人兴奋,即使入睡也容易中途醒来,且总睡眠时间缩短。

2.病理因素

(1)疾病影响:几乎所有疾病都会影响睡眠。例如,各种原因引起的疼痛未能及时缓解时严重影响睡眠,精神分裂症、强迫性神经症等患者常处于过度觉醒状态。生病的人需要更多时间的睡眠来促进机体康复,却往往因为多种症状困扰或特殊的治疗限制而无法获得正常的睡眠。

(2)身体不适:身体的舒适是获得休息与安睡的先决条件,饥饿、腹胀、呼吸困难、憋闷、身体不洁、皮肤瘙痒、体位不适等都是常见的影响睡眠的原因。

3.环境因素

睡眠环境影响睡眠状况,适宜的温湿度、安静、整洁、舒适、空气清新的环境常可增进睡眠,反之则会对睡眠产生干扰。

4.心理因素

焦虑不安、强烈的情绪反应(如恐惧、悲哀、激动、喜悦)、家庭或人际关系紧张等常常影响患者的睡眠。

5.其他

食物摄入多少、体育锻炼情况、某些药物等也会影响睡眠形态。

(六)促进睡眠的护理措施

1.增进舒适

人们在感觉舒适和放松时才能入睡。为了使患者放松,对于一些遭受病痛折磨的患者采用有效镇痛的方法;做好就寝前的晚间护理,如协助患者洗漱、排便;帮助患者处于正确的睡眠姿势,妥善安置身体各部位的导管、引流管及牵引、固定等特殊治疗措施。

2.环境控制

人们睡眠时需要的环境条件包括适宜的室温和通风、最低限度的声音、舒适的床和适当的照明。一般冬季室温 18 ～22 ℃、夏季 25 ℃左右、湿度以 50％～60％为宜;根据患者需要,睡前开窗通风,清除病房内异味,使空气清新;保持病区尽可能地安静,尽量减少晚间交谈;提供清洁、干燥的卧具和舒适的枕头、被服;夜间调节住院单元的灯光。

3.重视心理护理

多与患者沟通交流,找出影响患者休息与睡眠的心理社会因素,通过鼓励倾诉、正确指导,消除患者紧张和焦虑情绪,恢复平静、稳定的状态,提高休息和睡眠质量。

4.建立休息和睡眠周期

针对患者的不同情况,帮助患者建立适宜的休息和睡眠周期。患者入院后,原有的休息和睡眠规律被打乱,护士应在患者醒时进行评估、治疗和常规护理工作,避免因一些非必要任务而唤醒患者,同时鼓励患者合理安排日间活动,适当锻炼。

5.尊重患者的睡眠习惯

病情允许的情况下,护理人员应尽可能根据患者就寝前的一些个人习惯,选择如提供温热饮料,允许短时间的阅读、听音乐,协助沐浴或泡脚等方式促进睡眠。

6.健康教育

使患者了解睡眠对健康与康复的重要作用,心、身放松的重要意义和一些促进睡眠的常用技巧。与患者一起讨论有关休息和睡眠的知识,分析困扰患者睡眠的因素,针对具体情况给予相应指导,帮助患者建立有规律的生活方式,养成良好的睡眠习惯。

（林　娟）

第六节　清洁护理

清洁是患者的基本需求之一,是维持和获得健康的重要保证。清洁可以清除微生物及污垢,防止细菌繁殖,促进血液循环,有利于体内废物排泄,同时清洁使人感到愉快、舒适。

一、口腔护理

口腔护理的目的有以下几方面。①保持口腔的清洁、湿润,使患者舒适,预防口腔感染等并发症。②防止口臭、口垢,促进食欲,保持口腔的正常功能。③观察口腔黏膜和舌苔的变化、特殊的口腔气味,可提供病情的动态信息,如肝功能不全患者出现肝臭,常是肝昏迷的先兆。

常用的漱口液有生理盐水、朵贝尔溶液(复方硼酸溶液)、1%～3%过氧化氢溶液、2%～3%硼酸溶液、1%～4%碳酸氢钠溶液、0.02%呋喃西林溶液、0.1%醋酸溶液。

(一)协助口腔冲洗

1.目的

协助口腔手术后使用固定器,或对有口腔病变的患者清洁口腔。

2.用物准备

治疗碗、治疗巾、弯盘、生理盐水、朵贝尔溶液、口镜、抽吸设备、压舌板、手电筒、20 mL空针及冲洗针头。

3.操作步骤

(1)洗手。

(2)准备用物携至患者床旁。

(3)向患者解释。协助患者采取半坐位式,并于胸前铺治疗巾及放置弯盘。①装生理盐水及朵贝尔溶液于溶液盘内,并接上,用20 mL注射器抽吸并连接针头。②协助医师冲洗。③冲洗毕,擦干患者嘴巴。④整理用物后洗手。⑤记录。

4.注意事项

为了避免冲洗中弄湿患者,必要时给予手电筒照光,冲洗时须特别注意齿缝、前庭外,若有舌苔,可用压舌板外包纱布予以机械性刮除,冲洗中予以持续性的低压抽吸,必要时协助更换湿衣服。

(二)特殊口腔冲洗

1.用物准备

(1)治疗盘:治疗碗(内盛含有漱口液的棉球12～16个,棉球湿度以不能挤出液体为宜;弯血管钳、镊子)、压舌板、弯盘、吸水管、杯子、治疗巾、手电筒,需要时备张口器。

(2)外用药:按需准备,如液状石蜡、冰硼散、西瓜霜、金霉素甘油、制霉菌素甘油等,酌情使用。

2.操作步骤

(1)将用物携至床旁,向患者解释以取得合作。

(2)协助患者侧卧,面向护士,取治疗巾,围于颌下,置弯盘于口角边。

(3)先湿润口唇、口角,观察口腔黏膜有无出血、溃疡等现象。对长期应用抗生素、激素者应注意观察有无真菌感染。有活动义齿者,应取下,一般先取上面义齿,后取下面义齿,并放置容器内,用冷开水冲洗刷净,待患者漱口后戴上或浸入清水中备用(昏迷患者的义齿应浸于清水中保存)。浸义齿的清水应每天更换。义齿不可浸在酒精或热水中,以免变色、变形和老化。

(4)协助患者用温开水漱口后,嘱患者咬合上下齿,用压舌板轻轻撑开一侧颊部,以弯血管钳夹有漱口液的棉球由内向门齿纵向擦洗。同法擦洗对侧。

(5)嘱患者张口,依次擦洗一侧牙齿内侧面、上颌面、下内侧面、下颌面,再弧形擦洗一侧颊部。同法擦洗另一侧。洗舌面及硬腭部(勿触及咽部,以免引起恶心)。

(6)擦洗完毕,帮助患者用洗水管以漱口水漱口,漱口后用治疗巾拭去患者口角处水。

(7)口腔黏膜如有溃疡,酌情涂药于溃疡处。口唇干裂可涂擦液状石蜡。

(8)撤去治疗巾,清理用物,整理床单。

3.注意事项

(1)擦洗时动作要轻,特别是对凝血功能差的患者要防止碰伤黏膜及牙龈。

(2)昏迷患者禁忌漱口,需用张口器时,应从臼齿放入(牙关紧闭者不可用暴力张口),擦洗时须用血管钳夹紧棉球,每次一个,防止棉球遗留在口腔内,棉球蘸漱口水不可过湿,以防患者将溶液吸入呼吸道。

(3)传染病患者的用物按隔离消毒原则处理。

二、头发护理

(一)床上梳发

1.目的

梳发、按摩头皮,可促进血液循环,除去污垢和脱落的头发、头屑,使患者清洁舒适和美观。

2.用物准备

治疗巾、梳子、30％乙醇溶液、纸袋(放脱落头发)。

3.操作步骤

(1)铺治疗巾于枕头上,协助患者把头转向一侧。

(2)将头发从中间梳向两边,左手握住一股头发,由发梢逐渐梳到发根。长发或遇有打结时,可将头发绕在示指上慢慢梳理。避免强行梳拉,造成患者疼痛。如头发纠集成团,可用30％乙醇湿润后,再小心梳理,同法梳理另一边。

(3)长发酌情编辫或扎成束,发型尽可能符合患者所好。

(4)将脱落头发置于纸袋中,撤下治疗巾。

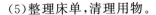

(5)整理床单,清理用物。

(二)床上洗发(橡胶马蹄形垫法)

1.目的

同床上梳发、预防头虱及头皮感染。

2.用物准备

治疗车上备一只橡胶马蹄形垫,治疗盘内放小橡胶单,大、中毛巾各一条,眼罩或纱布,别针,棉球两只(以不吸水棉花为宜),纸袋,洗发液或肥皂,梳子,小镜子,护肤霜,水壶内盛 40～45 ℃热水,水桶(接污水)。必要时备电吹风。

3.操作步骤

(1)备齐用物携至床旁,向患者解释,以取得合作,根据季节关窗或开窗,室温以 24 ℃ 为宜。按需要给予便盆。移开床旁桌椅。

(2)垫小橡胶单及大毛巾于枕上,松开患者衣领向内反折,将中毛巾围于颈部,以别针固定。

(3)协助患者斜角仰卧,移枕于肩下,患者屈膝,可垫膝枕于两膝下,使患者体位安全舒适。

(4)置马蹄形垫于患者后颈部,使患者颈部枕于突起处,头在槽中,槽形下部接污水桶。

(5)用棉球塞两耳,用眼罩或纱布遮盖双眼或嘱患者闭上眼。

(6)洗发时先用两手掬少许水于患者头部试温,询问患者感觉,以确定水温是否合适;然后用水壶倒热水充分湿润头发,倒洗发液于手掌上,涂遍头发,用指尖揉搓头皮和头发。用力要适中,揉搓方向由发际向头顶部,使用梳子除去落发,置于纸袋中,用热水冲洗头发,直到冲净为止。观察患者的一般情况,注意保暖,洗发完毕,解下颈部毛巾,包住头发,一手托头,一手撤去橡胶马蹄垫。除去耳内棉球及眼罩,用患者自备的毛巾擦干脸部,酌情使用护肤霜。

(7)帮助患者卧于床正中,将枕、橡胶单、浴巾一起自肩下移至头部,用包头的毛巾揉搓头发,再用大毛巾擦干或电风吹干。梳理成患者习惯的发型,撤去上述用物。

(8)整理床单,清理用物。

4.注意事项

(1)要随时观察患者的病情变化,如脉搏、呼吸、血压有异常时应立即停止操作。

(2)注意室温和水温,以及时擦干头发,防止患者受凉。

(3)防止水流入眼及耳内,避免沾湿衣服和床单。

(4)衰弱患者不宜洗发。

三、皮肤清洁与护理

(一)床上擦浴

1.用物准备

治疗车上备面盆两只、水桶两只(一桶盛热水,水温在 50～52 ℃,并按年龄、季节、习惯等增减水温,另一桶接污水)、治疗盘(内置小毛巾两条、大毛巾、浴皂、梳子、小剪刀、50％乙醇、爽身粉)、清洁衣裤、被服。另备便盆、便盆布和屏风。

2.操作步骤

(1)推治疗车至床边,向患者解释,以取得合作。

(2)将用物放在便于操作处,关好门窗调节室温,用屏风或拉布遮挡患者,按需给予便盆。

(3)将脸盆放于床边桌上,倒入热水 2/3 满,测试水温。根据病情放平床头及床尾支架,松开床尾盖被。

（4）将微湿小毛巾包在右手上，为患者洗脸及颈部，左手扶患者头顶部，先擦眼，然后像写"3"字样，依次擦洗一侧额部、颊部、鼻翼部、人中、耳后下颌，直至颈部。另一侧同法。用较干毛巾依次擦洗一遍，注意擦净耳郭，耳后及颈部皮肤。

（5）为患者脱下衣服，在擦洗部位下面铺上浴巾，按顺序擦洗两上肢、胸腹部。协助患者侧卧，背向护士依次擦洗后颈部、背臀部，为患者换上清洁裤子。擦洗中，根据情况更换热水，注意擦净腋窝及腹股沟等处。

（6）擦洗的方法为先用涂肥皂的小毛巾擦洗，再用湿毛巾擦去皂液，清洗毛巾后再擦洗，最后用浴巾边按摩边擦干。动作要敏捷，为取得按摩效果，可适当用力。

（7）擦洗过程中，如患者出现寒战、面色苍白等病情变化时，应立即停止擦浴，给予适当的处理，同时注意观察皮肤有无异常。擦洗完毕后，可在骨突处用50%乙醇做按摩，扑上爽身粉。

（8）整理床单，必要时梳发、剪指甲及更换床单。

（9）如有特殊情况，需做记录。

3.注意事项

护士操作时，要站在擦浴的一边，擦洗完一边后再转至另一边。站立时两脚要分开，重心应在身体中央或稍低处，拿水盆时，盆要靠近身边，减少体力消耗。操作时要体贴患者，保护患者自尊，动作要敏捷、轻柔，减少翻动和暴露，防止受凉。

（二）压疮的预防及护理

压疮是指机体局部组织由于长期受压，血液循环障碍，造成组织缺氧、缺血、营养不良而致的溃烂和坏死。导致活动受限的因素一般都会增加压疮的发生。常见的因素有压力、剪力、摩擦力、潮湿等。好发部位为枕部、耳郭、肩胛部、肘部、骶尾部、髋部、膝关节内外侧、外踝、足跟。

1.预防措施

预防压疮在于消除其发生的原因。因此，要求做到勤翻身、勤按摩、勤整理、勤更换。交班时要严格细致地交接局部皮肤情况及护理措施。

（1）避免局部长期受压：①鼓励和协助卧床患者经常更换卧位，使骨骼突出部位交替地受压，翻身间隔时间应根据病情及局部受压情况而定。一般2小时翻身1次，必要时1小时翻身1次，建立床头翻身记录卡。②保护骨隆突处和支持身体空隙处，将患者体位安置妥当后，可在身体空隙处垫软枕、海绵垫。需要时可垫海绵垫、气垫褥、水褥等，使支持体重的面积宽而均匀，使作用于患者身上的正压及作用力分布在一个较大的面积上，从而降低在隆突部位皮肤上所受的压强。③对使用石膏、夹板、牵引的患者，衬垫应平整、松软适度，尤其要注意骨骼突起部位的衬垫，要仔细观察局部皮肤和肢端皮肤颜色改变的情况，认真听取患者反映，适当给予调节，如发现石膏绷带凹凸不平，应立即报告医师，以及时纠正。

（2）避免潮湿、摩擦及排泄物的刺激：①保持皮肤清洁干燥。大小便失禁、出汗及分泌物多的患者应及时擦干，以保护皮肤免受刺激，床铺要经常保持清洁干燥、平整无碎屑，被服污染要随时更换。不可让患者直接卧于橡胶单上。小儿要勤换尿布；②不可使用破损的便盆，以防擦伤皮肤。

（3）增进局部血液循环：对易发生压疮的患者，要常检查，用温水擦澡、擦背或用湿毛巾行局部按摩。①手法按摩：全背按摩指协助患者俯卧或侧卧，露出背部，先以热水进行擦洗，再以两手或一手沾上少许50%乙醇按摩。按摩者斜站在患者右侧，左腿弯曲在前，右腿伸直在后，从患者骶尾部开始,沿脊柱两侧边缘向上按摩(力量要能够刺激肌肉组织)至肩部时用环状动作。按摩后,手再轻轻滑至尾骨处。此时,左腿伸直,右腿弯曲,如此有节奏地按摩数次,再用拇指指腹由骶尾部开始沿脊柱按摩至第 7 颈椎。受压处局部按摩是沾少许 50% 乙醇,以手掌大、小鱼际紧贴皮肤,压力均匀向心方向按摩,由轻至重,由重至轻,每次 3～5 分钟。②电动按摩器按摩是依靠电磁作用,引导治疗器头震动,以代替各种手法按摩。操作者持按摩器根据不同部位选择合适的按摩头,紧贴皮肤,进行按摩。

(4)增进营养的摄入:营养不良是导致压疮的内因之一,又可影响压疮的愈合。蛋白质是身体修补组织所必需的物质,维生素也可促进伤口愈合,因此在病情允许时可给予高蛋白、高维生素膳食,以增进机体抵抗力和组织修复能力。此外,适当补充矿物质,可促进慢性溃疡的愈合。

2.压疮的分期及护理

(1)淤血红润期:为压疮初期,局部皮肤受压或受到潮湿刺激后,开始出现红、肿、热、麻木或有触痛。此期要及时除去致病原因,加强预防措施,如增加翻身次数及防止局部继续受压、受潮。

(2)炎性浸润期:红肿部位如果继续受压,血液循环仍得不到改善,静脉回流受阻,局部静脉淤血,受压表面呈紫红色,皮下产生硬结,表面有水疱形成。对未破小水泡要减少摩擦,以防破裂感染,让其自行吸收,大水疱用无菌注射器抽出泡内液体,涂以消毒液,用无菌敷料包扎。

(3)溃疡期:静脉血液回流受到严重障碍,局部淤血致血栓形成,组织缺血缺氧。轻者,浅层组织感染,脓液流出,溃疡形成;重者,坏死组织发黑,脓性分泌物增多,有臭味,感染向周围及深部扩展,可达骨骼,甚至可引起败血症。

四、会阴部清洁卫生的实施

(一)目的

保持清洁,清除异味,预防或减轻感染、增进舒适、促进伤口愈合。

(二)用物准备

便盆、屏风、橡胶单、中单、清洁棉球、大量杯、镊子、浴巾、毛巾、水壶(内盛 50～52 ℃的温水)、清洁剂或呋喃西林棉球。

(三)操作方法

1.男患者阴茎的护理

(1)携用物至患者床旁,核对后解释。

(2)患者取仰卧位,为遮挡患者可将浴巾折成扇形盖在患者的会阴部及腿部。

(3)带上清洁手套,一手提起阴茎,一手取毛巾或用呋喃西林棉球擦洗阴茎头部、下部和阴囊。擦洗肛门时,患者可取侧卧位,护士一手将臀部分开,一手用浴巾将肛门擦洗干净。

(4)为患者穿好衣裤,根据情况更换衣、裤、床单。整理床单,患者取舒适卧位。

(5)整理用物,清洁整齐,记录。

2.女患者会阴部护理

(1)携用物至患者床旁,核对后解释。

(2)患者取仰卧位,为遮挡患者可将浴巾折成扇形盖在患者的会阴部及腿部。

(3)先将橡胶单及中单置于患者臀下,再置便盆于患者臀下。

(4)护士一手持装有温水的大量杯,一手持夹有棉球的大镊子,边冲水边用棉球擦洗。

(5)冲洗后擦干各部位。撤去便盆及橡胶单和中单。

(6)为患者穿好衣裤,根据情况更换衣、裤、床单。整理床单,患者取舒适卧位。

(7)整理用物,清洁整齐,记录。

(四)注意事项

(1)操作前应向患者说明目的,以取得患者的合作。

(2)在执行操作的原则上,尽可能尊重患者习惯。

(3)注意遮挡患者,保护患者隐私。

(4)冲洗时从上至下。

(5)操作完毕应及时记录所观察到的情况。

(林 娟)

第四章　护理管理

第一节　护理组织管理

一、医院护理管理体系

二级和二级以上的医院应设护理部，实行院长（或副院长）领导下的护理部主任负责制。三级医院实行护理部主任-总护士长-护士长三级管理；二级医院实行总护士长-护士长二级管理。医院应当通过公开竞聘，选拔符合条件的护理人员从事各级护理管理工作。

三级护理管理组织结构：300张病床以上有条件的三级医院设专职护理副院长，可兼任护理部主任，另设副主任1~2名，可设干事1名；500张病床以上的三级医院设护理部主任1名，副主任1~3名，病区、门急诊、手术部根据工作任务及范围可设科护士长及护士长。

二级护理管理组织结构：二级医院设总护士长1名，可设干事1名。病房、门急诊、手术部、消毒供应中心设护士长。

护理部根据护理活动的要求设置相关委员会，如护理质量持续改进委员会（即质量管理组，包括门急诊组、病房组、危重症组、手术部组、消毒供应中心组、专科护理小组等）、教学及继续医学教育委员会、安全管理委员会、科研委员会等。各委员会要根据其工作特点制定职责范围、工作内容、工作程序以及考核标准等。

二、护理部管理职能

护理管理职能是实现管理目标的重要保证，是通过护理管理者运用管理职能对管理对象施加影响和进行控制的过程。

（一）计划职能

计划是护理管理职能中最基本的职能，是管理的重要环节。计划能使决策具体化，使管理者在工作前有充分的准备。计划要通过科学的预测、权衡客观需要和主观可能，针对未来一段时间内要达到的目标和有待解决的问题去进行组织安排，制定实施方案，合理使用人力、财力、物力和时间，确保目标的完成和问题的解决。

（二）组织职能

组织是实施管理的手段，是为了实现目标，对人们的活动进行合理的分工和组合、合理的配备和使用资源。在管理中必须通过组织管理对管理中的各要素和人们在管理中的相互关系进行合理、有效地组织,才能保证计划的落实和目标的实现。组织工作主要有以下内容。

(1)按照目标要求合理地建立组织机构和人员配备。

(2)按照业务性质进行分工,确定各部门的职责范围。

(3)确定各级管理人员的职责和权力。

(4)为了保证目标实施和工作顺利进行,须制定有效的规章制度,包括考核、晋升、奖惩等制度。

(5)建立信息沟通渠道,及时反馈各部门的信息。

(6)对各级护理人员进行培训。

(三)领导职能

领导是一个对组织(或群体)内的部门或个人的行为施加影响,以引导实现组织目标的过程。领导的本质是处理人际关系,通过沟通联络等方式影响组织或群体中的每一个成员,促使大家统一认识,使他们自觉地和有信心地为实现组织目标而努力奋斗。领导者要为下属提供发挥自身潜能的机会,协调好组织成员的个人需要与组织效率之间的关系。

(四)控制职能

控制是对实现计划目标的各种活动及规定的标准进行检查、监督和调节。即发现偏差时及时采取有效的纠正措施,使工作按原定计划进行。各种活动是由各要素有机地组成并且有着极为复杂的内部联系和外部联系,尽管在制订计划时尽可能地做到全面、细致、周密的考虑,制定出切实可行的方案,但在管理过程中还会出现预料不到的情况,同时各种活动要素及其相互间也会存在一些事先预测不到的变异。因此,在计划实施的过程中,一旦发生偏差就需要通过控制职能进行调节,必要时可调整计划,确保目标的实现。控制的基本步骤如下。

1.确定标准

标准是衡量成效的依据,是体现各项工作计划方案的预期效果和达标依据。

2.衡量成效

将实际情况与预期目标相比较,通过检查获取大量信息,以了解计划执行的进度和目标实施过程中的偏差。

3.纠正偏差

偏差是指实际工作状态与目标标准的离度。纠正偏差主要是对已经或可能发生的偏差及时采取纠正和防范措施,如调整计划、修改指标、更换人员或改变措施等方法,以保证目标的实现。

(李　元)

第二节　病区护理管理

一、病区的设置和布局

每个病区设有病室、危重病室、抢救室、治疗室、护士办公室、医师办公室、配膳室、盥洗室、浴室、库房、洗涤间、厕所及医护休息室和示教室等。有条件时应设置学习室、娱乐室、会客室和健身室。

二、病区的环境管理

医院的物理环境有以下几方面。

(一)空间

为了保证患者有适当的活动空间,以及方便治疗和护理,病床之间的距离不得少于 1 m。床与床之间应有围帘,必要时进行遮挡,保护患者隐私。

(二)室温

一般来说,保持 18～20 ℃的室温较为适宜。新生儿及老年人,维持室温在 22～24 ℃为宜。

(三)湿度

湿度为空气中含水分的程度,一般指相对湿度。病室湿度一般以 50%～60%为宜。湿度过高或过低时,均对患者不利。

(四)光线

病室采光分为自然光源及人工光源两种。充足的光线有利于观察患者、进行诊疗和护理工作。普通病室除有吊灯外,还应有床头灯、地灯装置,既能保证患者自用和夜间巡视时进行工作,又不影响患者的睡眠。此外,还应备有一定数量的鹅颈灯,以适应不同角度的照明,为特殊诊疗提供方便。

(五)音响

是指声音存在的情况。根据世界卫生组织(WHO)规定噪声的标准,白天医院较为理想的噪声强度应维持在 35～45 dB。护理人员在说话、行走和工作时尽量做到“四轻”,同时要向患者及家属宣传保持病室安静的重要性,共同为患者创造一个良好的休养环境。在杜绝噪声的同时,也应避免绝对的寂静。

(六)通风

通风换气可使室内空气与外界空气交换,增加氧含量,降低二氧化碳在空气中的浓度,以保持室内空气新鲜,通风还能调节室内的温度和湿度,刺激皮肤血液循环,促进汗液的蒸发和热的散失,增加患者的舒适感。一般情况下,开窗通风 30 分钟即可达到置换室内空气的目的。通风时注意保护遮挡患者,避免直接吹风导致感冒,冬季通风时要注意保暖。

(七)装饰

病室布置应以简洁美观为主,有条件的医院可以根据各病室的不同需求来设计和配备不同颜色,并应用各式图画、各种颜色的窗帘、被单等来布置病室,这样不仅使人感觉身心舒适,还可产生特殊的治疗效果。一般病室上方墙壁可涂白色,下方可涂浅蓝色。病室的走廊可适当摆放一些绿色植物、花卉盆景等以美化病室环境,增添生机。

医院是社会的一个组成部分,也是就诊患者集中的场所。患者住院后对接触的人员、院规、陈设、声音及气味等会感到陌生和不习惯,以致产生一些不良的心理反应。所以,认真评估患者心理、社会方面的需求并予以满足,帮助患者建立和维持良好的人际关系,消除其不良的心理反应,使其尽快适应医院的社会文化环境是护士的基本职责之一。

医院常见不安全因素包括:物理性损伤、化学性损伤、生物性损伤、心理性损伤、医源性损伤等,护士需随时对威胁患者安全的环境保持警觉,并及时给予妥善处理。

(孟庆凤)

第五章 神经内科护理

第一节 脑 梗 死

一、概念和特点

脑梗死又称缺血性脑卒中,是由于脑组织局部供血动脉血流的突然减少或停止,造成该血管供血区的脑组织缺血、缺氧导致脑组织坏死、软化,并伴有相应部位的临床症状和体征,如偏瘫、失语等神经功能缺失的证候。

脑梗死的发病率、患病率和病死率随年龄增加,45 岁后均呈明显增加,65 岁以上人群增加最明显,75 岁以上者发病率是 45~54 岁组的 5~8 倍。男性发病率高于女性,男:女为(1.3~1.7):1。

二、病理生理

动脉内膜损伤、破裂,随后胆固醇沉积于内膜下,形成粥样斑块,管壁变性增厚,使管腔狭窄,动脉变硬弯曲,最终动脉完全闭塞,导致供血区形成缺血性梗死。梗死区伴有脑水肿及毛细血管周围点状出血,后期病变组织萎缩,坏死组织被小胶质细胞清除,留下瘢痕组织及空腔,通常称为缺血性坏死。脑栓塞引起的梗死发生快,可产生出血性梗死或贫血性或混合性梗死。出血性梗死,常由较大栓子阻塞血管所引起,在梗死基础上导致梗死区血管破裂和脑内出血。大脑的神经细胞对缺血的耐受性最低,3~4 分钟的缺血即引起梗死。

三、病因与诱因

脑血管病是神经科最常见的疾病,病因复杂,受多种因素的影响,一般根据病因把脑血管病分为血管壁病变,血液成分改变和血流动力学改变。

流行病学研究证实,高血脂和高血压是动脉粥样硬化的两个主要危险因素,吸烟、饮酒、糖尿病、肥胖、高密度脂蛋白胆固醇降低、甘油三酯增高、血清脂蛋白增高均为脑血管病的危险因素,尤其是缺血性脑血管病的危险因素。

四、临床表现

临床表现因梗死的部位和梗死面积不同而有所不同,常见的临床表现如下。

(1)起病突然,常于安静休息或睡眠时发病。起病在数小时或 1~2 天达到高峰。

(2)头痛、眩晕、耳鸣,偏瘫可以是单个肢体或一侧肢体,也可以是上肢比下肢重或下肢比上肢重,并出现吞咽困难,说话不清,伴有恶心、呕吐等多种情况,严重者很快昏迷不醒。

(3)腔隙性脑梗死患者可以无症状或症状轻微,因其他病而行脑 CT 检查发现此病,有的已属于陈旧性病灶。这种情况以老年人多见,患者常伴有高血压病、动脉硬化、高脂血症、冠心病、糖尿病等慢性病。腔隙性脑梗死可以反复发作,有的患者最终发展为有症状的脑梗死,有的患者病情稳定,多年不变。故对老年人"无症状性脑卒中"应引起重视,在预防上持积极态度。

五、治疗

(一)急性期治疗

(1)溶栓治疗:发病后 6 小时之内,常用药物有尿激酶、链激酶、重组组织型纤溶酶原激活剂等。

(2)脱水剂:对较大面积的梗死应及时应用脱水治疗。

(3)抗血小板聚集药:右旋糖酐-40,有心、肾疾病患者慎用。此外,可口服小剂量阿司匹林,有出血倾向或溃疡患者禁用。

(4)钙通道阻滞剂:可选用桂利嗪、盐酸氟桂利嗪。

(5)血管扩张剂。

(二)恢复期治疗

继续口服抗血小板聚集药、钙通道阻滞剂等,但主要应加强功能锻炼,进行康复治疗,经过3~6 个月即可生活自理。

(三)手术治疗

大面积梗死引起急性颅内压增高,除用脱水药以外,必要时可进行外科手术减压,以缓解症状。

(四)中医、中药、针灸、按摩方法

中医、中药、针灸、按摩方法对本病防治和康复有较好疗效,一般应辨证施治,使用具有活血化瘀、通络等功效的方药治疗,针灸、按摩对功能恢复十分有利。

六、护理评估

(一)一般评估

1.生命体征

监测患者的血压、脉搏、呼吸、体温有无异常。脑梗死的患者一般会出现血压升高。

2.患者主诉

询问患者发病时间及发病前有无头晕、头痛、恶心、呕吐等症状出现。

3.相关记录

体重、身高、上臂围、皮肤、饮食、NIHSS 评分、GCS 评分、BI 等记录结果。

(二)身体评估

1.头颈部

脑梗死的患者一般都会出现不同程度的意识障碍,要注意观察患者意识障碍的类型;注意有无眼球运动受限、结膜有无水肿及眼睑是否闭合不全;观察瞳孔的大小及对光反射情况;观察有

无口角㖞斜及鼻唇沟有无变浅,评估患者吞咽功能(洼田饮水试验)。

2.胸部

评估患者肺部呼吸音情况(肺部感染是脑梗死患者一个重要并发症)。

3.腹部

上腹部有无疼痛、饱胀,肠鸣音是否正常。有无大、小便失禁,并观察大小便的颜色、量和性质。

4.四肢

评估患者四肢肌力,腱反射情况,以及有无出现病例反射(如巴宾斯基征)、脑膜刺激征(如颈强直、凯尔尼格征和布鲁津斯基征)。

(三)心理-社会评估

评估患者及其照顾者对疾病的认知程度,心理反应与需求,家庭及社会支持情况,正确引导患者及家属配合治疗与护理。

(四)辅助检查评估

(1)血液检查:血脂、血糖、血流动力学和凝血功能有无异常。

(2)头部 CT 及 MRI 有无异常。

(3)DSA、MRA 及 TCD 检查结果有无异常。

七、主要护理诊断/问题

(一)脑血流灌注不足

与脑血流不足、颅内压增高、组织缺血缺氧有关。

(二)躯体移动障碍

与意识障碍、肌力异常有关。

(三)言语沟通障碍

与意识障碍或相应言语功能区受损有关。

(四)焦虑

与担心疾病预后差有关。

(五)有发生压疮的可能

与长期卧床有关。

(六)有误吸的危险

与吞咽功能差有关。

(七)潜在并发症

肺部感染、泌尿系统感染。

八、护理措施

(一)一般护理

(1)严密观察病情,监测生命体征。备齐各种急救药品、仪器。

(2)保持呼吸道通畅,及时吸痰,防止窒息。

(3)多功能监护,氧气吸入。

(4)躁动的患者给予安全措施,必要时用约束带。

（5）保证呼吸机正常工作,观察血氧、血气结果,遵医嘱对症处理。

（6）保持各种管道通畅,并妥善固定,观察引流液的色、量、性状,做好记录。

（7）做好鼻饲喂养的护理。口腔护理2次/天。

（8）导尿管护理2次/天。

（9）保持肢体功能位,按时翻身,叩背,预防压疮发生。

（10）准确测量24小时液体出入量并记录。

（11）护理记录客观、及时、准确、真实、完整。严格按计划实施护理措施。

（12）患者病情变化时,及时报告医师。

（13）脑血管造影术后,穿刺侧肢体制动,观察足背动脉、血压,有病情变化及时报告医师。

（14）做好晨晚间护理,做到"两短六洁"。

（二）健康教育

1.疾病知识指导

脑梗死患者康复时间比较长,患者出院后要教会患者及家属必要的护理方法。告知患者药物的名称、用法、疗效及不良反应。介绍脑梗死的症状及体征。并与患者及其家属共同制订包括饮食、锻炼在内的康复计划,告知其危险因素。

2.就诊指标

出现肢体麻木、无力、头痛、头晕、视物模糊等症状及时就诊,定期门诊复查,积极治疗高血压、高血脂、糖尿病等疾病。

九、护理效果评估

（1）患者脑血流得到改善。

（2）患者呼吸顺畅,无误吸发生。

（3）患者躯体活动得到显著提高。

（4）患者言语功能恢复或部分恢复。

（5）患者无压疮发生。

（6）患者生活基本能够自理。

（7）患者无肺部及泌尿系统感染或发生感染后得到及时处理。

（徐娟娟）

第二节 面 神 经 炎

面神经炎又称Bell麻痹,是面神经在茎乳孔以上面神经管内段的急性非化脓性炎症。

一、病因

病因不明,一般认为面部受冷风吹袭、病毒感染、自主神经功能紊乱造成面神经的营养微血管痉挛,引起局部组织缺血、缺氧所致。近年来也有认为可能是一种免疫反应。膝状神经节综合征则系带状疱疹病毒感染,使膝状神经节及面神经发生炎症所致。

二、临床表现

无年龄和性别差异，多为单侧，偶见双侧，多为吉兰-巴雷综合征。发病与季节无关，通常急性起病，数小时至 3 天达到高峰。病前 1～3 天患侧乳突区可有疼痛。同侧额纹消失，眼裂增大，闭眼时，眼睑闭合不全，眼球向外上方转动并露出白色巩膜，称 Bell 现象。病侧鼻唇沟变浅，口角下垂。不能做噘嘴和吹口哨动作，鼓腮时病侧口角漏气，食物常滞留于齿颊之间。

若病变波及鼓索神经，尚可有同侧舌前 2/3 味觉减退或消失。镫骨肌支以上部位受累时，出现同侧听觉过敏。膝状神经节受累时除面瘫、味觉障碍和听觉过敏外，还有同侧唾液、泪腺分泌障碍，耳内及耳后疼痛，外耳道及耳郭部位带状疱疹，称膝状神经节综合征。一般预后良好，通常于起病 1～2 周后开始恢复，2～3 个月痊愈。发病时伴有乳突疼痛、老年、患有糖尿病和动脉硬化者预后差。可遗有面肌痉挛或面肌抽搐。可根据肌电图检查及面神经传导功能测定判断面神经受损的程度和预后。

三、诊断与鉴别诊断

根据急性起病的周围性面瘫即可诊断。但需与以下疾病鉴别。

(1)吉兰-巴雷综合征：可有周围面瘫，多为双侧性，并伴有对称性肢体瘫痪和脑脊液蛋白-细胞分离。

(2)中耳炎迷路炎乳突炎等并发的耳源性面神经麻痹，以及腮腺炎肿瘤下颌化脓性淋巴结炎等所致者多有原发病的特殊症状及病史。

(3)颅后窝肿瘤或脑膜炎引起的周围性面瘫：起病较慢，且有原发病及其他脑神经受损表现。

四、治疗

(一)急性期治疗

以改善局部血液循环，消除面神经的炎症和水肿为主。如为带状疱疹所致的亨特综合征，可口服阿昔洛韦 5 mg/(kg · d)，每天 3 次，连服 7～10 天。①类固醇皮质激素：泼尼松(20～30 mg)每天 1 次，口服，连续 7～10 天。②改善微循环，减轻水肿：706 代血浆(羟乙基淀粉)或右旋糖酐-40 250～500 mL，静脉滴注每天 1 次，连续 7～10 天，亦可加用脱水利尿药。③神经营养代谢药物的应用：维生素 B_1 50～100 mg，维生素 B_{12} 500 μg，胞磷胆碱 250 mg，辅酶 Q_{10} 5～10 mg等，肌内注射，每天 1 次。④理疗：茎乳孔附近超短波透热疗法，红外线照射。

(二)恢复期治疗

以促进神经功能恢复为主：①口服维生素 B_1、维生素 B_{12} 各 1 至 2 片，每天 3 次；地巴唑10～20 mg，每天 3 次。亦可用加兰他敏 2.5～5 mg，肌内注射，每天 1 次。②中药，针灸，理疗。③采用眼罩，滴眼药水，涂眼药膏等方法保护暴露的角膜。④病后 2 年仍不恢复者，可考虑行神经移植治疗。

五、护理

(一)一般护理

(1)病后两周内应注意休息，减少外出。

（2）本病一般预后良好，约 80％ 患者可在 3～6 周痊愈，因此应向患者说明病情，使其积极配合治疗，解除心理压力，尤其年轻患者，应保持健康心态。

（3）给予易消化、高热能的半流饮食，保证机体足够营养代谢，增加身体抵抗力。

（二）观察要点

面神经炎是神经科常见病之一，在护理观察中主要注意以下两方面的鉴别。

1.分清面瘫属中枢性还是周围性瘫痪

中枢性面瘫系由对侧皮质延髓束受损引起的，故只产生对侧下部面肌瘫痪，表现为鼻唇沟浅、口角下坠、露齿、鼓腮、吹口哨时出现肌肉瘫痪，而皱额、闭眼仍正常或稍差。哭笑等情感运动时，面肌仍能收缩。周围性面瘫所有表情肌均瘫痪，不论随意或情感活动，肌肉均无收缩。

2.正确判断患病一侧

面肌挛缩时病侧鼻唇沟加深，眼裂缩小，易误认健侧为病侧。如让患者露齿时可见挛缩侧面肌不收缩，而健侧面肌收缩正常。

（三）保护暴露的角膜及防止结膜炎

由于患者不能闭眼，因此必须注意眼的清洁卫生：①外出必须戴眼罩，避免尘沙进入眼内。②每天抗生素眼药水滴眼，入睡前用眼药膏，以防止角膜炎或暴露性角结膜炎。③擦拭眼泪的正确方法是向上，以防止加重外翻。④注意用眼卫生，养成良好习惯，不能用脏手、脏手帕擦泪。

（四）保持口腔清洁防止牙周炎

由于患侧面肌瘫痪，进食时食物残渣常停留于患侧颊齿间，故应注意口腔卫生：①经常漱口，必要时使用消毒漱口液；②正确使用刷牙方法，应采用"短横法或竖转动法"两种方法，以去除菌斑及食物残片；③牙齿的邻面与间隙容易堆积菌斑而发生牙周炎，可用牙线紧贴牙齿颈部，然后在邻面做上下移动，每个牙齿 4～6 次，直至刮净；④牙龈乳头萎缩和齿间空隙大的情况下可用牙签沿着牙龈的形态线平行插入，不宜垂直插入，以免影响美观和功能。

（五）家庭护理

1.注意面部保暖

夏天避免在窗下睡觉，冬天迎风乘车要戴口罩，在野外作业时注意面部及耳后的保护。耳后及病侧面部给予温热敷。

2.平时加强身体锻炼

增强抗风寒侵袭的能力，积极治疗其他炎性疾病。

3.瘫痪面肌锻炼

因面肌瘫痪后常松弛无力，患者自己可对着镜用手掌贴于瘫痪的面肌上做环形按摩，每天 3～4 次，每次 15 分钟，以促进血液循环，并可减轻患者面肌受健侧的过度牵拉。当神经功能开始恢复时，鼓励患者练习病侧的各单个面肌的随意运动，以促进瘫痪肌的早日康复。

（商国华）

第三节　急性脊髓炎

一、概述

急性脊髓炎是指由于感染或毒素侵及脊髓所致的疾病。

二、病因

急性脊髓炎不是一个独立的疾病,它可由许多不同的病因所引起,主要包括感染与毒素两类。

(一)感染

感染是引起急性脊髓炎的主要原因之一。可以是原发的,亦可以为继发的。原发性者最为多见,即指由于病毒所引致的急性脊髓炎而言。继发性者为起病于急性传染病,如麻疹、猩红热、白喉、流行性感冒、丹毒、水痘、肺炎、心内膜炎、淋病与百日咳等病的病程中,疫苗接种后或泌尿系统慢性感染性疾病时。

(二)毒素

无论外源毒素或内源毒素,当作用于脊髓时均可引致脊髓炎。较为常见可能引起脊髓炎的外源毒素有下列几种:一氧化碳中毒、二氧化碳中毒、脊髓麻醉与蛛网膜下腔注射药物等。脊髓炎亦偶可发生妊娠或产后期。

三、病理

急性脊髓炎的病理改变,主要在脊髓本身。

(一)急性期

脊髓肿胀、充血、发软、灰质与白质界限不清。镜检则可见细胞浸润,小量出血,神经胶质增生,血管壁增厚,神经细胞和纤维变性改变。

(二)慢性期

脊髓萎缩、苍白、发硬,镜检则可见神经细胞和纤维消失,神经胶质纤维增生。

四、临床表现

病毒所致的急性脊髓炎多见于青壮年,散在发病。起病较急,一般多有轻度前驱症状,如低热、全身不适或上呼吸道感染的症状,脊髓症状急骤发生。可有下肢的麻木与麻刺感,背痛并放射至下肢或围绕躯体的束带状感觉等,一般持续一或二天(罕有持续数小时者),长者可至 1 周,即显现脊髓横贯性损害症状,因脊髓横贯性损害可为完全性者,亦可为不完全性者,同时因脊髓罹患部位的不同,故其症状与体征亦各异,胸节脊髓最易罹患,此盖因胸髓最长与循环功能不全之故,兹依脊髓罹患节段,分别论述其症状与体征如下。

(一)胸髓

胸髓脊髓炎患者的最初症状为下肢肌力弱,可迅速进展而成完全性瘫痪。病之早期,瘫痪为弛缓性者,此时肌张力低下,浅层反射与深层反射消失,病理反射不能引出,是谓脊髓休克,为痉挛性截瘫。与此同时出现膀胱与直肠的麻痹,故初为尿与大便潴留,其后为失禁。因病变的横贯性,故所有感觉束皆受损,因此病变水平下的各种感觉皆减退或消失。感觉障碍的程度,决定于病变的严重度。瘫痪的下肢可出现血管运动障碍,如水肿与少汗或无汗。阴茎异常搏起偶可见到。

由于感觉消失,营养障碍与污染,故压疮常发生于骶部,股骨粗隆,足跟等骨骼隆起处。

(二)颈髓

颈髓脊髓炎患者,弛缓性瘫痪见于上肢,而痉挛性瘫痪见于下肢。感觉障碍在相应的颈髓病变水平下,病变若在高颈髓(C_3、C_4)则为完全性痉挛性四肢瘫痪且并有膈肌瘫痪,可出现呼吸麻痹,并有高热,可导致死亡。

(三)腰骶髓

严重的腰骶髓脊髓炎呈现下肢的完全性弛缓性瘫痪,明显的膀胱与直肠功能障碍,下肢腱反射消失,其后肌肉萎缩。

五、实验室检查

血液中白细胞数增多,尤以中性多形核者为甚。脑脊髓液压力可正常,除个别急性期脊髓水肿严重者外,一般无椎管阻塞现象。脑脊髓液外观无色透明,白细胞数可增高,主要为淋巴细胞,蛋白质含量增高,糖与氯化物含量正常。

六、诊断与鉴别诊断

确定急性脊髓炎的部位与病理诊断并不困难,其特点包括起病急骤,有前驱症状,迅即发生的脊髓横贯性损害症状与体征以及脑脊髓液的异常等。但欲确定病因则有时不易,详细的病史非常重要,例如起病前不久曾疫苗接种,则其脊髓炎极可能与之有关。

本病需与急性硬脊膜外脓肿,急性多发性神经根神经炎,视神经脊髓炎和脊髓瘤相鉴别。

七、治疗

一切急性脊髓炎患者在急性期皆应绝对卧床休息。急性期可应用糖皮质激素,如氢化可的松 100~200 mg 或地塞米松 5~10 mg 静脉滴注,1 天 1 次,连续 10 天,以后改为口服强的松,已有并发感染或为预防感染,可选用适当的抗生素,并应加用维生素 B_1、维生素 B_{12} 等。

有呼吸困难者应注意呼吸道通畅,勤翻身,定时拍背,务使痰液尽量排出,如痰不能咳出或有分泌物储积,可行气管切开。

必须采取一切措施预防压疮的发生,患者睡衣与被褥必须保持清洁、干燥、柔软且无任何皱折。骶部应置于裹有白布的橡皮圈上,体位应定时变换,受压部分的皮肤亦应涂擦滑石粉。若压疮已发生,可局部应用氧化锌粉、代马妥或鞣酸软膏。

尿潴留时应使用留置导尿管,每 3~4 小时放尿一次,每天应以 3‰硼酸或 1‰呋喃西林或者 1‰高锰酸钾液,每次 250 mL 冲洗灌注,应停留 0.5 小时再放出,每天冲洗 1~2 次,一有功能恢复迹象时则应取去导尿管,训练患者自动排尿。

便秘时应在食物中增加蔬菜,给予缓泻剂,必要时灌肠。

急性期时应注意避免屈曲性截瘫的发生以及注意足下垂的预防,急性期后应对瘫痪肢进行按摩、全关节的被动运动与温浴,可改善局部血液循环与防止挛缩。急性期后仍为弛缓性瘫痪时,可应用平流电治疗。

八、护理

(一)评估要点

1.一般情况

了解患者起病的方式、缓急;有无接种疫苗、病毒感染史;有无受凉、过劳、外伤等明显的诱因和前驱症状。评估患者的生命体征有无改变,了解对疾病的认识。

2.专科情况

(1)评估患者是否存在呼吸费力、吞咽困难和构音障碍。

(2)评估患者感觉障碍的部位、类型、范围及性质。观察双下肢麻木、无力的范围、持续时间;了解运动障碍的性质、分布、程度及伴发症状。评估运动和感觉障碍的平面是否上升。

(3)评估排尿情况:观察排尿的方式、次数与量,了解膀胱是否膨隆。区分是尿潴留还是充溢性尿失禁。

(4)评估皮肤的情况:有无皮肤破损、发红等。

3.实验室及其他检查

(1)肌电图是否呈失神经改变;下肢体感诱发电位及运动诱发电位是否异常。

(2)脊髓 MRI 是否有典型的改变,即病变部位脊髓增粗。

(二)护理诊断

1.躯体移动障碍

躯体移动障碍与脊髓病变所致截瘫有关。

2.排尿异常

排尿异常与自主神经功能障碍有关。

3.低效性呼吸形态

低效性呼吸形态与高位脊髓病变所致呼吸肌麻痹有关。

4.感知改变

感知改变与脊髓病变、感觉传导通路受损有关。

5.潜在并发症

压疮、肺炎、泌尿系统感染。

(三)护理措施

1.心理护理

双下肢麻木、无力易引起患者情绪紧张,护理人员应给予安慰,向患者及家属讲解疼痛过程。教会患者分散注意力的方法,如听音乐、看书。多与患者进行沟通,树立战胜疾病的信心,提高疗效。

2.病情观察

(1)监测生命体征:如血压偏低、心率慢、呼吸慢、血氧饱和度低、肌张力低,立即报告医师,同时建立静脉通道,每 15 分钟监测生命体征 1 次,直至正常。

(2)观察双下肢麻木、无力的范围、持续时间。

(3)监测血常规、脑脊液中淋巴细胞及蛋白、肝功能、肾功能情况,并准确记录。

3.皮肤护理

每1～2小时翻身1次,并观察受压部位皮肤情况。保持皮肤清洁、干燥,床单柔软、平坦、舒适,受压部位皮肤用软枕、海绵垫悬空,防止压疮形成。保持肢体的功能位置,定时活动,防止关节挛缩和畸形,避免屈曲性痉挛的发生。

4.饮食护理

饮食上给予清淡、易消化、营养丰富的食物,新鲜的瓜果和蔬菜,如苹果、梨、香蕉、冬瓜、木耳等,避免辛辣刺激性强和油炸食物。

5.预防并发症

(1)预防压疮,做到"七勤"。如已发生压疮,应积极换药治疗。

(2)做好便秘、尿失禁、尿潴留的护理,防治尿路感染。

(3)注意保暖,避免受凉。经常拍背,帮助排痰,防止坠积性肺炎。

(四)应急措施

如患者出现呼吸费力、呼吸动度减小、呼吸浅慢、发绀、吞咽困难时,即刻给予清理呼吸道,吸氧,建立人工气道,应用简易呼吸器进行人工捏球辅助呼吸,有条件者给予呼吸机辅助呼吸;建立静脉液路,按医嘱给予抢救用药,必要时行气管插管或气管切开。

(五)健康教育

1.入院教育

(1)鼓励患者保持良好的心态,关心、体贴、尊重患者,树立战胜疾病的信心。

(2)告知本病的治疗、护理及预后等相关知识。

(3)病情稳定后及早开始瘫痪肢体的功能锻炼。

2.住院教育

(1)指导患者按医嘱正确服药,告知药物的不良反应与服药注意事项。

(2)给予高热量、高蛋白、高维生素饮食,多吃酸性及纤维素丰富的食物,少食胀气食物。

(3)告知患者及家属膀胱充盈的表现及尿路感染的表现,鼓励多饮水,2 500～3 000 mL/ d,保持会阴部清洁。保持床单位及衣物整洁、干燥。

(4)指导患者早期进行肢体的被动与主动运动。

3.出院指导

(1)坚持肢体的功能锻炼和日常生活动作的训练,忌烟酒,做力所能及的家务和工作,促进功能恢复。

(2)患者出院后,继续遵医嘱服药。

(3)定期门诊复查,一旦发现肢体麻木、乏力、四肢瘫痪等情况,立即就医。

(徐娟娟)

第四节　视神经脊髓炎

视神经脊髓炎(neuro myelitis optica,NMO)是免疫介导的主要累及视神经和脊髓的原发性中枢神经系统炎性脱髓鞘病。Devic首次描述了单相病程的 NMO,称为 Devic 病。视神经脊髓炎在中国、日本等亚洲人群的中枢神经系统脱髓鞘病中较多见,而在欧美西方人群中较少见。

一、临床表现

(1)任何年龄均可发病,平均年龄 39 岁,女:男比例为(5~10):1。

(2)单侧或双侧视神经炎(optic neuritis,ON)以及急性脊髓炎是本病主要表现,其初期可为单纯的视神经炎或脊髓炎,亦可两者同时出现,但多数先后出现,间隔时间不定。

(3)视神经炎可单眼、双眼间隔或同时发病。多起病急,进展快,视力下降可至失明,伴眶内疼痛,眼球运动或按压时明显。眼底可见视盘水肿,晚期可见视神经萎缩,多遗留显著视力障碍。

(4)脊髓炎可为横贯性或播散性,症状常在几天内加重或达到高峰,表现为双下肢瘫痪、双侧感觉障碍和尿潴留,且程度较重。累及脑干时可出现眩晕、眼震、复视、顽固性呃逆和呕吐、饮水呛咳和吞咽困难。根性神经痛、痛性肌痉挛和内侧纵束综合征也较为常见。

(5)部分 NMO 患者可伴有其他自身免疫性疾病,如系统性红斑狼疮、干燥综合征、混合结缔组织病、重症肌无力、甲状腺功能亢进、桥本甲状腺炎、结节性多动脉炎等,血清亦可检出抗核抗体、抗 SSA/SSB 抗体、抗心磷脂抗体等。

(6)经典 Devic 病为单时相病程,在西方多见。80%~90%的 NMO 患者呈现反复发作病程,称为复发型 NMO,常见于亚洲人群。

二、治疗原则

视神经脊髓炎的治疗包括急性发作期治疗、缓解期治疗和对症治疗。

(一)急性发作期治疗

首选大剂量甲泼尼龙琥珀酸钠(甲强龙)冲击疗法,能加速 NMO 病情缓解。从 1 g/d 开始,静脉滴注 3~4 小时,共 3 天,剂量阶梯依次减半,甲强龙停用后改为口服泼尼松 1 mg/(kg·d),逐渐减量。对激素有依赖性患者,激素减量过程要慢,每周减 5 mg,至维持量 15~20 mg/d,小剂量激素维持时间应较 MS 长一些。对甲强龙冲击疗法反应差的患者,应用血浆置换疗法可能有一定效果。一般建议置换 3~5 次,每次用血浆 2~3 L,多数置换 1~2 次后见效。无血浆置换条件者,使用静脉滴注免疫球蛋白(IVIG)可能有效,用量为 0.4 g/(kg·d),一般连续用 5 天为 1 个疗程。对合并其他自身免疫疾病的患者,可选择激素联合其他免疫抑制剂如环磷酰胺治疗。

(二)缓解期治疗

主要通过抑制免疫达到降低复发率、延缓残疾的目的,需长期治疗。一线药物方案包括硫唑嘌呤联用泼尼松或者利妥昔单抗。二线药物可选用环磷酰胺、米托蒽醌、吗替麦考酚酯等,定期使用 IVIG 或间断血浆交换也可用于 NMO 治疗。

(三)对症治疗

1.疲劳

药物治疗常用金刚烷胺或莫达非尼,用量均为 100~200 mg/d,早晨服用。职业治疗、物理治疗、心理干预及睡眠调节可能有一定作用。

2.行走困难

中枢性钾通道阻滞剂达方吡啶,是一种能阻断神经纤维表面的钾离子通道的缓释制剂,被

FDA 批准用来改善各种类型 MS 患者的行走能力。推荐剂量为 10 mg(一片)口服,2 次/天,间隔12 小时服用,24 小时剂量不应超过 2 片。常见不良反应包括泌尿道感染、失眠、头痛、恶心、灼热感、消化不良、鼻部及喉部刺痛等。

3.膀胱功能障碍

可使用抗胆碱药物解除尿道痉挛、改善储尿功能,如索利那新、托特罗定、非索罗定、奥昔布宁,此外,行为干预亦有一定效果。尿液排空功能障碍患者,可间断导尿,3~4 次/天。混合型膀胱功能障碍患者,除间断导尿外,可联合抗胆碱药物或抗痉挛药物治疗,如巴氯芬、多沙唑嗪、坦索罗辛等。

4.疼痛

对急性疼痛如内侧纵束综合征,卡马西平或苯妥英钠可能有效。度洛西汀和普瑞巴林治疗。加巴喷丁和阿米替林对感觉异常如烧灼感、紧束感、瘙痒感可能有效。配穿加压长袜或手套对缓解感觉异常可能也有一定效果。

5.认知障碍

目前仍缺乏疗效肯定的治疗方法。可应用胆碱酯酶抑制剂如多奈哌齐。

6.抑郁

可应用选择性 5-羟色胺再摄取抑制剂(SSRI)类药物。心理治疗也有一定效果。

7.其他症状

如男性患者勃起功能障碍可选用西地那非治疗。眩晕症状可选择美克洛嗪、昂丹司琼或东莨菪碱治疗。

三、护理评估

(一)健康史

有无感染史(消化道、呼吸道),有无其他自身免疫性疾病如系统性红斑狼疮、干燥综合征、混合结缔组织病、重症肌无力、甲状腺功能亢进、桥本甲状腺炎、结节性多动脉炎等。

(二)症状

1.视神经损害

视力下降伴眼球胀痛,在眼部活动时明显。急性起病患者受累眼几小时或几天内部分或完全视力丧失。视野改变主要表现为中心暗点及视野向心性缩小,也可出现偏盲或象限盲;以视神经炎形式发病者,眼底早期有视盘水肿,晚期出现视神经萎缩。以球后视神经炎发病者早期眼底正常,晚期出现原发性视神经萎缩。

2.脊髓损害

为脊髓完全横贯性损害,症状常在几天内加重或达到高峰,表现为双下肢瘫痪、双侧感觉障碍和尿潴留,且程度较重。累及脑干时可出现眩晕、眼震、复视、顽固性呃逆和呕吐,饮水呛咳和吞咽困难。根性神经痛、痛性肌痉挛也较为常见。

(三)身体状况

1.生命体征

生命体征有无异常。

2.肢体活动障碍

受累部位肢体肌力、肌张力,有无感觉障碍。

3.吞咽困难

有无饮水呛咳,吞咽困难,洼田饮水试验分级。

4.二便障碍

有无尿失禁、尿潴留,便秘。

5.视力障碍

有无视力丧失、下降,视野缺损,偏盲,复视等。

(四)心理状况

(1)有无焦虑、恐惧、抑郁等情绪。

(2)疾病对生活、工作有无影响。

四、护理诊断/问题

(一)生活自理能力缺陷

与肢体无力有关。

(二)躯体移动障碍

与脊髓受损有关。

(三)有受伤的危险

与视神经受损有关。

(四)有皮肤完整性受损的危险

与瘫痪及大小便失禁有关。

(五)便秘

与脊髓受累有关。

(六)潜在的并发症

感染,与长期应用激素导致机体抵抗力下降有关。

(七)有泌尿系统感染的危险

与长期留置尿管及卧床有关。

(八)知识缺乏

与疾病相关知识缺乏有关。

(九)焦虑

与担心疾病预后及复发有关。

五、护理措施

(一)环境与休息

保持病室安静舒适,病房内空气清新,温湿度适宜。病情危重的患者应卧床休息。病情平稳时鼓励患者下床活动,注意预防跌倒、坠床等不良事件的发生。

(二)饮食护理

指导患者进高热量、高蛋白质、高维生素食物,少食多餐,多吃新鲜蔬菜和水果。出现吞咽困难等症状时,进食应抬高床头,速度宜慢,并观察进食情况,避免呛咳。必要时遵医嘱留置胃管,并进行吞咽康复锻炼。

(三)安全护理

(1)密切观察病情变化,视力、肌力如有下降,及时通知医师。视力下降、视野缺损的患者要注意用眼卫生,不用手揉眼,保持室内光线良好,环境简洁整齐。将呼叫器、水杯等必需品放在患者视力范围内,暖瓶等危险物品远离患者。复视患者活动时建议戴眼罩遮挡一侧眼部,以减轻头晕症状。

(2)感觉异常的患者,指导其选择宽松、棉质衣裤,以减轻束带感。洗漱时,以温水为宜,可以缓解疲劳。禁止给予患者使用热水袋,避免泡热水澡。避免因过热而导致症状波动。

(四)肠道护理

排泄异常的患者嘱其养成良好的排便习惯,定时排便。每天做腹部按摩,促进肠蠕动,排便困难时可使用开塞露等缓泻药物。平时多食含粗纤维食物,以保证大便通畅。留置导尿管的患者,保持会阴部清洁、干燥。定时夹闭导尿管,协助患者每天做膀胱、盆底肌肉训练,增强患者控制膀胱功能的能力。

(五)基础护理

保持床单位清洁、干燥,保证患者"六洁四无"。定时翻身、拍背、吸痰,保持呼吸道通畅,保持皮肤完好。肢体处于功能位,每天进行肢体的被动活动及伸展运动训练。能行走的患者,鼓励其进行主动锻炼。锻炼要适度。并保证患者安全,避免外伤。

(六)用药护理

使用糖皮质激素应注意观察药物的不良反应及并发症,及时有效遵医嘱给予处理。注意观察生命体征、血糖变化。保护胃黏膜,避免进食坚硬、有刺激的食物。长期应用者,要注意避免感染。并向患者及家属进行药物宣教,以取得其配合。使用免疫抑制剂应向患者及家属做好药物知识宣教,使其了解药物的使用注意事项及不良反应,注意观察药物不良反应,预防感染,定期抽血,监测血常规及肝肾功能。

(七)心理护理

要做好患者心理护理,介绍有关疾病知识,鼓励患者配合医护人员的治疗,做好长期治疗的准备,树立战胜疾病的信心,减轻恐惧、焦虑、抑郁等不良情绪,以促进疾病康复。

六、健康指导

(1)合理安排工作、学习,生活有规律。

(2)保证充足睡眠,保持积极乐观的精神状态,增加自我照顾能力和应对疾病的信心。

(3)避免紧张和焦虑的情绪。

(4)进行康复锻炼,以保持活动能力,强度要适度。

(5)正确用药,合理饮食。

(徐娟娟)

第六章　心内科护理

第一节　心　绞　痛

心绞痛是冠状动脉供血不足,心肌急剧的、暂时的缺血与缺氧所引起的临床综合征。其特点为阵发性的前胸压榨性疼痛感觉,主要位于胸骨后部,可放射至心前区和左上肢,常发生于劳动或情绪激动时,持续数分钟,休息或用硝酸酯制剂后消失。

一、病因和发病机制

本病多见于男性,多数患者在 40 岁以上,劳累、情绪激动、饱食、受寒、阴雨天气、急性循环衰竭等为常见诱因。除冠状动脉粥样硬化外,本病还可由主动脉瓣狭窄或关闭不全、梅毒性主动脉炎、原发性肥厚型心肌病、先天性冠状动脉畸形、风湿性冠状动脉炎等引起。

对心脏予以机械性刺激并不引起疼痛,但心肌缺血与缺氧则引起疼痛。当冠状动脉的供血与心肌的需血之间发生矛盾,冠状动脉血流量不能满足心肌代谢的需要,引起心肌急剧的、暂时的缺血与缺氧时,即产生心绞痛。

心肌耗氧的多少由心肌张力、心肌收缩强度和心率所决定。心肌张力＝左心室收缩压(动脉收缩压)×心室半径。心肌收缩强度和心室半径经常不变,因此常用"心率×收缩压"(即二重乘积)作为估计心肌氧耗的指标。心肌能量的产生要求大量的氧供,心肌细胞摄取血液氧含量的65％～75％,而身体其他组织则仅摄取 10％～25％,因此心肌平时对血液中氧的吸收已接近于最大量,氧需要增加时已难以从血液中更多地摄取氧,只能依靠增加冠状动脉的血流量来提供。在正常情况下,冠状循环有很大的储备力,其血流量可增加到休息时的 6～7 倍。缺氧时,冠状动脉也扩张,能使其流量增加 4～5 倍。动脉粥样硬化而致冠状动脉狭窄或部分分支闭塞时,其扩张性减弱,血流量减少,且对心肌的供血量相对地比较稳定。心肌的血液供给如减低到尚能应付心脏平时的需要,则休息时可无症状。一旦心脏负荷突然增加,如劳累、激动、左心衰竭等,使心肌张力增加(心腔容积增加、心室舒张末期压力增高)、心肌收缩力增加(收缩压增高、心室压力曲线量大压力随时间变化率增加)和心率增快等而致心肌氧耗量增加时,心肌对血液的需求增加;或当冠状动脉发生痉挛(如吸烟过度或神经体液调节障碍)时,冠状动脉血流量进一步减少;或在突然发生循环血流量减少的情况下(如休克、极度心动过速等),心肌血液供求之间的矛盾加深,心肌血液供给不足,遂引起心绞痛。严重贫血的患者,在心肌供血量虽未减少的情况下,可由于红细胞减少,血液携氧量不足而引起心绞痛。

在多数情况下,劳累诱发的心绞痛常在同一"心率×收缩压"值的水平上发生。

产生疼痛的直接因素,可能是在缺血缺氧的情况下,心肌内积聚过多的代谢产物,如乳酸、丙酮酸、磷酸等酸性物质;或类似激肽的多肽类物质,刺激心脏内自主神经的传入纤维末梢,经第1~5胸交感神经节和相应的脊髓段,传至大脑,产生疼痛的感觉。这种痛觉反应在与自主神经进入水平相同脊髓的脊神经所分布的皮肤区域,即胸骨后及两臂的前内侧与小指,尤其是在左侧,而多不在心脏解剖位置处。有人认为,在缺血区内富有神经供应的冠状血管的异常牵拉和收缩,可以直接产生疼痛冲动。

病理解剖检查显示心绞痛的患者,至少有一支冠状动脉的主支管腔显著狭窄达横切面的75%以上。有侧支循环形成者,则冠状动脉的主支有更严重的阻塞才会发生心绞痛。另一方面,冠状动脉造影发现5%~10%的心绞痛患者,其冠状动脉的主要分支无明显病变,提示这些患者的心肌血供和氧供不足,可能是冠状动脉痉挛、冠状循环的小动脉病变、血红蛋白和氧的离解异常、交感神经过度活动、儿茶酚胺分泌过多或心肌代谢异常等所致。

患者在心绞痛发作之前,常有血压增高、心率增快、肺动脉压增高和肺毛细血管压增高的变化,反映心脏和肺的顺应性减低,发作时可有左心室收缩力和收缩速度降低、喷血速度减慢、左心室收缩压下降、每搏输出量和心排血量降低、左心室舒张末期压和血容量增加等左心衰竭的病理生理变化。左心室壁可呈收缩不协调或部分心室壁有收缩减弱的现象。

二、临床表现

(一)症状

1.典型发作

突然发生的胸骨后上、中段可波及心前区压榨性、闷胀性或窒息性疼痛,可放射至左肩、左上肢前内侧及无名指和小指。重者有濒死的恐惧感和冷汗,往往迫使患者停止活动。疼痛历时1~5分钟,很少超过15分钟,休息或含化硝酸甘油多在1~2分钟(很少超过5分钟)缓解。

2.不典型发作

(1)疼痛部位可出现在上腹部、颈部、下颌、左肩胛部或右前胸、左大腿内侧等。

(2)疼痛轻微或无疼痛,而出现胸部闷感、胸骨后烧灼感等,称心绞痛的相当症状。上述症状亦应为发作型,休息或含化硝酸甘油可缓解。

心前区刺痛,手指能明确指出疼痛部位,以及持续性疼痛或胸闷,多不是心绞痛。

(二)体征

平时一般无异常体征。心绞痛发作时可出现心率增快、血压增高、表情焦虑、出汗,有时出现第四或第三心音奔马律,可有暂时性心尖区收缩期杂音(乳头肌功能不全)。

(三)心绞痛严重程度的分级

根据加拿大心血管学会分类分为四级。①Ⅰ级:一般体力活动(如步行和登楼)不受限,仅在强、快或长时间劳力时发生心绞痛。②Ⅱ级:一般体力活动轻度受限。快步、饭后、寒冷或刮风中、精神应激或醒后数小时内步行或登楼;步行两个街区以上,登楼一层以上和爬山,均引起心绞痛。③Ⅲ级:一般体力活动明显受限,步行1~2个街区,登楼一层引起心绞痛。④Ⅳ级:一切力活动都引起不适,静息时可发生心绞痛。

三、分型

(一)劳力性心绞痛

由活动和其他可引起心肌耗氧增加的情况下而诱发。又可分为下列几种。

1.稳定型劳力性心绞痛特点

(1)病程＞1个月。

(2)胸痛发作与心肌耗氧量增加多有固定关系,即心绞痛阈值相对不变。

(3)诱发心绞痛的劳力强度相对固定,并可重复。

(4)胸痛发作在劳力当时,被迫停止活动,症状可缓解。

(5)心电图运动试验多呈阳性。

此型冠脉固定狭窄度超过管径70%,多支病变居多,冠脉动力性阻塞多不明显,粥样斑块无急剧增大或破裂出血,故临床病情较稳定。

2.初发型劳力性心绞痛特点

(1)病程＜1个月。

(2)年龄较轻。

(3)男性居多。

(4)临床症状差异大。①轻型:中等度劳力时偶发。②重型:轻微用力或休息时频发;梗死前心绞痛为回顾性诊断。

此型单支冠脉病变多,侧支循环少,因冠脉痉挛或粥样硬化进展迅速,斑块破裂出血,血小板聚集,甚至有血栓形成,导致病情不稳定。

3.恶化型劳力性心绞痛特点

(1)心绞痛发作次数、持续时间、疼痛程度在短期内突然加重。

(2)活动耐量较以前明显降低。

(3)日常生活中轻微活动均可诱发,甚至安静睡眠时也可发作。

(4)休息或用硝酸甘油对缓解疼痛作用差。

(5)发作时心电图有明显的缺血性ST-T改变。

(6)血清心肌酶正常。

此型多属多支冠脉严重粥样硬化,并存在左主干病变,病情突然恶化可能因斑块脂质浸润急剧增大或破裂或出血,血小板凝聚血栓形成,使狭窄管腔更堵塞,至活动耐量减低。

(二)自发性心绞痛

心绞痛发作与心肌耗氧量增加无明显关系,而与冠状血流储备量减少有关,可单独发生或与劳力性心绞痛并存。与劳力性心绞痛相比,疼痛持续时间一般较长,程度较重,且不易为硝酸甘油所缓解。

1.卧位型心绞痛特点

(1)有较长的劳力性心绞痛史。

(2)平卧时发作,多在午夜前,即入睡1～2小时发作。

(3)发作时需坐起甚至需站立。

(4)疼痛较剧烈,持续时间较长。

(5)发作时ST段下降显著。

（6）预后差，可发展为急性心肌梗死或发生严重心律失常而死亡。

此型发生机制尚有争论，可能与夜梦、夜间血压降低或发生未被察觉的左心室衰竭，以致狭窄的冠状动脉远端心肌灌注不足；或平卧时静脉回流增加，心脏工作量增加，需氧增加等有关。

2.变异型心绞痛特点

（1）发病年龄较轻。

（2）发作与劳累或情绪多无关。

（3）易于午夜到凌晨时发作。

（4）几乎在同一时刻呈周期性发作。

（5）疼痛较重，历时较长。

（6）发作时心电图示有关导联的 ST 段抬高，与之相对应的导联则 ST 段可压低。

（7）含化硝酸甘油可使疼痛迅速缓解，抬高的 ST 段随之恢复。

（8）血清心肌酶正常。

本型心绞痛是由于在冠状动脉狭窄的基础上，该支血管发生痉挛，引起一片心肌缺血所致。冠状动脉造影正常的患者，也可由于该动脉痉挛而引起。冠状动脉痉挛可能与 α 肾上腺素能受体受到刺激有关，患者迟早会发生心心肌梗死。

3.中间综合征

（1）心绞痛发作持续时间长，可达 30 分钟至 1 小时。

（2）常在休息或睡眠中发作。

（3）心电图、放射性核素和血清学检查无心肌坏死的表现。本型心绞痛其性质介于心绞痛与心肌梗死之间，常是心肌梗死的前奏。

4.梗死后心绞痛

梗死后心绞痛是急性心肌梗死发生后 1 个月内（不久或数周）又出现的心绞痛。由于供血的冠状动脉阻塞发生心肌梗死，但心肌尚未完全坏死，一部分未坏死的心肌处于严重缺血状态下又发生疼痛，随时有再发生梗死的可能。

（三）混合性心绞痛

（1）劳力性与自发性心绞痛并存，如兼有大支冠状动脉痉挛，除劳力性心绞痛外可并存变异型心绞痛，如兼有中等大冠脉收缩则劳力性心绞痛可在通常能耐受的劳动强度以下发生。

（2）心绞痛阈值可变性大，临床表现为在当天不同时间、当年不同季节的心绞痛阈值有明显变化，如伴有 ST 段压低的心绞痛患者运动能力的昼夜变化，或一天中首次劳力性发作的心绞痛。劳力性心绞痛患者遇冷诱发及餐后发作的心绞痛多属此型。

此类心绞痛为一支或多支冠脉有临界固定狭窄病变限制了最大冠脉储备力，同时有冠脉痉挛收缩的动力性阻塞使血流减少，故心肌耗氧量增加与心肌供氧量减少两个因素均可诱发心绞痛。

近年"不稳定型心绞痛"一词在临床上被广泛应用，指介于稳定型劳力性心绞痛与急性心肌梗死和猝死之间的中间状态。它包括了除稳定型劳力性心绞痛外的上述所有类型的心绞痛，还包括冠状动脉成形术后心绞痛、冠状动脉旁路术后心绞痛等新近提出的心绞痛类型。其病理基础是在原有病变基础上发生冠状动脉内膜下出血、粥样硬化斑块破裂、血小板或纤维蛋白凝集、形成血栓、冠状动脉痉挛等。

四、辅助检查

(一)心电图检查

1.静息时心电图

约半数患者在正常范围,也可有非特异性 ST-T 异常或陈旧性心肌梗死图形,有时有房室或束支传导阻滞、期前收缩等。

2.心绞痛发作时心电图

绝大多数患者可出现暂时性心肌缺血引起的 ST 段移位;ST 段水平或下斜压低≥1 mm,ST 段抬高≥2 mm(变异型心绞痛);T 波低平或倒置,平时 T 波倒置者发作时变直立(伪改善)。可出现各种心律失常。

3.心电图负荷试验

用于心电图正常或可疑时。有双倍二级梯运动试验(Master 试验)、活动平板运动试验、蹬车试验潘生丁试验、心房调搏和异丙肾上腺素静脉滴注试验等。

4.动态心电图

24 小时持续记录以证实胸痛时有无心电图缺血改变及无痛性禁忌缺血发作。

(二)放射性核素检查

1.铊-201 心肌显像或兼作负荷(运动)试验

休息时铊显像所示灌注缺损主要见于心肌梗死后瘢痕部位。而缺血心肌常在心脏负荷后显示灌注缺损,并在休息后复查出现缺损区再灌注现象。近年用 ^{99m}Tc-MIBI 作心肌灌注显像(静息或负荷)取得良好效果。

2.放射性核素心腔造影

静脉内注射焦磷酸亚锡被细胞吸附后,再注射 ^{99m}Tc,即可使红细胞被标记上放射性核素,得到心腔内血池显影。可测定左心室射血分数及显示室壁局部运动障碍。

(三)超声心动图检查

二维超声心动图可检出部分冠状动脉左主干病变,结合运动试验可观察到心室壁节段性运动异常,有助于心肌缺血的诊断,静息状态下心脏图像阴性,尚可通过负荷试验确定,近年三维、经食管、血管内和心内超声检查增加了其诊断的阳性率和准确性。

(四)心脏 X 线检查

无异常发现或见心影增大、肺充血等。

(五)冠状动脉造影

可直接观察冠状动脉解剖及病变程度与范围是确诊冠心病的最可靠方法。但它是一种有一定危险的有创检查,不宜作为常规诊断手段。其主要指征为:①胸痛疑似心绞痛不能确诊者。②内科治疗无效的心绞痛,需明确冠状病变情况而考虑手术者。

(六)激发试验

为诊断冠脉痉挛,常用冷加压、过度换气及麦角新碱作激发试验,前两种试验较安全,但敏感性差,麦角新碱可引起冠脉剧烈收缩,仅适用于造影时冠脉正常或固定狭窄病变<50%的可疑冠脉痉挛患者。

五、诊断要点

根据典型的发作特点和体征,含用硝酸甘油后缓解,结合年龄和存在冠心病易患因素,除外其他原因所致的心绞痛,一般即可建立诊断。下列几方面有助于临床上判别心绞痛。

(一)性质

心绞痛应是压榨紧缩、压迫窒息、沉重闷胀性疼痛,而非刀割样尖锐痛或抓痛、短促的针刺样或触电样痛或昼夜不停的胸闷感觉。其实也并非"绞痛"。在少数患者可为烧灼感、紧张感或呼吸短促伴有咽喉或气管上方紧窄感。疼痛或不适感开始时较轻,逐渐增剧,然后逐渐消失,很少为体位改变或呼吸所影响。

(二)部位

疼痛或不适处常位于胸骨或其邻近,也可发生在上腹部至咽部之间的任何水平处,但极少在咽部以上。有时可位于左肩或左臂,偶尔也可位于右臂、下颌、下颈椎、上胸椎、左肩胛骨间或肩胛骨上区,然而位于左腋下或左胸下者很少。对于疼痛或不适感分布的范围,患者常需用整个手掌或拳头来指示,仅用一手指的指端来指示者极少。

(三)时限

为1～15分钟,多数3～5分钟,偶有达30分钟的(中间综合征除外)。疼痛持续仅数秒钟或不适感(多为闷感)持续整天或数天者均不似心绞痛。

(四)诱发因素

以体力劳累为主,其次为情绪激动,再次为寒冷环境、进冷饮及身体其他部位的疼痛。在体力活动后而不是在体力活动的当时发生的不适感,不似心绞痛。体力活动再加情绪激动,则更易诱发,自发性心绞痛可在无任何明显诱因下发生。

(五)硝酸甘油的效应

舌下含用硝酸甘油片如有效,心绞痛应于1～2分钟缓解(也有需5分钟的,要考虑到患者可能对时间的估计不够准确),对卧位型的心绞痛,硝酸甘油可能无效。在评定硝酸甘油的效应时,还要注意患者所用的药物是否已经失效或接近失效。

(六)心电图

发作时心电图检查可见以R波为主的导联中,ST段压低,T波平坦或倒置(变异型心绞痛者则有关导联ST段抬高),发作过后数分钟内逐渐恢复。心电图无改变的患者可考虑做负荷试验。发作不典型者,诊断要依靠观察硝酸甘油的疗效和发作时心电图的改变;如仍不能确诊,可多次复查心电图、心电图负荷试验或24小时动态心电图连续监测,如心电图出现阳性变化或负荷试验诱致心绞痛发作时亦可确诊。

六、鉴别诊断

(一)X综合征

目前临床上被称为X综合征的有两种情况:一是Kemp所提出的原因未明的心绞痛;二是Keaven所提出的与胰岛素抵抗有关的代谢失常。心绞痛需与Kemp的X综合征相鉴别。X综合征(Kemp)目前被认为是小的冠状动脉舒缩功能障碍所致,以反复发作劳力性心绞痛为主要表现,疼痛亦可在休息时发生,发作时或负荷后心电图可示心肌缺血表现、核素心肌灌注可示灌注缺损、超声心动图可示节段性室壁运动异常。但本病多见于女性,冠心病的易患因素不明显,疼痛症状不甚典型,冠状动脉造影阴性,左心室无肥厚表现,麦角新碱试验阴性,治疗反应不稳定而预后良好则与冠心病心绞痛不同。

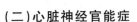

(二)心脏神经官能症

多发于青年或更年期的女性患者,心前区刺痛或经常性胸闷,与体力活动无关,常伴心悸及叹息样呼吸,手足麻木等。过度换气或自主神经功能紊乱时可有 T 波低平或倒置,但心电图普萘洛尔试验或氯化钾试验时 T 波多能恢复正常。

(三)急性心肌梗死

本病疼痛部位与心绞痛相仿,但程度更剧烈,持续时间多在半小时以上,硝酸甘油不能缓解。常伴有休克、心律失常及心力衰竭(简称心衰);心电图面向梗死部位的导联 ST 段抬高,常有异常 Q 波;血清心肌酶增高。

(四)其他心血管病

如主动脉夹层形成、主动脉窦瘤破裂、主动脉瓣病变、肥厚型心肌病、急性心包炎等。

(五)颈胸疾病

如颈椎病、胸椎病、肋软骨炎、肩关节周围炎、胸肌劳损、肋间神经痛、带状疱疹等。

(六)消化系统疾病

如食管裂孔疝、贲门痉挛、胃及十二指肠溃疡、急性胰腺炎、急性胆囊炎及胆石症等。

七、治疗

预防主要是防止动脉粥样硬化的发生和发展。治疗原则是改善冠状动脉的供血和减轻心肌的耗氧,同时治疗动脉粥样硬化。

(一)发作时的治疗

1.休息

发作时立刻休息,一般患者在停止活动后症状即可消除。

2.药物治疗

较重的发作,可使用作用快的硝酸酯制剂。这类药物除扩张冠状动脉、降低其阻力、增加其血流量外,还通过对周围血管的扩张作用,减少静脉回心血量,降低心室容量、心腔内压、心排血量和血压,减低心脏前后负荷和心肌的需氧,从而缓解心绞痛。

(1)硝酸甘油:可用 0.3～0.6 mg 片剂,置于舌下含化,使其迅速为唾液所溶解而吸收,1～2 分钟即开始起作用,约半小时后作用消失,对约 92% 的患者有效,其中 76% 在 3 分钟内见效。延迟见效或完全无效时提示患者并非患冠心病或患严重的冠心病,也可能所含的药物已失效或未溶解,如属后者可嘱患者轻轻嚼碎之继续含化。长期反复应用可由于产生耐药性而效力减低,停用 10 天以上,可恢复有效性。近年还有喷雾剂和胶囊制剂,能达到更迅速起效的目的。不良反应有头昏、头胀痛、头部跳动感、面红、心悸等,偶尔有血压下降,因此第一次用药时,患者宜取平卧位,必要时吸氧。

(2)硝酸异山梨酯(消心痛):可用 5～10 mg,舌下含化,2～5 分钟见效,作用维持 2～3 小时。或用喷雾剂喷到口腔两侧黏膜上,每次 1.25 mg,1 分钟见效。

(3)亚硝酸异戊酯:为极易汽化的液体,盛于小安瓿内,每安瓿 0.2 mL,用时以小手帕包裹敲碎,立即盖于鼻部吸入。作用快而短,在 10～15 秒开始,几分钟即消失。本药作用与硝酸甘油相同,其降低血压的作用更明显,有引起晕厥的可能,目前多数学者不推荐使用。同类制剂还有亚硝酸辛酯。

在应用上述药物的同时,可考虑用镇静药。

(二)缓解期的治疗

宜尽量避免各种确知足以诱致发作的因素。调节饮食,特别是一次进食不应过饱,禁绝烟酒。调整日常生活与工作量;减轻精神负担;保持适当的体力活动,但以不致发生疼痛症状为度;有血脂质异常者积极调整血脂;一般不需卧床休息。在初次发作(初发型)或发作增多、加重(恶化型)或卧位型、变异型、中间综合征、梗死后心绞痛等,疑为心肌梗死前奏的患者,应予休息一段时间。

使用作用持久的抗心绞痛药物,应防止心绞痛发作,可单独选用、交替应用或联合应用下列作用持久的药物。

1.硝酸酯制剂

(1)硝酸异山梨酯:①硝酸异山梨酯,口服后半小时起作用,持续 3～5 小时,常用量为 10～20 mg/4～6 h,初服时常有头痛反应,可将单剂改为 5 mg,以后逐渐加量。②单硝酸异山梨酯(异乐定),口服后吸收完全,解离缓慢,药效达 8 小时,常用量为 20～40 mg/8～12 h。近年倾向于应用缓释制剂减少服药次数,硝酸异山梨酯的缓释制剂一次口服作用持续 8 小时,可用 20～60 mg/8 h;单硝酸异山梨酯的缓释制剂用量为 50 mg,每天 1～2 次。

(2)长效硝酸甘油制剂:①硝酸甘油缓释制剂,口服后使硝酸甘油部分药物得以逃逸肝脏代谢,进入体循环而发挥其药理作用。一般服后半小时起作用,时间可至 8～12 小时,常用剂量为 2.5 mg,每天 2 次。②硝酸甘油软膏和贴片制剂,前者为 2% 软膏,均匀涂于皮肤上,每次直径 2～5 cm,涂药 60～90 分钟起作用,维持 4～6 小时;后者每贴含药 20 mg,贴于皮肤上后 1 小时起作用,维持 12～24 小时。胸前或上臂皮肤为最合适于涂或贴药的部位。

患青光眼、颅内压增高、低血压或休克者不宜选用本类药物。

2.β 肾上腺素能受体阻滞剂(β 受体阻滞剂)

β 受体有 β_1 和 β_2 两个亚型。心肌组织中 β_1 受体占主导地位而支气管和血管平滑肌中以 β_2 受体为主。所有 β 受体阻滞剂对两型 β 受体都能抑制,但对心脏有些制剂有选择性作用。它们具有阻断拟交感胺类对心率和心收缩力受体的刺激作用,减慢心率,降低血压,减低心肌收缩力和氧耗量,从而缓解心绞痛的发作。此外,还减低运动时血流动力的反应,使在同一运动量水平上心肌耗氧量减少;使不缺血的心肌区小动脉(阻力血管)缩小,从而使更多的血液通过极度扩张的侧支循环(输送血管)流入缺血区。国外学者建议用量要大。不良反应有心室射血时间延长和心脏容积增加,这虽可能使心肌缺血加重或引起心力衰竭,但其使心肌耗氧量减少的作用远超过其不良反应。常用制剂如下。①普萘洛尔(心得安):每天 3～4 次,开始时每次 10 mg,逐步增加剂量,达每天 80～200 mg;其缓释制剂用 160 mg,1 次/天。②氧烯洛尔(心得平):每天 3～4 次,每次 20～40 mg。③阿普洛尔(心得舒):每天 2～3 次,每次 25～50 mg。④吲哚洛尔(心得静):每天 3～4 次,每次 5 mg,逐步增至 60 mg/d。⑤索他洛尔(心得怡):每天 2～3 次,每次 20 mg,逐步增至 200 mg/d。⑥美托洛尔(美多心安):每天 2 次,每次 25～100 mg;其缓释制剂用 200 mg,1 次/天。⑦阿替洛尔(氨酰心安):每天 2 次,每次 12.5～75 mg。⑧醋丁洛尔(醋丁酰心安):每天 200～400 mg,分 2～3 次服。⑨纳多洛尔(康加多尔):每天 1 次,每次 40～80 mg。⑩噻吗洛尔(噻吗心安):每天 2 次,每次 5～15 mg。

本类药物有引起心动过缓、降低血压、抑制心肌收缩力、引起支气管痉挛等作用,长期应用有些可以引起血脂增高,故选用药物时和用药过程中要加以注意和观察。新的一代制剂中赛利洛尔具有心脏选择性 β_1 受体阻滞作用,同时部分的激动 β_2 受体。其减缓心率的作用较轻,甚至可使夜间心率增快;有轻度兴奋心脏的作用;有轻度扩张支气管平滑肌的作用;使血胆固醇、低密度脂蛋白和甘油三酯降低而高密度脂蛋白胆固醇增高;使纤维蛋白降低而纤维蛋白原增高;长期应用对血糖无影响,因而更适用于老年冠心患者。剂量为 200~400 mg,每天 1 次。我国患者对降受体阻滞剂的耐受性较差宜用低剂量。

β 受体阻滞剂可与硝酸酯合用,但要注意:①β 受体阻滞剂可与硝酸酯有协同作用,因而剂量应偏小,开始剂量尤其要注意减小,以免引起直立性低血压等不良反应。②停用 β 受体阻滞剂时应逐步减量,如突然停用有诱发心肌梗死的可能。③心功能不全,支气管哮喘以及心动过缓者不宜用。由于其有减慢心律的不良反应,因而限制了剂量的加大。

3.钙通道阻滞剂

此类药物抑制钙离子进入细胞内,也抑制心肌细胞兴奋,收缩偶联中钙离子的利用。因而抑制心肌收缩,减少心肌耗氧,扩张冠状动脉,解除冠状动脉痉挛,改善心内膜下心肌的血供;扩张周围血管,降低动脉压,减轻心脏负荷;还降低血液黏度,抗血小板聚集,改善心肌的微循环。常用制剂如下。

(1)苯烷胺衍生物:最常用的是维拉帕米(异搏定)80~120 mg,每天 3 次;其缓释制剂 240~480 mg,每天 1 次。不良反应有头晕、恶心、呕吐、便秘、心动过缓、PR 间期延长、血压下降等。

(2)二氢吡啶衍生物:①硝苯地平(心痛定),10~20 mg,每 4~8 小时 1 次口服;舌下含用 3~5 分钟后起效;其缓释制剂用量为 20~40 mg,每天 1~2 次。②氨氯地平(络活喜),5~10 mg,每天 1 次。③尼卡地平,10~30 mg,每天 3~4 次。④尼索地平,10~20 mg,每天 2~3 次。⑤非洛地平(波依定),5~20 mg,每天 1 次。⑥伊拉地平,2.5~10 mg,每 12 小时 1 次。

本类药物的不良反应有头痛、头晕、乏力、面部潮红、血压下降、心率增快、下肢水肿等,也可有胃肠道反应。

(3)苯噻氮唑衍生物:最常用的是地尔硫草(恬尔心、合心爽),30~90 mg,每天 3 次,其缓释制剂用量为 45~90 mg,每天 2 次。

不良反应有头痛、头晕、皮肤潮红、下肢水肿、心率减慢、血压下降、胃肠道不适等。

以钙通道阻滞剂治疗变异型心绞痛的疗效最好。本类药可与硝酸酯同服,其中二氢吡啶衍生物类如硝苯地平尚可与 β 受体阻滞剂同服,但维拉帕米和地尔硫草与 β 受体阻滞剂合用时则有过度抑制心脏的危险。停用本类药时也宜逐渐减量然后停服,以免发生冠状动脉痉挛。

4.冠状动脉扩张剂

冠状动脉扩张剂为能扩张冠状动脉的血管扩张剂,从理论上说将能增加冠状动脉的血流,改善心肌的血供,缓解心绞痛。但由于冠心病时冠状动脉病变情况复杂,有些血管扩张剂如双嘧达莫,可能扩张无病变或轻度病变的动脉较扩张重度病变的动脉远为显著,减少侧支循环的血流量,引起所谓"冠状动脉窃血",增加了正常心肌的供血量,使缺血心肌的供血量反而更减少,因而不再用于治疗心绞痛。目前仍用的有以下几种。

(1)吗多明:1~2 mg,每天 2~3 次,不良反应有头痛、面红、胃肠道不适等。

(2)胺碘酮:100~200 mg,每天 3 次,也用于治疗快速心律失常,不良反应有胃肠道不适、药疹、角膜色素沉着、心动过缓、甲状腺功能障碍等。

(3)乙氧黄酮:30~60 mg,每天 2~3 次。

(4)卡波罗孟:75~150 mg,每天 3 次。

(5)奥昔非君:8~16 mg,每天 3~4 次。

(6)氨茶碱:100～200 mg,每天 3～4 次。

(7)罂粟碱:30～60 mg,每天 3 次。

(三)中医中药治疗

根据祖国医学辨证论治,采用治标和治本两法。治标,主要在疼痛期应用,以"通"为主,有活血、化瘀、理气、通阳、化痰等法;治本,一般在缓解期应用,以调整阴阳、脏腑、气血为主,有补阳、滋阴、补气血、调理脏腑等法。其中以"活血化瘀"法(常用丹参、红花、川芎、蒲黄、郁金等)和"芳香温通"法(常用苏合香丸、苏冰滴丸、宽胸丸、保心丸、麝香保心丸等)最为常用。此外,针刺或穴位按摩治疗也有一定疗效。

(四)其他药物和非药物治疗

右旋糖酐-40 或羟乙基淀粉注射液 250～500 mL/d,静脉滴注 14～30 天为 1 个疗程,作用为改善微循环的灌流,可能改善心肌的血流灌注,可用于心绞痛的频繁发作。高压氧治疗增加全身的氧供应,可使顽固的心绞痛得到改善,但疗效不易巩固。体外反搏治疗可能增加冠状动脉的血供,也可考虑应用。兼有早期心力衰竭者,治疗心绞痛的同时宜用快速作用的洋地黄类制剂。鉴于不稳定型心绞痛的病理基础是在原有冠状动脉粥样硬化病变上发生冠状动脉内膜下出血、斑块破裂、血小板或纤维蛋白凝集形成血栓,近年对之采用抗凝血、溶血栓和抗血小板药物治疗,收到较好的效果。

(五)冠状动脉介入性治疗

1.经皮冠状动脉腔内成形术(PTCA)

PTCA 为用带球囊的心导管经周围动脉送到冠状动脉,在导引钢丝的引导下进入狭窄部位,向球囊内注入造影剂使之扩张,在有指征的患者中可收到与外科手术治疗同样的效果。过去认为理想的指征为:①心绞痛病程(<1 年)药物治疗效果不佳,患者失健。②1 支冠状动脉病变,且病变在近端、无钙化或痉挛。③有心肌缺血的客观证据。④患者有较好的左心室功能和侧支循环。施行本术如不成功需作紧急主动脉-冠状动脉旁路移植手术。

近年随着技术的改进,经验的累积,手术指征已扩展到:①治疗多支或单支多发病变。②治疗近期完全闭塞的病变,包括发病 6 小时内的急性心肌梗死。③治疗病情初步稳定 2～3 周后的不稳定型心绞痛。④治疗主动脉-冠状动脉旁路移植术后血管狭窄。无血供保护的左冠状动脉主干病变为用本手术治疗的禁忌。本手术即时成功率在 90％左右,但术后 3～6 个月内,25％～35％患者可再发生狭窄。

2.冠状动脉内支架安置术(ISI)

以不锈钢、钴合金或钽等金属和高分子聚合物制成的筛网状、含槽的管状和环绕状的支架,通过心导管置入冠状动脉,由于支架自行扩张或借球囊膨胀作用使其扩张,支撑在血管壁上,从而维持血管内血流畅通。用于下述情况。①改善 PTCA 的疗效,降低再狭窄的发生率,尤其适于 PTCA 扩张效果不理想者。②PTCA 术时由于冠状动脉内膜撕脱、血管弹性而回缩、冠状动脉痉挛或血栓形成而出现急性血管闭塞者。③慢性病变冠状动脉近于完全阻塞者。④旁路移植血管段狭窄者。⑤急性心肌梗死者。

术后使用抗血小板治疗预防支架内血栓形成,目前认为新一代的抗血小板制剂——血小板 GPⅡb/Ⅲ受体阻滞剂有较好效果,可用阿昔单抗静脉注射,0.25 mg/kg,然后静脉滴注 10 μg/(kg·h),共 12 小时;或依替巴肽静脉注射,180 μg/kg,然后,静脉滴注每分钟 2 μg/kg,共 96 小时;或替罗非班,静脉滴注每分钟 0.4 μg/kg,共 30 分钟,然后每分钟 0.1 μg/kg,滴注

48 小时。口服制剂如塞米非班,5～20 mg,每天 2 次。也可口服常用的抗血小板药物如阿司匹林、双嘧达莫、噻氯吡啶或较新的氯吡格雷等。

3.其他介入性治疗

尚有冠状动脉斑块旋切术、冠状动脉斑块旋切吸引术、冠状动脉斑块旋磨术、冠状动脉激光成形术等,这些在 PTCA 的基础上发展的方法,期望使冠状动脉再通更好,使再狭窄的发生率降低。近年还有用冠状动脉内超声、冠状动脉内放射治疗的介入性方法,其结果有待观察。

(六)运动锻炼疗法

谨慎安排进度适宜的运动锻炼有助于促进侧支循环的发展,提高体力活动的耐受量,改善症状。

(七)不稳定型心绞痛的处理

各种不稳定型心绞痛的患者均应住院卧床休息,在密切监护下,进行积极的内科治疗,尽快控制症状和防止发生心肌梗死。需取血测血清心肌酶和观察心电图变化以除外急性心肌梗死,并注意胸痛发作时的 ST 段改变。胸痛时可先含硝酸甘油 0.3～0.6 mg,如反复发作可舌下含硝酸异山梨酯 5～10 mg,每 2 小时 1 次,必要时加大剂量,以收缩压不过于下降为度,症状缓解后改为口服。如无心力衰竭可加用 β 受体阻滞剂和(或)钙通道阻滞剂,剂量可偏大些。胸痛严重而频繁或难以控制者,可静脉内滴注硝酸甘油,以 1 mg 溶于 5% 葡萄糖液 50～100 mL 中,开始时 10～20 μg/min,需要时逐步增加至 100～200 μg/min;也可用硝酸异山梨酯 10 mg 溶于 5% 葡萄糖 100 mL 中,以 30～100 μg/min 静脉滴注。对发作时 ST 段抬高或有其他证据提示其发作主要由冠状动脉痉挛引起者,宜用钙通道阻滞剂取代 β 受体阻滞剂。鉴于本型患者常有冠状动脉内粥样斑块破裂、血栓形成、血管痉挛以及血小板聚集等病变基础,近年主张用阿司匹林口服和肝素或低分子肝素皮下或静脉内注射以预防血栓形成。情况稳定后行选择性冠状动脉造影,考虑介入或手术治疗。

八、护理

(一)护理评估

1.病史

询问有无高血压、高脂血症、吸烟、糖尿病、肥胖等危险因素及劳累、情绪激动、饱食、寒冷、吸烟、心动过速、休克等诱因。

2.身体状况

身体状况主要评估胸痛的特征,包括诱因、部位、性质、持续时间、缓解方式及心理感受等。典型心绞痛的特征为:①发作在劳力等诱因的当时。②疼痛部位在胸骨体上段或中段之后,可波及心前区约手掌大小范围,甚至横贯前胸,界限不很清楚,常放射至左肩臂内侧达无名指和小指,或至颈、咽、下颌部。③疼痛性质为压迫、紧缩性闷痛或烧灼感,偶伴濒死感,迫使患者立即停止原来的活动,直至症状缓解。④疼痛一般持续 3～5 分钟,经休息或舌下含化硝酸甘油,几分钟内缓解,可数天或数周发作 1 次,或一天发作多次。⑤发作时多有紧张或恐惧,发作后有焦虑、多梦。

发作时体检常有心率加快、血压升高、面色苍白、冷汗,部分患者有暂时性心尖部收缩期杂音、舒张期奔马律、交替脉。

3.实验室及其他检查

(1)心电图检查:主要是在 R 波为主的导联上,ST 段压低,T 波平坦或倒置等。

(2)心电图负荷试验:通过增加心脏负荷及心肌氧耗量,激发心肌缺血性 ST-T 改变,有助于临床诊断和疗效评定等。常用的方法有饱餐试验、双倍阶梯运动试验及次极量运动试验(蹬车运动试验、活动平板运动试验)等。

(3)动态心电图:可以连续 24 小时记录心电图,观察缺血时的 ST-T 改变,有助于诊断、观察药物治疗效果以及有无心律失常。

(4)超声检查:二维超声显示左主冠状动脉及分支管腔可能变窄,管壁不规则增厚及回声增强。心绞痛发作时或运动后局部心肌运动幅度减低或无运动及心功能减低。超声多普勒于二尖瓣上取样,可测出舒张早期血液速度减低,舒张末期流速增加,表示舒张早期心肌顺应性减低。

(5)X 线检查:冠心病患者在合并有高血压病或心功能不全时,可有心影扩大、主动脉弓屈曲延长;心衰重时,可合并肺充血改变;有陈旧心肌梗死合并室壁瘤时,X 线下可见心室反向搏动(记波摄影)。

(6)放射性核素检查:静脉注射铊-201,心肌缺血区不显像。铊-201 运动试验以运动诱发心肌缺血,可使休息时无异常表现的冠心病患者呈现不显像的缺血区。

(7)冠状动脉造影:可发现中动脉粥样硬化引起的狭窄性病变及其确切部位、范围和程度,并能估计狭窄处远端的管腔情况。

(二)护理目标

(1)患者主诉疼痛次数减少,程度减轻。

(2)患者能够掌握活动规律并保持最佳活动水平,表现为活动后不出现心律失常和缺氧表现。心率、血压、呼吸维持在预定范围。

(3)患者能够运用有效的应对机制减轻或控制焦虑。

(4)患者能了解本病防治常识,说出所服用药物的名称、用法、作用和不良反应。

(5)无并发症发生。

(三)护理措施

1.一般护理

(1)患者应卧床休息,嘱患者避免突然用力的动作,饭后不宜进行体力活动,防止精神紧张、情绪激动、受寒、饱餐及吸烟酗酒,宜少量多餐,用清淡饮食,不宜进含动物脂肪及高胆固醇的食物。

对有恐惧和焦虑心理的患者,应向患者解释冠心病的性质,只要注意生活保健,坚持治疗,可以防止病情的发展;对情绪不稳者,可适当应用镇静剂。

(2)保持大小便通畅,做好皮肤及口腔的护理。

2.病情观察与护理

(1)不稳定型心绞痛患者应放监护室予以监护,密切观察病情和心电图变化,观察胸痛持续的时间、次数,并注意观察硝酸盐类等药物的不良反应。发现异常,及时报告医师,并协助相应的处理。

(2)患者心绞痛发作时,嘱其安静卧床休息,做心电图检查观察其 ST-T 的改变,并给予舌下含化硝酸甘油 0.6 mg,吸氧。对有频繁发作的心绞痛或属自发型心绞痛的患者,需提高警惕,用心电监护观察有无发展为心肌梗死。如有上述变化,应及时报告医师。

（四）健康教育

（1）患者及家属讲解有关疾病的病因及诱发因素，防止过度脑力劳动，适当参加体力活动；合理搭配饮食结构；肥胖者需限制饮食；戒烟酒。积极防治高血压、高脂血症和糖尿病。有上述疾病家族史的青年，应早期注意血压及血脂变化，争取早期发现，及时治疗。

（2）心绞痛症状控制后，应坚持服药治疗。避免导致心绞痛发作的诱因。对不经常发作者，需鼓励作适当的体育锻炼如散步、打太极拳等，这样有利于冠状动脉侧支循环的建立。随身携带硝酸甘油片或亚硝酸异戊酯等药物，以备心绞痛发作时自用。

（3）出院时指导患者根据病情调整饮食结构，坚持医师、护士建议的合理化饮食。教会家属正确测量血压、脉搏、体温的方法。教会患者及家属识别与自身有关的诱发因素，如吸烟，情绪激动等。

（4）出院带药，给患者提供有关的书面材料，指导患者正确用药。

（5）教会患者门诊随访知识。

（商国华）

第二节 心 肌 炎

心肌炎常是全身性疾病在心肌上的炎症性表现，由于心肌病变范围大小及病变程度的不同，轻者可无临床症状，严重可致猝死，诊断及时并经适当治疗者，可完全治愈，迁延不愈者，可形成慢性心肌炎或导致心肌病。

一、病因病机

（一）病因

细菌性白喉杆菌、溶血性链球菌、肺炎双球菌、伤寒杆菌等。病毒如柯萨奇病毒、艾柯病毒、肝炎病毒、流行性出血热病毒、流感病毒、腺病毒等，其他如真菌、原虫等均可致心肌炎。但目前以病毒性心肌炎较常见。

致病条件因素如下。①过度运动：运动可致病毒在心肌内繁殖复制加剧，加重心肌炎症和坏死。②细菌感染：细菌和病毒混合感染时，可能起协同致病作用。③妊娠：妊娠可以增强病毒在心肌内的繁殖，所谓围产期心肌病可能是病毒感染所致。④其他：营养不良、高热寒冷、缺氧、过度饮酒等，均可诱发病毒性心肌炎。

（二）发病机制

从动物实验、临床与病毒学、病理观察，发现有以下2种机制。

1.病毒直接作用

实验中将病毒注入血循环后可致心肌炎。以在急性期，主要在起病9天以内，患者或动物的心肌中可分离出病毒，病毒荧光抗体检查结果阳性，或在电镜检查时发现病毒颗粒。病毒感染心肌细胞后产生溶细胞物质，使细胞溶解。

2.免疫反应

病毒性心肌炎起病9天后心肌内已不能再找到病毒，但心肌炎病变仍继续；有些患者病毒感染的其他症状轻微而心肌炎表现颇为严重；还有些患者心肌炎的症状在病毒感染其他症状开始一段时间以后方出现；有些患者的心肌中可能发现抗原抗体复合体。以上都提示免疫机制的存在。

(三)病理改变

病变范围大小不一，可为弥漫性或局限性。随病程发展可为急性或慢性。病变较重者肉眼见心肌非常松弛，呈灰色或黄色，心腔扩大。病变较轻者在大体检查时无发现，仅在显微镜下有所发现而赖以诊断，而病理学检查必须在多个部位切片，方使病变免于遗漏。在显微镜下，心肌纤维之间与血管四周的结缔组织中可发现细胞浸润，以单核细胞为主。心肌细胞可有变性、溶解或坏死。病变如在心包下区则可合并心包炎，成为病毒性心包心肌炎。病变可涉及心肌与间质，也可涉及心脏的起搏与传导系统如窦房结、房室结、房室束和束支，成为心律失常的发病基础。病毒的毒力越强，病变范围越广。在实验性心肌炎中，可见到心肌坏死之后由纤维组织替代。

二、临床表现

取决于病变的广泛程度与部位。重者可致猝死，轻者几无症状。老幼均可发病，但以年轻人较易发病。男多于女。

(一)症状

心肌炎的症状可能出现于原发的症状期或恢复期。如在原发病的症状期出现，其表现可被原发病掩盖。多数患者在发病前有发热、全身酸痛、咽痛、腹泻等症状，反映全身性病毒感染，但也有部分患者原发病症状轻而不显著，须仔细追问方被注意到，而心肌炎症状则比较显著。心肌炎患者常诉胸闷、心前区隐痛、心悸、乏力、恶心、头晕。临床上诊断的心肌炎中，90%左右以心律失常为主诉或首见症状，其中少数患者可由此而发生昏厥或阿-斯综合征。极少数患者起病后发展迅速，出现心力衰竭或心源性休克。

(二)体征

1.心脏扩大

轻者心脏不扩大，一般有暂时性扩大，不久即恢复。心脏扩大显著反映心肌炎广泛而严重。

2.心率改变

心率增速与体温不相称，或心率异常缓慢，均为心肌炎的可疑征象。

3.心音改变

心尖区第一音可减低或分裂。心音可呈胎心样。心包摩擦音的出现反映有心包炎存在。

4.杂音

心尖区可能有收缩期吹风样杂音或舒张期杂音，前者为发热、贫血、心腔扩大所致，后者因左心室扩大造成的相对性左心房室瓣狭窄。杂音响度都不超过三级。心肌炎好转后即消失。

5.心律失常

极常见，各种心律失常都可出现，以房性与室性期前收缩最常见，其次为房室传导阻滞，此外，心房颤动、病态窦房结综合征均可出现。心律失常是造成猝死的原因之一。

6.心力衰竭

重症弥漫性心肌炎患者可出现急性心力衰竭，属于心肌泵血功能衰竭，左右心同时发生衰竭，引起心排血量过低，故除一般心力衰竭表现外，易合并心源性休克。

三、辅助检查

(一)心电图

心电图异常的阳性率高,且为诊断的重要依据,起病后心电图由正常可突然变为异常,随感染的消退而消失。主要表现有 ST 段下移,T 波低平或倒置。

(二)X 线检查

由于病变范围及病变严重程度不同,放射线检查亦有较大差别,1/3～1/2 心脏扩大,多为轻中度扩大,明显扩大者多伴有心包积液,心影呈球形或烧瓶状,心搏动减弱,局限性心肌炎或病变较轻者,心界可完全正常。

(三)血液检查

白细胞计数在病毒性心肌炎可正常,偏高或降低,血沉大多正常,亦可稍增快,C 反应蛋白大多正常,GOT、GPT、LDH、CPK 正常或升高,慢性心肌炎多在正常范围。有条件者可做病毒分离或抗体测定。

四、诊断

病毒性心肌炎的诊断必须建立在有心肌炎的证据和病毒感染的证据基础上。胸闷、心悸常可提示心脏波及,心脏扩大、心律失常或心力衰竭为心脏明显受损的表现,心电图上 ST-T 改变与异位心律或传导障碍反映心肌病变的存在。病毒感染的证据有以下各点:①有发热、腹泻或流感症状,发生后不久出现心脏症状或心电图变化。②血清病毒中和抗体测定阳性结果,由于柯萨奇 B 病毒最为常见,通常检测此组病毒的中和抗体,在起病早期和 2～4 周各取血标本 1 次,如 2 次抗体效价显示 4 倍上升或其中 1 次≥1∶640,可作为近期感染该病毒的依据。③咽、肛拭病毒分离,如阳性有辅助意义,有些正常人也可阳性,其意义须与阳性中和抗体测定结果相结合。④用聚合酶链反应法从粪便、血清或心肌组织中检出病毒 RNA。⑤心肌活检,从取得的活组织做病毒检测,病毒学检查对心肌炎的诊断有帮助。

五、治疗

应卧床休息,以减轻组织损伤,病变加速恢复。伴有心律失常,应卧床休息 2～4 周,然后逐渐增加活动量,严重心肌炎伴有心脏扩大者,应休息 6 个月至 1 年,直到临床症状完全消失,心脏大小恢复正常。应用免疫抑制剂,激素的应用尚有争论,但重症心肌炎伴有房室传导阻滞,心源性休克心功能不全者均可应用激素。常用泼的松,40～60 mg/d,病情好转后逐渐减量,6 周 1 个疗程。必要时亦可用氢化可的松或地塞米松,静脉给药。心力衰竭者可用强心、利尿、血管扩张剂。心律失常者同一般心律失常的治疗。

六、病情观察

(1)定时测量体温、脉搏,其体温与脉率增速不成正比。

(2)密切观察患者呼吸频率、节律的变化,及早发现是否心功能不全。

(3)定时测量血压,观察记录尿量,以及早判断有无心源性休克的发生。

(4)密切观察心率与心律,及早发现有无心律失常,如室性期前收缩、不同程度的房室传导阻滞等,严重者可出现急性心力衰竭、心律失常等。

七、对症护理

(一)心悸、胸闷

保证患者休息,急性期卧床。按医嘱及时使用改善心肌营养与代谢的药物。

(二)心律失常

当急性病毒性心肌炎患者引起四度房室传导阻滞或窦房结病变引起窦房传导阻滞、窦房停搏而致阿-斯综合征者,应就地进行心肺复苏,并积极配合医师进行药物治疗或紧急做临时心脏起搏处理。

(三)心力衰竭

按心力衰竭护理常规。

八、护理措施

(1)遵医嘱给予氧气吸入,给予药物治疗。注意心肌炎时心肌细胞对洋地黄的耐受性较差,应用洋地黄时应特别注意其毒性反应。

(2)休息与活动:反复向患者解释急性期卧床休息可减轻心脏负荷,减少心肌耗氧量,有利于心功能的恢复,防止病情恶化或转为慢性病程。患者常需卧床 2～3 周,待症状、体征和实验室检查恢复后,方可逐渐增加活动量。

(3)心理护理:告诉患者体力恢复需要一段时间,不要急于求成。当活动耐力有所增加时,应及时给予鼓励。对不愿意活动或害怕活动的患者,应给予心理疏导,督促患者完成范围内的活动量。

(4)病情观察:急性期严密监测患者的体温、心率、心律、血压的变化,发现心率突然变慢、血压偏低、频发期前收缩、房室传导阻滞及时报告。观察患者有无脉速、易疲劳、呼吸困难、烦躁及肺水肿的表现。

(5)活动中监测:病情稳定后,与患者及家属一起制订并实施每天活动计划,严密监测活动时心率、心律、血压变化,若活动后出现胸闷、心悸、呼吸困难、心律失常等,应停止活动,以此作为限制最大活动量的指征。

九、健康教育

(1)讲解充分休息的必要性及心肌营养药物的作用。指导患者进食高蛋白、高维生素、易消化饮食,尤其是补充富含维生素 C 的食物如新鲜蔬菜、水果,以促进心肌代谢与修复,戒烟酒。

(2)告诉患者经积极治疗后多数可以痊愈,少数可留有心律失常后遗症,极少数患者在急性期因严重心律失常、急性心力衰竭和心源性休克而死亡,有部分患者演变成慢性心肌炎。

(3)积极预防感冒,避免受凉及接触传染源,恢复期每天有一定时间的户外活动,以适应环境,增强体质。

(4)积极治疗和消除细菌感染灶,如慢性扁桃体炎、慢性鼻窦炎、中耳炎等。

(5)遵医嘱按时服药,定期复查。

(6)教会患者及家属测脉搏、节律,发现异常或有胸闷、心悸等不适应及时复诊。

(成媛媛)

第三节　急性心包炎

急性心包炎为心包脏层和壁层的急性炎症,可由细菌、病毒、自身免疫、物理、化学等因素引起。主要病因为风湿热、结核及细菌性感染。近年来,病毒感染、肿瘤、尿毒症及心肌梗死性心包炎发病率明显增多。分为纤维蛋白性和渗出性两种。

一、病因

(一)感染性心包炎
感染性心包炎以细菌最为常见,尤其是结核菌和化脓菌感染,其他病菌有病毒、肺炎支原体、真菌和寄生虫等。

(二)非感染性心包炎
非感染性心包炎以风湿性为最常见,其他有心肌梗死、尿毒症性、结缔组织病性、变态反应性、肿瘤性、放射线性和乳糜性等。临床上以结核性、风湿性、化脓性和急性非特异性心包炎较为多见。

二、临床表现

(一)心前区疼痛
心前区疼痛为纤维蛋白性心包炎的主要症状。可放射到颈部、左肩、左臂及左肩胛骨。疼痛也可呈压榨样,位于胸骨后。

(二)呼吸困难
心包积液时最突出的症状。可有端坐呼吸、身体前倾、呼吸浅速、面色苍白、发绀。

(三)心包摩擦音
心包摩擦音是纤维蛋白性心包炎的特异性征象,以胸骨左缘第3、4肋间听诊最为明显。渗出性心包炎心脏叩诊浊音界向两侧增大为绝对浊音区,心尖冲动弱,心音低而遥远,大量心包积液时可出现心包积液征。可出现奇脉、颈静脉曲张、肝大、腹水及下肢水肿等。

三、诊断要点

根据心前区疼痛、呼吸困难、全身中毒症状,以及心包摩擦音、心音遥远等临床征象,结合心电图、X线表现和超声心动图等检查,便可确诊。

四、治疗

如结核性心包炎应给予抗结核治疗,总疗程不少于半年至1年;化脓性心包炎除使用足量、有效的抗生素外,应早期施行心包切开引流术;风湿性心包炎主要是抗风湿治疗;急性非特异性心包炎目前常采用抗生素及皮质激素合并治疗。心包渗液较多且心脏受压明显者,可行心包穿刺,以解除心包填塞症状。

五、评估要点

(一)一般情况

观察生命体征有无异常,询问有无过敏史、家族史、有无发热、消瘦等,了解患者对疾病的认识。

(二)专科情况

(1)呼吸困难的程度、肺部啰音的变化。

(2)心前区疼痛的性质、部位及其变化,是否可闻及心包摩擦音。

(3)是否有颈静脉曲张、肝大、下肢水肿等心功能不全的表现。

(4)是否有心包积液征:左肩胛骨下出现浊音及左肺受压时引起的支气管呼吸音。心脏叩诊的性质。

(三)实验室及其他检查

1.心电图检查

心电图改变主要由心外膜下心肌受累而引起,多个导联出现弓背向下的 ST 段抬高;心包渗液时可有QRS波群低电压。

2.超声心动图检查

超声心动图是简而易行的可靠方法,可见液性暗区。

3.心包穿刺

心包穿刺证实心包积液的存在,并进一步确定积液的性质以及药物治疗。

六、护理诊断

(一)气体交换受损

气体交换受损与肺淤血、肺或支气管受压有关。

(二)疼痛

心前区痛与心包炎有关。

(三)体温过高

体温过高与细菌、病毒等因素导致急性炎症反应有关。

(四)活动无耐力

活动无耐力与心排血量减少有关。

七、护理措施

(1)给予氧气吸入,充分休息,保持情绪稳定,注意防寒保暖,防止呼吸道感染。

(2)给予高热量、高蛋白、高维生素易消化饮食,限制钠盐摄入。

(3)帮助患者采取半卧位或前倾坐位,保持舒适。

(4)记录心包抽液的量、性质,按要求留标本送检。

(5)控制输液滴速,防止加重心脏负荷。

(6)加强巡视,及早发现心包填塞的症状,如心动过速、血压下降等。

(7)遵医嘱给予抗菌、抗结核、抗肿瘤等药物治疗,密切观察药物不良反应。

(8)应用止痛药物时,观察止痛药物的疗效。

八、应急措施

出现心包填塞征象时,保持患者平卧位;迅速建立静脉通路,遵医嘱给予升压药;密切观察生命体征的变化,准备好抢救物品;配合医师做好紧急心包穿刺。

九、健康教育

(1)嘱患者应注意充分休息,加强营养。注意防寒保暖,防止呼吸道感染。

(2)告诉患者应坚持足够疗程的药物治疗,勿擅自停药。

(3)对缩窄性心包炎的患者应讲明行心包切除术的重要性,解除其顾虑,尽早接受手术治疗。

(成媛媛)

第四节　心力衰竭

心力衰竭(heart failure)是由于心脏收缩功能和(或)舒张功能障碍,不能将静脉回心血量充分排出心脏,造成静脉系统淤血及动脉系统血液灌注不足而出现的综合征。

一、病因

(一)基本病因

1.心肌损伤

任何大面积(大于心室面积的40%)的心肌损伤都会导致心脏收缩和(或)舒张功能的障碍。

2.心脏负荷过重

压力负荷(后负荷)过重,心脏排血阻力增大,心排血量降低,心室收缩期负荷过度,引起心室肥厚性心力衰竭;容量负荷(前负荷)过重,心脏舒张期容量增大,心排血量减低,引起心室扩张性心力衰竭。

3.机械障碍

腱索或乳头肌断裂,心室间隔穿孔,心脏瓣膜严重狭窄或关闭不全等引起的心脏机械功能衰退,导致心力衰竭。

4.心脏负荷不足

如缩窄性心包炎,大量心包积液,限制性心肌病等,使静脉血液回心受限,因而心室心房充盈不足,腔静脉及门脉系统淤血,心排血量减低。

5.血液循环容量过多

如静脉过多过快输液,尤其在无尿少尿时超量输液,急性或慢性肾炎引起高度水钠潴留,高度水肿等均引起血液循环容量急剧膨胀而致心力衰竭。

(二)诱发因素

1.感染

感染可增加基础代谢,增加机体耗氧,增加心脏排血量而诱发心力衰竭,尤其呼吸道感染较多见。

2.体力过劳

正常心脏在体力活动时,随身体代谢增高心脏排血量也随之增加。而有器质性心脏病患者体力活动时,心率增快,心肌耗氧量增加,心排血量减少,冠状动脉血液灌注不足,导致心肌缺血,心慌气急,诱发心力衰竭。

3.情绪激动

情绪激动促使儿茶酚胺释放,心率增快,心肌耗氧增加,动脉与静脉血管痉挛,增加心脏前后负荷而诱发心力衰竭。

4.妊娠与分娩

风湿性心脏病或先天性心脏病患者,心功能低下,在妊娠32~34周,分娩期及产褥期最初3天内心脏负荷最重,易诱发心力衰竭。

5.动脉栓塞

心脏病患者长期卧床,静脉系统长期处于淤血状态,容易形成血栓,一旦血栓脱落导致肺栓塞,加重肺循环阻力诱发心力衰竭。

6.水、钠摄入量过多

心功能减退时,肾脏排水排钠功能减弱,如果水、钠摄入量过多可引起水钠潴留,血容量扩增。

7.心律失常

心动过速可使心脏无效收缩次数增加而加重心脏负荷;心脏舒张期缩短使心室充盈受限进而降低心排血量,同时心脏氧渗透期缩短不利于心肌代谢。

8.冠脉痉挛

冠状动脉粥样硬化,易发生冠脉痉挛,引起心肌缺血导致心脏收缩或舒张功能障碍。

9.药物反应

因用药或停药不当导致的心力衰竭或心力衰竭恶化不在少数。慢性心力衰竭不该停用强心剂而停用,服用过量洋地黄、利尿药或抗心律失常药,都可导致心力衰竭恶化。

二、病理生理

(一)心脏的代偿机制

正常心脏有比较充足的储备能力,以适应一般生活需要所增加的心脏负担。当心脏功能减退,心排血量降低不足以供应机体需要时,机体将同时通过神经、体液等机制进行调整,力争恢复心排血量。

(1)反射性交感神经兴奋,迷走神经抑制,代偿性心率加快及心肌收缩力加强,以维持心排血量。由于交感神经兴奋,周围血管及小动脉收缩可使血压维持正常而不随心排血量降低而下降;小静脉收缩可使静脉回心血量增加,从而使心搏血量增加。

(2)心肌肥厚:长期的负荷加重,使心肌肥厚和心室扩张,维持心排血量。然而,扩大和肥厚的心脏虽然完成较多的工作,但它耗氧量也随之增加,可是心肌内毛细血管数量并没有相应的增加,所以,扩大肥厚的心肌细胞相对的供血不足。

(3)心率增快:心率加快在一定范围内使心排血量增加,但如果心率太快则心脏舒张期显著缩短,使心室充盈不足,导致心排血量降低及静脉淤血加重。

(二)心脏的失代偿机制

当心脏储备力耗损至不能适应机体代谢的需要时,心功能便由代偿转为失代偿阶段,即心力衰竭。

心力衰竭时,心排血量相对或绝对的降低,一方面供给各器官的血流不足,引起各器官组织的功能改变,血液重新分配,首先为保证心、脑、肾血液供应,皮肤、内脏、肌肉的供血相应有较大的减少。肾血流量减少时,可使肾小球滤过率降低和肾素分泌增加,进而促使肾上腺皮质的醛固酮分泌增加,引起水、钠潴留,血容量增加,静脉和毛细血管充血和压力增加。另一方面,心脏收缩力减弱,不能完全排出静脉回流的血液,心室收缩末期残留血量增多,心室舒张末期压力升高,遂使静脉回流受阻,引起静脉淤血和静脉压力升高,从而引起外周毛细血管的漏出增加,水分渗入组织间隙引起各脏器淤血水肿;肝脏淤血时对醛固酮的灭活减少;以及抗利尿激素分泌增加,肾排水量进一步减少,水、钠潴留进一步加重,这也是水肿发生和加重的原因。

根据心脏代偿功能发挥的情况及失代偿的程度,可将心力衰竭分为三度或心功能Ⅳ级。①Ⅰ级:有心脏病的客观证据,而无呼吸困难,心悸,水肿等症状(心功能代偿期)。②Ⅱ级:日常劳动并无异常感觉,但稍重劳动即有心悸,气急等症状(心力衰竭一度)。③Ⅲ级:普通劳动亦有症状,但休息时消失(心力衰竭二度)。④Ⅳ级:休息时也有明显症状,甚至卧床仍有症状(心力衰竭三度)。

三、临床表现

心力衰竭在早期可仅有一侧衰竭,临床上以左心衰竭为多见,但左心衰竭后,右心也相继发生功能损害,最后导致全心衰竭。临床表现的轻重,常依病情发展的快慢和患者的耐受能力的不同而不同。

(一)左心衰竭

1.呼吸困难

轻症患者自觉呼吸困难,重者同时有呼吸困难和短促的征象。早期仅发生于劳动或运动时,休息后很快消失。这是由于劳动促使回心血量增加,肺淤血加重的缘故。随着病情加重,轻度劳动即感到呼吸困难,严重者休息时亦感呼吸困难,以致被迫采取半卧位或坐位,为端坐呼吸。

2.阵发性呼吸困难

阵发性呼吸困难多发生于夜间,故又称为阵发性夜间性呼吸困难。患者常在熟睡中惊醒,出现严重呼吸困难及窒息感,被迫坐起,咳嗽频繁,咯粉红色泡沫样痰液。轻者数分钟,重者经1~2小时逐渐停止。阵发性呼吸困难的发生原因,可能为:①睡眠时平卧位,回心血量增加,超过左心负荷的限度,加重了肺淤血。②睡眠时,膈肌上升,肺活量减少。③夜间迷走神经兴奋性增高,使冠状动脉和支气管收缩,影响了心肌的血液供应,发生支气管痉挛,降低心肌收缩性能和肺通气量,肺淤血加重。④熟睡时中枢神经敏感度降低,因此,肺淤血必须达到一定程度后方能使患者因气喘惊醒。

3.急性肺水肿

急性肺水肿是左心衰竭的重症表现,是阵发性呼吸困难的进一步发展。常突然发生,呈端坐呼吸,表情焦虑不安,频频咳嗽,咯大量泡沫状或血性泡沫性痰液,严重时可有大量泡沫样液体由鼻涌出,面色苍白,口唇青紫,皮肤湿冷,两肺布满湿啰音及哮鸣音,血压可下降,甚至休克。

4.咳嗽和咯血

咳嗽和咯血为肺泡和支气管黏膜淤血所致,多与呼吸困难并存,咯白色泡沫样黏痰或血性痰。

5.其他症状

其他症状可有疲乏无力、失眠、心悸、发绀等。严重患者脑缺氧缺血时可出现陈-施呼吸、嗜睡、眩晕、意识丧失、抽搐等。

6.体征

除原有心脏病体征外,可有舒张期奔马律、交替脉、肺动脉瓣区第 2 心音亢进。轻症肺底部可听到散在湿性啰音,重症则湿啰音满布全肺。有时可伴哮鸣音。

7.X 线及其他检查

X 线检查可见左心扩大及肺淤血,肺纹理增粗。急性肺水肿时可见由肺门伸向肺野呈蝶形的云雾状阴影。心电图检查可出现心率快及左心室肥厚图形。臂舌循环时间延长(正常 10～15 秒),臂肺时间正常(4～8 秒)。

(二)右心衰竭

1.水肿

皮下水肿是右心衰竭的典型症状。在水肿出现前,由于体内已有钠、水潴留,体液潴留5 kg以上才出现水肿,故多只有体重增加。水肿多先见于下肢,卧床患者则在腰、背及骶部等低重部位明显,呈凹陷性水肿。重症则波及全身。水肿多于傍晚发生或加重,休息一夜后消失或减轻,伴有夜间尿量增加。这是由于夜间休息时,回心血量比白天活动时增多,心脏能将静脉回流血量排出,心室收缩末期残留血量减少,静脉和毛细血管压力有所减轻,因而水肿减轻或消退。

少数患者可出现胸腔积液和腹水。胸腔积液可同时见于左、右两侧胸腔,但以右侧较多,其原因不甚明了。由于壁层胸膜静脉回流体静脉,而脏层胸膜静脉血流入肺静脉,因而胸腔积液多见于左右心衰竭并存时。腹水多由心源性肝硬化引起。

2.颈静脉曲张和内脏淤血

坐位或半卧位时可见颈静脉曲张,其出现常较皮下水肿或肝大出现为早,同时可见舌下、手臂等浅表静脉异常充盈。肝大并压痛可先于皮下水肿出现。长期肝淤血,缺氧,可引起肝细胞变性、坏死,并发展为心源性肝硬化,肝功能检查异常或出现黄疸。若有三尖瓣关闭不全并存,肝脏触诊呈扩张性搏动。胃肠道淤血常引起消化不良,食欲减退,腹胀,恶心和呕吐等症状。肾淤血致尿量减少,尿中可有少量蛋白和细胞。

3.发绀

右心衰竭患者多有不同程度发绀,首先见于指端,口唇和耳郭,较单纯左心功能不全者为显著,其原因除血红蛋白在肺部氧合不全外,与血流缓慢,组织自身毛细血管中吸取较多的氧而使还原血红蛋白增加有关。严重贫血者则不出现发绀。

4.神经系统症状

可有神经过敏,失眠,嗜睡等症状。重者可发生精神错乱,可能是脑淤血,缺氧或电解质紊乱等原因引起。

5.心脏及其他检查

心脏及其他检查主要为原有心脏病体征,由于右心衰竭常继发于左心衰竭的基础上,因而左、右心均可扩大。右心扩大引起了三尖瓣关闭不全时,在三尖瓣音区可听到收缩期吹风样杂音。静脉压增高。臂肺循环时间延长,因而臂舌循环时间也延长。

(三)全心衰竭

左、右心功能不全的临床表现同时存在,但患者或以左心衰竭的表现为主或以右心衰竭的表现为主,左心衰竭肺充血的临床表现可因右心衰竭的发生而减轻。

四、护理

(一)护理要点

(1)减轻心脏负担,预防心力衰竭的发生。

(2)合理使用强心、利尿、扩血管药物,改善心功能。

(3)密切观察病情变化,及时救治急性心力衰竭。

(4)健康教育。

(二)减轻心脏负担,预防心力衰竭

休息可减少全身肌肉活动,减少氧的消耗,也可减少静脉回心血量及减慢心率,从而减轻心脏负担。根据患者病情适当安排其生活和劳动,可以尽量减轻心脏负荷。对于轻度心力衰竭患者,可仅限制其体力活动,并规定充分的午睡时间或较正常人多一些的夜间睡眠时间。较重的心力衰竭患者均应卧床休息,并尽可能使卧床休息患者的体位舒适。当心力衰竭表现有明显改善时,应尽快允许和鼓励患者逐渐恢复体力活动,恢复体力活动的速度和程度视患者心力衰竭的严重程度和发作时间的长短及患者对治疗的反应等而定。如心脏功能已完全恢复正常或接近正常,则每天可作轻度的体力活动。

饮食应少食多餐,给予低热量、多维生素、易消化食物,避免过饱,加重心脏负担。目前由于利尿剂应用方便。对钠盐限制不必过于严格,一般轻度心力衰竭患者每天摄入食盐 5 g 左右(正常人每天摄入食盐 10 g 左右),中度心力衰竭患者给予低盐饮食(含钠 2~4 g),重度心力衰竭患者给予无钠饮食。如果经一般限盐、利尿,病情未能很好控制者,则应进一步严格限盐,摄入量不超过 1 g。饮水量一般不加限制,仅在并发稀释性低钠血症者,限制每天入水量 500 mL 左右。

(三)合理使用强心药物并观察毒性反应

洋地黄类强心苷是目前治疗心力衰竭的主要药物,能直接加强心肌收缩力,增加心排血量,从而使心脏收缩末期残余血量减少,舒张末期压力下降,有利于缓解各器官的淤血,增加尿量,减慢心率。常用的给药方法:负荷量加维持量,在短期内,1~3 天给予一定的负荷量,以后每天用维持量,适用于急性心力衰竭,较重的心力衰竭或需尽快控制病情的患者;单用维持量,近年来证实,洋地黄类药物治疗剂量的大小与其增强心肌收缩力作用呈线性关系,故对较轻的心力衰竭和易发生中毒的患者可用较小的剂量,而不采用惯用的洋地黄负荷量法,尤其对慢性心力衰竭更适用。

洋地黄用量的个体差异大,且治疗剂量与中毒剂量较接近,故用药期间需要密切观察洋地黄的毒性反应。洋地黄毒性反应有如下几种。①消化道反应:食欲缺乏、恶心、呕吐、腹泻等。②神经系统反应:头痛,眩晕,视觉改变(黄视或绿视)。③心脏反应:可发生各种心律失常,常见的心律失常类型为:室性期前收缩,尤其是呈二联、三联或呈多源性者。其他有房性心动过速伴有房室传导阻滞,交界性心动过速,各种不同程度的房室传导阻滞,室性心动过速,心房纤维颤动等。④血清洋地黄含量:放射性核素免疫法测定血清地高辛含量<2.0 ng/mL,或洋地黄毒苷<20 μg/mL 为安全剂量。中毒者多数大于以上浓度。

使用洋地黄类药物时注意事项：①服药前要先了解病史，如询问已用洋地黄情况，利尿剂的使用情况及电解质浓度如何，如果存在低钾，低镁易诱发洋地黄中毒。②心力衰竭反复发作，严重缺氧，心脏明显扩大的患者对洋地黄药物耐受性差，宜小剂量使用。③询问有无合并使用增加或降低洋地黄敏感性的药物，如普萘洛尔、利血平、利尿剂、抗甲状腺药物、维拉帕米、胺碘酮、肾上腺素等可增加洋地黄敏感性；而考来烯胺，抗酸药物，降胆固醇药及巴比妥类药则可降低洋地黄敏感性。④了解肝脏肾脏功能，地高辛主要自肾脏排泄，肾功能不全的，宜减少用量；洋地，黄毒苷经肝脏代谢胆管排泄，部分转化为地高辛。⑤密切观察洋地黄毒性反应。⑥静脉给药时应用5%～20%的 GS 溶液稀释，混匀后缓慢静脉推注，一般不少于 10 分钟，用药时注意听诊心率及节律的变化。

（四）观察应用利尿剂后的反应

慢性心力衰竭患者，首选噻嗪类药，采用间歇用药，即每周固定服药 2～3 天，停用 4～5 天。若无效可加服氨苯蝶啶或螺内酯。如果上两药联用效果仍不理想可以呋塞米代替噻嗪类药物。急性心力衰竭或肺水肿者，首选速尿或依他尼酸钠或汞撒利等快速利尿药。在应用利尿剂 1 小时后，静脉缓慢注射氨茶碱 0.25 g，可增加利尿效果。应用利尿剂后要密切观察尿量，每天测体重，准确记录 24 小时液体出入量，大量利尿者应测血压，脉搏和抽血查电解质，观察有无利尿过度引起的脱水，低血容量和电解质紊乱的表现，尤其是应用排钾利尿剂后有无乏力、恶心、呕吐、腹胀等低钾表现。对于利尿反应差者，应找出利尿不佳的原因，如了解肾脏功能情况，是否存在低血压、低血钾、低血镁或稀释性低钠血症，及用药是否合理等。

（五）合理使用扩血管药物并观察用药反应

血管扩张剂可以扩张周围小动脉，减轻心脏排血时的阻力，而减轻心脏后负荷；又可以扩张周围静脉，减少回心血量，减轻心脏前负荷，进而改善心功能。常用的扩张静脉为主的药物有硝酸甘油、硝酸脂类及吗啡类药物；扩张动脉为主的药物有平胺唑啉、肼苯达嗪、硝苯地平；兼有扩张动脉和静脉的药物有硝普钠、哌唑嗪及卡托普利等。在开始使用血管扩张剂时，要密切观察病情和用药前后血压，心率的变化，慎防血管扩张过度，心脏充盈不足，血压下降，心率加快等不良反应。用血管扩张药注意，应从小剂量开始，用药前后对比心率，血压变化情况或床边监测血流动力学。根据具体情况，每 5～10 分钟测量 1 次，若用药后血压较用药前降低 1.33～2.66 kPa，应谨慎调整药物浓度或停用。

（六）急性肺水肿的救治及护理

急性肺水肿为急性左心功能不全或急性左心衰竭的主要表现。多因突发严重的左心室排血不足或左心房排血受阻引起肺静脉及肺毛细血管压力急剧升高所致。当肺毛细血管压升高超过血浆胶体渗透压时，液体即从毛细血管漏到肺间质、肺泡甚至气道内，引起肺水肿。典型发作表现为突然严重气急，每分钟呼吸可至 30～40 次，端坐呼吸，阵发咳嗽，面色苍白，大汗，常咯出泡沫样痰，严重者可从口腔和鼻腔内涌出大量粉红色泡沫液体。发作时心率、脉搏增快，血压在起始时可升高，以后降至正常或低于正常。两肺内可闻及广泛的水泡音和哮鸣音。心尖部可听到奔马律。

1.治疗原则

（1）减少肺循环血量和静脉回心血量。

（2）增加心搏量，包括增强心肌收缩力和降低周围血管阻力。

（3）减少血容量。

(4)减少肺泡内液体漏出,保证气体交换。

2.护理措施

(1)使患者取坐位或半卧位,两腿下垂,减少下肢静脉回流,减少回心血量。

(2)立即皮下注射吗啡 10 mg 或哌替啶 50～100 mg,使患者安静及减轻呼吸困难。但对昏迷、严重休克、有呼吸道疾病或痰液极多者忌用,年老,体衰,瘦小者应减量。

(3)改善通气-换气功能,轻度肺水肿早期高流量氧气吸入,开始是 2～3 L/min,以后逐渐增至 4～6 L/min,氧气湿化瓶内加 75 ％乙醇或选用有机硅消泡沫剂,以降低肺泡内泡沫的表面张力,使泡沫破裂,改善通气功能。肺水肿明显出现即应作气管插管进行加压辅助呼吸,改善通气与氧的弥散,减少肺内分流,提高血氧分压。肺水肿基本控制后,可采用呼吸机间歇正压呼吸,如果动脉血氧分压＜9.31 kPa 时,可改为持续正压呼吸。

(4)速给毛花苷 C 0.4 mg 或毒毛花苷 K 0.25 mg,加入葡萄糖溶液中缓慢静脉推注。

(5)快速利尿,如呋塞米(速尿)20～40 mg 或依他尼酸钠 25 mg 静脉注射。

(6)静脉注射氨茶碱 0.25 g 用 50％葡萄糖液 20～40 mL 稀释后缓慢注入,减轻支气管痉挛,增加心肌收缩力和促进尿液排出。

(7)氢化可的松 100～200 mg 或地塞米松 10 mg 溶于葡萄糖中静脉注射。

(七)健康教育

随着人们生活水平的不断提高,人们对生活质量的要求也越来越高。心力衰竭的转归及治愈程度将直接影响患者的生活质量,预防心力衰竭发生以保证患者的生活质量就显得更为重要。首先要避免诱发因素,如气候转换时要预防感冒,及时添加衣服;以乐观的态度对待生活,情绪平稳,不要大起大落过于激动;体力劳动不要过重;适当掌握有关的医学知识以便自我保健等。其次,对已明确心功能Ⅱ级、Ⅲ级的患者要按一般治疗标准,合理正确按医嘱服用强心、利尿、扩血、管药物,注意休息和营养,并定期门诊随访。

(商国华)

第七章　呼吸内科护理

第一节　急性上呼吸道感染

一、概述

(一)疾病概述

急性上呼吸道感染简称上感,为外鼻孔至环状软骨下缘包括鼻腔、咽或喉部急性炎症的概称。主要病原体是病毒,少数是细菌,免疫功能低下者易感。通常病情较轻、病程短、可自愈,预后良好。但由于发病率高,不仅影响工作和生活,有时还可伴有严重并发症,并具有一定的传染性,应积极防治。

多发于冬春季节,多为散发,且可在气候突变时小规模流行。主要通过患者喷嚏和含有病毒的飞沫经空气传播,或经污染的手和用具接触传播。可引起上感的病原体大多为自然界中广泛存在的多种类型病毒,同时健康人群亦可携带,且人体对其感染后产生的免疫力较弱、短暂,病毒间也无交叉免疫,故可反复发病。

(二)相关病理生理

组织学上可无明显病理改变,亦可出现上皮细胞的破坏。可有炎症因子参与发病,使上呼吸道黏膜血管充血和分泌物增多,伴单核细胞浸润,浆液性及黏液性炎性渗出。继发细菌感染者可有中性粒细胞浸润及脓性分泌物。

(三)急性上呼吸道感染的病因与诱因

1.基本病因

急性上感有 70%～80% 由病毒引起,包括鼻病毒、冠状病毒、腺病毒、流感和副流感病毒,以及呼吸道合胞病毒、埃可病毒和柯萨奇病毒等。另有 20%～30% 的上感为细菌引起,可单纯发生或继发于病毒感染之后发生,以口腔定植菌溶血性链球菌为多见,其次为流感嗜血杆菌、肺炎链球菌和葡萄球菌等,偶见革兰阴性杆菌。

2.常见诱因

淋雨、受凉、气候突变、过度劳累等可降低呼吸道局部防御功能,致使原存的病毒或细菌迅速繁殖,或者直接接触含有病原体的患者喷嚏、空气、污染的手和用具诱发本病。老幼体弱,免疫功能低下或有慢性呼吸道疾病如鼻窦炎、扁桃体炎者更易发病。

(四)临床表现

临床表现有以下几种类型。

1.普通感冒

普通感冒俗称"伤风",又称急性鼻炎或上呼吸道卡他,为病毒感染引起。起病较急,主要表现为鼻部症状,如打喷嚏、鼻塞、流清水样鼻涕,也可表现为咳嗽、咽干、咽痒或烧灼感甚至鼻后滴漏感。咽干、咳嗽和鼻后滴漏与病毒诱发的炎症介质导致的上呼吸道传入神经高敏状态有关。2~3天后鼻涕变稠,可伴咽痛、头痛、流泪、味觉迟钝、呼吸不畅、声嘶等,有时由于咽鼓管炎致听力减退。严重者有发热、轻度畏寒和头痛等。体检可见鼻腔黏膜充血、水肿、有分泌物,咽部可为轻度充血。一般经5~7天痊愈,伴并发症者可致病程迁延。

2.急性病毒性咽炎和喉炎

急性病毒性咽炎和喉炎由鼻病毒、腺病毒、流感病毒、副流感病毒以及肠病毒、呼吸道合胞病毒等引起。临床表现为咽痒和灼热感,咽痛不明显,咳嗽少见。急性喉炎多为流感病毒、副流感病毒及腺病毒等引起,临床表现为明显声嘶、讲话困难,可有发热、咽痛或咳嗽,咳嗽时咽喉疼痛加重。体检可见喉部充血、水肿,局部淋巴结轻度肿大和触痛,有时可闻及喉部的喘息声。

3.急性疱疹性咽峡炎

急性疱疹性咽峡炎多由柯萨奇病毒A引起,表现为明显咽痛、发热,病程约为一周。查体可见咽部充血,软腭、腭垂、咽及扁桃体表面有灰白色疱疹及浅表溃疡,周围伴红晕。多发于夏季,多见于儿童,偶见于成人。

4.急性咽结膜炎

急性咽结膜炎主要由腺病毒、柯萨奇病毒等引起。表现为发热、咽痛、畏光、流泪、咽及结膜明显充血。病程4~6天,多发于夏季,由游泳传播,儿童多见。

5.急性咽扁桃体炎

病原体多为溶血性链球菌,其次为流感嗜血杆菌、肺炎链球菌、葡萄球菌等。起病急,咽痛明显,伴发热、畏寒,体温可达39℃。查体可发现咽部明显充血,扁桃体肿大、充血,表面有黄色脓性分泌物。有时伴有颌下淋巴结肿大、压痛,而肺部查体无异常体征。

(五)辅助检查

1.血液学检查

因多为病毒性感染,白细胞计数常正常或偏低,伴淋巴细胞比例升高。细菌感染者可有白细胞计数与中性粒细胞增多和核左移现象。

2.病原学检查

因病毒类型繁多,且明确类型对治疗无明显帮助,一般无须明确病原学检查。需要时可用免疫荧光法、酶联免疫吸附法、血清学诊断或病毒分离鉴定等方法确定病毒的类型。细菌培养可判断细菌类型并做药物敏感试验以指导临床用药。

(六)主要治疗原则

由于目前尚无特效抗病毒药物,以对症处理为主,同时戒烟、注意休息、多饮水、保持室内空气流通和防治继发细菌感染。对有急性咳嗽、鼻后滴漏和咽干的患者应给予伪麻黄碱治疗以减轻鼻部充血,亦可局部滴鼻应用。必要时适当加用解热镇痛类药物。

(七)药物治疗

1.抗菌药物治疗

目前已明确普通感冒无须使用抗菌药物。除非有白细胞计数升高、咽部脓苔、咯黄痰和流鼻涕等细菌感染证据,可根据当地流行病学史和经验用药,可选口服青霉素、第一代头孢菌素、大环内酯类或喹诺酮类。

2.抗病毒药物治疗

由于目前有滥用造成流感病毒耐药现象,所以如无发热,免疫功能正常,发病超过 2 天一般无须应用。对于免疫缺陷患者,可早期常规使用。利巴韦林和奥司他韦有较广的抗病毒谱,对流感病毒、副流感病毒和呼吸道合胞病毒等有较强的抑制作用,可缩短病程。

二、护理评估

(一)病因评估

主要评估患者健康史和发病史,是否有受凉感冒史。对流行性感冒者,应详细询问患者及家属的流行病史,以有效控制疾病进展。

(二)一般评估

1.生命体征

患者体温可正常或发热;有无呼吸频率加快或节律异常。

2.患者主诉

有无鼻塞、流涕、咽干、咽痒、咽痛、畏寒、发热、咳嗽、咳痰、声嘶、畏光、流泪、眼痛等症状。

3.相关记录

体温,痰液颜色、性状和量等记录结果。

(三)身体评估

1.视诊

咽喉部有无充血;鼻腔黏膜有无充血、水肿及分泌物情况;扁桃体有无充血、肿大(肿大扁桃体的分度),有无黄色脓性分泌物;眼结膜有无充血等情况。

2.触诊

有无颌下、耳后等头颈部部位浅表淋巴结肿大,肿大淋巴结有无触痛。

3.听诊

有无异常呼吸音;双肺有无干、湿啰音。

(四)心理-社会评估

患者在疾病治疗过程中的心理反应与需求,家庭及社会支持情况,引导患者正确配合疾病的治疗与护理。

(五)辅助检查结果评估

1.血常规检查

有无白细胞计数降低或升高、有无淋巴细胞比值升高、有无中性粒细胞增多及核左移等。

2.胸部 X 线检查

有无肺纹理增粗、炎性浸润影等。

3.痰培养

有无细菌生长,药敏试验结果如何。

(六)治疗常用药效果的评估

对于呼吸道病毒感染,尚无特异的治疗药物。一般以对症处理为主,辅以中医治疗,并防治继发细菌感染。

三、主要护理诊断/问题

(一)舒适受损

鼻塞、流涕、咽痛、头痛与病毒、细菌感染有关。

(二)体温过高

体温过高与病毒、细菌感染有关。

四、护理措施

(一)病情观察

观察生命体征及主要症状,尤其是体温、咽痛、咳嗽等的变化。高热者联合使用物理降温与药物降温,并及时更换汗湿衣物。

(二)环境与休息

保持室内温、湿度适宜和空气流通,症状轻者应适当休息,病情重者或年老者卧床休息为主。

(三)饮食

选择清淡、富含维生素、易消化的食物,并保证足够热量。发热者应适当增加饮水量。

(四)口腔护理

进食后漱口或按时给予口腔护理,防止口腔感染。

(五)防止交叉感染

注意隔离患者,减少探视,以避免交叉感染。指导患者咳嗽时应避免对着他人。患者使用过的餐具、痰盂等用品应按规定及时消毒。

(六)用药护理

遵医嘱用药且注意观察药物的不良反应。为减轻马来酸氯苯那敏或苯海拉明等抗过敏药的头晕、嗜睡等不良反应,宜指导患者在临睡前服用,并告知驾驶员和高空作业者应避免使用。

(七)健康教育

1.疾病预防指导

生活规律、劳逸结合、坚持规律且适当的体育运动,以增强体质,提高抗寒能力和机体的抵抗力。保持室内空气流通,避免受凉、过度疲劳等感染的诱发因素。在高发季节少去人群密集的公共场所。

2.疾病知识指导

指导患者采取适当的措施避免疾病传播,防止交叉感染。患病期间注意休息,多饮水并遵医嘱用药。

3.预防感染的措施

注意保暖,防止受凉,尤其是要避免呼吸道感染。

4.就诊的指标

告诉患者如果出现下列情况应及时到医院就诊。

(1)经药物治疗症状不缓解。

（2）出现耳鸣、耳痛、外耳道流脓等中耳炎症状。

（3）恢复期出现胸闷、心悸、眼睑水肿、腰酸或关节疼痛。

五、护理效果评估

（1）患者自觉症状好转（鼻塞、流涕、咽部不适感、发热、咳嗽咳痰等症状减轻）。

（2）患者体温恢复正常。

（3）身体评估：①视诊，患者咽喉部充血减轻；鼻腔黏膜充血、水肿减轻情况；扁桃体无充血、肿大程度减轻，无脓性分泌物；眼结膜无充血等情况。②听诊，患者无异常呼吸音；双肺无干、湿啰音。

（徐娟娟）

第二节　急性气管-支气管炎

一、概述

（一）疾病概述

急性气管-支气管炎是由生物、物理、化学刺激或过敏等因素引起的急性气管-支气管黏膜炎症。多为散发，无流行倾向，年老体弱者易感。临床症状主要为咳嗽和咳痰。常发生于寒冷季节或气候突变时，也可由急性上呼吸道感染迁延不愈所致。

（二）相关病理生理

由病原体、吸入冷空气、粉尘、刺激性气体或因吸入致敏原引起气管-支气管急性炎症反应。其共同的病理表现为气管、支气管黏膜充血水肿，淋巴细胞和中性粒细胞浸润；同时可伴纤毛上皮细胞损伤，脱落；黏液腺体肥大增生。合并细菌感染时，分泌物呈脓性。

（三）急性气管-支气管炎的病因与诱因

病原体导致的感染是最主要病因，过度劳累、受凉、年老体弱是常见诱因。

1.病原体

病原体与上呼吸道感染类似。常见病毒为腺病毒、流感病毒（甲、乙）、冠状病毒、鼻病毒、单纯疱疹病毒、呼吸道合胞病毒和副流感病毒。常见细菌为流感嗜血杆菌、肺炎链球菌、卡他莫拉菌等，近年来衣原体和支原体感染明显增加，在病毒感染的基础上继发细菌感染亦较多见。

2.物理、化学因素

冷空气、粉尘、刺激性气体或烟雾（如二氧化硫、二氧化氮、氨气、氯气等）的吸入，均可刺激气管-支气管黏膜引起急性损伤和炎症反应。

3.变态反应

常见的吸入致敏原包括花粉、有机粉尘、真菌孢子、动物毛皮排泄物；或对细菌蛋白质的过敏，钩虫、蛔虫的幼虫在肺内的移行均可引起气管-支气管急性炎症反应。

（四）临床表现

临床主要表现为咳嗽咳痰。一般起病较急，通常全身症状较轻，可有发热。初为干咳或少量黏液痰,随后痰量增多,咳嗽加剧,偶伴血痰。咳嗽、咳痰可延续 2～3 周,如迁延不愈,可演变成慢性支气管炎。伴支气管痉挛时,可出现程度不等的胸闷气促。

(五)辅助检查

1.血液检查

病毒感染时,血常规检查白细胞计数多正常;细菌感染较重时,白细胞计数和中性粒细胞计数增高。血沉检查可有血沉快。

2.胸部 X 线检查

多无异常,或仅有肺纹理的增粗。

3.痰培养

细菌或支原体衣原体感染时,可明确病原体;药物敏感试验可指导临床用药。

(六)治疗要点

1.对症治疗

咳嗽无痰或少痰,可用右美沙芬、喷托维林(咳必清)镇咳。咳嗽有痰而不易咳出,可选用盐酸氨溴索、溴己新(必嗽平),桃金娘油提取物化痰,也可雾化帮助祛痰。较为常用的为兼顾止咳和化痰的棕色合剂,也可选用中成药止咳祛痰。发生支气管痉挛时,可用平喘药如茶碱类、β_2 受体激动剂等。发热可用解热镇痛药对症处理。

2.抗菌药物治疗

有细菌感染证据时应及时使用。可以首选新大环内酯类、青霉素类,亦可选用头孢菌素类或喹诺酮类等药物。多数患者口服抗菌药物即可,症状较重者可经肌内注射或静脉滴注给药,少数患者需要根据病原体培养结果指导用药。

3.一般治疗

多休息,多饮水,避免劳累。

二、护理评估

(一)病因评估

主要评估患者健康史和发病史,近期是否有受凉、劳累,是否有粉尘过敏史,是否有吸入冷空气或刺激性气体史。

(二)一般评估

1.生命体征

患者体温可正常或发热;有无呼吸频率加快或节律异常。

2.患者主诉

有无发热、咳嗽、咳痰、喘息等症状。

3.相关记录

体温,痰液颜色、性状和量等情况。

(三)身体评估

听诊有无异常呼吸音;有无双肺呼吸音变粗,两肺可否闻及散在的干、湿啰音,湿啰音部位是否固定,咳嗽后湿啰音是否减少或消失。有无闻及哮鸣音。

(四)心理-社会评估

患者在疾病治疗过程中的心理反应与需求,家庭及社会支持情况,引导患者正确配合疾病的治疗与护理。

(五)辅助检查结果评估

1.血液检查

有无白细胞总数和中性粒细胞百分比升高,有无血沉加快。

2.胸部 X 线检查

有无肺纹理增粗。

3.痰培养

有无致病菌生长,药敏试验结果如何。

(六)治疗常用药效果的评估

1.应用抗生素的评估要点

(1)记录每次给药的时间与次数,评估有无按时,按量给药,是否足疗程。

(2)评估用药后患者发热、咳嗽、咳痰等症状有否缓解。

(3)评估用药后患者是否出现皮疹、呼吸困难等变态反应。

(4)评估用药后患者有无较明显的恶心、呕吐、腹泻等不良反应。

2.应用止咳祛痰剂效果的评估

(1)记录每次给药的时间与药量。

(2)评估用祛痰剂后患者痰液是否变稀,是否较易咳出。

(3)评估止咳药后,患者咳嗽频繁是否减轻,夜间睡眠是否改善。

3.应用平喘药后效果的评估

(1)记录每次给药的时间与量。

(2)评估用药后,患者呼吸困难是否减轻,听诊哮鸣音有否消失。

(3)如应用氨茶碱时间较长,需评估有无茶碱中毒表现。

三、主要护理诊断/问题

(一)清理呼吸道无效

清理呼吸道无效与呼吸道感染、痰液黏稠有关。

(二)气体交换受损

气体交换受损与过敏、炎症引起支气管痉挛有关。

四、护理措施

(一)病情观察

观察生命体征及主要症状,尤其咳嗽,痰液的颜色、性质、量等的变化;有无呼吸困难与喘息等表现;监测体温情况。

(二)休息与保暖

急性期应减少活动,增加休息时间,室内空气新鲜,保持适宜的温度和湿度。

(三)保证充足的水分及营养

鼓励患者多饮水,必要时由静脉补充。给予易消化营养丰富的饮食,发热期间进食流质或半流质食物为宜。

(四)保持口腔清洁

由于患者发热、咳嗽、痰多且黏稠,咳嗽剧烈时可引起呕吐,故要保持口腔卫生,以增加舒适感,增进食欲,促进毒素的排泄。

(五)发热护理

热度不高不需特殊处理,高热时要采取物理降温或药物降温措施。

(六)保持呼吸道通畅

观察呼吸道分泌物的性质及能否有效地咳出痰液,指导并鼓励患者有效咳嗽;若为细菌感染所致,按医嘱使用敏感的抗生素。若痰液黏稠,可采用超声雾化吸入或蒸气吸入稀释分泌物;对于咳嗽无力的患者,宜经常更换体位,拍背,使呼吸道分泌物易于排出,促进炎症消散。

(七)给氧与解痉平喘

有咳喘症状者可给予氧气吸入或按医嘱采用雾化吸入平喘解痉剂,严重者可口服。

(八)健康教育

1.疾病预防指导

预防急性上呼吸道感染的诱发因素。增强体质,可选择合适的体育活动,如做健康操、打太极拳、跑步等,可进行耐寒训练,如冷水洗脸、冬泳等。

2.疾病知识指导

患病期间增加休息时间,避免劳累;饮食宜清淡、富含营养;按医嘱用药。

3.就诊指标

如 2 周后症状仍持续应及时就诊。

五、护理效果评估

(1)患者自觉症状好转(咳嗽咳痰、喘息、发热等症状减轻)。

(2)患者体温恢复正常。

(3)患者听诊时双肺有无闻及干、湿啰音。

(徐娟娟)

第三节　慢性支气管炎

慢性支气管炎是由于感染或非感染因素引起气管、支气管黏膜及其周围组织的慢性非特异性炎症。临床以咳嗽、咳痰或伴有喘息反复发作为特征,每年持续 3 个月以上,且连续 2 年以上。

一、病因和发病机制

慢性支气管炎的病因极为复杂,迄今尚有许多因素还不够明确,往往是多种因素长期相互作用的综合结果。

(一)感染

病毒、支原体和细菌感染是本病急性发作的主要原因。病毒感染以流感病毒、鼻病毒、腺病毒和呼吸道合胞病毒常见;细菌感染以肺炎链球菌、流感嗜血杆菌和卡他莫拉菌及葡萄球菌常见。

(二)大气污染

化学气体如氯气、二氧化氮、二氧化硫等刺激性烟雾,空气中的粉尘等均可刺激支气管黏膜,使呼吸道清除功能受损,为细菌入侵创造条件。

(三)吸烟

吸烟为本病发病的主要因素。吸烟时间的长短与吸烟量决定发病率的高低,吸烟者的患病率较不吸烟者高 2～8 倍。

(四)过敏因素

喘息型支气管患者多有过敏史。患者痰中嗜酸性粒细胞和组胺的含量及血中 IgE 明显高于正常。此类患者实际上应属慢性支气管炎合并哮喘。

(五)其他因素

气候变化,特别是寒冷空气对慢性支气管炎的病情加重有密切关系。自主神经功能失调,副交感神经功能亢进,老年人肾上腺皮质功能减退,慢性支气管炎的发病率增加。维生素 C 缺乏,维生素 A 缺乏,易患慢性支气管炎。

二、临床表现

(一)症状

患者常在寒冷季节发病,出现咳嗽、咳痰,尤以晨起显著,白天多于夜间。病毒感染痰液为白色黏液泡沫状,继发细菌感染,痰液转为黄色或黄绿色黏液脓性,偶可带血。慢性支气管炎反复发作后,支气管黏膜的迷走神经感受器反应性增高,副交感神经功能亢进,可出现过敏现象而发生喘息。

(二)体征

早期多无体征。急性发作期可有肺底部闻及干、湿啰音。喘息型支气管炎在咳嗽或深吸气后可闻及哮鸣音,发作时,有广泛哮鸣音。

(三)并发症

(1)阻塞性肺气肿:为慢性支气管炎最常见的并发症。

(2)支气管肺炎:慢性支气管炎蔓延至支气管周围肺组织中,患者表现寒战、发热、咳嗽加剧、痰量增多且呈脓性;白细胞总数及中性粒细胞增多;胸部 X 线片显示双下肺野有斑点状或小片阴影。

(3)支气管扩张症。

三、诊断

(一)辅助检查

1.血常规

白细胞总数及中性粒细胞数可升高。

2.胸部 X 线

单纯型慢性支气管炎,X 线片检查阴性或仅见双下肺纹理增多、增粗、模糊、呈条索状或网状。继发感染时为支气管周围炎症改变,表现为不规则斑点状阴影,重叠于肺纹理之上。

3.肺功能检查

早期病变多在小气道,常规肺功能检查多无异常。

(二)诊断要点

凡咳嗽、咳痰或伴有喘息,每年发作持续 3 个月,连续 2 年或 2 年以上者,并排除其他心、肺疾病(如肺结核、肺尘埃沉着病、支气管哮喘、支气管扩张症、肺癌、肺脓肿、心脏病、心功能不全等)、慢性鼻咽疾病后,即可诊断。如每年发病不足 3 个月,但有明确的客观检查依据(如胸部 X 线片、肺功能等)亦可诊断。

(三)鉴别诊断

1.支气管扩张症

多于儿童或青年期发病,常继发于麻疹、肺炎或百日咳后,并有咳嗽、咳痰反复发作的病史,合并感染时痰量增多,并呈脓性或伴有发热,病程中常反复咯血。在肺下部周围可闻及不易消散的湿性啰音。晚期重症患者可出现杵状指(趾)。胸部 X 线片上可见双肺下野纹理粗乱或呈卷发状。薄层高分辨 CT(HRCT)检查有助于确诊。

2.肺结核

活动性肺结核患者多有午后低热、消瘦、乏力、盗汗等中毒症状。咳嗽痰量不多,常有咯血。老年肺结核的中毒症状多不明显,常被慢性支气管炎的症状所掩盖而误诊。胸部 X 线片上可发现结核病灶,部分患者痰结核菌检查可获阳性。

3.支气管哮喘

支气管哮喘常为特质性患者或有过敏性疾病家族史,多于幼年发病。一般无慢性咳嗽、咳痰史。哮喘多突然发作,且有季节性,血和痰中嗜酸性粒细胞常增多,治疗后可迅速缓解。发作时双肺布满哮鸣音,呼气延长,缓解后可消失,且无症状,但气道反应性仍增高。慢性支气管炎合并哮喘的患者,病史中咳嗽、咳痰多发生在喘息之前,迁延不愈较长时间后伴有喘息,且咳嗽、咳痰的症状多较喘息更为突出,平喘药物疗效不如哮喘等可资鉴别。

4.肺癌

肺癌多发生于 40 岁以上男性,并有多年吸烟史的患者,刺激性咳嗽常伴痰中带血和胸痛。胸部 X 线片检查肺部常有块影或反复发作的阻塞性肺炎。痰脱落细胞及支气管镜等检查,可明确诊断。

5.慢性肺间质纤维化

慢性咳嗽,咳少量黏液性非脓性痰,进行性呼吸困难,双肺底可闻及爆裂音(Velcro 啰音),严重者发绀并有杵状指。胸部 X 线片见中下肺野及肺周边部纹理增多紊乱呈网状结构,其间见弥漫性细小斑点阴影。肺功能检查呈限制性通气功能障碍,弥散功能减低,动脉血氧分压(PaO_2)下降。肺活检是确诊的手段。

四、治疗

(一)急性发作期及慢性迁延期的治疗

以控制感染、祛痰、镇咳为主,同时解痉平喘。

1.抗感染药物

及时、有效、足量,感染控制后及时停用,以免产生细菌耐药或二重感染。一般患者可按常见致病菌用药。可选用青霉素 G 80×10^4 U 肌内注射;复方磺胺甲噁唑,每次 2 片,2 次/天;阿莫西林 2～4 g/d,3～4 次口服;氨苄西林 2～4 g/d,分 4 次口服;头孢氨苄 2～4 g/d 或头孢拉定 1～2 g/d,分 4 次口服;头孢呋辛 2 g/d 或头孢克洛 0.5～1 g/d,分 2～3 次口服。亦可选择新一代大环内酯类抗生素,如罗红霉素,0.3 g/d,2 次口服。抗菌治疗疗程一般 7～10 天,反复感染病例可适当延长。严重感染时,可选用氨苄西林、环丙沙星、氧氟沙星、阿米卡星、奈替米星或头孢菌素类联合静脉滴注给药。

2.祛痰镇咳药

刺激性干咳者不宜单用镇咳药物,否则痰液不易咳出。可给盐酸溴环己胺醇 30 mg 或羧甲基半胱氨酸 500 mg,3 次/天,口服。乙酰半胱氨酸(富露施)及氯化铵甘草合剂均有一定的疗效。α-糜蛋白酶雾化吸入亦有消炎祛痰的作用。

3.解痉平喘

解痉平喘主要为解除支气管痉挛,利于痰液排出。常用药物为氨茶碱 0.1～0.2 g,8 次/小时口服;丙卡特罗 50 mg,2 次/天;特布他林 2.5 mg,2～3 次/天。慢性支气管炎有可逆性气道阻塞者应常规应用支气管舒张剂,如异丙托溴铵(异丙阿托品)气雾剂、特布他林等吸入治疗。阵发性咳嗽常伴不同程度的支气管痉挛,应用支气管扩张症药后可改善症状,并有利于痰液的排出。

(二)缓解期的治疗

应以增强体质,提高机体抗病能力和预防发作为主。

(三)中药治疗

采取扶正固本原则,按肺、脾、肾的虚实辨证施治。

五、护理措施

(一)常规护理

1.环境

保持室内空气新鲜、流通,安静,舒适,温湿度适宜。

2.休息

急性发作期应卧床休息,取半卧位。

3.给氧

持续低流量吸氧。

4.饮食

给予高热量、高蛋白、高维生素易消化饮食。

(二)专科护理

(1)解除气道阻塞,改善肺泡通气:及时清除痰液,神志清醒患者应鼓励咳嗽,痰稠不易咯出时,给予雾化吸入或雾化泵药物喷入,减少局部淤血水肿,以利痰液排出。危重体弱患者,定时更换体位,叩击背部,使痰易于咳出,餐前应给予胸部叩击或胸壁震荡。方法:患者取侧卧位,护士两手手指并拢,手背隆起,指关节微屈,自肺底由下向上,由外向内叩拍胸壁,震动气管,边拍边鼓励患者咳嗽,以促进痰液的排出,每侧肺叶叩击 3～5 分钟。对神志不清者,可进行机械吸痰,需注意无菌操作,抽吸压力要适当,动作轻柔,每次抽吸时间不超过 15 秒,以免加重缺氧。

(2)合理用氧,减轻呼吸困难:根据缺氧和二氧化碳潴留的程度不同,合理用氧,一般给予低流量、低浓度、持续吸氧,如病情需要提高氧浓度,应辅以呼吸兴奋剂刺激通气或使用呼吸机改善通气,吸氧后如呼吸困难缓解、呼吸频率减慢、节律正常、血压上升、心率减慢、心律正常、发绀减轻、皮肤转暖、神志转清、尿量增加等,表示氧疗有效。若呼吸过缓,意识障碍加深,需考虑二氧化碳潴留加重,必要时采取增加通气量措施。

(徐娟娟)

第四节 急性肺水肿

急性肺水肿是由不同原因引起肺组织血管外液体异常增多,液体由间质进入肺泡,甚至呼吸道出现泡沫状分泌物。表现为急性呼吸困难、发绀,呼吸做功增加,两肺布满湿啰音,甚至从气道涌出大量泡沫样痰液。人类可发生下列两类性质完全不同的肺水肿:心源性肺水肿(亦称流体静力学或血流动力学肺水肿)和非心源性肺水肿(亦称通透性增高肺水肿、急性肺损伤或急性呼吸窘迫综合征)。

一、发病机制

(一)肺毛细血管静水压

肺毛细血管静水压(Pmv)是使液体从毛细血管流向间质的驱动力,正常情况下,Pmv约1.1 kPa(8 mmHg),有时易与肺毛细血管楔压(PCWP)相混淆。PCWP反映肺毛细血管床的压力,可估计左心房压(LAP),正常情况下较Pmv高0.1~0.3 kPa(1~2 mmHg)。肺水肿时PCWP和Pmv并非呈直接相关,两者的关系取决于总肺血管阻力(肺静脉阻力)。

(二)肺间质静水压

肺毛细血管周围间质的静水压即肺间质静水压(Ppmv),与Pmv相对抗,两者差别越大,则毛细血管内液体流出越多。肺间质静水压为负值,正常值为-2.3~-1.1 kPa(-17~-8 mmHg),可能与肺组织的机械活动、弹性回缩以及大量淋巴液回流对肺间质的吸引有关。理论上Ppmv的下降亦可使静水压梯度升高,当肺不张进行性再扩张时,出现复张性肺水肿可能与Ppmv骤降有关。

(三)肺毛细血管胶体渗透压

肺毛细血管胶体渗透压(πmv)由血浆蛋白形成,正常值为3.3~3.9 kPa(25~28 mmHg),但随个体的营养状态和输液量不同而有所差异。πmv是对抗Pmv的主要力量,单纯的πmv下降能使毛细血管内液体外流增加。但在临床上并不意味着血液稀释后的患者会出现肺水肿,经血液稀释后血浆蛋白浓度下降,但过滤至肺组织间隙的蛋白也不断地被淋巴系统所转移,Pmv的下降可与πmv的降低相平行,故πmv与Pmv间梯度即使发挥净渗透压的效应,也可保持相对的稳定。

πmv和PCWP间的梯度与血管外肺水压呈非线性关系。当Pmv<2.0 kPa(15 mmHg)、毛细血管通透性正常时,πmv-PCWP≤1.2 kPa(9 mmHg)可作为出现肺水肿的界限,也可作为治疗肺水肿疗效观察的动态指标。

(四)肺间质胶体渗透压

肺间质胶体渗透压(πpmv)取决于间质中渗透性、活动的蛋白质浓度,它受反应系数(δf)和毛细血管内液体流出率(Qf)的影响,是调节毛细血管内液体流出的重要因素。πpmv正常值为

1.6～1.9 kPa(12～14 mmHg)，难以直接测定。临床上可通过测定支气管液的胶体渗透压鉴别肺水肿的类型，如支气管液与血浆蛋白的胶体渗透压比值＜60％，则为血流动力学改变所致的肺水肿，如比值＞75％，则为毛细血管渗透增加所致的肺水肿，称为肺毛细血管渗漏综合征。

(五)毛细血管通透性

资料表明，越过内皮细胞屏障时，通透性肺水肿透过的蛋白多于压力性水肿，仅越过上皮细胞屏障时，两者没有明显差别。毛细血管通透性增加，使 δ 从正常的 0.8 降至 0.3～0.5，表明血管内蛋白，尤其是清蛋白大量外渗，使 πmv 与 πpmv 梯度下降。

二、病理与病理生理

(一)心源性急性肺水肿

正常情况下，两侧心腔的排血量相对恒定，当心肌严重受损和左心负荷过重而引起心排血量降低和肺淤血时，过多的液体从肺泡毛细血管进入肺间质甚至肺泡内，则产生急性肺水肿，实际上是左心衰竭最严重的表现，多见于急性左心衰竭和二尖瓣狭窄患者。

有以下并发症的患者术中易发生左心衰竭：①左心室心肌病变，如冠心病、心肌炎等；②左心室压力负荷过度，如高血压、主动脉狭窄等；③左心室容量负荷过重，如主动脉瓣关闭不全、左向右分流的先天性心脏病等。

当左心室舒张末压＞1.6 kPa(12 mmHg)，毛细血管平均压＞4.7 kPa(35 mmHg)，肺静脉平均压＞4.0 kPa(30 mmHg)时，肺毛细血管静水压超过血管内胶体渗透压及肺间质静水压，可导致急性肺水肿，若同时有肺淋巴管回流受阻，更易发生急性肺水肿。其病理生理表现为肺顺应性减退、气道阻力和呼吸作用增强、缺氧、呼吸性酸中毒，间质静水压增高压迫肺毛细血管、升高肺动脉压，从而增加右心负荷，导致右心功能不全。

(二)神经源性肺水肿

中枢神经系统损伤后，颅内压急剧升高，脑血流量减少，造成下丘脑功能紊乱，解除了对视前核水平和下丘脑尾部"水肿中枢"的抑制，引起交感神经系统兴奋，释放大量儿茶酚胺，使周围血管强烈收缩，血流阻力加大，大量血液由阻力较高的体循环转至阻力较低的肺循环，引起肺静脉高压，肺毛细血管压随之升高，跨肺毛细血管 Starling 力不平衡，液体由血管渗入至肺间质和肺泡内，最终形成急性肺水肿。延髓是发生神经源性肺水肿的关键神经中枢，交感神经的激发是产生肺高压及肺水肿的基本因素，而肺高压是神经源性肺水肿发生的重要机制。通过给予交感神经阻断剂和肾上腺素 α 受体阻滞剂均可降低或避免神经源性肺水肿的发生。

(三)液体负荷过重

围术期输血补液过快或输液过量，使右心负荷增加。当输入胶体液达血浆容量的 25％时，心排血量可增多至 300％。若患者伴有急性心力衰竭，虽通过交感神经兴奋维持心排血量，但神经性静脉舒张作用减弱，对肺血管压力和容量的骤增已经起不到有效的调节作用，导致肺组织间隙水肿。

大量输注晶体液，使血管内胶体渗透压下降，增加液体从血管的滤出，聚集到肺组织间隙中，易致心、肾功能不全、静脉压增高或淋巴循环障碍患者发生肺水肿。

(四)复张性肺水肿

复张性肺水肿是各种原因所致肺萎陷后，在肺复张时或复张后 24 小时内发生的急性肺水肿。一般认为与多种因素有关，如负压抽吸迅速排出大量胸膜积液、大量气胸所致的突然肺复张,均可造成单侧性肺水肿。

临床上多见于气胸或胸腔积液3个月后出现进行性快速肺复张,1小时后可表现为肺水肿的临床症状,50％的肺水肿发生在50岁以上老年人。水肿液的形成遵循Starling公式。复张性肺水肿发生时,肺动脉压和PCWP正常,水肿液蛋白浓度与血浆蛋白浓度的比值＞0.7,说明存在肺毛细血管通透性增加。肺萎陷越久,复张速度越快,胸膜腔负压越大,越易发生肺水肿。

肺复张性肺水肿的病理生理机制可能如下:①肺泡长期萎缩,使Ⅱ型肺细胞代谢障碍,肺泡表面活性物质减少,肺泡表面张力增加,使肺毛细血管内液体向肺泡内滤出。②肺组织长期缺氧,使肺毛细血管内皮和肺泡上皮的完整性受损,通透性增加。③使用负压吸引设备,突然增加胸内负压,使复张肺的毛细血管压力与血流量增加,作用于已受损的毛细血管,使管壁内外的压力差增大;机械性力量使肺毛细血管内皮间隙孔变形,间隙增大,促使血管内液和血浆蛋白流入肺组织间隙。④在声门紧闭的情况下用力吸气,负压峰值可超-5.0 kPa(-50 cmH$_2$O),如负的胸膜腔内压传至肺间质,增加肺毛细血管和肺间质静水压之差,则增加肺循环液体的渗出。⑤肺的快速复张引起胸膜腔内压急剧改变,肺血流增加而压力升高,并产生高的直线血流速度,加大了血管内和间质的压差。当其超过一定阈值时,液体进入间质和肺泡形成肺水肿。

(五)高原性肺水肿

高原性肺水肿是一种由低地急速进入海拔3 000 m以上地区的常见病,主要表现为发绀、心率增快、心排血量增多或减少、体循环阻力增加和心肌受损。其发病因素是多方面的,如缺氧性肺血管收缩、肺动脉高压、高原性脑水肿、全身和肺组织生化改变。肺代偿功能异常和心功能减退是造成重度低氧血症的直接原因。高原性肺水肿为高蛋白渗出性肺水肿,炎性介质是毛细血管增加的主要原因。

(六)通透性肺水肿

通透性肺水肿指肺水和血浆蛋白均通过肺毛细血管内间隙进入肺间质,肺淋巴液回流量增加,且淋巴液内蛋白含量亦明显增加,表明肺毛细血管内皮细胞功能失常。

1.感染性肺水肿

感染性肺水肿指继发于全身感染和(或)肺部感染的肺水肿,如革兰阴性杆菌感染所致的败血症和肺炎球菌性肺炎均可引起肺水肿,主要是通过增加肺毛细血管壁通透性所致。肺水肿亦可继发于病毒感染。流感病毒、水痘-带状疱疹病毒所致的病毒性肺炎均可引起肺水肿。

2.毒素吸入性肺水肿

毒素吸入性肺水肿指吸入有害性气体或毒物所致的肺水肿。有害性气体包括二氧化氮、氯、光气、氨、氟化物、二氧化硫等,毒物以有机磷农药最为常见。其病理生理如下:①有害性气体引起变态反应或直接损害,使肺毛细血管通透性增加,减少肺泡表面活性物质,并通过神经体液因素引起肺静脉收缩和淋巴管痉挛,使肺组织水分增加。②有机磷通过皮肤、呼吸道和消化道进入人体,与胆碱酯酶结合,抑制该酶的作用,使乙酰胆碱在体内积聚,导致支气管痉挛、分泌物增加、呼吸肌麻痹和呼吸中枢抑制,导致缺氧和肺毛细血管通透性增加。

3.淹溺性肺水肿

淹溺性肺水肿指淡水和海水淹溺所致的肺水肿。淡水为低渗性,被大量吸入后,很快通过肺泡-毛细血管膜进入血循环,导致肺组织的组织学损伤和全身血容量增加,肺泡-毛细血管膜损伤较重或左心代偿功能障碍时,诱发急性肺水肿。高渗性海水进入肺泡后,使得血管内大量水分进入肺泡引起肺水肿。肺水肿引起缺氧可加重肺泡上皮、毛细血管内皮细胞损害,增加毛细血管通透性,进一步加重肺水肿。

4.尿毒症性肺水肿

肾衰竭患者常伴肺水肿和纤维蛋白性胸膜炎。主要发病因素如下:①高血压所致左心衰竭;②少尿患者循环血容量增多;③血浆蛋白减少,血管内胶体渗透压降低,肺毛细血管静水压与胶体渗透压差距增大,促进肺水肿形成。

5.氧中毒性肺水肿

氧中毒性肺水肿指长时间吸入高浓度(>60%)氧引起肺组织损害所致的肺水肿。一般在常压下吸入纯氧12~24小时,高压下3~4小时即可发生氧中毒。氧中毒的损害以肺组织为主,表现为上皮细胞损害、肺泡表面活性物质减少、肺泡透明膜形成,引起肺泡和间质水肿,以及肺不张。其毒性作用是由于氧分子还原成水时所产生的中间产物自由基(如超氧阴离子、过氧化氢、羟自由基和单线态氧等)所致。正常时氧自由基为组织内抗氧化系统,如超氧化物歧化酶(SOD)、过氧化氢酶、谷胱甘肽氧化酶所清除。吸入高浓度氧,氧自由基形成加速,当其量超过组织抗氧化系统清除能力时,即可造成肺组织损伤,形成肺损伤。

(七)与麻醉相关的肺水肿

1.麻醉药过量

麻醉药过量引起肺水肿,可见于吗啡、美沙酮、急性巴比妥酸盐和海洛因中毒。发病机制可能与下列因素有关:①抑制呼吸中枢,引起严重缺氧,使肺毛细血管通透性增加,同时伴有肺动脉高压,产生急性肺水肿。②缺氧刺激下丘脑引起周围血管收缩,血液重新分布而致肺血容量增加。③海洛因所致肺水肿可能与神经源性发病机制有关。④个别患者的易感性或变态反应。

2.呼吸道梗阻

围术期喉痉挛常见于麻醉诱导期插管强烈刺激,亦见于术中神经牵拉反应,以及甲状腺手术因神经阻滞不全对气道的刺激。气道通畅时,胸腔内压对肺组织间隙压力的影响不大,但急性上呼吸道梗死时,用力吸气造成胸膜腔负压增加,几乎全部传导至血管周围间隙,促进血管内液进入肺组织间隙。上呼吸道梗阻时,患者处于挣扎状态,缺氧和交感神经活性极度亢进,可导致肺小动脉痉挛性收缩、肺小静脉收缩、肺毛细血管通透性增加。酸中毒又可增加对心脏做功的抑制,除非呼吸道梗阻解除,否则将形成恶性循环,加速肺水肿的发展。

3.误吸

围术期呕吐或胃内容物反流可引起吸入性肺炎和支气管痉挛,肺表面活性物质灭活和肺毛细血管内皮细胞受损,从而使液体渗出至肺组织间隙内,发生肺水肿。患者表现为发绀、心动过速、支气管痉挛和呼吸困难。肺组织损害的程度与胃内容物的pH直接相关,pH>2.5的胃液所致的损害要比pH<2.5者轻微得多。

4.肺过度膨胀

一侧肺不张使单肺通气,全部潮气量进入一侧肺内,导致肺过度充气膨胀,随之出现肺水肿,其机制可能与肺容量增加有关。

三、临床表现

发病早期,均先有肺间质性水肿,肺泡毛细血管间隔内的胶原纤维肿胀,刺激附近的肺毛细血管旁"J"感受器,反射性引起呼吸频率增快,促进肺淋巴液回流,同时表现为过度通气。

水肿液在肺泡周围积聚后,沿着肺动脉、静脉和小气道鞘延伸,在支气管堆积到一定程度,引起支气管狭窄,可出现呼气性啰音。患者常主诉胸闷、咳嗽,有呼吸困难、颈静脉曲张,听诊可闻及哮鸣音和少量湿啰音。若不及时发现和治疗,则继发为肺泡性肺水肿。

肺泡性肺水肿时,水肿液进入末梢细支气管和肺泡,当水肿液溢满肺泡后,出现典型的粉红色泡沫痰,液体充满肺泡后不能参与气体交换,通气/血流比值下降,引起低氧血症。插管患者可表现呼吸道阻力增大和发绀,经气管导管喷出或涌出大量的粉红色泡沫痰。

四、诊断

肺水肿发病早期多为间质性肺水肿,若未及时发现和治疗,可继发为肺泡性肺水肿,加重心肺功能紊乱,故应重视早期诊断和治疗。

肺水肿的诊断主要根据症状、体征和 X 线表现,一般并不困难。临床上同时测定 PCWP 和 πmv,πmv-PCWP 正常值为 (1.20 ± 0.2) kPa[(9.7 ± 1.7) mmHg],当 πmv-PCWP$\leqslant$0.5 kPa(4 mmHg)时,提示肺内肺水增多,有助于早期诊断。复张性肺水肿常伴有复张性低血压。

五、鉴别诊断

心源性肺水肿在肺间质和肺泡腔的渗出以红细胞为主。左心衰竭导致肺淤血。非心源性肺水肿在肺间质和肺泡腔的渗出以血浆内的一些蛋白、体液为主。肺泡-毛细血管膜的通透性增加,为漏出性肺水肿。

(一)心源性肺水肿

1.主要表现

常突然发作、高度气急、呼吸浅速、端坐呼吸、咳嗽、咳白色或粉红色泡沫痰、面色灰白、口唇及肢端发绀、大汗、烦躁不安、心悸、乏力等。

2.体征

体征包括双肺广泛水泡音和(或)哮鸣音、心率增快、心尖区奔马律及收缩期杂音、心界向左扩大,可有心律失常和交替脉,不同心脏病尚有相应体征和症状。

急性心源性肺水肿是一种严重的重症,必须分秒必争进行抢救,以免危及患者生命。具体急救措施包括:①非特异性治疗;②查出肺水肿的诱因并加以治疗;③识别及治疗肺水肿的基础心脏病变。

(二)非心源性肺水肿

1.主要表现

进行性加重的呼吸困难、端坐呼吸、大汗、发绀、咳粉红色泡沫痰。

2.体征

双肺可闻及广泛湿啰音,可先出现在双肺中下部,然后波及全肺。

3.X 线

早期可出现 Kerley 线,提示间质性肺水肿,进一步发展可出现肺泡肺水肿的表现。

肺毛细血管楔压(PCWP)用于鉴别心源性及非心源性肺水肿。前者 PCWP>1.6 kPa(12 mmHg),后者 PCWP$\leqslant$1.6 kPa(12 mmHg)。

六、治疗

治疗原则为病因治疗,是缓解和根本消除肺水肿的基本措施;维持气道通畅,充分供氧和机械通气治疗,纠正低氧血症;降低肺血管静水压,提高血浆胶体渗透压,改善肺毛细血管通透性;保持患者镇静,预防和控制感染。

(一)充分供氧和机械通气治疗

1.维持气道通畅

水肿液进入肺泡和细支气管后汇集至气管,使呼吸道阻塞,增加气道压,从气管喷出大量粉红色泡沫痰,即便用吸引器抽吸,水肿液仍大量涌出。采用去泡沫剂能提高水肿液清除效果。

2.充分供氧

轻度缺氧患者可用鼻导管给氧,每分钟6～8 L;重度低氧血症患者,行气管内插管,进行机械通气,同时保证呼吸道通畅。约85%的急性肺水肿患者须行短时间气管内插管。

3.间歇性正压通气

间歇性正压通气(IPPV)通过增加肺泡压和肺组织间隙压力,阻止肺毛细血管内液滤出;降低右心房充盈压,减少肺内血容量,缓解呼吸肌疲劳,降低组织氧耗量。常用的参数是潮气量8～10 mL/kg,呼吸频率12～14 次/分,吸气峰值压力应小于 4.0 kPa(30 mmHg)。

4.持续正压通气或呼气末正压通气

应用 IPPV,$FiO_2 > 0.6$ 仍不能提高 PaO_2,可用持续正压通气(CPAP)或呼气末正压通气(PEEP)。通过开放气道,扩张肺泡,增加功能残气量,改善肺顺应性以及通气/血流比值。合适的 PEEP 通常先从 0.5 kPa (5 cmH_2O)开始,逐步增加到 1.0～1.5 kPa(10～15 cmH_2O),其前提是对患者心排血量无明显影响。

(二)降低肺毛细血管静水压

1.增强心肌收缩力

急性肺水肿合并低血压时,病情更为险恶。应用适当的正性变力药物使左心室能在较低的充盈压下维持或增加心排血量,包括速效强心苷、拟肾上腺素药和能量合剂等。

强心苷药物表现为剂量相关性的心肌收缩力增强,同时可以降低房颤时的心率、延长舒张期充盈时间,使肺毛细血管平均压下降。强心药对高血压性心脏病、冠心病引起的左心衰竭所造成的急性肺水肿疗效明显。氨茶碱除增加心肌收缩力、降低后负荷外,还可舒张支气管平滑肌。

2.降低心脏前后负荷

当 CVP 为 1.5 kPa(15 cmH_2O),PCWP增高达 2.0 kPa(15 mmHg)时,应限制输液,同时静脉注射利尿药,如呋塞米、依他尼酸等。若不见效,可加倍剂量重复给药,尤其对心源性或输液过多引起的急性肺水肿,可迅速有效地从肾脏将液体排出体外,使肺毛细血管静水压下降,减少气道水肿液。使用利尿药时应注意补充氯化钾,并避免血容量过低。

吗啡解除焦虑、松弛呼吸道平滑肌,有利于改善通气,同时具有降低外周静脉张力、扩张小动脉的作用,减少回心血量,降低肺毛细血管静水压。一般静脉注射吗啡 5 mg,起效迅速,对高血压、二尖瓣狭窄等引起的肺水肿效果良好,应早期使用。在没有呼吸支持的患者,应严密监测呼吸功能,防止吗啡抑制呼吸。休克患者禁用吗啡。

东莨菪碱、山莨菪碱及阿托品对中毒性急性肺水肿疗效满意,该类药物具有较强的解除阻力血管及容量血管痉挛的作用,可降低心脏前后负荷,增加肺组织灌注量及冠状动脉血流,增加动脉血氧分压,同时还具有解除支气管痉挛、抑制支气管分泌过多液体、兴奋呼吸中枢及抑制大脑皮质活动的作用。

患者体位对回心血量有明显影响,取坐位或头高位有助于减少静脉回心血量、减轻肺淤血、降低呼吸做功和增加肺活量,但低血压和休克患者应取平卧位。

α受体阻滞剂可使全身及内脏血管扩张、回心血量减少,改善肺水肿。可用酚妥拉明 10 mg加入 5％葡萄糖溶液 100～200 mL 静脉滴注。硝普钠通过降低心脏后负荷改善肺水肿,但对二尖瓣狭窄引起者要慎用。

(三)镇静及感染的防治

1.镇静药物

咪达唑仑、丙泊酚具有较强的镇静作用,可减少患者的惊恐和焦虑,减轻呼吸急促,将急促而无效的呼吸调整为均匀有效的呼吸,减少呼吸做功。有利于通气治疗患者的呼吸与呼吸机同步,以改善通气。

2.预防和控制感染

感染性肺水肿继发于全身感染和(或)肺部感染所致的肺水肿,革兰阴性杆菌所致的败血症是引起肺水肿的主要原因。各种原因引起的肺水肿均应预防肺部感染,除加强护理外,应常规给予抗生素以预防肺部感染。常用的抗生素有氨基糖苷类抗生素、头孢菌素和氯霉素。

给予抗生素的同时,应用肾上腺皮质激素,可以预防毛细血管通透性增加,减轻炎症反应,促使水肿消退,并能刺激细胞代谢,促进肺泡表面活性物质产生,增强心肌收缩,降低外周血管阻力。

临床常用的药物有氢化可的松、地塞米松和泼尼松龙,通常在发病 24～48 小时用大剂量皮质激素。氢化可的松首次静脉注射 200～300 mg,24 小时用量可达 1 g;地塞米松首次用量可静脉注射 30～40 mg,随后每 6 小时静脉注射 10～20 mg,甲泼尼龙的剂量为 30 mg/kg 静脉注射,用药不宜超过 72 小时。

(四)复张性肺水肿的防治

防止跨肺泡压的急剧增大是预防肺复张性肺水肿的关键。行胸腔穿刺或引流复张时,应逐步减少胸内液气量,复张过程应在数小时以上,负压吸引不应超过 1.0 kPa(10 cmH$_2$O),每次抽液量不应超过 1 000 mL。

若患者出现持续性咳嗽,应立即停止抽吸或钳闭引流管,术中膨胀肺时,应注意潮气量和压力适中,主张采用双腔插管以免健侧肺过度扩张,肺复张后持续做一段时间的 PEEP,以保证复张过程中跨肺泡压差不致过大,防止复张后肺毛细血管渗漏的增加。

肺复张性肺水肿治疗的目的是维持患者足够的氧合和血流动力学的稳定。无症状者无须特殊处理,低氧血症较轻者予以吸氧,较重者则需气管内插管,应用 PEEP 及强心利尿剂和激素。向胸内注入 50～100 mL 气体、做肺动脉栓塞术均是可取的方法。在肺复张期间要避免输液过多、过快。

七、病情观察与评估

(1)监测生命体征,观察患者有无呼吸增快(频率可达 30～40 次/分)、心率增快、脉搏细速、血压升高或持续下降。

(2)观察有无皮肤发绀、湿冷、毛孔收缩、尿量减少等微循环灌注不足表现。

(3)观察患者有无咳粉红色泡沫痰等肺水肿特征性表现。

(4)心肺听诊有无干啰音或湿啰音。

八、护理措施

(一)体位

协助患者取坐位,双腿下垂。

(二)氧疗

遵医嘱予以吸氧 6～8 L/min,可于湿化瓶中加入 50％乙醇湿化,乙醇可使肺泡内泡沫表面张力降低而破裂、消散。若患者不能耐受,可降低乙醇浓度或间歇使用。病情严重者采用无创或有创机械通气。

(三)用药护理

1.镇静剂

常用吗啡皮下或静脉注射,注意观察患者有无呼吸抑制、心动过缓、血压下降。呼吸衰竭、昏迷、严重休克者禁用。

2.利尿剂

常用呋塞米静脉推注,观察患者有无腹胀、恶心、呕吐、心律失常;有无嗜睡、意识淡漠、肌痛性痉挛;有无烦躁或谵妄、呼吸浅慢、手足抽搐等低钾、低钠血症及低氯性碱中毒等电解质紊乱表现。准确记录 24 小时尿量,监测血钾变化和心律。

3.血管扩张剂

常用硝普钠和硝酸甘油静脉滴注或微量泵泵入。硝普钠现配现用,避光输注,控制速度,严密监测血压变化,根据血压调整剂量。

4.洋地黄制剂

常用毛花苷 C 0.2～0.4 mg 稀释后缓慢静脉推注,观察心率和节律变化,心率或脉搏<60 次/分时停止用药。当出现食欲减退、恶心、心悸、头痛、黄绿视、视物模糊、心律从规则变为不规则,或从不规则变为规则时可能是中毒反应,应立即停药并告知医师。

九、健康指导

(1)告知患者避免劳累、情绪激动等诱因。

(2)告知患者限制钠盐及液体摄入。

(3)告知患者疾病相关知识,如出现频繁咳嗽、气喘、咳粉红色泡沫痰时,立即取端坐位并及时就诊。

(商国华)

第八章　普外科护理

第一节　单纯性甲状腺肿

单纯性甲状腺肿又称非毒性甲状腺肿,是由非炎症和非肿瘤因素阻碍甲状腺激素合成而导致的甲状腺代偿性肿大。一般不伴有明显的甲状腺功能改变。病变早期,甲状腺为单纯弥漫性肿大,至后期呈多结节性肿大。

一、病因

单纯性甲状腺肿根据病因可分为以下三类。

(1)由于碘摄入不足,无法合成足够量的甲状腺素,反馈性地引起垂体促甲状腺激素分泌增高,导致甲状腺代偿性肿大。

(2)甲状腺素需要量增高:由于对甲状腺素的需要量增高,可发生轻度弥漫性甲状腺肿,叫作生理性甲状腺肿。

(3)甲状腺素合成和分泌的障碍:可由某些食物、药物引起,或先天性缺乏合成甲状腺素的酶导致甲状腺肿大,大多数患者甲状腺功能和基础代谢率正常。肿大的甲状腺和结节可对周围器官引起压迫。

二、病理

血中甲状腺素减少可反馈性引起垂体促甲状腺激素分泌增加,并刺激甲状腺增生和代偿性肿大。初期滤泡呈均匀性增生,形成弥漫性甲状腺肿,补碘后可恢复;病变若继续发展,腺体因不规则的增生或再生,逐渐形成单个或多个结节,称为结节性甲状腺肿,补碘后多不可恢复;至后期,腺体结节发生退行性变,形成囊肿和局部纤维化或钙化、出血,甚至可出现自主功能性结节、继发性甲状腺功能亢进症或恶变。

三、临床表现

本病多见于女性。一般无全身症状,主要表现为甲状腺不同程度的肿大和对周围器官引起的压迫症状。部分患者可继发甲状腺功能亢进症,也可发生恶变。

(一)甲状腺肿大

腺体肿大为渐进性,开始为弥漫性、对称性肿大,腺体表面平滑,质地柔软。此后一侧叶或双侧叶出现单个或多个大小不一、质地不一的无痛性结节,生长缓慢,可随吞咽上下活动。合并钙化者质地较硬。囊性变的结节可并发囊内出血,结节在短期内迅速增大,并出现疼痛。

(二)压迫症状

随着腺体增大,可出现对周围组织的压迫症状。

1.气管受压

气管受压可出现堵塞感、憋气及呼吸不畅,甚至出现呼吸困难;气管可狭窄、弯曲移位或软化。

2.食管受压

巨大的甲状腺可伸入气管和食管之间,压迫食管造成吞咽困难。

3.喉返神经受压

早期为声音嘶哑、痉挛性咳嗽,晚期可失声。此外静脉受压,引起喉黏膜水肿,也可使发声沙哑。

4.颈交感神经受压

同侧瞳孔扩大,严重者出现霍纳综合征(Horner 综合征),即眼球下陷、瞳孔变小、眼睑下垂。

5.静脉受压

腔静脉受压可引起上腔静脉综合征(单侧面部、颈部或上肢水肿);胸廓入口处狭窄可影响头、颈和上肢的静脉回流,当患者上臂举起时,阻塞表现加重,可发生晕厥;胸骨后甲状腺肿可压迫颈内静脉或上腔静脉,造成胸壁静脉曲张或皮肤瘀点,挤压肺部,造成肺扩张不全。

(三)继发甲状腺功能亢进症

部分患者可继发甲状腺功能亢进症,出现甲状腺功能亢进症的相关症状。

(四)恶变

部分结节可发生恶变,短期内出现无痛性增大,甚至出现颈淋巴结肿大。

四、诊断与鉴别诊断

(一)诊断

除通过临床表现外,还可结合相关辅助检查进行诊断。

1.实验室检查

(1)甲状腺功能基本正常,部分患者促甲状腺激素可略高。合并甲状腺功能亢进症者可出现三碘甲状腺原氨酸(T_3)、甲状腺素(T_4)增高。

(2)甲状腺球蛋白增高,为衡量碘缺乏的敏感指标。

(3)尿碘减少,一般低于 $100\ \mu g/L$。

2.影像学检查

(1)B超:结节性甲状腺肿多表现为甲状腺两侧叶不规则增大,可见大小不等的结节,结节多无包膜,内部回声不均。部分结节内可见囊性变、片状钙化灶等改变。

(2)放射性核素扫描:可评估甲状腺的功能状态,并对异位甲状腺肿的诊断也有帮助。结节性甲状腺肿多表现为温或凉结节,自主功能性结节表现为热结节。

(3)CT、MRI:有助于了解胸骨后甲状腺肿与邻近组织的关系及其与颈部甲状腺的延续情况。

3.细针穿刺细胞学检查

对可触及的甲状腺结节均可行穿刺细胞学检查,尤其是对疑为恶变者。必要时也可在B超引导下进行。

(二)鉴别诊断

主要考虑与以下疾病的鉴别。

1.甲状腺癌

甲状腺癌多表现为甲状腺内突然出现肿块或已存在的肿块突然增大,质硬而固定,表面不光滑。必要时行细针穿刺细胞学检查相鉴别。

2.甲状舌骨囊肿

甲状舌骨囊肿易与甲状腺峡部的结节相混,其特征为张口伸舌时可觉肿块回缩上提。

3.胸骨后甲状腺肿

有时不易与纵隔肿瘤鉴别,CT、MRI及放射性核素扫描对诊断有帮助。

五、预防

在流行地区,最常用、有效的方法是使用碘盐,常用剂量为每 $10\sim20$ kg 食盐中加入碘化钾或碘化钠 1.0 g。碘盐无法普及地区也可使用碘油肌内注射,有效期约为 3 年。

六、治疗

(1)青春发育期或妊娠期的生理性甲状腺肿,可以不给予药物治疗,也不需手术治疗,应多食含碘食物。

(2)对于 20 岁以前年轻人的弥漫性甲状腺肿者,可给予小剂量甲状腺素,以抑制促甲状腺激素的分泌。常用剂量为甲状腺素片每天 $60\sim120$ mg 或左甲状腺素每天 $50\sim100$ μg,持续 $3\sim6$ 个月。

(3)手术治疗:手术方式应根据结节多少、大小、分布而决定,一般可行甲状腺叶次全切除术或全切除术,也可行近全甲状腺切除术。

七、护理评估

(一)健康史

评估患者的年龄、性别、病因、症状、治疗用药情况、既往疾病史、家族史、居住环境及周围有无类似疾病者。

(二)身体状况

患者一般无明显症状,查体可见甲状腺轻度、中度肿大,表面平滑,质软,无压痛。重度肿大的甲状腺可出现压迫症状,如压迫气管可出现咳嗽、呼吸困难;压迫食管可引起吞咽困难;压迫喉返神经引起声音嘶哑;胸骨后甲状腺肿压迫上腔静脉可出现面部发绀、水肿、颈部与胸部浅静脉扩张。

(三)心理-社会评估

患者可因颈部增粗而出现自卑心理及挫折感;由于缺乏疾病的相关知识,而怀疑肿瘤或癌变产生焦虑,甚至恐惧心理。注意评估患者有无焦虑、抑郁、自卑、恐惧等不良心理反应,能否积极配合治疗。

八、主要护理诊断(问题)

(一)身体意象紊乱

身体意象紊乱与甲状腺肿大致颈部增粗有关。

(二)潜在并发症

呼吸困难、声音嘶哑、吞咽困难等。

九、护理目标

(1)患者的身体外观逐渐恢复正常。

(2)没有并发症的发生或发生后及时得到处理。

十、护理措施

(一)一般护理

适当休息,劳逸结合。指导患者多进食海带、紫菜等含碘丰富的食物,避免过多食用花生、萝卜等抑制甲状腺激素合成的食物。

(二)病情观察

观察患者甲状腺肿大的程度、质地,有无结节及压痛,颈部增粗的进展情况及有无局部压迫的表现。

(三)用药护理

1.补充碘剂

由于碘缺乏所致者,应补充碘剂,世界卫生组织推荐的成年人每天碘摄入量为 $150~\mu g$。在地方性甲状腺肿流行地区可采用碘化食盐防治。成年人,特别是结节性甲状腺肿患者,应避免大剂量碘治疗,以免诱发碘致性甲状腺功能亢进症。由于摄入致甲状腺肿物质所致者,停用后甲状腺肿一般可自行消失。碘剂补充应适量,以免碘过量引起自身免疫性甲状腺炎和甲状腺功能减退症。

2.甲状腺肿的护理

甲状腺肿大明显的患者,可采用干甲状腺片口服。指导患者遵医嘱准确服药,不能随意增减量。观察甲状腺素治疗的效果和不良反应。如患者出现心动过速、呼吸急促、怕热多汗、食欲亢进、腹泻等甲状腺功能亢进症表现时,应及时通知医师并进行相应的处理。

(四)手术护理

有甲状腺肿压迫症状时,应积极配合医师进行手术治疗。

1.术前护理

(1)心理护理:多与患者沟通,了解患者对所患甲状腺疾病的感知和认识。

(2)饮食护理:给予患者高热量、高蛋白和富含维生素的食物,并保证足够的液体入量。避免饮用浓茶、咖啡等刺激性饮料,戒烟、酒。

(3)完善术前检查:除全面的体格检查和必要的实验室检查外,还包括颈部 X 线及喉镜等,以了解气管是否受压软化以及声带功能是否受损。

2.术后护理

(1)病情观察:密切监测患者生命体征的变化,观察伤口渗血情况。如伤口渗血,及时更换浸湿的敷料,估计并记录出血量。有颈部引流管者,观察引流液的量和颜色,固定好引流管,避免其受压、打折和脱出。监测患者体温,如有发热,协助医师查明原因,并遵照医嘱采用物理或药物降温。

(2)体位:全麻清醒后可取半坐卧位,利于呼吸和切口引流。24 小时内减少颈部活动,减少出血。变更体位时,用手扶持头部,减轻疼痛。

(3)活动和咳痰:指导患者起身活动时可用手置于颈后以支撑头部。指导患者深呼吸、有效咳嗽。咳嗽时可护住伤口两侧,以减轻咳嗽时伤口的压力,减轻疼痛。

(4)饮食:麻醉清醒后,可选用冷流质饮食,减少局部充血,避免过热食物引起血管扩张出血,以后逐步过渡到半流食和软食。

(五)心理护理

患者可因颈部增粗而有自卑心理及挫折感;由于疾病相关知识的缺乏,而怀疑肿瘤或癌变产生焦虑、恐惧的心理。护理中应向患者阐明单纯性甲状腺肿的病因和防治知识,与患者一起讨论引起甲状腺肿大的原因,使患者认识到经补碘等治疗后甲状腺肿可逐渐缩小或消失,消除患者的自卑与挫折感,正确认识疾病;帮助患者进行恰当的修饰打扮,改善其自我形象,树立战胜疾病的信心;积极与患者家属沟通,使家属能够给予患者心理支持。

(六)健康指导

1.饮食指导

指导患者摄取含碘丰富的食物,并适当使用碘盐,以预防缺碘所致地方性甲状腺肿;避免摄入阻碍甲状腺激素合成的食物,如花生、菠菜、卷心菜、萝卜等。

2.用药指导

指导患者按医嘱服药,每天碘摄入量适当,必要时可用尿碘监测碘营养水平。当尿碘中位数为 $100 \sim 200 \ \mu g/L$ 时,是最适当的碘营养状态,当尿碘中位数大于 $300 \ \mu g/L$ 为碘过量。对需长期使用甲状腺制剂的患者,应告知其要坚持长期服药,以免停药后复发。教会患者观察药物疗效及不良反应。避免摄入阻碍甲状腺激素合成的药物,如碳酸锂、硫氰酸盐、保泰松等。

3.防治指导

在地方性甲状腺肿流行地区,开展宣传教育工作,指导患者补充碘盐,这是预防缺碘性地方性甲状腺肿最有效的措施。对青春发育期、妊娠期、哺乳期人群,应适当增加碘的摄入量。

十一、护理评价

(1)患者身体外观能逐渐恢复正常。

(2)没有并发症的发生或发生后及时得到处理。

十二、健康指导

(1)在甲状腺肿流行地区推广加碘食盐;告知患者碘的作用。

(2)拆线后适度练习颈部活动,防止瘢痕收缩。

(3)请按照医师开具的出院证明书上的要求进行复诊,如果出现伤口红、肿、热、痛,体温升高,抽搐等情况,及时到医院就诊。若发现颈部结节、肿块,及时治疗。

(徐娟娟)

第二节 甲状腺肿瘤

一、概念

甲状腺肿瘤主要包括甲状腺腺瘤和甲状腺癌。甲状腺腺瘤是最常见的甲状腺良性肿瘤,多见于40岁以下的女性。按形态学可分为滤泡状和乳头状囊性腺瘤两种。滤泡状甲状腺腺瘤较常见,腺瘤有完整的包膜。甲状腺癌是最常见的甲状腺恶性肿瘤,约占全身恶性肿瘤的1%。

二、相关病理生理

甲状腺是人体最大的内分泌腺体,位于甲状软骨下方、气管两旁,分左、右两叶,中央为峡部。甲状腺由两层被膜包裹:内层被膜叫甲状腺固有被膜,很薄,紧贴腺体并形成纤维束伸入到腺实质内;外层包绕并固定于气管和环状软骨上,可随吞咽动作上、下移动。两层被膜之间有疏松的结缔组织,甲状腺动、静脉,淋巴,神经和甲状旁腺。

甲状腺的血液供应十分丰富,主要来自两侧的甲状腺上、下动脉。甲状腺上、下动脉的分支之间,及其分支与咽喉部、气管和食管动脉的分支间,都有广泛的吻合、沟通,故手术结扎两侧甲状腺上、下动脉后,残留的腺体及甲状旁腺仍有足够的血液供应。甲状腺有三条主要的静脉,即甲状腺上、中、下静脉。甲状腺上、中静脉流入颈内静脉,甲状腺下静脉流入无名静脉。甲状腺的淋巴液汇入颈深部淋巴结。支配甲状腺的神经来自迷走神经,主要有喉返神经和喉上神经。喉返神经位于甲状腺背侧的气管食管沟内,支配声带运动;喉上神经的内支(感觉支)分布于喉黏膜上,外支(运动支)支配环甲肌,使声带紧张。

甲状腺的主要功能是合成、贮存和分泌甲状腺素。甲状腺素的主要作用是参与人体的物质和能量代谢,促进蛋白质、脂肪和碳水化合物的分解,促进人体生长发育和组织分化等。甲状腺功能的调节主要依靠丘脑-垂体-甲状腺轴控制系统和甲状腺自身进行调节。

甲状腺癌除髓样癌来源于滤泡旁降钙素分泌细胞外,其他均起源于滤泡上皮细胞。按肿瘤的病理类型可分为以下几种。①乳头状腺癌:约占成人甲状腺癌的70%和儿童甲状腺癌的全部,30～45岁女性多见,属低度恶性,可较早出现颈部淋巴结转移,但预后较好。②滤泡状腺癌:约占甲状腺癌的15%,50岁左右中年人多见,属中度恶性,可经血运转移至肺和骨,预后不如乳头状腺癌。③未分化癌:占甲状腺癌的5%～10%,多见于70岁左右老年人,属高度恶性,可早期发生颈部淋巴结转移,或侵犯喉返神经、气管、食管,并经血液转移至肺、骨等处,预后很差。④髓样癌:仅占甲状腺癌的7%,常有家族史,中度恶性,较早出现淋巴结转移,也可经血行转移至肺和骨,预后不如乳头状腺癌,但较未分化癌好。

三、病因与诱因

甲状腺肿瘤的病因与诱因尚不完全清楚,有研究表明与甲状腺的功能失调以及患者的情绪有关。

四、临床表现

(一)甲状腺腺瘤

大多数患者常在无意中或体检时发现颈部有圆形或椭圆形结节,多为单发。质稍硬,表面光滑,边界清楚,随吞咽可上下移动。腺瘤生长缓慢,当乳头状囊性腺瘤发生囊内出血时肿瘤可迅速增大,并伴有局部胀痛。

(二)甲状腺癌

腺体内出现单个、固定、表面凹凸不平、质硬的肿块是各型甲状腺癌的共同表现。随着肿物逐渐增大,肿块随吞咽上下移动度减少。晚期常压迫气管、食管或喉返神经而出现呼吸困难、吞咽困难和声音嘶哑;压迫颈交感神经节引起 Horner 综合征;颈丛浅支受侵时可有耳、枕、肩等部位的疼痛。髓样癌组织可产生激素样活性物质,如 5-羟色胺和降钙素,患者可出现腹泻、心悸、颜面潮红和血钙降低等症状。局部转移常在颈部出现硬而固定的淋巴结,远处转移多见于扁骨(颅骨、胸骨、椎骨、骨盆)和肺。

五、辅助检查

(一)实验室检查

除常规生化和三大常规外,测定甲状腺功能和血清降钙素有助于髓样癌的诊断。

(二)放射性^{131}I 或^{99m}Tc 扫描

甲状腺腺瘤多为温结节,若伴有囊内出血时可为冷结节或凉结节,边缘一般较清晰。甲状腺癌为冷结节,边缘一般较模糊。

(三)细胞学检查

细针穿刺结节并抽吸、涂片行病理学检查,确诊率可高达 80%。

(四)B 超检查

B 超可显示结节位置、大小、数量及与邻近组织的关系。

(五)X 线检查

颈部正侧位片,可了解有无气管移位或狭窄、肿块钙化及上纵隔增宽等。胸部及骨骼摄片可了解有无肺及骨转移。

六、治疗原则

(一)非手术治疗

未分化癌一般采用放疗。

(二)手术治疗

(1)因甲状腺腺瘤有 20%引起甲状腺功能亢进症和 10%发生恶变的可能,故原则上应早期手术治疗,即包括腺瘤的患侧甲状腺大部或部分切除术,术中行快速冰冻切片病理检查。

(2)除未分化癌外,其他类型甲状腺癌均应行甲状腺癌根治术,手术范围包括患侧甲状腺及峡部全切除、对侧大部切除,有淋巴结转移时应行同侧颈淋巴结清扫,并辅以核素、甲状腺素和外放射等治疗。

七、护理评估

(一)一般评估

1.健康史

患者一般资料,如年龄、性别;询问患者是否曾患有结节性甲状腺肿或伴有其他免疫系统疾病;了解有无家族史及既往史等。

2.生命体征(T、P、R、BP)

一般体温、脉搏、血压正常。少数患者有呼吸困难。

3.患者主诉

包块有无疼痛,睡眠状况,有无疲倦、乏力、咳嗽与心慌气短等症状。

4.相关记录

甲状腺肿块的大小、形状、质地、活动度,颈部淋巴结的情况,体重,饮食,皮肤等记录结果。

(二)身体评估

1.术前评估

了解甲状腺肿块的大小、形状、质地、活动度;肿块生长速度;颈部有无肿大淋巴结;患者有无呼吸困难、声音嘶哑、吞咽困难、Horner 综合征等;有无远处转移,如骨和肺的转移征象;腹泻、心悸、颜面潮红和血钙降低等症状。

2.术后评估

了解麻醉和手术方法、手术经过是否顺利、术中出血情况;了解术后生命体征、切口及引流情况等;观察是否出现呼吸困难和窒息、喉返神经损伤、喉上神经损伤和手足抽搐等并发症。

(三)心理-社会评估

(1)术前患者情绪是否稳定。

(2)患者是否了解甲状腺疾病的相关知识。

(3)患者能否掌握康复知识。

(4)了解患者的家庭经济承受能力等。

(四)辅助检查阳性结果评估

(1)了解放射性 ^{131}I 或 ^{99m}Tc 扫描结果,以判断温结节和冷结节。

(2)了解生化和三大常规、甲状腺功能和血清降钙素、B 超、X 线、心电图、细胞学等结果,判断是否有影响手术效果的因素存在。

(五)治疗效果的评估

1.非手术治疗评估要点

放疗后是否出现并发症,如放射性皮炎、骨髓抑制引起的白细胞减少等。

2.手术治疗评估要点

(1)术后患者的生命体征是否平稳;切口及引流情况;有无急性呼吸困难以及喉上神经或喉返神经损伤;有无甲状旁腺损伤等。

(2)根据病情、手术情况及术后病理检查结果,评估预后状况。

八、主要护理诊断(问题)

(一)焦虑
焦虑与担心肿瘤的性质、手术及预后有关。

(二)疼痛
疼痛与手术创伤、肿块压迫或肿块囊内出血有关。

(三)清理呼吸道无效
清理呼吸道无效与全麻未醒、手术刺激分泌物增多及切口疼痛有关。

(四)潜在并发症
1.窒息

窒息与全麻未醒、手术刺激分泌物增多误入气管有关。

2.呼吸困难

呼吸困难与术后出血压迫气管有关。

3.手足抽搐

手足抽搐与术中误切甲状旁腺,术后出现低血钙有关。

4.神经损伤

神经损伤与手术操作误伤神经有关。

九、主要护理措施

(一)术前护理
1.术前准备

(1)指导、督促患者练习手术时的体位:将软枕垫于肩部,保持头低位(过仰后伸位)。

(2)术前晚给予镇静类药物,保证患者充分休息和睡眠。

(3)若患者行颈部淋巴结清扫术,术前 1 天剃去其耳后毛发。

2.心理护理

让患者及家属了解所患肿瘤的性质,讲解有关知识,帮助患者以平和的心态接受手术。

3.床旁准备气管切开包

甲状腺手术,尤其行颈淋巴结清扫术者,床旁必须备气管切开包。肿块较大、长期压迫气管的患者,术后可能出现气管软化塌陷而引起窒息,或因术后出血引流不畅而淤积颈部,局部迅速肿胀,患者呼吸困难等都需立即配合医师行气管切开及床旁抢救或拆除切口缝线,清除血肿。

(二)术后护理
1.体位

取平卧位,血压平稳后给予半卧位。

2.饮食

麻醉清醒、病情平稳后,协助患者主动饮少量温水,若无不适,鼓励其进食流质,但不可过热,逐步过渡为半流质及软食。

3.病情观察

术后密切监测患者的生命体征,尤其是呼吸、脉搏变化;观察患者有无声音嘶哑、误吸、呛咳等症状;妥善固定颈部引流管,保持引流通畅,观察并记录引流液的量、颜色及性状;保持创面敷料清洁干燥,注意渗液流向肩背部,及时通知医师并配合处理。

(三)术后并发症的观察及护理

1.呼吸困难和窒息

多发生于术后 48 小时内,是术后最危急的并发症。表现为进行性呼吸困难、烦躁、发绀,甚至窒息;可有颈周肿胀、切口渗出鲜血等。常见原因和处理如下。

(1)切口内血肿压迫气管:立即拆线,敞开切口,清除血肿,如呼吸仍无改善则吸氧、气管切开,再急送手术室止血。

(2)喉头水肿:由于手术创伤、气管插管引起。先用激素静脉滴注,无效者行气管切开。

(3)痰液阻塞气道:有效吸痰。

(4)气管塌陷:气管壁长期受肿大的甲状腺压迫,气管软化所致。行气管切开术。

(5)双侧喉返神经损伤:气管切开。

2.喉返神经损伤

大多数是由于术中不慎将喉返神经切断、缝扎、钳夹或牵拉过度而致永久性或暂时性损伤;少数由于血肿或瘢痕组织压迫或牵拉而致。前者在术中立即出现症状,后者在术后数小时或数天才出现症状。切断、缝扎会引起永久性损伤,钳夹、牵拉过度、血肿压迫所引起的多数为暂时性,一般经 3～6 个月理疗可恢复或好转。单侧喉返神经损伤引起声音嘶哑,可由健侧声带过度地向患侧内收而代偿。双侧喉返神经损伤导致双侧声带麻痹,可引起失声、呼吸困难,甚至窒息,应立即行气管切开。

3.喉上神经损伤

喉上神经外支损伤可使环甲肌瘫痪,引起声带松弛、声调降低;内支损伤可使喉部黏膜感觉丧失,患者进食、特别是饮水时容易发生误咽、呛咳。应协助患者取坐位进半流质饮食,一般于术后数天可恢复正常。

4.手足抽搐

术中甲状旁腺被误切、挫伤或其血液供应受累可引起甲状旁腺功能低下,血钙降低,神经肌肉的应激性提高。症状一般出现在术后 1～2 天内,轻者面部、口唇或手足部针刺感、麻木感或强直感,2～3 周后症状消失。严重者面肌和手足持续性痉挛、疼痛,频繁发作,每次持续 10～20 分钟或更长,甚至可发生喉和膈肌痉挛,引起窒息死亡。

护理措施:①抽搐发作时,立即静脉注射 10％葡萄糖酸钙或 5％氯化钙 10～20 mL。②症状轻者,可口服葡萄糖酸钙或乳酸钙;症状重或长期不恢复者,加服维生素 D_3,以促进钙在肠道内的吸收。③每周测血钙和尿钙 1 次。④限制肉类、乳类和蛋类等高磷食品,多吃绿叶蔬菜、豆制品和海味等高钙低磷食物。

(四)健康教育

(1)指导患者头颈部活动练习,如头后仰及左右旋转运动,以促进颈部的功能恢复,防止切口瘢痕挛缩。颈淋巴结清扫术者,斜方肌可有不同程度损伤,切口愈合后还需进行肩关节的功能锻炼,持续至出院后 3 个月。

(2)指导患者遵医嘱服用甲状腺素片等药物替代治疗,以满足机体对甲状腺素的需要,抑制促甲状腺激素的分泌,预防肿瘤复发。

(3)出院后定期复诊,学会自行检查颈部。若出现颈部肿块或淋巴结肿大等应及时就诊。

十、护理效果评估

(1)患者焦虑程度是否减轻,情绪是否稳定。

(2)患者疼痛是否得到有效控制。

(3)患者生命体征平稳,有无发生并发症,或已发生的并发症是否得到及时诊治。

(4)患者能否保持呼吸道通畅。

(徐娟娟)

第三节　急性乳腺炎

一、疾病概述

(一)概念

急性乳腺炎是乳腺的急性化脓性感染。多发生于产后 3～4 周的哺乳期妇女,以初产妇最常见。主要致病菌为金黄色葡萄球菌,少数为链球菌。

(二)相关病理生理

急性乳腺炎开始时局部出现炎性肿块,数天后可形成单房或多房性的脓肿。表浅脓肿可向外破溃或破入乳管自乳头流出;深部脓肿不仅可向外破溃,也可向深部穿至乳房与胸肌间的疏松组织中,形成乳房后脓肿。感染严重者,还可并发脓毒血症。

(三)病因与诱因

病因主要有以下几种。

1.乳汁淤积

乳汁是细菌繁殖的理想培养基,引起乳汁淤积的主要原因有:①乳头发育不良(过小或凹陷)妨碍哺乳;②乳汁过多或婴儿吸乳过少导致乳汁不能完全排空;③乳管不通(脱落上皮或衣服纤维堵塞),影响乳汁排出。

2.细菌入侵

当乳头破损时,细菌沿淋巴管入侵是感染的主要途径。细菌也可直接侵入乳管,上行至腺小叶而致感染。细菌主要来自婴儿口腔、母亲乳头或周围皮肤。多数发生于初产妇,因其缺乏哺乳经验;也可发生于断奶时,6 个月以后的婴儿已经长牙,易致乳头损伤。

(四)临床表现

1.局部表现

初期患侧乳房红、肿、胀、痛,可有压痛性肿块,随病情发展症状进行性加重,数天后可形成单房或多房性的脓肿。脓肿表浅时局部皮肤可有波动感和疼痛,脓肿向深部发展可穿至乳房与胸肌间的疏松组织中,形成乳房后脓肿和腋窝脓肿,并出现患侧腋窝淋巴结肿大、压痛。局部表现可有个体差异,应用抗生素治疗的患者,局部症状可被掩盖。

2.全身表现

感染严重者,可并发败血症,出现寒战、高热、脉快、食欲减退、全身不适、白细胞增多等症状。

（五）辅助检查

1.实验室检查

白细胞计数及中性粒细胞比例增多。

2.B超检查

确定有无脓肿及脓肿的大小和位置。

3.诊断性穿刺

在乳房肿块波动最明显处或压痛最明显的区域穿刺，抽出脓液可确诊脓肿已经形成。脓液应做细菌培养和药敏试验。

（六）治疗原则

主要原则为控制感染，排空乳汁。脓肿形成以前以抗菌药治疗为主，脓肿形成后，需及时切开引流。

1.非手术治疗

（1）一般处理：①患乳停止哺乳，定时排空乳汁，消除乳汁淤积。②局部外敷，用25％硫酸镁湿敷，或采用中药蒲公英外敷，也可用物理疗法促进炎症吸收。

（2）全身抗菌治疗：原则为早期、足量应用抗生素。针对革兰阳性球菌有效的药物，如青霉素、头孢菌素等。由于抗生素可被分泌至乳汁，故避免使用对婴儿有不良影响的抗菌药，如四环素、氨基糖苷类、磺胺类和甲硝唑。如治疗后病情无明显改善，则应重复穿刺以了解有无脓肿形成，或根据脓液的细菌培养和药敏试验结果选用抗生素。

（3）中止乳汁分泌：患者治疗期间一般不停止哺乳，因停止哺乳不仅影响婴儿的喂养，且提供了乳汁淤积的机会。但患侧乳房应停止哺乳，并以吸乳器或手法按摩排出乳汁，局部热敷。若感染严重或脓肿引流后并发乳瘘（切口常出现乳汁）需回乳，常用方法：①口服溴隐亭 1.25 mg，每天 2 次，服用 7～14 天；或口服己烯雌酚 1～2 mg，每天 3 次，2～3 天。②肌内注射苯甲酸雌二醇，每次 2 mg，每天 1 次，至乳汁分泌停止。③中药炒麦芽，每天 60 mg，分 2 次煎服或芒硝外敷。

2.手术治疗

脓肿形成后切开引流。于压痛、波动最明显处先穿刺抽吸取得脓液后，于该处切开放置引流，脓液做细菌培养及药物敏感试验。脓肿切开引流时注意：①切口一般呈放射状，避免损伤乳管引起乳瘘；乳晕部脓肿沿乳晕边缘做弧形切口；乳房深部较大脓肿或乳房后脓肿，沿乳房下缘做弧形切口，经乳房后间隙引流。②分离多房脓肿的房间隔以利引流。③为保证引流通畅，引流条应放在脓腔最低部位，必要时另加切口作对口引流。

二、护理评估

（一）一般评估

1.生命体征

评估是否有体温升高，脉搏加快。急性乳腺炎患者通常有发热，可有低热或高热；发热时呼吸、脉搏加快。

2.患者主诉

询问患者是否为初产妇，有无乳腺炎、乳房肿块、乳头异常溢液等病史；询问有无乳头内陷；评估有无不良哺乳习惯，如婴儿含乳睡觉、乳头未每天清洁等；询问有无乳房胀痛，浑身发热、无力、寒战等症状。

3.相关记录

体温、脉搏、皮肤异常等记录结果。

(二)身体评估

1.视诊

乳房皮肤有无红、肿、破溃、流脓等异常情况;乳房皮肤红肿的开始时间、位置、范围、进展情况。

2.触诊

评估乳房乳汁淤积的位置、范围、程度及进展情况;乳房有无肿块,乳房皮下有无波动感,脓肿是否形成,脓肿形成的位置、大小。

(三)心理-社会评估

评估患者心理状况,是否担心婴儿喂养与发育、乳房功能及形态改变。

(四)辅助检查阳性结果评估

患者血常规检查示血白细胞计数及中性粒细胞比例升高提示有炎症的存在;根据 B 超检查的结果判断脓肿的大小及位置,诊断性穿刺后方可确诊脓肿形成;根据脓液的药物敏感试验选择抗生素。

(五)治疗效果的评估

1.非手术治疗评估要点

应用抗生素是否有效果,乳腺炎症是否得到控制,患者体温是否恢复正常;回乳措施是否起效,乳汁淤积情况有无改善,患者乳房肿胀疼痛有无减轻或加重;患者是否了解哺乳卫生和预防乳腺炎的知识,情绪是否稳定。

2.手术治疗评估要点

手术切开排脓是否彻底;伤口愈合情况是否良好。

三、主要护理诊断(问题)

(一)疼痛

疼痛与乳汁淤积、乳房急性炎症使乳房压力显著增加有关。

(二)体温过高

体温过高与乳腺急性化脓性感染有关。

(三)知识缺乏

知识缺乏与不了解乳房保健和正确哺乳知识有关。

(四)潜在并发症

乳瘘。

四、主要护理措施

(一)对症处理

定时测患者体温、脉搏、呼吸、血压,监测白细胞计数及分类变化,必要时做血培养及药物敏感试验。密切观察患者伤口敷料引流、渗液情况。

1.发热

高热者,给予冰袋、乙醇擦浴等物理降温措施,必要时遵医嘱应用解热镇痛药;脓肿切开引流后,保持引流通畅,定时更换切口敷料。

2.缓解疼痛

(1)患乳暂停哺乳,定时用吸乳器吸空乳汁。若乳房肿胀过大,不能使用吸乳器,应每天坚持用手揉挤乳房以排空乳汁,防止乳汁淤积。

(2)用乳罩托起肿大的乳房以减轻疼痛。

(3)疼痛严重时遵医嘱给予止痛药。

3.炎症

炎症已经发生:①消除乳汁淤积,用吸乳器吸出乳汁或用手顺乳管方向加压按摩,使乳管通畅。②局部热敷,每次 20～30 分钟,促进血液循环,利于炎症消散。

(二)饮食与运动

给予高蛋白、高维生素、低脂肪食物,保证足量水分摄入。注意休息,适当运动,劳逸结合。

(三)用药护理

遵医嘱早期使用抗菌药,根据药物敏感试验选择合适的抗菌药,注意评估患者有无药物不良反应。

(四)心理护理

观察了解患者心理状况,给予必要的疾病有关的知识宣教,抚慰其紧张急躁情绪。

(五)健康教育

1.保持乳头和乳晕清洁

每次哺乳前后清洁乳头,保持局部干燥清洁。

2.纠正乳头内陷

妊娠期每天挤捏、提拉乳头。

3.养成良好的哺乳习惯

定时哺乳,每次哺乳时让婴儿吸净乳汁,如有淤积及时用吸乳器或手法按摩排出乳汁;培养婴儿不含乳头睡眠的习惯;注意婴儿口腔卫生,及时治疗婴儿口腔炎症。

4.及时处理乳头破损

乳晕破损或皲裂时暂停哺乳,用吸乳器吸出乳汁哺乳婴儿;局部用温水清洁后涂以抗菌药软膏,待愈合后再行哺乳;症状严重时及时诊治。

五、护理效果评估

(1)患者的乳汁淤积情况有无改善,是否学会正确排出淤积乳汁的方法,是否坚持每天挤出已经淤积的乳汁,回乳措施是否产生效果,乳房胀痛有无逐渐减轻。

(2)患者乳房皮肤的红肿情况有无好转,乳房皮肤有无溃烂,乳房肿块有无消失或增大。

(3)患者应用抗生素后体温有无恢复正常,炎症有无消退,炎症有无进一步发展为脓肿。

(4)患者脓肿有无及时切开引流,伤口愈合情况是否良好。

(5)患者是否了解哺乳卫生和预防乳腺炎的知识,焦虑情绪是否改善。

(徐娟娟)

第四节 胆 囊 结 石

一、概述

胆囊结石是指原发于胆囊的结石,是胆石症中最多的一种疾病。近年来随着卫生条件的改善及饮食结构的变化,胆囊结石的发病率呈升高趋势,已高于胆管结石。胆囊结石以女性多见,男女之比为(1∶3)～(1∶4);其以胆固醇结石或以胆固醇为主要成分的混合性结石为主。少数结石可经胆囊管排入胆总管,大多数存留于胆囊内,且结石越聚越大,可呈多颗小米粒状,在胆囊内可存在数百粒小结石,也可呈单个巨大结石;有些终身无症状而在尸检中发现(静止性胆囊结石),大多数反复发作腹痛症状,一般小结石容易嵌入胆囊管发生阻塞引起胆绞痛症状,发生急性胆囊炎。

二、诊断

(一)症状

1.胆绞痛

胆绞痛是胆囊结石并发急性胆囊炎时的典型表现,多在进油腻食物后胆囊收缩,结合移位并嵌顿于胆囊颈部,胆囊压力升高后强力收缩而发生绞痛。小结石通过胆囊管或胆总管时可发生典型的胆绞痛,疼痛位于右上腹,呈阵发性,可向右肩背部放射,伴恶心、呕吐,呕吐物为胃内容物,吐后症状并不减轻。存留在胆囊内的大结石堵塞胆囊腔时并不引起典型的胆绞痛,故胆绞痛常反映结石在胆管内的移动。急性发作特别是坏疽性胆囊炎时还可出现高热、畏寒等显著的感染症状,严重病例由于炎性渗出或胆囊穿孔可引起局限性腹膜炎,从而出现腹膜刺激症状。胆囊结石一般无黄疸,但30%的患者因伴有胆管炎或肿大的胆囊压迫胆管,肝细胞损害时也可有一过性黄疸。

2.胃肠道症状

大多数慢性胆囊炎患者有不同程度的胃肠道功能紊乱,表现为右上腹隐痛不适、厌油、进食后上腹饱胀感,常被误认为"胃病"。有近半数的患者早期无症状,称为静止性胆囊结石,此类患者在长期随访中仍有部分出现腹痛等症状。

(二)体征

1.一般情况

无症状期间患者大多一般情况良好,少数急性胆囊炎患者在发作期可有黄疸,症状重时可有感染中毒症状。

2.腹部情况

如无急性发作,患者腹部常无明显异常体征,部分患者右上腹可有深压痛;急性胆囊炎患者可有右上腹饱满、呼吸运动受限、右上腹触痛及肌紧张等局限性腹膜炎体征,Murphy征阳性。有1/3～1/2的急性胆囊炎患者,在右上腹可扪及肿大的胆囊或由胆囊与大网膜粘连形成的炎性肿块。

(三)检查

1.化验检查

胆囊结石合并急性胆囊炎有血液白细胞计数升高,少数患者谷丙转氨酶也升高。

2.B超检查

B超检查简单易行,价格低廉,且不受胆囊大小、功能、胆管梗阻或结石含钙多少的影响,诊断正确率可达96%,是首选的检查手段。典型声像特征是胆囊腔内有强回声光团并伴声影,改变体位时光团可移动。

3.胆囊造影

能显示胆囊的大小及形态并了解胆囊收缩功能,但易受胃肠道功能、肝功能及胆囊管梗阻的影响,应用很少。

4.X线检查

腹部X线平片对胆囊结石的显示率为10%~15%。

5.十二指肠引流

有无胆汁可确定是否有胆囊管梗阻,胆汁中出现胆固醇结晶提示结石存在,但此项检查目前已很少用。

6.CT、MRI、ERCP、PTC检查

在B超不能确诊或者怀疑有肝内胆管、肝外胆管结石或胆囊结石术后多年复发又疑有胆管结石者,可酌情选用其中某一项或几项诊断方法。

(四)诊断要点

1.症状

20%~40%的胆囊结石可终身无症状,称"静止性胆囊结石"。有症状的胆囊结石的主要临床表现:进食后,特别是进油腻食物后,出现上腹部或右上腹部隐痛不适,饱胀,伴嗳气、呃逆等。

2.胆绞痛

胆囊结石的典型表现,疼痛位于上腹部或右上腹部,呈阵发性,可向肩胛部和背部放射,多伴恶心、呕吐。

3.Mirizzi综合征

持续嵌顿和压迫胆囊壶腹部和颈部的较大结石,可引起肝总管狭窄或胆囊管瘘,及反复发作的胆囊炎、胆管炎及梗阻性黄疸,称Mirizzi综合征。

4.Murphy征

右上腹部局限性压痛、肌紧张,阳性。

5.B超检查

胆囊暗区有一个或多个强回声光团,并伴声影。

(五)鉴别诊断

1.肾绞痛

胆绞痛需与肾绞痛相鉴别,后者疼痛部位在腰部,疼痛向外生殖器放射,伴有血尿,可有尿路刺激症状。

2.胆囊非结石性疾病

胆囊良、恶性肿瘤、胆囊息肉样病变等,B超、CT等影像学检查可提供鉴别线索。

3.胆总管结石

可表现为高热、黄疸、腹痛,超声等影像学检查可以鉴别,但有时胆囊结石可与胆总管结石并存。

4.消化性溃疡性穿孔

多有溃疡病史,腹痛发作突然并很快波及全腹,腹壁呈板状强直,腹部 X 线平片可见膈下游离气体。较小的十二指肠穿孔,或穿孔后很快被网膜包裹,形成一个局限性炎性病灶时,易与急性胆囊炎混淆。

5.内科疾病

一些内科疾病如肾盂肾炎、右侧胸膜炎、肺炎等,亦可发生右上腹疼痛症状,若注意分析,不难获得正确的诊断。

三、治疗

(一)一般治疗

饮食宜清淡,防止急性发作,对无症状的胆囊结石应定期 B 超随诊;伴急性炎症者宜进食,注意维持水、电解质平衡,并静脉应用抗生素。

(二)药物治疗

溶石疗法服用鹅去氧胆酸或熊去氧胆酸对胆固醇结石有一定溶解效果,主要用于胆固醇结石。但此种药物有肝毒性,服药时间长,反应大,价格贵,停药后结石易复发。其适应证为胆囊结石直径在 2 cm 以下;结石为含钙少的 X 线能够透过的结石;胆囊管通畅;患者的肝脏功能正常,无明显的慢性腹泻史。目前多主张采取熊去氧胆酸单用或与鹅去氧胆酸合用,不主张单用鹅去氧胆酸。鹅去氧胆酸总量为 15 mg/(kg·d),分次口服。熊去氧胆酸为 8～10 mg/(kg·d),分餐后或晚餐后 2 次口服。疗程 1～2 年。

(三)手术治疗

对于无症状的静止胆囊结石,一般认为无须施行手术切除胆囊。但有下列情况时,应进行手术治疗:①胆囊造影胆囊不显影;②结石直径超过 2～3 cm;③并发糖尿病且在糖尿病已控制时;④老年人或有心肺功能障碍者。

腹腔镜胆囊切除术适于无上腹创伤及手术史者,无急性胆管炎、胰腺炎和腹膜炎及腹腔脓肿的患者。对并发胆总管结石的患者应同时行胆总管探查术。

1.术前准备

择期胆囊切除术后引起死亡的最常见原因是心血管疾病。这强调了详细询问病史发现心绞痛和仔细进行心电图检查注意有无心肌缺血或以往心肌梗死证据的重要性。此外还应寻找脑血管疾病特别是一过性缺血发作的症状。若病史阳性或有问题时应做非侵入性颈动脉血流检查。此时对择期胆囊切除术应当延期,按照指征在冠状动脉架桥或颈动脉重新恢复血管流通后施行。除心血管病外,引起择期胆囊切除术后第 2 位的死亡原因是肝胆疾病,主要是肝硬化。除术中出血外,还可发生肝衰竭和败血症。自从在特别挑选的患者中应用预防性措施以来,择期胆囊切除术后感染中毒性并发症的发生率已有显著下降。慢性胆囊炎患者胆汁内的细菌滋生率占10%～15%;而在急性胆囊炎消退期患者中则高达 50%。细菌菌种为肠道菌如大肠埃希菌、产气克雷伯杆菌和粪链球菌,其次也可见到产气荚膜杆菌、类杆菌和变形杆菌等。胆管内细菌的发生率随年龄而增长,故主张年龄在 60 岁以上、曾有过急性胆囊炎发作刚恢复的患者,术前应预防性使用抗生素。

2.手术治疗

对有症状胆石症已成定论的治疗是腹腔镜胆囊切除术。虽然此技术的常规应用时间尚短，但是其结果十分突出，以致仅在不能施行腹腔镜手术或手术不安全时，才选用开腹胆囊切除术，包括无法安全地进入腹腔完成气腹，或者由于腹内粘连，或者解剖异常不能安全地暴露胆囊等。外科医师在遇到胆囊和胆管解剖不清及遇到止血或胆汁渗漏而不能满意地控制时，应当及时中转开腹。目前，中转开腹率在 5% 以下。

(四)其他治疗

体外震波碎石适用于胆囊内胆固醇结石，直径不超过 3 cm，且胆囊具有收缩功能。治疗后部分患者可发生急性胆囊炎或结石碎片进入胆总管而引起胆绞痛和急性胆管炎，此外碎石后仍不能防止结石的复发。因并发症多，疗效差，现已基本不用。

四、护理

(一)术前护理

1.饮食

指导患者选用低脂肪、高蛋白质、高糖饮食。因为脂肪饮食可促进胆囊收缩排出胆汁，加剧疼痛。

2.术前用药

严重的胆石症发作性疼痛可使用镇痛剂和解痉剂，但应避免使用吗啡，因吗啡有收缩胆总管的作用，可加重病情。

3.病情观察

应注意观察胆石症急性发作患者的体温、脉搏、呼吸、血压、尿量及腹痛情况，及时发现有无感染性休克征兆。注意患者皮肤有无黄染及粪便颜色变化，以确定有无胆管梗阻。

(二)术后护理

1.症状观察及护理

定时监测患者生命体征的变化，注意有无血压下降、体温升高及尿量减少等全身中毒症状，及时补充液体，保持出入量平衡。

2.T 型管护理

胆总管切开放置 T 型管的目的是引流胆汁，使胆管减压：①T 型管应妥善固定，防止扭曲、脱落；②保持 T 型管无菌，每天更换引流袋，下地活动时引流袋应低于胆囊水平，避免胆汁回流；③观察并记录每天胆汁引流量、颜色及性质，防止胆汁淤积引起感染；④拔管：如果 T 型管引流通畅，胆汁色淡黄、清澄、无沉渣且无腹痛无发热等症状，术后 10～14 天可夹闭管道。开始每天夹闭 2～3 小时，无不适可逐渐延长时间，直至全日夹管。在此过程中要观察患者有无体温增高、腹痛、恶心、呕吐及黄疸等。经 T 型管造影显示胆管通畅后，再引流 2～3 天，及时排出造影剂。经观察无特殊反应，可拔除 T 型管。

(三)健康指导

(1)进少油腻、高维生素、低脂饮食。烹调方式以蒸煮为宜，少吃油炸类的食物。

(2)适当体育锻炼，提高机体抵抗力。

(徐娟娟)

第五节 胆 囊 炎

胆囊炎是最常见的胆囊疾病,常与胆石症同时存在。女性多于男性。胆囊炎分为急性和慢性两种。

一、临床表现

急性胆囊炎可出现右上腹撑胀疼痛,体位改变和呼吸时疼痛加剧,右肩或后背部放射性疼痛,高热,寒战,并可有恶心,呕吐。慢性胆囊炎,常出现消化不良,上腹不适或钝疼,可有恶心,腹胀及嗳气,进食油腻食物后加剧。

胆囊炎并发胆石症者,结石嵌顿时,可引起穿孔,导致腹膜炎,疼痛加重,甚至出现中毒性休克或衰竭。胆囊炎胆石症可加重或诱发冠心病,引起心肌缺血性改变。专家认为:胆囊结石是诱发胆囊癌的重要因素之一。胆囊炎胆石症常可引起胰腺炎,由胆管疾病引起的急性胰腺炎约占 50%。

二、治疗

(1)无症状的胆囊结石根据结石大小数目,胆囊壁病变确定是否手术及手术时机。应择期行胆囊切除术,有条件医院应用腹腔镜行胆囊切除术。

(2)有症状的胆囊结石用开放法或腹腔镜方法。

(3)胆囊结石伴有并发症时,如急性、胆囊积液或积脓,急性胆石性胰腺炎胆管结石或胆管炎,应即刻行胆囊切除术。

三、护理

(一)术前护理

(1)按一般外科术前常规护理。

(2)低脂饮食。

(3)急性期应给予静脉输液,以纠正电解质紊乱,输血或血浆,以改善全身情况。

(4)患者如有中毒性休克表现,应先补足血容量,用升压药等纠正休克,待病情好转后手术治疗。

(5)黄疸严重者,有皮肤瘙痒,做好皮肤护理,防止瘙痒时皮肤破损,出现皮肤感染,同时注意黄疸患者,由于胆管内胆盐缺乏,维生素 K 吸收障碍,容易引起凝血功能障碍,术前应注射维生素 K。出现高热者,按高热护理常规护理。

(6)协助医师做好各项检查,如肝功能、心电图、凝血酶原时间测定、超声、胆囊造影等,肝功能损害严重者应给予保肝治疗。

(7)需做胆总管与胆管吻合术时,应做胆管准备。

(8)手术前一日晚餐禁食,术晨按医嘱留置胃管,抽尽胃液。

（二）术后护理

（1）按一般外科手术后护理常规及麻醉后护理常规护理。

（2）血压平稳后改为半坐卧位，以利于引流。

（3）禁食期间，给予静脉输液。维持水电解质平衡。

（4）停留胃管，保持胃管通畅，观察引流液性质并记录量，术后 2～3 天肠蠕动恢复正常，可拔除胃管，进食流质，以后逐渐改为低脂半流，注意患者进食后反应。

（5）注意腹部伤口渗液，如渗液多应及时更换敷料。

（6）停留 T 管引流，保持胆管引流管通畅，并记录 24 小时引流量及性质。

（7）引流管停留时间长，引流量多者，要注意患者饮食及消化功能，食欲差者，可口服去氧胆酸、胰酶片或中药。

（8）胆总管内有残存结石或泥沙样结石，术后两周可行 T 管冲洗。

（9）防止 T 型管脱落，除手术时要固定牢靠外，应将 T 型管用别针固定于腹带上。

（10）防止逆行感染。T 型管引流所接的消毒引流瓶（袋）每周更换两次，更换引流袋要在无菌操作下进行。腹壁引流伤口每天更换敷料一次。

（11）注意水电解质平衡，注意有无低钾、低钠症状出现，注意黄疸消退情况。

（12）拔 T 型管指征及注意事项：一般术后 10～14 天，患者无发热、无腹痛、大便颜色正常，黄疸消退，胆汁引流量逐日减少至 50 mL 以下，胆汁颜色正常，呈金黄色、澄清时，用低浓度的胆影葡胺作 T 型管造影，以了解胆管远端是否通畅，如通畅可试行钳夹 T 型管或提高 T 型管距离腋后线 10～20 mL，如有上腹胀痛、发热、黄疸加深等情况出现，说明胆管下端仍有梗阻，应即开放引流管，继续引流，如钳夹 T 型管 48 小时后无任何不适，方可拔管。拔管后 1～2 天可有少量胆汁溢出，应及时更换敷料，如有大量胆汁外溢应报告医师处理。拔管后还应观察患者食欲及腹胀、腹痛、黄疸、体温和大便情况。

（徐娟娟）

第六节　急性胰腺炎

一、病因

（一）梗阻因素

梗阻是最常见原因。常见于胆总管结石，胆管蛔虫症，Oddi 括约肌水肿和痉挛等引起的胆管梗阻及胰管结石、肿瘤导致的胰管梗阻。

（二）乙醇中毒

乙醇引起 Oddi 括约肌痉挛，使胰管引流不畅、压力升高。同时乙醇刺激胃酸分泌，胃酸又刺激促胰液素和缩胆囊素分泌增多，促使胰腺外分泌增加。

（三）暴饮暴食

尤其是高蛋白、高脂肪食物、过量饮酒可刺激胰腺大量分泌，胃肠道功能紊乱，或因剧烈呕吐导致十二指肠内压骤增，十二指肠液反流，共同通道受阻。

（四）感染因素

腮腺炎病毒、肝炎病毒、伤寒杆菌等经血流、淋巴进入胰腺所致。

（五）损伤或手术

胃胆管手术或胰腺外伤、内镜逆行胰管造影等因素可直接或间接损伤胰腺,导致胰腺缺血、Oddi括约肌痉挛或刺激迷走神经,使胃酸、胰液分泌增加亦可导致发病。

（六）其他因素

内分泌或代谢性疾病,如高脂血症、高钙血症等,某些药物如利尿剂,吲哚美辛、硫唑嘌呤等均可损害胰腺。

二、病理生理

根据病理改变可分为水肿性胰腺炎和出血坏死性胰腺炎两种。基本病理改变是水肿、出血和坏死,严重者可并发休克、化脓性感染及多脏器衰竭。

三、临床表现

（一）腹痛

大多为突然发作,常在饱餐后或饮酒后发病。多为全上腹持续剧烈疼痛伴有阵发性加重,向腰背部放射,疼痛与病变部位有关。胰头部以右上腹痛为主,向右肩部放射;胰尾部以左上腹为主,向左肩放射;累及全胰则呈束带状腰背疼痛。重型患者腹痛延续时间较长,由于渗出液扩散,腹痛可弥散至全腹,并有麻痹性肠梗阻现象。

（二）恶心、呕吐

早期为反射性频繁呕吐,多为胃十二指肠内容物,后期因肠麻痹或肠梗阻可呕吐小肠内容物。呕吐后腹胀不缓解为其特点。

（三）发热

发热与病变程度相一致。重型胰腺炎继发感染或合并胆管感染时可持续高热,如持续高热不退则提示合并感染或并发胰周脓肿。

（四）腹胀

腹胀是重型胰腺炎的重要体征之一,其原因是腹膜炎造成麻痹性肠梗阻所致。

（五）黄疸

黄疸多在胆源性胰腺炎时发生,严重者可合并肝细胞性黄疸。

（六）腹膜炎体征

水肿性胰腺炎时,压痛只局限于上腹部,常无明显肌紧张;出血性坏死性胰腺炎压痛明显,并有肌紧张和反跳痛,范围较广泛或波及全腹。

（七）休克

严重患者出现休克,表现为脉细速、血压降低、四肢厥冷、面色苍白等。有的患者以突然休克为主要表现,称为暴发性急性胰腺炎。

（八）皮下瘀斑

少数患者因胰酶及坏死组织液穿过筋膜与基层渗入腹壁下,可在季肋及腹部形成蓝棕色斑（Grey-turner征）或脐周皮肤青紫（Cullen征）。

四、辅助检查

(一)胰酶测定

1.血清淀粉酶

90％以上的患者血清淀粉酶升高,通常在发病后 3～4 小时后开始升高,12～24小时达到高峰,3～5 天恢复正常。

2.尿淀粉酶测定

通常在发病后 12 小时开始升高,24～48 小时达高峰,持续 5～7 天开始下降。

3.血清脂肪酶测定

在发病 24 小时升高至 1.5 康氏单位(正常值 0.5～1.0 U)。

(二)腹腔穿刺

穿刺液为血性浑浊液体,可见脂肪小滴,腹水淀粉酶较血清淀粉酶值高 3～8 倍。并发感染时呈脓性。

(三)B 超检查

B 超检查可见胰腺弥漫性均匀肿大,界限清晰,内有光点反射,但较稀少,若炎症消退,上述变化持续 1～2 周即可恢复正常。

(四)CT 检查

CT 扫描显示胰腺弥漫肿大,边缘不光滑,当胰腺出现坏死时可见胰腺上有低密度、不规则的透亮区。

五、临床分型

(一)水肿性胰腺炎(轻型)

患者主要表现为腹痛、恶心、呕吐、腹膜炎体征、血和尿淀粉酶增高,经治疗后短期内可好转,病死率低。

(二)出血坏死性胰腺炎(重型)

除上述症状、体征继续加重外,高热持续不退,黄疸加深,神志模糊和谵妄,高度腹胀,血性或脓性腹水,两侧腰部或脐下出现青紫瘀斑,胃肠出血、休克等。实验室检查:白细胞计数增多($>16\times10^9$/L),红细胞和血细胞比容降低,血糖升高(>11.1 mmol/L),血钙降低(<2.0 mmol/L),$PaO_2<8.0$ kPa(60 mmHg),血尿素氮或肌酐增高,酸中毒等。甚至出现急性肾衰竭、DIC、ARDS等,病死率较高。

六、治疗原则

(一)非手术治疗

急性胰腺炎大多采用非手术治疗:①严密观察病情;②减少胰液分泌,应用抑制或减少胰液分泌的药物;③解痉镇痛;④有效抗生素防治感染;⑤抗休克,纠正水电解质平衡失调;⑥抗胰酶疗法;⑦腹腔灌洗;⑧激素和中医中药治疗。

(二)手术治疗

1.目的

清除含有胰酶、毒性物质的坏死组织。

2.指征

采用非手术疗法无效者;诊断未明确而疑有腹腔脏器穿孔或肠坏死者;合并胆管疾病者;并发胰腺感染者。应考虑手术探查。

3.手术方式

有灌洗引流、坏死组织清除和规则性胰腺切除术、胆管探查,T 型管引流和胃造瘘、空肠造瘘术等。

七、护理措施

(一)非手术期间的护理

1.病情观察

严密观察神志,监测生命体征和腹部体征的变化,监测血气、凝血功能、血电解质变化,及早发现坏死性胰腺炎、休克和多器官衰竭。

2.维持正常呼吸功能

给予高浓度氧气吸入,必要时给予呼吸机辅助呼吸。

3.维护肾功能

详细记录每小时尿量、尿比重、液体出入量。

4.控制饮食、抑制胰腺分泌

对病情较轻者,可进少量清淡流质或半流质饮食,限制蛋白质摄入量,禁进脂肪。对病情较重或频繁呕吐者要禁食,行胃肠减压,遵医嘱给予抑制胰腺分泌的药物。

5.预防感染

对病情重或胆源性胰腺炎患者给予抗生素,为预防真菌感染,应加用抗真菌药物。

6.防治休克

维持水、电解质平衡,应早期迅速补充水电解质,血浆、全血。还应预防低钾血症,低钙血症,在疾病早期应注意观察,及时矫正。

7.心理护理

指导患者减轻疼痛的方法,解释各项治疗措施的意义。

(二)术后护理

1.术后各种引流管的护理

(1)熟练掌握各种管道的作用,将导管贴上标签后与引流装置正确连接,妥善固定,防止导管滑脱。

(2)分别观察记录各引流管的引流液性状、颜色、量。

(3)严格遵循无菌操作规程,定期更换引流装置。

(4)保持引流通畅,防止导管扭曲。重型患者常有血块、坏死组织脱落,容易造成引流管阻塞。如有阻塞可用无菌温生理盐水冲洗,帮患者经常更换体位,以利引流。

(5)冲洗液、灌洗液现用现配。

(6)拔管护理:当患者体温正常并稳定 10 天左右,白细胞计数正常,腹腔引流液少于 5 mL,每天引流液淀粉酶测定正常后可考虑拔管。拔管后要注意拔管处伤口有无渗漏,如有渗液应及时更换敷料。拔管处伤口可在 1 周左右愈合。

2.伤口护理

观察有无渗液、有无裂开,按时换药,并发胰外瘘时,要注意保持负压引流通畅,并用氧化锌糊剂保护瘘口周围皮肤。

3.营养支持治疗与护理

根据患者营养评定状况,计算需要量,制订计划。第一阶段,术前和术后早期,需抑制分泌功能,使胰腺处于休息状态,同时因胃肠道功能障碍,此时需完全胃肠外营养(TPN)2~3周。第二阶段,术后3周左右,病情稳定,肠道功能基本恢复,可通过空肠造瘘提供营养3~4周,称为肠道营养(TEN)。第三阶段,逐渐恢复经口进食,称为胃肠内营养(EN)。

4.并发症的观察与护理

(1)胰腺脓肿及腹腔脓肿:术后2周的患者出现高热、腹部肿块,应考虑其可能。一般均为腹腔引流不畅,胰腺坏死组织及渗出液局部积聚感染所致。非手术疗法无效时应手术引流。

(2)胰瘘:如观察到腹腔引流有无色透明腹腔液经常外漏,其中淀粉酶含量高,为胰液外漏所致,合并感染时引流液可显脓性。多数可逐渐自行愈合。

(3)肠瘘:主要表现为明显的腹膜刺激征,引流液中伴有粪渣。瘘管形成后用营养支持治疗。长期不愈者,应考虑手术治疗。

(4)假性胰腺囊肿:多数需手术行囊肿切除或内引流手术,少数患者经非手术治疗6个月可自行吸收。

(5)糖尿病:胰腺部分切除后,可引起内、外分泌缺失。注意观察血糖、尿糖的变化,根据化验报告补充胰岛素。

5.心理护理

由于病情重,术后引流管多,恢复时间长,患者易产生悲观急躁情绪,因此应关心体贴鼓励患者,帮助患者树立战胜疾病的信心,积极配合治疗。

八、健康教育

(1)饮食应少量多餐,注意食用富有营养易消化食物,避免暴饮暴食及酗酒。

(2)有胆管疾病、病毒感染者应积极治疗。

(3)告知会引发胰腺炎的药物种类,不得随意服药。

(4)有高糖血症,应遵医嘱口服降糖药或注射胰岛素,定时查血糖、尿糖,将血糖控制在稳定水平,防治各种并发症。

(5)出院4~6周,避免过度疲劳。

(6)门诊应定期随访。

(徐娟娟)

第七节　急性阑尾炎

急性阑尾炎是腹部外科最常见的疾病之一,是外科急腹症中最常见的疾病,其发病率约为1∶1 000。各年龄段(不满1岁至90岁,甚至90岁以上)的人及妊娠期妇女均可发病,但以青年最为多见。阑尾切除术也是外科最常施行的一种手术。急性阑尾炎临床表现变化较多,需要与许多腹腔内外疾病相鉴别。早期明确诊断,及时治疗,可使患者在短期内恢复健康。若延误诊治,则可能出现严重后果。因此对本病的处理须予以重视。

一、病因

阑尾管腔较细且系膜短,常使阑尾扭曲,内容物排出不畅,阑尾管腔内本来就有许多微生物,远侧又是盲端,很容易发生感染。一般认为急性阑尾炎是由下列几种因素综合而发生的。

(一)梗阻

梗阻为急性阑尾炎发病最常见的基本因素,常见的梗阻原因:①粪石和粪块等。②寄生虫,如蛔虫堵塞。③阑尾系膜过短,造成阑尾扭曲,引起部分梗阻。④阑尾壁的改变,以往发生过急性阑尾炎后,肠壁可以纤维化,使阑尾腔变小,亦可减弱阑尾的蠕动功能。

(二)细菌感染

阑尾炎的发生也可能是细菌直接感染的结果。细菌可通过直接侵入、经由血运或邻接感染等方式侵入阑尾壁,从而形成阑尾的感染和炎症。

(三)其他

与急性阑尾炎发病有关的因素还有饮食习惯、遗传因素和胃肠道功能障碍等。阑尾先天性畸形,如阑尾过长、过度扭曲、管腔细小、血供不佳等都是易于发生急性炎症的条件。胃肠道功能障碍(如腹泻、便秘等)引起内脏神经反射,导致阑尾肌肉和血管痉挛,当超过正常强度时,可致阑尾管腔狭窄、血供障碍、黏膜受损,细菌入侵而致急性炎症。

二、病理

根据急性阑尾炎的临床过程和病理解剖学变化,可将其分为四种病理类型,这些不同类型可以是急性阑尾炎在其病变发展过程中不同阶段的表现,也可能是不同的病因和发病原理所产生的直接结果。

(一)急性单纯性阑尾炎

阑尾轻度肿胀,浆膜表面充血。阑尾壁各层组织间均有炎性细胞浸润,以黏膜和黏膜下层为最著;黏膜上可能出现小的溃疡和出血点,阑尾腔内可能有少量渗出液,临床症状和全身反应也较轻,如能及时处理,其感染可以消退、炎症完全吸收,阑尾也可恢复正常。

(二)急性化脓性阑尾炎

阑尾明显肿胀,壁内有大量炎性细胞浸润,可形成大量大小不一的微小脓肿;浆膜高度充血并有较多脓性渗出物,作为肌体炎症防御、局限化的一种表现,常有大网膜下移、包绕部分或全部阑尾。此类阑尾炎的阑尾已有不同程度的组织破坏,即使经保守治疗恢复,阑尾壁仍可留有瘢痕挛缩,致阑尾腔狭窄,因此,日后炎症可反复发作。

(三)坏疽性及穿孔性阑尾炎

坏疽性及穿孔性阑尾炎是一种重型的阑尾炎。根据阑尾血运阻断的部位,坏死范围可仅限于阑尾的一部分或累及整个阑尾。阑尾管壁坏死或部分坏死,呈暗紫色或黑色。阑尾腔内积脓,且压力升高,阑尾壁血液循环障碍。穿孔部位多存阑尾根部和尖端。穿孔如未被包裹,感染继续扩散,则可引起急性弥漫性腹膜炎。

(四)阑尾周围脓肿

急性阑尾炎化脓坏疽或穿孔,如果此过程进展较慢,大网膜可移至右下腹部,将阑尾包裹并形成粘连,形成炎性肿块或阑尾周围脓肿。

阑尾穿孔并发弥漫性腹膜炎最为严重,常见于坏疽穿孔性阑尾炎,婴幼儿大网膜过短、妊娠期的子宫妨碍大网膜下移,故易于在阑尾穿孔后出现弥漫性腹膜炎。由于阑尾炎症严重,进展迅速,局部大网膜或肠袢粘连尚不足以局限之,故一旦穿孔,感染很快蔓及全腹腔。患者有全身性感染、中毒和脱水等现象,有全腹性的腹壁强直和触痛,并有肠麻痹的腹胀、呕吐等症状。若不经适当治疗,病死率很高;即使经过积极治疗后全身性感染获得控制,也常因发生盆腔脓肿、膈下脓肿或多发腹腔脓肿等并发症而需多次手术引流,甚至遗下腹腔窦道、肠瘘、粘连性肠梗阻等并发症而使病情复杂、病期迁延。

三、临床表现

急性阑尾炎不论其病因如何,亦不论其病理变化为单纯性、化脓性或坏疽性,在阑尾未穿孔、坏死或并有局部脓肿以前,临床表现大致相似。多数急性阑尾炎都有较典型的症状和体征。

(一)症状

一般表现在 3 个方面。

1.腹痛不适

腹痛不适是急性阑尾炎最常见的症状,约有 98% 急性阑尾炎患者以此为首发症状。典型的急性阑尾炎腹痛开始时多在上腹部或脐周围,有时为阵发性,并常有轻度恶心或呕吐;一般持续 6~36 小时(通常约12 小时)。当阑尾炎症涉及壁腹膜时,腹痛变为持续性并转移至右下腹部,疼痛加剧,不少患者伴有呕吐、发热等全身症状。此种转移性右下腹痛是急性阑尾炎的典型症状,70% 以上的患者具有此症状。该症状在临床诊断上有重要意义。但也应该指出不少患者其腹痛可能开始时即在右下腹,不一定有转移性腹痛,这可能与阑尾炎病理过程不同有关。没有明显管腔梗阻而直接发生的阑尾感染,腹痛可能一开始就是右下腹炎性持续性疼痛。异位阑尾炎在临床上虽同样也可有初期梗阻性、后期炎症性腹痛,但其最后腹痛所在部位因阑尾部位不同而异。

腹痛的轻重程度与阑尾炎的严重性之间并无直接关系。虽然腹痛的突然减轻一般显示阑尾腔的梗阻已解除或炎症在消退,但有时因阑尾腔内压过大或组织缺血坏死,神经末梢失去感受和传导能力,腹痛也可减轻;有时阑尾穿孔以后,由于腔内压随之减低,自觉的腹痛也可突然消失。故腹痛减轻,必须伴有体征消失,方可视为是病情好转的证据。

2.胃肠道症状

恶心、呕吐、便秘、腹泻等胃肠道症状是急性阑尾炎患者所常有的。呕吐是急性阑尾炎常见的症状,当阑尾管腔梗阻及炎症程度较重时更为突出。呕吐与发病前有无进食有关。阑尾炎发生于空腹时,往往仅有恶心;饱食后发生者多有呕吐;偶然于病程晚期亦见有恶心、呕吐者,则多由腹膜炎所致。食欲缺乏,不思饮食,则更为患者常见的现象。

当阑尾感染扩散至全腹时,恶心、呕吐可加重。其他胃肠道症状如食欲缺乏、便秘、腹泻等也偶可出现,腹泻多由于阑尾炎症扩散至盆腔内形成脓肿,刺激直肠而引起肠功能亢进,此时患者常有排便不畅、便次增多、里急后重及便中带黏液等症状。

3.全身反应

急性阑尾炎患者的全身症状一般并不显著。当阑尾化脓坏疽并有扩散性腹腔内感染时,可以出现明显的全身症状,如寒战、高热、反应迟钝或烦躁不安;当弥漫性腹膜炎严重时,可同时出现血容量不足与脓毒症表现,甚至有心、肺、肝、肾等生命器官功能障碍。

(二)体征

急性阑尾炎的体征在诊断上较自觉症状更具重要性。它的表现决定于阑尾的部位、位置的深浅和炎症的程度,常见的体征有下列几类。

1.患者体位

不少患者来诊时常见弯腰行走,且往往以双手按在右下腹部。在床上平卧时其右髋关节常呈屈曲位。

2.压痛和反跳痛

最主要和典型的是右下腹压痛,是诊断阑尾炎的重要依据,典型的压痛较局限,位于麦氏点(阑尾点)或其附近。无并发症的阑尾炎其压痛点比较局限,有时可以用一个手指在腹壁找到最明显压痛点;待出现腹膜炎时,压痛范围可变大,甚至全腹压痛,但压痛最剧点仍在阑尾部位。压痛点具有重大诊断价值,即使患者自觉腹痛尚在上腹部或脐周围,体检时往往已能发现在右下腹有明显的压痛点,常借此可获得早期诊断。

年老体弱、反应差的患者炎症有时即使很重,但压痛可能比较轻微,或必须深压才痛。压痛表明阑尾炎症的存在和其所在的部位,较转移性腹痛更具诊断意义。

反跳痛具有重要的诊断意义,体检时将压在局部的手突然松开,患者感到剧烈疼痛,更重于压痛。这是腹膜受到刺激的反应,可以更肯定局部炎症的存在。阑尾部位压痛与反跳痛的同时存在对诊断阑尾炎比单个存在更有价值。

3.右下腹肌紧张和强直

肌紧张是腹壁对炎症刺激的反应性痉挛,强直则是一种持续性不由自主地保护性腹肌收缩,都见于阑尾炎症已超出浆膜并侵及周围脏器或组织时。检查腹肌有无紧张和强直要求动作轻柔,患者情绪平静,以避免引起腹肌过度反应或痉挛,导致不正确结论。

4.疼痛试验

有些急性阑尾炎患者以下几种疼痛试验可能呈阳性,其主要原理是处于深部但有炎症的阑尾黏附于腰大肌或闭孔肌,在行以下各种试验时,局部受到明显刺激而出现疼痛。①结肠充气试验(Rovsing 征):深压患者左下腹部降结肠处,患者感到阑尾部位疼痛。②腰大肌试验:患者左侧卧,右腿伸直并过度后伸时阑尾部位出现疼痛。③闭孔内肌试验:患者屈右髋右膝并内旋时感到阑尾部位疼痛。④直肠内触痛:直肠指检时按压右前壁患者有疼痛感。

(三)化验

急性阑尾炎患者的血常规、尿常规检查有一定重要性。90%的患者常有白细胞计数增多,是临床诊断的重要依据,一般为(10～15)×10^9/L。随着炎症加重,白细胞可以增加,甚至可为20×10^9/L以上。但年老体弱或免疫功能受抑制的患者,白细胞数不一定增多,甚至反而下降。白细胞数增多常伴有核左移。急性阑尾炎患者的尿液检查一般无特殊改变,但对排除类似阑尾炎症状的泌尿系统疾病,如输尿管结石,常规检查尿液仍有必要。

四、诊断

多数急性阑尾炎的诊断以转移性右下腹痛或右下腹痛、阑尾部位压痛和白细胞升高三者为决定性依据。典型的急性阑尾炎(约占80%)均有上述症状、体征,易于据此作出诊断。对于临床表现不典型的患者,尚需考虑借助其他一些诊断手段,以作进一步肯定。

五、鉴别诊断

典型的急性阑尾炎一般诊断并不困难,但在另一部分病例,由于临床表现并不典型,诊断相当困难,有时甚至诊断错误,以致采用错误的治疗方法或延误治疗,产生严重并发症,甚至死亡。要与急性阑尾炎相鉴别的疾病很多,常见的为以下 3 类。

(一)内科疾病

临床上,不少内科疾病具有急腹症的临床表现,常被误诊为急性阑尾炎而施行不必要的手术探查,将无病变的阑尾切除,甚至危及患者生命,故诊断时必须慎重。常见的需要与急性阑尾炎鉴别的内科疾病有以下几种。

1.急性胃肠炎

一般急性胃肠炎患者发病前常有饮食不慎或食物不洁史。症状虽亦以腹痛、呕吐、腹泻三者为主,但通常以呕吐或腹泻较为突出,有时在腹痛之前即已有吐泻。急性阑尾炎患者即使有吐泻,一般也不严重,且多发生在腹痛以后。

急性胃肠炎的腹痛有时虽很剧烈,但其范围较广,部位较不固定,更无转移至右下腹的特点。

2.急性肠系膜淋巴结炎

本病多见于儿童,往往发生于上呼吸道感染之后。患者过去大多有同样腹痛史,且常在上呼吸道感染后发作。起病初期于腹痛开始前后往往即有高热,此与一般急性阑尾炎不同;腹痛初起时即位于右下腹,而无急性阑尾炎之典型腹痛转移史。其腹部触痛的范围亦较急性阑尾炎为广,部位亦较阑尾的位置高,并较靠近内侧。腹壁强直不甚明显,反跳痛亦不显著。Rovsing 征和肛门指检都是阴性。

3.Meckel 憩室炎

Meckel 憩室炎往往无转移性腹痛,局部压痛点也在阑尾点之内侧,多见于儿童,由于1/3Meckel憩室中有胃黏膜存在,患者可有黑便史。Meckel 憩室炎穿孔时成为外科疾病。临床上如诊断为急性阑尾炎而手术中发现阑尾正常者,应即检查末段回肠至少 100 cm,以视有无Meckel 憩室炎,免致遗漏而造成严重后果。

4.局限性回肠炎

典型局限性回肠炎不难与急性阑尾炎相区别。但不典型急性发作时,右下腹痛、压痛及白细胞升高与急性阑尾炎相似,必须通过细致临床观察,发现局限性回肠炎所致的部分肠梗阻的症状与体征(如阵发绞痛和可触及条状肿胀肠袢),方能鉴别。

5.心胸疾病

如右侧胸膜炎、右下肺炎和心包炎等均可有反射性右侧腹痛,甚至右侧腹肌反射性紧张等,但这些疾病以呼吸、循环系统功能改变为主,一般没有典型急性阑尾炎的转移性右下腹痛和压痛。

6.其他

如过敏性紫癜、铅中毒等,均可有腹痛,但腹软无压痛。详细的病史、体检和辅助检查可予以鉴别。

(二)外科疾病

1.胃十二指肠溃疡急性穿孔

本病为常见急腹症,发病突然,临床表现可与急性阑尾炎相似。溃疡病穿孔患者多数有慢性溃疡史,穿孔大多发生在溃疡病的急性发作期。溃疡穿孔所引起的腹痛,虽亦起于上腹部并可累及右下腹,但一般均迅速累及全腹,不像急性阑尾炎有局限于右下腹的趋势。腹痛发作极为突然,程度也颇剧烈,常可引致患者休克。体检时右下腹虽也有明显压痛,但上腹部溃疡穿孔部位一般仍为压痛最显著地方;腹肌的强直现象也特别显著,常呈"板样"强直。腹内因有游离气体存在,肝浊音界多有缩小或消失现象;X线透视如能确定膈下有积气,有助于诊断。

2.急性胆囊炎

总体上急性胆囊炎的症状与体征均以右上腹为主,常可扪及肿大和有压痛的胆囊,Murphy征阳性,辅以B超不难鉴别。

3.右侧输尿管结石

本病有时表现与阑尾炎相似。但输尿管结石以腰部酸痛或绞痛为主,可有向会阴部放射痛,右肾区叩击痛(+),肉眼或镜检尿液有大量红细胞,B超检查和肾、输尿管、膀胱X线片(KUB)可确诊。

(三)妇科疾病

1.右侧异位妊娠破裂

这是育龄妇女最易与急性阑尾炎相混淆的疾病,尤其是未婚怀孕女性,诊断时更要细致。异位妊娠患者常有月经过期或近期不规则史,在腹痛发生前,可有阴道不规则的出血史。其腹痛的发作极为突然,开始即在下腹部,并常伴有会阴部垂痛感觉。全身无炎症反应,但有不同程度的出血性休克症状。妇科检查常能发现阴道内有血液,子宫颈柔软而有明显触痛,一侧附件有肿大且具压痛;如阴道后穹隆或腹腔穿刺抽出新鲜不凝固血液,同时妊娠试验阳性可以确诊。

2.右侧卵巢囊肿扭转

本病可突然出现右下腹痛,囊肿绞窄坏死可刺激腹膜而致局部压痛,与急性阑尾炎相似。但急性扭转时疼痛剧烈而突然,坏死囊肿引起的局部压痛位置偏低,有时可扪到肿大的囊肿,都与阑尾炎不同,妇科双合诊或B超检查等可明确诊断。

3.其他

如急性盆腔炎、右侧附件炎、右侧卵巢滤泡或黄体破裂等,可通过病史、月经史、妇科检查、B超检查、后穹隆或腹腔穿刺等作出正确诊断。

六、治疗

手术切除是治疗急性阑尾炎的主要方法,但阑尾炎症的病理变化比较复杂,非手术治疗仍有其价值。

(一)非手术治疗

1.适应证

(1)患者一般情况差或因客观条件不允许,如合并严重心、肺功能障碍时,也可先行非手术治疗,但应密切观察病情变化。

(2)急性单纯性阑尾炎早期,药物治疗多有效,其炎症可吸收消退,阑尾能恢复正常,也可不再复发。

（3）当急性阑尾炎已被延误诊断超过 48 小时,病变局限,已形成炎性肿块,也应采用非手术治疗,待炎症消退,肿块吸收后,再考虑择期切除阑尾。当炎性肿块转成脓肿时,应先行脓肿切开引流,以后再进行择期阑尾切除术。

（4）急性阑尾炎诊断尚未明确,临床观察期间可采用非手术治疗。

2.方法

非手术治疗的内容和方法有卧床、禁食、静脉补充水、电解质和热量,同时应用有效抗生素及对症处理(如镇静、止痛、止吐等)。

（二）手术治疗

绝大多数急性阑尾炎诊断明确后均应采用手术治疗,以去除病灶、促进患者迅速恢复。但是急性阑尾炎的病理变化和患者条件常有不同,因此也要根据具体情况,对不同时期、不同阶段的患者采用不同的手术方式分别处理。

七、急救护理

（一）护理目标

（1）患者焦虑情绪明显好转配合治疗及护理。

（2）患者主诉疼痛明显缓解或消失。

（3）术后未发生相关并发症或并发症发生后能得到及时治疗与处理。

（二）护理措施

1.非手术治疗

（1）体位:取半卧位休息,以减轻疼痛。

（2）饮食:轻者可进流质,重症应禁食以减少肠蠕动,利于炎症局限。

（3）加强病情观察:定时测量生命体征,密切观察患者的腹部症状和体征,尤其注意腹痛的变化;观察期间禁用镇静止痛剂,如吗啡等,以免掩盖病情。

（4）避免增加肠内压力:禁服泻药及灌肠,以免肠蠕动加快,增高肠内压力,导致阑尾穿孔或炎症扩散。

（5）使用有效的抗生素控制感染。

（6）心理护理:耐心做好患者及家属的解释工作,减轻其焦虑和紧张情绪;向患者和家属介绍疾病相关知识,使之积极配合治疗和护理。

2.术后护理

（1）体位:患者全麻术后清醒或硬膜外麻醉平卧 6 小时后,血压平稳,采用半卧位,以减少腹壁张力,减轻切口疼痛,有利于呼吸和引流。

（2）饮食护理:患者术后禁食,禁食期间给予静脉补液。待肛门排气,肠蠕动恢复后,进流质饮食,逐渐向半流质和普食过渡。

（3）合理使用抗生素:术后遵医嘱及时正确使用抗生素,控制感染,防止并发症发生。

（4）早期活动:鼓励患者术后在床上活动,待麻醉反应消失后可起床活动,以促进肠蠕动恢复,防止肠粘连,增进血液循环,促进伤口愈合。

（5）切口的护理:①及时更换污染敷料,保持切口清洁、干燥。②密切观察切口愈合情况,及时发现出血及感染征象。

（6）引流管的护理:①妥善固定引流管和引流袋,防止引流管折叠、受压或牵拉而脱出,并减少牵拉引起的疼痛。②保持引流通畅,经常从近端至远端挤压引流管,防止血块或脓液堵塞。若发现引流液突然减少,应检查引流管有无脱落和堵塞。③观察并记录引流液的颜色、性状及量,准确记录24小时的引流量。当引流液量逐渐减少、颜色逐渐变淡至浆液性,患者体温及血常规正常,可考虑拔管。④每周更换引流袋2～3次。更换引流袋和敷料时,严格执行无菌操作,防止污染和避免引起逆行感染。

(7)术后并发症的观察及护理:①切口感染,阑尾切除术后最常见的并发症,多见于化脓性或穿孔性阑尾炎。切口感染可通过术中有效保护切口、彻底止血、消灭无效腔等措施得到预防。一般临床表现为术后2～3天体温升高,切口处出现红、肿、痛。治疗原则为先试穿刺抽脓液,一经确诊立即充分敞开引流。排出脓液,放置引流,定期换药,短期内可愈合。②粘连性肠梗阻,与局部炎性渗出、手术损伤和术后长期卧床等因素有关。早期手术、术后早期下床活动可以有效预防该并发症,完全性肠梗阻者应手术治疗。③腹腔内出血,常发生在术后24～48小时内,多因阑尾系膜结扎线松脱或止血不彻底而引起。临床表现为腹痛、腹胀和失血性休克等。一旦发生出血,应立即输血、补液,紧急手术止血。④腹腔感染或脓肿,多发生于化脓性或坏疽性阑尾炎术后,尤其阑尾穿孔伴腹膜炎的患者。患者表现为体温升高,腹痛、腹胀、腹部压痛及全身中毒症状。按腹膜炎治疗和护理原则处理。⑤阑尾残株炎,阑尾残端保留过长超过1 cm时,术后残株易复发炎症,仍表现为阑尾炎的症状。X线钡剂检查可明确诊断。症状较重者,应手术切除阑尾残株。⑥粪瘘很少见。残端结扎线脱落、盲肠原有结核或肿瘤等病变、手术时误伤盲肠等因素均是发生粪瘘的原因。临床表现类似阑尾周围脓肿,经非手术治疗后,粪瘘多可自行闭合。少数需手术治疗。

(三)健康教育

(1)术前向患者解释禁食的目的和意义,指导患者采取正确的卧位。

(2)指导患者术后早期下床活动,促进肠蠕动恢复,避免肠粘连。

(3)术后鼓励患者进食营养丰富的食物,以利于伤口愈合。

(4)出院指导:若出现腹痛、腹胀等症状,应及时就诊。

(徐娟娟)

第九章 心外科护理

第一节 心脏损伤

心脏损伤是暴力作为一种能量作用于机体,直接或间接转移到心脏所造成的心肌及其结构的损伤,直至心脏破裂。心脏损伤又有闭合性和穿透性损伤的区别。

一、闭合性心脏损伤

心脏闭合性损伤又称非穿透性心脏损伤或钝性心脏损伤。实际发病率远比临床统计的要高。许多外力作用都可以造成心脏损伤,包括:①暴力直接打击胸骨传递到心脏。②车轮碾压过胸廓,心脏被挤压于胸骨椎之间。③腹部或下肢突然受到暴力打击,通过血管内液压作用到心脏。④爆炸时高击的气浪冲击。

(一)心包损伤

心包损伤指暴力导致的心外膜和(或)壁层破裂和出血。

1.分类

心包是一个闭合纤维浆膜,分为脏、壁两层。心包伤分为胸膜-心包撕裂伤和膈-心包撕裂伤。

2.临床表现

单纯心包裂伤或伴少量血心包时,大多数无症状,但如果出现烦躁不安、气急、胸痛,特别当出现循环功能不佳、低血压和休克时,则应想到急性心脏压塞的临床征象。

3.诊断

(1)ECG:低电压、ST 段和 T 波的缺血性改变。

(2)二维 UCG:心包腔有液平段,心排幅度减弱,心包腔内有纤维样物沉积。

4.治疗

心包穿刺术(图 9-1)、心包开窗探查术(图 9-2)、开胸探查术。

(二)心肌损伤

所有因钝性暴力所致的心脏创伤,如果无原发性心脏破裂或心内结构(包括间隔、瓣膜、腱束或乳头肌)损伤,统称心肌损伤。

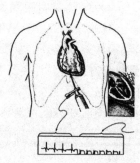

图 9-1　心包穿刺术示意图

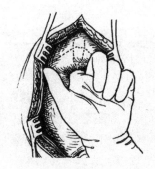

图 9-2　心包探查术示意图

1.原因

一般是由于心脏与胸骨直接撞击,心脏被压缩所造成的不同程度心肌损伤,最常见的原因是汽车突然减速时方向盘的撞击。

2.临床表现

主要症状取决于创伤造成心肌损伤的程度和范围。轻度损伤可无明显症状;中度损伤出现心悸、气短或一过性胸骨后疼痛;重度可出现类似心绞痛症状。

3.检查方法

ECG 轻度无改变,异常 ECG 分两类:①心律失常和传导阻滞。②复极紊乱。X 线片一般无明显变化。UCG 可直接观测心脏结构和功能变化,在诊断心肌挫伤以评估损伤程度上最简便、快捷、实用。

4.治疗

主要采用非手术治疗。

(1)一般心肌挫伤的处理:观察 24 小时,充分休息检查 ECG 和 CPK-MD。

(2)有 CDA 者:在 ICU 监测病情变化,可进行血清酶测定除外 CAD。

(3)临床上有低心排血量或低血压者:常规给予正性肌力药,必须监测 CVP,适当纠正血容量,避免输液过量。

(三)心脏破裂

闭合性胸部损伤导致心室或心房全层撕裂,心腔内血液进入心包腔和经心包裂口流进胸膜腔。患者可因急性心脏压塞或失血性休克而死亡。

1.原因

一般认为外力作用于心脏后,心腔易发生变形并吸收能量,当外力超过心脏耐受程度时,即出现原发性心脏破裂。

2.临床表现

血压下降、中心静脉压高、心动过速、颈静脉扩张、发绀、对外界无反应;伴胸部损伤,胸片显示心影增宽。

3.诊断

(1)ECG:观察 ST 段和 T 段的缺血性改变或有无心梗图形。

(2)X 线和 UCG:可提示有无心包积血和大量血胸的存在。

4.治疗

紧急开胸解除急性心脏压塞和修补心脏损伤是抢救心脏破裂唯一有效的治疗措施。

二、穿透性心脏损伤

该损伤以战时多见,按致伤物质不同可分为火器伤和刃器伤两大类。

(一)心脏穿透伤

1.临床表现

主要表现为失血性休克和急性心脏压塞。前者早期有口渴、呼吸浅、脉搏细、血压下降、烦躁不安和出冷汗;后者有呼吸急促、面唇发绀、血压下降、脉搏细速、颈静脉曲张并有奇脉。

2.诊断

(1)ECG:血压下降 ST 段和 T 波改变。

(2)UCG:诊断价值较大。

(3)心包穿刺:对急性心脏压塞的诊断和治疗都有价值。

3.治疗

快速纠正血容量,并迅速进行心包穿刺或同时在急诊室紧急气管内插管进行开胸探查。

(二)冠状动脉穿透伤

冠状动脉穿透伤是心脏损伤的一种特殊类型,即任何枪弹或锐器在损伤心脏的同时也刺伤冠状动脉,主要表现为心外膜下的冠状动脉分支损伤,造成损伤远侧冠状动脉供血不足。

1.临床表现

单纯冠脉损伤,可出现急性心脏压塞或内出血征象。冠状动脉瘘者心前区可闻及连续性心脏杂音。

2.诊断

较小分支损伤很难诊断;较大冠脉损伤,ECG 主要表现为创伤相应部位出现心肌缺血和心肌梗死图形。若心前区出现均匀连续性心脏杂音,则提示有外伤性冠状动脉瘘存在。

3.治疗

冠脉小分支损伤可以结扎;主干或主要分支损伤可予以缝线修复;如已断裂则应紧急行 CAB 术。

三、护理诊断

(一)疼痛

疼痛与心肌缺血有关。

(二)有休克的危险

休克与大量出血有关。

四、护理措施

(一)维持循环功能,配合手术治疗

(1)迅速建立静脉通路。

(2)在中心静脉压及肺动脉楔压监测下,快速补充血容量,积极抗休克治疗并做好紧急手术准备。

(二)维持有效的呼吸

(1)半卧位,吸氧;休克者取平卧位或中凹卧位。

(2)清除呼吸道分泌物,保持呼吸道通畅。

(三)急救处理

(1)心脏压塞的急救:一旦发生,应迅速进行心包穿刺减压术。

(2)凡确诊为心脏破裂者,应做好急症手术准备,充分备血。

(3)出现心脏停搏立即进行心肺复苏术。

(4)备好急救设备及物品。

(四)心理护理

严重心脏损伤者常出现极度窘迫感,应提供安静舒适的环境,采取积极果断的抢救措施,向患者解释治疗的过程和治疗计划,使患者情绪稳定。

(林 娟)

第二节 心脏瓣膜病

一、疾病概述

心脏瓣膜的功能是维持心内血液的正确方向,由心房流入心室及由心室流进大动脉。一旦瓣膜发生病变(纤维化增生、钙化以及粘连等),并发狭窄或闭锁不全,不但心肌逐渐代偿增生肥厚,而且可以引发血流动力学方面的变化。

心脏是人体最重要的器官之一,也是血液循环动力环节,有人把它比喻"水泵",这个泵内有四扇"门",随着心跳不停开启闭合。但是,这四扇"门",受到感染、风湿、先天因素、黏液病变等,导致瓣膜形态和功能异常,达到一定程度,就会出现狭窄、钙化、撕裂、脱垂等病变。目前对于中重度瓣膜病变唯一有效的方法是通过外科手术修复或是置换这扇"门",这种手术,就是心脏瓣膜置换术,也可以通俗说成是心脏外科医师"换瓣术"。

心脏瓣膜置换术是采用由合成材料制成的人工机械瓣膜或用生物组织制成的人工生物瓣膜替换的手术,简称换瓣。生物瓣中心血流,具有良好的血流动力学特性,血栓发生率低,不必终身抗凝,但其寿命问题至今未获得满意解决,多数患者面临二次手术;机械瓣具有较高的耐力和持久性等特性,临床应用广泛,但机械瓣最大的难题是患者必须终身抗凝且潜在易发血栓栓塞和出血的可能,给患者的工作、生活带来诸多不便。故出院后患者是否能做好自我管理,对提升生活质量以及预防术后并发症有着重要的意义。

(一)心脏瓣膜病变的临床表现及手术方法

瓣膜性心脏病是二尖瓣、三尖瓣、主动脉瓣和肺动脉瓣的瓣膜因风湿热、黏液变形、退行性变、先天性畸形、缺血性坏死、感染或创伤等出现了病变,影响血液的正常流动,从而造成心脏功能的异常,最终导致心力衰竭的单瓣膜或多瓣膜病变。此病呈现慢性发展的过程,在瓣膜病变早期可无临床症状,当出现心律失常、心力衰竭,或发生血栓栓塞事件才会出现相应的临床症状。患者常表现为活动后心慌、气短、疲乏和倦怠,活动耐力明显减低稍做运动便会出现呼吸困难(即劳力性呼吸困难),重者出现夜间阵发性呼吸困难甚至无法平卧休息。也有部分可因急性缺血坏死、急性感染性心内膜炎等发生,表现出急性心力衰竭的症状如急性肺水肿。部分二尖瓣狭窄的患者可出现痰中带有血丝及咯出大量新鲜血液。在急性左心衰竭时出现大量粉红色泡沫痰。

（二）心脏瓣膜病变分型

1.二尖瓣狭窄

二尖瓣狭窄（mitral stenosis,MS）是由各种原因使心脏二尖瓣瓣叶、瓣环等结构出现异常，造成功能障碍，造成二尖瓣开放受限，引起血流动力学发生改变（如左心室回心血量减少，左心房压力增高等），从而影响正常心脏功能而出现一系列症状。其中，由于风湿热导致的二尖瓣狭窄最为常见。风湿性瓣膜病中大约有40％为不合并其他类型单纯性二尖瓣狭窄。

正常二尖瓣口面积为 $4\sim6$ cm^2 当瓣口狭窄至 2 cm^2，左心房压力增高，左心房增大，肌束肥厚，患者出现疲劳后呼吸困难、心悸、休息症状不明显，当瓣膜病变进一步加重狭窄至 1 cm^2 左右，左心房扩大超过代偿极限，肺循环淤血。患者低于正常活动感到明显呼吸困难、心悸、咳嗽。可出现咯血、表现为痰中带血或大量咯血。当瓣膜狭窄至 0.8 cm^2 左右，长期肺循环压力增高。超过右心室可代偿能力，继发右心衰竭，表现为肝大、腹水、颈静脉曲张、下肢水肿等。此时，患者除典型二尖瓣面容（口唇发绀，面颊潮红）外，面部、乳晕等部位也可以出现色素沉着。瓣膜病症状明显，造成血流动力学改变尽早手术。单纯狭窄，瓣膜成分好者可行闭式二尖瓣交界分离术或球囊扩张术。伴左心房血栓、瓣膜钙化等，需要直视下行血栓清除及人工心脏瓣膜置换术。

2.二尖瓣关闭不全

任何二尖瓣装置自身各组织结构异常或功能障碍使瓣膜在心室射血期闭合不完全，主要病因中，风湿性病变、退行性变和缺血性病变等较多见。50％以上病例合并二尖瓣狭窄。左心室收缩，由于二尖瓣两个瓣叶闭合不全，一部分血液由心室通过二尖瓣逆向流入左心房，使排入体循环血流量减少，左心房血流量增多，压力升高，左心房前负荷增加，左心房扩大，左心室也逐渐扩大和肥厚，同时二尖瓣环也扩大，使二尖瓣关闭不全加重，左心室长期负荷加重，最终产生左心衰竭，表现为咳嗽频繁，端坐呼吸，咳白色或粉红色泡沫样痰。同时导致肺循环压力增高，最后可引起右心衰竭。表现为颈静脉曲张、肝大、腹水、下肢水肿。二尖瓣关闭不全症状明显，心功能受影响，心脏扩大应及时行手术治疗。

二尖瓣成形术包括瓣环重建或缩小，腱索和乳头修复及人工腱索和人工瓣环植入。此技术可以保存自身瓣膜功能，对患者术后恢复及远期预后有重大意义。腱索、乳头肌等结构和功能病变较轻。随着手术发展，经皮介入二尖瓣成形术也逐渐成为治疗瓣膜严重增厚、钙化、腱索、乳头肌严重粘连伴或不伴二尖瓣狭窄，不适于实施瓣膜成形的患者需行二尖瓣置换术。二尖瓣置换术后效果较好，但需要严格抗凝及保护心脏功能治疗。临床常使用的人工瓣膜包含机械瓣膜、生物瓣膜两类，各有优缺点，需根据实际情况选用。

3.主动脉瓣狭窄

主动脉瓣狭窄（aortic stenosis,AS）是指由于各种因素所使主动脉瓣膜和附属结构病变，致使主动脉瓣开放受限，主动脉瓣狭窄。单纯的主动脉瓣狭窄病例较少，常伴有主动脉瓣关闭不全及二尖瓣病变。正常成人主动脉瓣口面积约为 3.0 cm^2，按照狭窄的程度可将主动脉瓣狭窄分为轻度狭窄、中度狭窄和重度狭窄。由于左心室收缩力强，代偿功能好，轻度狭窄并不产生明显血流动力学改变。但瓣膜口面积小于 1.0 cm^2，左心室射血受阻，左心室后负荷增加，长期病变结果是左心室代偿性肥厚，单纯的狭窄左心室腔常呈向心性肥厚。早期临床表现常不明显，病情加重后常出现心悸、气短、头晕、心绞痛。心肌肥厚劳损后心肌供血不足更加明显，常呈劳力性心绞痛。心力衰竭后左心室扩大，舒张末压增高，使左心房和肺毛细血管压力也明显升高，患者出现咳嗽,呼吸困难等症状。主动脉区可闻及Ⅲ～Ⅳ级粗糙收缩期杂音,向颈部传导,伴或不伴有震颤。严重狭窄,出现肝大、腹水、全身水肿表现。重症者可因心肌供血不足发生猝死。主动脉瓣狭窄早期没有临床症状,部分重度主动脉瓣狭窄患者也没有明显症状,但是有猝死和晕厥潜在的风险。临床上出现心绞痛、晕厥和心力衰竭患者,病情往往迅速发展恶化,所以应该尽早实施手术治疗,切除病变瓣膜,进行瓣膜置换术,也有少部分报道用球囊扩张术,但效果差,容易造成瓣膜关闭不全和钙化赘生物脱落,导致栓塞并发症。

4.主动脉瓣关闭不全

主动脉瓣关闭不全是指瓣叶变形、增厚、钙化、活动受限不能严密闭合,主动脉瓣关闭不全不常单独存在,常合并主动脉瓣狭窄。一般可由风湿热、细菌性心内膜炎、马方综合征、先天性动脉畸形、主动脉夹层动脉瘤等引起。

主动脉瓣关闭不全左心室舒张期同时接受来自左心房和经主动脉瓣逆向回流血液,收缩力增强,并逐渐扩大、肥厚。当病变过重,超过了左心室代偿能力,则出现呼吸困难、心脏跳动剧烈、颈动脉波动加强等症状。由于舒张压降低,冠脉供血减少,加上左心室高度肥厚,耗氧量加大,心肌缺血明显,心前区疼痛也逐渐加重,最后出现心力衰竭。听诊可在胸骨左缘第三肋间闻及舒张期泼水样杂音,脉压增大。

人工瓣膜置换术是治疗主动脉瓣关闭不全主要手段,应在心力衰竭症状出现前实施。风湿热和绝大多数其他病因引起主动脉瓣关闭不全都应该实施瓣膜置换术。常用瓣膜为机械瓣膜和生物瓣膜。瓣膜修复术较少使用,不能完全消除主动脉瓣的反流。由于升主动脉动脉瘤使瓣环扩张所致主动脉瓣关闭不全,可行瓣环紧缩成形术。

(三)治疗原则

1.非手术治疗

常给予强心、利尿、补钾、抗凝、抗感染、纠正心力衰竭、营养支持等方式治疗。

2.手术治疗

手术治疗是心脏瓣膜病的根治方法,多采用人工心脏瓣膜置换或瓣膜成形术。

二、术后护理常规

(一)维持稳定的血流动力学

早期监测中心静脉压、动脉压、肺动脉压等,根据监测指标及病情遵医嘱补充血容量,调整正性肌力药物及扩血管药物,维持心功能。控制输液速度和量,预防发生肺水肿、左心衰竭。

(二)呼吸功能监护与护理

严格遵守呼吸机使用原则及注意事项,加强呼吸道的管理,定时翻身、拍背、吸痰,保证供氧,并观察痰液颜色、性质、量,预防肺部并发症。

(三)维持电解质平衡

瓣膜置换术后每天监测血钾情况,低血钾易造成心律失常,一般血清钾维持在 $4\sim5$ mmol/L,静脉补钾时要选择深静脉,补钾后及时复查血钾。

(四)引流液的观察

术后保持引流管的通畅,注意引流液的颜色、量及性质。如引流液过多,应考虑是否鱼精蛋白中和肝素不足。注意观察有无心脏压塞的征象,如出现心率快、血压低、静脉压高、尿量少等应及时通知医师。

（五）周围循环观察

观察肢体末梢皮肤颜色、温度变化，及时保暖。4小时测量体温1次，体温过高时遵医嘱给予降温处理，观察效果。

（六）并发症观察及护理

1.瓣周瘘

瓣周瘘是瓣膜置换术后一种少见而严重的并发症。术后重点评估心功能状态，监测并控制感染。注意观察尿色、尿量，如长期为血红蛋白尿应及时报告医师，同时注意碱化尿液，防止肾衰竭。

2.心律失常

密切观察患者的心电示波及心电图变化，及早发现并纠正引发严重室性心律失常的诱因，如心肌缺血缺氧、低钾等。保持静脉通畅，备好抢救物品及药品。

3.出血

术后应用抗凝治疗期间根据化验结果（PT值在24秒左右、INR值在2～2.5）调整用药量。密切注意出血倾向（血尿、牙龈出血、皮肤黏膜出血等），必要时减用或暂停抗凝药，但尽量避免用凝血类药。

4.栓塞及中枢神经并发症

加强巡视，严密观察意识、瞳孔、肢体疼痛、皮肤颜色的改变和肢体活动情况等。发现异常情况及时通知医师，及时发现，及时治疗。

5.感染性心内膜炎

术前合理使用抗生素，术后严格无菌操作，监测体温，可疑患者进行多次重复血培养，使用抗生素时严格掌握用量及时间。

（七）健康指导

（1）养成良好生活习惯，避免紧张，保持心情舒畅。

（2）加强营养，不宜吃太咸食物，适当限制饮水，避免加重心脏负担。

（3）预防感冒及呼吸道感染，不乱用抗生素。

（4）增强体质，术后应休息半年，保持适当的活动量，避免活动量过大和劳累，如感到劳累、心慌气短，马上停止活动，继续休息。

（5）在医师指导下按时服用抗凝、强心、利尿、抗心律失常药物，并注意观察药物作用及不良反应，观察有无出血情况等，准确记录出入量。

（6）合并心房颤动或有血栓病史的患者告知其突然出现胸闷憋气等不适症状时，及时就医。

（7）定期门诊复查心电图、超声、胸部X线片及血化验。

（林　娟）

第三节　先天性心脏病

一、房间隔缺损

房间隔缺损（atrial septal defect，ASD）由心房间隔在胎儿期发育不全所致，出生后在心房内造成左向右分流。按病理解剖可分为继发孔(第二孔)缺损及原发孔(第一孔)缺损,以继发孔为多见。目前大多数继发孔房间隔缺损已可以经介入方法治愈。

(一)临床表现

1.症状

小儿时期并无任何症状,常在体检时发现。缺损较大时易反复发作肺部感染,表现为咳嗽、气促等症状。年长儿可有乏力、倦怠,活动后易感气急和心悸。

2.体征

胸骨左缘 2～3 肋间闻及Ⅱ～Ⅲ级柔和的喷射性收缩期杂音,肺动脉瓣区第二音增强亢进,固定分裂,部分患儿缺损大者在三尖瓣区可闻及舒张中期杂音。

(二)辅助检查

1.X 线检查

右心房、右心室扩大,肺动脉段突出,肺血管纹理增多,部分病例可见肺门舞蹈症。

2.心电图检查

电轴右偏,完全性或不完全性右束支传导阻滞。右心室增大,部分病例可见右心房肥大。

3.超声心动图检查

右心房、右心室扩大,室间隔与左心室后壁呈同向运动,剑突下及胸骨旁四腔切面可见房间隔中断。

4.右心导管检查

对不典型病例,若治疗需要时,可用本检查协助诊断。

(三)护理评估

1.健康史

评估患儿饮食和形态、体重增加情形,有无反复发生呼吸道感染,有无活动后气急、发绀及心力衰竭史。了解平常是否服用药物及其药名等。询问患儿母亲妊娠史。

2.症状、体征

评估患儿有无因心功能不全造成的活动度减少,身高及体重是否符合其年龄的正常范围,评估呼吸、心率、心律有无异常。

3.社会-心理

了解患儿及家长对疾病的了解程度以及患病的感受,患儿家庭经济状况及社会支持情况。

4.辅助检查

了解 X 线胸片、心电图、超声心动图、心导管检查结果。

(四)护理诊断

1.活动无耐力

与心功能不全有关。

2.组织灌注量改变

与体液灌注不足有关。

3.清理呼吸道无效

与反复呼吸道感染、气管插管、术后疼痛有关。

4.有感染的危险

与术后置入各种侵入性管道及机体抵抗力下降有关。

5.合作性问题

心律失常。

(五)护理措施

1.术前护理

(1)预防感染:耐心向家长解释预防感染的重要意义,对患儿进行保护性隔离,限制探视人数,评估患儿体温变化。

(2)饮食护理:给患儿进食高蛋白、高热量、高维生素、易消化的饮食。分流量大的患儿由于气急,进食易疲劳,宜少量多餐。

(3)给予最大限度休息,保证充足的睡眠。

2.术后护理

(1)心律失常的观察与护理:严密监测生命体征变化,密切观察心率、心律变化,观察有无房室传导阻滞等心律失常症状。维持水电解质及酸碱平衡,各种护理操作要轻柔,减少对患儿的刺激。维持患儿体温及血流动力学稳定,监测恶性心律失常的出现。

(2)呼吸道护理:评估肺部呼吸音及气体交换情况,保持呼吸道通畅。持续监测氧饱和度,动脉血气,评估有无缺氧的症状。每2~4小时实施胸部物理治疗,鼓励患儿咳嗽,可以用手护住伤口以减轻咳嗽引起的不适。

(3)疼痛护理:评估引起患儿疼痛的原因,疼痛性质、程度。鼓励患儿诉说疼痛。指导患儿采用精神放松法分散注意力,如听音乐、玩玩具、缓慢深呼吸等;注意保护好引流管,防止牵拉、移位引起疼痛、不适;必要时使用镇痛药并评估效果。

(4)预防感染:评估各种侵入性管道处有无感染的体征,监测体温。随时观察伤口敷料情况,并保持伤口敷料清洁干燥。保持心包、纵隔、胸腔引流管通畅,术后48小时内勤挤管,观察并记录引流液量及性状,引流量超过100 mL/h 或>3 mL/(kg·h)且连续超过3小时的,要怀疑手术后出血可能,需立即通知医师。

(5)饮食护理:术后当天禁食,拔除气管插管后12~24小时经口进食,从流质开始逐渐过渡到半流质,注意少量多餐,逐渐增加营养。

3.健康教育

(1)向父母和学龄前患儿介绍环境,以口头教育、书面教育、观看照片、录像、参观监护室等方法,使其熟悉环境及设备。解释术前准备的意义和配合要点,可将某些仪器用在洋娃娃或小布偶身上操作,更能使患儿减少焦虑。鼓励患儿表达感觉,告诉患儿术后通常在监护室1~2天,父母会一直在外面等候。有条件的医院可设立探视时间,父母的出现可给患儿情绪上的支持,以减少患儿分离性焦虑。

(2)患儿清醒后告诉患儿所处的监护室环境,嘱患儿用手语表达需求。进一步向患儿解释各种生命管道的意义,并鼓励配合咳痰、进餐、排泄及各种治疗。

(3)指导患儿饮食应少量多餐,重视优质蛋白食物的补充,以促进康复。

(六)出院指导

(1)活动:患儿可逐渐恢复身体活动,3个月至半年后仍需避免剧烈活动,如跑、跳等。

(2)饮食:以高蛋白、高热量、易消化的均衡饮食为主,切忌暴饮暴食。

(3)出现发热、心悸、气短、咳嗽、水肿等异常情况,应立即到医院就诊。

二、室间隔缺损

室间隔缺损(ventricular septal defect,VSD)是左右心室之间有缺损,是先天性心脏病最常见的类型,可分为流入道型、膜周型、流出道型、肌部 4 种。室间隔缺损可单独存在,也可与肺动脉狭窄、房间隔缺损、动脉导管未闭、大动脉错位等并存。

(一)临床表现

1.症状

小型室间隔缺损可无症状。缺损大者左向右分流增多,肺循环血量增多,体循环血量减少,影响生长发育,患儿多消瘦、乏力、多汗,易患肺部感染,易导致心力衰竭。

2.体征

胸骨左缘第 3~4 肋间可闻及Ⅲ~Ⅳ级全收缩期杂音,分流量大者,于心杂音最响处可扪及震颤,伴肺动脉高压时心杂音可减轻,第二心音亢进,若伴有主动脉瓣脱垂,则可在心前区听到连续性杂音。

(二)辅助检查

1.胸部 X 线检查

缺损小者,改变不明显。缺损大者,即提示左、右心室增大,肺动脉段明显突出,肺门充血。

2.心电图检查

缺损小者可无异常,缺损大示左心室肥大或左、右心室肥大。

3.超声心动图检查

左心房、左心室内径增宽,多普勒彩色血流显像可直接见到分流的位置、方向和区别分流大小。

4.心导管检查

并发肺动脉高压的年长患儿需要心导管检查,以确定肺高压和肺血管阻力升高的程度、对纯氧吸入和血管扩张剂的反应性。

(三)护理评估

1.健康史

评估患儿活动耐受力、饮食状况、体重增加情形,有无反复发生呼吸道感染,有无发绀及心力衰竭史。了解平常是否服用药物及其药名、服用目的、剂量、时间等。询问母亲妊娠史。

2.症状、体征

评估患儿有无因心功能不全造成的活动度减少,身高及体重是否符合其年龄的正常范围,评估皮肤颜色在休息和活动时有无差异,评估呼吸频率、节律、深度,有无发绀、发绀的程度和分布及有无心力衰竭表现。

3.社会-心理

评估家长及患儿的心理状态,了解其心理反应及对疾病的认知,了解经济状况及社会支持系统。

4.辅助检查

了解胸片、心电图、超声心动图、心导管检查结果,判断疾病的严重程度。

(四)护理诊断

1.活动无耐力

与组织缺氧有关。

2.组织灌注量改变

与体液灌注不足有关。

3.清理呼吸道无效

与术前肺充血、反复呼吸道感染、气管插管、术后疼痛有关。

4.疼痛

与手术切口、引流管刺激有关。

5.有感染的危险

与肺充血、术后各种侵入性管道、机体抵抗力下降有关。

6.合作性问题

肺动脉高压危象。

(五)护理措施

1.术前护理

(1)耐心向家长解释预防感染的重要意义,对患儿进行保护性隔离,限制探视人数,保证室内空气新鲜,温度适宜,评估患儿体温变化。

(2)监测和记录呼吸、脉搏、血压、体温,评估肝脏大小,观察有无颈静脉曲张,及时判断有无心力衰竭发生。伴有肺动脉高压患儿需要间歇低流量给氧,口服地高辛之前要测心率,并观察用药效果及有无洋地黄中毒症状。

(3)饮食护理:室间隔缺损伴肺动脉高压婴儿吸吮力较弱,容易喘、呛咳,需耐心喂养,少量多餐,奶嘴适中,避免过度疲劳及呛咳。喂奶后应拍背排气,吐奶时立即侧卧,避免吸入肺部。儿童应提供高热量、高蛋白、低盐、低脂饮食,若服用利尿剂或洋地黄时,应多吃富含钾的食物,如香蕉、柑橘、菠菜、新鲜肉类等,并观察药物疗效及不良反应。

2.术后护理

(1)严密监测生命体征,定时评估患儿全身各系统情况,密切观察血压、心率、心律、肝脏大小、CVP及尿量。密切观察血管活性药、利尿剂等药物疗效及不良反应。

(2)呼吸道护理:术前伴肺动脉高压患儿,术后呼吸道护理尤其重要,密切评估肺部呼吸音及气体交换情况,保持呼吸道通畅。吸痰前后充分给氧,每次抽吸时间不超过15秒。持续监测氧饱和度,动脉血气,评估有无缺氧的症状、体征。每2~4小时实施胸部物理治疗,鼓励患儿咳嗽、深呼吸,可以用手护住伤口以减轻咳嗽引起的不适。

(3)疼痛护理:评估引起患儿疼痛的原因、疼痛性质及程度。鼓励患儿诉说疼痛。指导患儿采用精神放松法,分散注意力,如听音乐、玩玩具等,缓慢深呼吸。注意保护好引流管,防止牵拉、移位引起疼痛、不适,必要时使用镇痛药并评估效果。

(4)预防感染:评估各种侵入性管道处有无感染的体征,监测体温。随时观察伤口敷料情况,并保持伤口敷料清洁干燥。保持心包、纵隔、胸腔引流管通畅,术后48小时内勤挤管,观察记录引流液量及性状,引流量超过100 mL/h或>3 mL/(kg·h)且连续超过3小时时,要怀疑手术后出血可能,需立即通知医师。

(5)肺动脉高压危象的观察:肺动脉高压危象(PHC)是一种综合征,一般发生在术后72小时内,多见于大量左向右分流合并肺动脉高压术后的新生儿和婴儿,临床表现为患儿极度烦躁、四肢湿冷、心率增快、呼吸急促、肝脏进行性增大或变硬、少尿等,动脉血气示低氧血症或高碳酸血症或代谢性酸中毒等,须密切监测肺动脉压力、中心静脉压、生命体征、末梢循环、尿量,在心脏术后24~48小时,持续的肌松和镇静是一项重要的预防措施,遵医嘱使用肌松、镇静药,避免患儿剧烈哭闹。

(6)饮食护理:术后当天禁食,拔除气管插管后12~24小时可进食,从流质开始逐渐恢复到半流质;少量多餐;吞咽功能较弱、插管时间较长者可先予鼻饲牛奶过渡,<3月龄患儿给2:1牛奶逐渐过渡到全奶。

3.健康教育

(1)评估患儿及家长的知识层次、对疾病的认知程度,耐心向家长解释预防感染的重要意义、术前准备和术后治疗过程。利用图片或带患儿熟悉监护环境,提高认知,取得理解和主动配合。让康复患儿现身说法,增强患儿及家长信心。

(2)示教患儿翻身、有效咳嗽、深呼吸,训练床上排尿排便以及用呼吸机期间如何表达需求。

(六)出院指导

(1)饮食:手术后1个月内应少量多餐,摄入低脂、高蛋白食物,以促进伤口愈合。

(2)伤口护理:一般伤口愈合约需2个月,应避免剧烈运动及撞击伤口,衣服宽松,伤口敷料保持清洁干燥。睡眠姿势应保持平卧,避免侧卧,以防胸骨移位。

(3)活动:逐渐增加活动量,以患儿不劳累为宜。培养正常人格,促进正常发展。

(4)用药指导:部分患儿手术后需继续服药,要帮助家长掌握服药注意事项及药物的不良反应,如需服用洋地黄糖浆,应使用1 mL针筒,精确给药,每次服用前需测心率或脉搏1分钟。

(5)出现下列症状、体征如发热、心慌、气短、咳嗽、发绀、水肿等应及时复诊。

三、动脉导管未闭

动脉导管未闭(patent ductus arteriosus,PDA)是因动脉导管在成长发育过程中没有关闭(约90%的婴儿在出生2周内即自动关闭),使左心室血液进入主动脉后,有一部分由动脉导管进入肺循环,多见于女性。

(一)临床表现

1.症状

未闭的动脉导管直径小,左向右分流小,小儿可无症状,常在体格检查时发现心脏杂音。导管粗大者分流量大,婴儿期可因左心衰竭而产生急性呼吸困难,有些患儿可表现为反复呼吸道感染,如扩大的肺动脉压迫喉返神经易引起声音嘶哑。

2.体征

胸骨左缘第2肋间可闻及连续机器样杂音,以收缩末期明显。在胸骨左缘第2肋间肺动脉区能扪及震颤,这是由于主动脉血流进入肺动脉所致,震颤呈持续性或出现在收缩期。四肢血压脉压增大,周围血管征阳性。若肺动脉压力升高超过主动脉压力,右向左分流可形成差异性发绀。

(二)辅助检查

1.X线检查

分流小者,心影正常;分流量大者,多见左心室增大(左心房也可增大),主动脉结增宽,可有漏斗征,肺动脉段突出,肺血增多,有"肺门舞蹈症"。

2.超声心动图检查

左心房、左心室增大,肺动脉与降主动脉之间有交通。

3.心电图检查

心电图正常或左心房、左心室增大,或双室增大。

一般超声心动图检查能准确判定导管的解剖和分流,无须行心导管检查,除非超声心动图提示有严重肺动脉高压,应进行心导管检查,了解有无手术指征。

(三)护理评估

1.健康史

评估活动耐受力、进食、体重增加情形。了解平常是否服用药物及其药名等。询问家长在患儿出生时是否有早产或缺氧现象,有无反复呼吸道感染、有无心力衰竭史。

2.症状、体征

评估有无活动量减少、呼吸困难、呼吸道感染;有无心力衰竭表现;有无差异性青紫。评估四肢血压,有无脉压增大。

3.社会-心理

评估患儿情绪、认知、心理行为反应,家庭经济状况,社会支持情况,患儿及家长对疾病的了解程度。

4.辅助检查

了解胸片、超声心动图、心导管等辅助检查结果。

(四)护理诊断

1.有感染的危险

与肺充血及肺水肿有关。

2.清理呼吸道无效

与伤口疼痛、咳嗽无力、痰多有关。

3.有血压升高的危险

与术后体循环血量增多、疼痛反射有关。

4.疼痛

与手术切口、引流管刺激有关。

5.知识缺乏

缺乏术后康复知识。

(五)护理措施

1.术前护理

(1)预防感染:耐心向家长解释预防感染的重要意义。对患儿进行保护性隔离,限制探视人数,保证室内空气新鲜,每天通风2次,每次15～30分钟,评估患儿体温变化,监测血常规,尤其是白细胞计数。

(2)饮食护理:给患儿进食高蛋白、高热量、高维生素、易消化饮食。分流量大的患儿由于气急,进食易疲劳,宜少量多餐。注意休息。

2.术后护理

(1)呼吸道护理:听诊双肺呼吸音,评估呼吸频率、节律,咳嗽是否有效、痰液性质、量。了解肺部情况。按时雾化吸入、吸痰,每4小时1次胸部物理疗法。鼓励患儿在深呼吸后进行有效咳嗽,咳嗽时用手压住伤口以减轻咳嗽时引起的疼痛。

(2)预防高血压危象:严密监测体温、脉搏、呼吸,特别是血压的变化,遵医嘱予降压药、镇静药,并观察药物疗效,保证患儿安静、舒适。

(3)疼痛护理:评估引起患儿疼痛的原因、疼痛性质、程度,鼓励患儿诉说疼痛。指导患儿采用精神放松法分散注意力,如听音乐、玩玩具等,缓慢深呼吸。注意保护好引流管,防止牵拉、移位引起疼痛、不适,必要时使用镇痛药并评估效果。

(4)定时挤压引流管,保持引流通畅,及时观察、记录引流液量及性质:如引流量>3 mL/(kg·h)且连续超过3小时的,要怀疑手术后出血可能;如进食后引流液为乳白色牛奶状,要怀疑术后乳糜胸的可能,需立即通知医师。更换引流袋要严格无菌操作。观察切口敷料渗出情况,保持敷料清洁干燥。

(5)饮食护理:术后当天禁食,拔除气管插管后12～24小时可进流质,逐渐恢复到半流质,少量多餐,逐渐恢复到正常饮食。

3.健康教育

(1)根据患儿及家长的知识层次鼓励提问,结合书面与口头教育,使家长及较大儿童了解疾病相关知识及手术的必要性,解释术前准备的必要性,取得理解及主动配合。

(2)指导术后如何增加营养,少量多餐,注意婴儿有无呛咳等情况。

(3)解释术后短时间声音嘶哑是因为喉返神经局部水肿所致,不必紧张,1～2个月会恢复。

(六)出院指导

(1)患儿在院期间就应开始制订出院指导,探讨他们的家庭关系,了解家长对患儿将来的期望,帮助其情绪上的调适,避免过度保护,渐渐恢复患儿身体活动。

(2)饮食指导:采用低脂、少刺激、高蛋白饮食,少量多餐,促进伤口愈合。

(3)伤口护理:伤口在1周内保持干燥,2周后可淋浴,避免用力摩擦。伤口愈合需1～2个月,适当限制活动量,避免剧烈活动及碰撞伤口。

(4)预防感染:接受拔牙等治疗时,遵医嘱预防性应用抗生素,以预防感染性心内膜炎,若患儿伴有心功能不全,则出院后仍需继续接受药物治疗。

(5)病情观察:如患儿出现不明原因发热、胸痛、呼吸困难或乏力等症状,应立即到医院复诊。

(6)复查:手术后3个月复查X线胸片、心电图、心脏超声,观察心脏功能恢复情况。

四、法洛四联症

法洛四联症(tetralogy of fallot,TOF)是小儿最常见的发绀型先天性心脏病,其发病率占先天性心脏病的10%左右,病理改变包括4个部分:室间隔缺损;肺动脉狭窄(包括右心流出道梗阻);主动脉骑跨;右心室肥厚。

(一)临床表现

1.症状

在出生后3个月左右出现发绀,缺氧。活动后有气促、易疲劳、蹲踞等,常有缺氧发作,表现为呼吸加快、加深,烦躁不安,发绀加重,持续数分钟至数小时。严重者可表现为神志不清、惊厥或偏瘫,甚至死亡。

2.体征

胸骨左缘 2～4 肋间可闻及粗糙收缩期杂音,部分伴有收缩期震颤。发绀严重者胸骨上部两侧及背部可闻及连续性杂音,为支气管血管与肺血管间的侧支循环引起。肺动脉第二音减弱。

(二)辅助检查

1.X 线检查

心影呈靴形,上纵隔增宽,肺动脉段凹陷,心尖上翘,25％患儿有右位主动脉弓,肺纹理减少,右心房、右心室肥厚。

2.心电图检查

电轴右偏,右心房、右心室肥大。

3.超声心动图检查

显示主动脉骑跨及室间隔缺损,右心室流出道肥厚、肺动脉狭窄,右心室右心房肥厚。

4.心导管造影

确定本病的 4 个畸形和程度,了解是否合并冠状动脉畸形、降主动脉侧支循环形成及其他畸形存在。

5.血常规检查

红细胞增多,一般在$(5.0～9.0)×10^{12}$,血红蛋白 170～200 g/L,血细胞比容 53％～80％。

(三)护理评估

1.健康史

评估患儿活动力、睡眠、进食状态、体重增加情况,有无明显的生长发育迟缓。了解平常是否服用药物及药名,患儿出现发绀时间,有无晕厥、精神呆滞,甚至抽搐等。询问患儿母亲妊娠史。

2.症状、体征

评估患儿有无发绀及发绀的程度、分布,有无杵状指、有无特别的喜好姿势如蹲踞、屈膝等,评估呼吸形态、心功能状况。

3.社会-心理

缺氧限制了患儿正常生活,如学习、游戏、活动、社会交往等,影响了社会适应能力的发展,应评估患儿的心理状态及社会适应能力,了解患儿家长对疾病的认识程度,了解亲子关系、经济状况及社会支持系统。

4.辅助检查

了解血常规、胸片、超声心电图、心导管检查结果。

(四)护理诊断

1.活动无耐力

与缺氧及心功能不全有关。

2.焦虑恐惧

与对预后的不确定,治疗情境有关。

3.有晕厥的危险

与肺动脉狭窄有关。

4.营养失调:低于机体需要量

与组织缺氧使胃肠功能障碍、喂养困难有关。

5.有脑血栓的危险

与血液黏稠有关。

6.有感染的危险

与术后置入各种侵入性管道及机体抵抗力下降有关。

7.合作性问题

低心排血量、心脏压塞。

(五)护理措施

1.术前护理

(1)心理护理:患儿及家长长期受疾病的折磨,手术复杂,危险性大,并发症多,患儿及家长往往产生恐惧、焦虑心理,应多与患儿及家长沟通,了解他们的心理特点,加强心理疏导,并介绍患儿父母认识其他类似的心脏疾病家庭,相互交流,减轻焦虑恐惧心理。

(2)营养支持:进食高蛋白、高热量、高维生素、易消化食物,以增强机体对手术的耐受力。婴儿喂养时应少量多餐,可采用膝胸位,有助于增加吸吮力。有些病情较重患儿常食欲缺乏,应予以鼓励,并耐心喂养。

(3)脑血管栓塞和缺氧发作的预防:监测生命体征,密切观察患儿的意识与行为。鼓励多饮水,尤其夏季要补足水分。如有腹泻、呕吐或出汗过多时,应及时补充液体纠正脱水,以防血液黏稠形成血栓。注意休息,控制活动量,小婴儿要耐心喂养,避免剧烈的活动及剧烈哭闹,防止缺氧发作,必要时给氧。

2.术后护理

(1)严密监测患儿生命体征,评估患儿全身各系统状况:观察心率、心律、血压、中心静脉压、尿量的变化,随时评估周围循环的情况如皮肤颜色、湿度、温度、动脉搏动及口唇、甲床毛细血管和静脉充盈情况。观察有无低心排血量发生,血管活性药应严格控制浓度、速度,并保持通畅,以改善心肌功能,减少心脏前、后负荷,并观察用药效果及有无不良反应。

(2)呼吸道护理:保持呼吸道通畅,及时吸出呼吸道分泌物。每次吸痰前、后给予高浓度吸氧使肺膨隆1～2分钟,防止发生缺氧。吸痰次数不要过频,每次吸引时间控制在10秒之内。

(3)胸腔引流管的护理:患儿术前低氧血症、侧支循环丰富以及术中抗凝及血液稀释等均可致术后出血,故术后应严密观察引流液的量及性质,避免受压、打折,保持引流管通畅,定时挤压引流管,以防凝血块堵塞,如引流量＞3 mL/(kg·h)且连续超过3小时的,要怀疑手术后出血可能,需立即通知医师。

(4)并发症观察预防:①低心排血量,患儿术后需常规应用血管活性药,用以改善和支持循环,要根据患儿血压及中心静脉压的情况调节输液速度,同时观察低心脏排出量改善情况,严格控制出入液量。尿量是反应心排血量的敏感指标,为患儿留置导尿管,每小时测量1次尿量、比重、pH等。②心律失常的观察,密切观察心率、心律变化,维持电解质平衡,充分供氧,保证充足的血容量和冠状动脉灌注,避免心肌缺氧。③出血,胸腔引流不畅会造成术后早期的心脏压塞,血液或血块压迫心脏会造成舒张期充盈受损,静脉压增高、颈静脉曲张、脉压缩小、动脉血压明显下降,对扩容几乎无反应。心脏压塞需外科紧急探查以排除心包腔内积血并控制出血。

(5)给予情绪上的支持:患儿常由于术后疼痛、分离性焦虑等因素而表现不合作情形,护士应了解患儿引起这种改变的原因,给予精神上的支持,多安抚患儿。与监护室外等候的父母不断沟通,提供资讯。

（6）饮食护理：拔除气管插管 24 小时后，尤其小婴儿，先予鼻饲牛奶过渡。拔管 48 小时后可改经口进食，先流质饮食，逐渐恢复到半流质。如插管时间长，先予鼻饲牛奶过渡。恢复期的婴儿，母乳喂养是最佳的选择。

3.健康教育

（1）利用口头教育、书面教育、观看照片、录像，参观监护室等方法，让患儿及家长熟悉环境及设备。鼓励患儿多饮水，以防血液过度黏稠。向患儿及父母说明术前准备的意义和配合要点，鼓励患儿及家长提问，协助减轻焦虑。还应告知患儿及家长有关术后治疗的事项及其目的，以取得患儿及家长配合。

（2）术前训练目的是预防手术后并发症，包括有效咳嗽、深呼吸、翻身及体位引流。可用个别指导、集体训练的形式和游戏的方法进行，使其掌握要领，配合治疗、护理。①咳嗽训练：主要练习仰卧咳痰，嘱患儿用腹肌深吸气后，再利用腹肌动作咳嗽，或让患儿在深吸气后发"啊哈"音，有助于掌握。②深呼吸训练：主要练习腹式呼吸，用吹气球和桌上吹纸玩具等方法教患儿练习腹式呼吸。③示范肺部叩击及体位引流：告诉患儿叩击并非拍打，而是一种特殊的轻敲法。④练习床上翻身及用尿壶或便盆在床上排尿、排便等。⑤上呼吸机手语训练：如叫阿姨用手轻拍床，想大便伸大拇指，想小便伸小拇指，想喝水示指弯向拇指做成杯口状，有痰伸示指，刀口疼握拳。

（3）术后患儿清醒后，告诉患儿所处的监护室环境，嘱患儿用手语表达需求。进一步向患儿解释各种生命管道的意义，鼓励尽量配合咳痰、进餐、排泄及各种治疗。

（六）出院指导

1.活动与休息

活动量由少到多，逐渐适应学习生活，避免剧烈运动。少去公共场所，以防交叉感染。

2.出院后用药问题

患儿出院后一般还需继续用药，需让父母掌握遵医嘱服药的重要性，提高用药依从性，并注意观察用药后反应。服用地高辛应监测脉搏，以便及时发现洋地黄中毒。服用利尿剂时应多吃含钾高的食物和橘子、香蕉等水果。

3.饮食护理

应适当增加营养，少量多餐，不宜过饱，更不可暴饮暴食，以免加重心脏负担。

4.伤口护理

手术切口处避免用力摩擦及碰撞。睡眠宜取平卧位，避免侧卧，防止胸骨移位。

5.病情观察与复查

若发现患儿有不明原因发热、胸痛、水肿、气急等异常应立即与医师联系。遵医嘱定期来院复查。

（林　娟）

第四节　心脏肿瘤

心脏肿瘤颇为少见，其中原发性肿瘤更为罕见，转移性肿瘤为原发性肿瘤的 20～40 倍。原发性心脏肿瘤大多为良性，其中又以心房黏液瘤为主。

心房黏液瘤是常见的心脏良性肿瘤,多数附着在房间隔卵圆窝附近,发生在左心房者约占3/4,发生在右心房者约占1/4,同时累及几个房室者极为罕见。黏液瘤虽为良性,但如切除不彻底可复发,微瘤栓可发生远处种植,引起再发。瘤组织脱落可引起回流栓塞。瘤体活动严重阻塞瓣孔可发生昏厥,甚至突然死亡。临床表现为心悸、气短、端坐呼吸、晕厥、心脏杂音(舒张期、收缩期、双期)随体位改变而变化。脑动脉栓塞症状为偏瘫、昏迷、失语等。肺动脉栓塞可发生休克、呼吸困难、胸痛、咯血等。

右心房与下腔静脉平滑肌瘤是指原发于该处的平滑肌瘤,十分少见,其表现与心脏下腔静脉其他良性肿瘤相同。临床表现为循环障碍而发生心慌、气短、肝大、尿少、腹水、下肢水肿、胸腔积液、心脏杂音等,类似右心功能不全,也是 Budd-Chiari 综合征的一种类型。

一、护理诊断

(一)有气体交换受损的危险
与机械通气有关。

(二)有低心排血量的危险
与心肌收缩力低下有关。

(三)电解质紊乱
与体外循环有关。

(四)潜在并发症
心律失常、出血、右心功能不全、下腔静脉阻塞综合征。

(五)焦虑
与担心手术效果有关。

(六)知识缺乏
与不了解疾病原因及出院保健知识有关。

二、护理措施

(一)术前护理
(1)严格卧床休息,术前忌剧烈活动,变换体位速度要慢,不能过急,采取平卧位与右侧卧位交替,遵医嘱做好术前准备。

(2)确定手术时机:心脏黏液瘤虽然为良性肿瘤,但如不及时处理,易使瘤体突然阻塞二尖瓣口,造成患者突然死亡,或因肿瘤破碎,碎片脱落栓塞周围血管而使患者致残。有死亡威胁、反复发作的动脉栓塞者,心功能不全者,应进行强心、利尿治疗,改善心功能,尽早手术或急诊在低温体外循环下手术,摘除心腔内肿瘤,防止并发症的发生。有慢性心力衰竭表现,身体衰弱,夜间不能平卧、端坐呼吸、肝大、腹水、下肢水肿的患者,应在排除其他因素,积极控制心力衰竭,待病情平稳后安排手术治疗。

(3)饮食护理:心脏黏液瘤和右心房与下腔静脉平滑肌瘤患者均应忌烟、酒及辛辣刺激性食物;忌肥腻、油煎、霉变、腌制食物;忌羊肉、胡椒、姜、桂皮等温热性食物;禁食桂圆、红枣、阿胶、蜂王浆等热性、凝血性和含激素成分的食品。

(二)术后护理
(1)该病患者病程较长,心脏手术后的心肌缺血再灌注损伤,心肌保护不良,均能引起心肌收缩力下降,使心功能进一步受损,出现心力衰竭。

(2)要特别注意有无瘤栓栓塞征象,遇有肢体栓塞,要积极取栓,脑栓塞要积极进行对症、支持治疗。

(3)心脏黏液瘤术后注重低心排血量综合征的处理,即须补足血容量,进行强心、利尿、调整血压治疗,必要时宜早行主动脉内球囊反搏或左、右心辅助循环。心律失常则须纠正电解质紊乱,使用合适抗心律失常药物,安装临时或永久心脏起搏器。

(4)右心房与下腔静脉平滑肌瘤:右心房的肿瘤细胞质中有雌激素受体存在,雌激素在本病的发生、发展和复发中有重要作用,因此,术后应适当应用抗雌激素制剂,如他莫昔芬等,对防止肿瘤复发,尤其对肿瘤未能完全切除的患者有一定的治疗价值。

(三)健康指导

出院后应逐渐增加活动量,加强营养,保持大小便通畅,预防感冒,定期来院复查,因心房黏液瘤有复发的可能,如出现心悸、气促、昏厥和发热等不适,应及时回院就诊。

(林　娟)

第十章 泌尿外科护理

第一节 上尿路结石

尿路结石是泌尿系统的常见疾病之一,是泌尿外科的常见病、多发病,由多种病理因素相互作用引起的在泌尿系统内任何部位的结石疾病。按尿路结石所在部位基本分上尿路结石和下尿路结石。上尿路结石包括肾结石和输尿管结石;下尿路结石包括膀胱结石和尿道结石。上尿路结石约占80%,其中肾结石是尿路结石中最常见的疾病。输尿管结石发病率约占上尿路结石的65%。传统的结石治疗方法主要是采用泌尿系统开放式取石手术。随着医学不断探究其发病原因和治疗方法,现代医学伴随体外冲击波碎石术(extracorporeal shock wave lithotripsy,ESWL)、输尿管肾镜取石术(ureterorenoscope lithotripsy,URL)、经皮肾镜取石术(percutaneous nephrolithotomy,PNL)、腹腔镜取石术的陆续出现,微创已是泌尿系统结石治疗的主要手段。

一、肾结石

结石病是现代社会最常见的疾病之一,并在古代已有所描述。肾结石男性发病率是女性的3倍。肾结石发病高峰年龄为20~30岁,手术虽可以去除结石,但结石形成的趋势往往是终身的。

(一)病因

肾结石形成原因非常复杂,人们对尿石症发病机制的认识仍未完全明了,可能包括的危险因素有外界环境、职业因素和泌尿系统因素等。

1.外界环境

外界环境包括自然环境和社会环境、气候和地理位置等,而社会环境包括社会经济水平和饮食文化等。相关研究表明结石病的季节性变化很可能与温度有关,通过出汗导致体液丧失,进而促进结石形成。

2.个体因素

种族遗传因素、饮食习惯、职业因素、代谢性疾病等。其中职业环境中暴露于热源和脱水同样是结石病的危险因素。水分摄入不足可导致尿液浓缩,结石形成的概率增加。大量饮水导致尿量增多,可显著降低易患结石患者的结石发病率。

3.泌尿系统因素

泌尿系统因素包括肾损伤、感染、泌尿系统梗阻、异物等。梗阻可以导致感染和结石形成,而结石本身也是尿中异物,会加重梗阻与感染程度,所以两者会相互促进疾病发展程度。

上述因素最终都导致人类尿液中各种成分过饱和、滞留因素和促进因素的增加等机制,进而导致肾结石形成。

(二)分类

泌尿系统结石最常见的成分是钙,以草酸钙为主,多在肾脏和膀胱处形成。肾结石按照结石晶体的成分,主要分为 4 类,即钙结石、感染性结石、尿酸结石和胱氨酸结石(表 10-1)。

表 10-1 肾结石的组成与成分

结石成分	比例	外观和性质
含钙结石	80%	
草酸钙	60%	一水草酸钙呈褐色,铸型或桑葚状,质地坚硬;二水草酸钙呈白色,表面结晶,质地松脆
磷酸钙、磷酸氢钙	20%	浅灰色,坚硬,可有同心层
感染性结石	10%	
碳酸磷灰石		深灰色或灰白色,鹿角形,松散易碎
磷酸镁铵		
磷酸氢镁		
尿酸结石	10%	
尿酸、尿酸盐结石		黄色或砖红色,圆形光滑,结构致密,稍硬
胱氨酸结石、黄嘌呤	1%	土黄色、蜡样外观,表面光滑,可呈鹿角形
其他结石		
药物结石	1%	

(三)临床表现

1.症状

(1)疼痛:肾结石最常见的症状是肾绞痛,经常突然起病,这通常是结石阻塞输尿管引起的。最常见的是从腰部开始,可辐射到腹股沟。肾盂内大结石和肾盏结石可无明显临床症状,患者活动后会出现上腹或腰部钝痛。40%~50%的肾结石患者有腰痛的症状,发生的原因是结石造成肾盂梗阻。通常可表现为腰部酸胀、钝痛。

(2)血尿:绝大多数尿路结石患者存在血尿,通常为镜下血尿,少数也可见肉眼血尿。常常在腰痛后发生。有时患者活动后出现镜下血尿是上尿路结石的唯一临床表现,但当结石完全阻塞尿路时也可以没有血尿。血尿产生的原因是结石移动或结石对集合系统的损伤。血尿的多少取决于结石对尿路黏膜损伤程度大小。

(3)发热:由于结石、梗阻和感染可互相促进,所以肾结石造成梗阻可继发或加重感染,出现腰痛伴高热、寒战。出现脓尿的患者很少见,若出现需要行尿培养,检测是否存在尿路感染。结石继发急性肾盂肾炎或肾积脓时可有畏寒、发热、寒战等全身症状出现。

(4)无尿和急性肾功能不全:双侧肾结石、功能性或解剖孤立肾结石阻塞导致尿路急性梗阻,可以出现无尿和急性肾后性肾功能不全的症状。

2.体征

肾结石典型体征是患侧肾区叩击痛。患者脊肋角和腹部压痛也可不明显,一般不伴有腹部肌紧张。肾结石慢性梗阻时引起巨大肾积水,这时可出现腹部包块。

(四)辅助检查

1.实验室检查

(1)血常规:肾绞痛时可伴血 WBC 短时轻度增高。结石合并感染或发热时,血中 WBC 可明显增高。结石导致肾功能不全时,可有贫血表现。

(2)尿液检查:常能见到肉眼或镜下血尿;脓尿很少见,伴感染时有脓尿、感染性尿路结石患者应行尿液细菌培养;尿液分析也可测定尿液 pH、钙、磷、尿酸、草酸等。

2.影像学检查

(1)超声检查:肾钙化和尿路结石都可通过超声诊断,可显示结石梗阻引起的肾积水及肾实质萎缩等。可发现尿路平片不能显示的小结石和 X 线透光结石,当肾脏显示良好时,超声还可检测到 5 mm 的小结石。超声作为无创检查应作为首选影像学检查,适合于所有患者包括肾功能不全患者、孕妇、儿童以及对造影剂过敏者(图 10-1)。

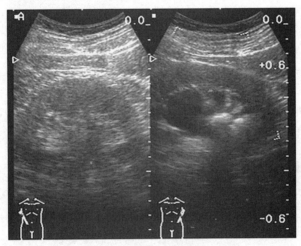

图 10-1　肾结石伴肾盂肾盏积水

(2)X 线检查:由于大约 90% 尿路结石不透 X 线,腹部 X 线片对于怀疑尿路结石的患者,是一种非常有用的检查。

(3)尿路系统平片:KUB 是《CUA 尿路结石诊疗指南》推荐的常规检查方法,KUB 平片上结合可显示出致密影。KUB 平片可初步判断肾结石是否存在,以及肾结石的位置、数目、形态和大小,并且可以初步地提示结石的化学性质(图 10-2)。

(4)CT:螺旋 CT 平扫对肾结石的诊断准确、迅速。有助于鉴别不透光的结石、肿瘤、凝血块等以及了解有无肾畸形。

(5)内镜检查:包括经皮肾镜、软镜、输尿管和膀胱镜检查。通常在尿路平片未显示结石时,静脉尿路造影有充盈缺损不能确诊时,借助于内镜可以明确诊断和进行治疗。

(6)肾盂造影像:可以确定透 X 线结石的存在,可以确诊引起患者形成结石的解剖部位。

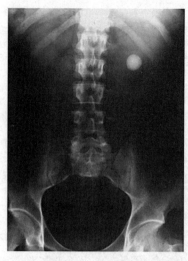

图 10-2　左肾结石

(五)诊断要点

任何评估之前都应先明确是否有与结石复发有关的代谢性疾病。至少应进行筛选性评估，包括远端肾小管性酸中毒、原发性甲状旁腺功能亢进症、痛风体质等疾病。只有明确了相关疾病才可以从根本上纠正治疗。

尿路结石与腹膜后和腹腔内病理状态引起的症状相似，所以应与急腹症进行全面的鉴别诊断，其中包括急性阑尾炎异位或未被认识的妊娠，卵巢囊肿蒂扭转等，体检时应注意检查有无腹膜刺激征。

(六)治疗原则

肾结石治疗的总体原则是：解除疼痛和梗阻、保护肾功能、有效去石、治疗病因、预防复发。由于约80%的尿路结石可自发排出，因此可能没必要进行干预，有时多饮水就能自行排出结石。其他结石的性质、形态、大小部位不同，患者个体差异等因素，治疗方法的选择和疗效也大不相同。因此，对尿石症的治疗应该实施患者个体化治疗，通常需要各种方法综合治疗，来保证治疗效果。

1.病因治疗

少数患者能找到结石成因如甲状腺旁腺功能亢进（主要是甲状旁腺瘤），只有积极治疗原发病防止尿路结石复发；尿路梗阻的患者，需要解除梗阻，这样可以避免结石复发，因此此类患者积极治疗病因即可。

2.非手术治疗

(1)药物治疗：结石<0.6 cm且表面光滑、结石以下尿路无梗阻时可采用药物排石治疗。多选择口服α受体阻滞剂（如坦索罗辛）或钙通道阻滞剂。尿酸结石选用枸橼酸氢钾钠，碳酸氢钠碱化尿液。口服别嘌醇及饮食调节等方法治疗也可取得良好的效果。

(2)增加液体摄入量：机械性多尿可以预防有症状结石的形成和滞留，每天饮水2 000～3 000 mL，尽量保持昼夜均匀。限制蛋白、钠摄入，避免草酸饮食摄入和控制肥胖都可防止结石的发病概率。

3.微创碎石

(1)体外冲击波碎石(extracorporeal shock wave lithotripsy,ESWL):通过 X 线或超声对结石进行定位,利用高能冲击波聚焦后作用于结石,将结石粉碎成细沙,然后通过尿液排出体外。实践证明它是一种创伤小、并发症少、安全有效的非侵入性治疗,大多数上尿路结石可采用此方法治疗。ESWL 碎石术后可能形成"石街"。引起患者的腰痛不适,也可能合并继发感染,患者病程也将相应延长。

(2)经皮肾镜碎石取石术(percutaneous nephrolithotomy,PCNL):它是通过建立经皮肾操作通道,击碎结石并同时通过工作通道冲出结石及取出肾结石。本手术通常在超声或 X 线定位下操作,在肾镜下取石或碎石。较小的结石通过肾镜用抓石钳取出,较大的结石将结石粉碎后用水冲出。

(3)输尿管肾镜取石术(ureteroscope lithotripsy,URL):适用于中、下段输尿管结石,泌尿系统平片不显影结石,因结石硬、停留时间长、患者自身因素(肥胖)而使用 ESWL 困难者,也可用于 ESWL 治疗所致的"石街"。下尿路梗阻、输尿管狭窄或严重扭曲等不宜采用此法。

4.开放手术

由于 ESWL 及内镜技术的普遍开展,现在上尿路结石大多数已不再开放手术。

(七)临床护理

1.评估要点

(1)术前评估:①健康史,了解患者基本情况,包括年龄、职业、生活环境、饮食饮水习惯等。②相关因素,了解患者的既往史和家族史;有无可能引起结石的相关疾病如泌尿系统梗阻、感染和异物史,有无甲状旁腺功能亢进、肾小管酸中毒等。了解用药史如止痛药物、钙剂等药物的应用情况。③心理和社会支持状况,结石复发率较高,患者可能产生焦躁心理,故应了解患者及家属对相关知识的掌握程度和多治疗的期望,及时了解患者及家属心理状况。

(2)术后评估:①术后恢复,结石排出、尿液引流和切口愈合情况,有无尿路感染。②肾功能状态,梗阻解除程度,肾功能恢复情况,残余结石对泌尿系统功能的影响。

2.护理诊断/问题

(1)疼痛:与疾病、排石过程、损伤及平滑肌痉挛有关。

(2)尿形态异常:与结石或血块引起梗阻及术后留置导尿管有关。

(3)潜在并发症:血尿、感染、结石导致阻塞、肾积水。

(4)部分生活自理缺陷:与疾病及术后管道限制有关。

(5)焦虑:与患者担心疾病预后有关。

(6)知识缺乏:缺乏疾病预防及治疗相关知识。

3.护理目标

(1)患者自述疼痛减轻,舒适感增强。

(2)患者恢复正常的排尿功能。

(3)患者无相关并发症发生,若发生能够得到及时发现和处理。

(4)患者了解相关疾病知识及预防知识。

(5)患者能满足相关活动需求。

4.护理措施

(1)缓解疼痛:①观察,密切观察患者疼痛的部位及相关生命体征变化。②休息,发作期患者应卧床休息。③镇痛,指导患者采用分散注意力、安排适当卧位、深呼吸、肌肉放松等非药物性方法缓解疼痛,不能缓解时,舒缓疼痛。

(2)促进排石:鼓励非手术治疗的患者大量饮水,每天保持饮水量在 2 000 mL 以上,在病情允许的情况下,下床运动,适当做些跳跃、改变体位的活动以促进结石排出。手术治疗后患者均可出现血尿,嘱患者多饮水,以免出现血块进而堵塞尿路。

(3)管道护理:①若患者有肾造瘘管,遵医嘱夹闭数小时开放,应保持通畅并妥善固定,密切观察引流性质及量。②留置导尿管应保持管路通畅,观察排石情况。③留置针妥善固定,保持补液的顺利进行。

(4)采用体外冲击波碎石(ESWL)的患者,在碎石准备前告知接受治疗前三天忌食产气性食物,治疗前一天服用缓泻剂,手术当天早晨禁饮食。碎石后应注意观察结石排出效果,协助患者采取相应体位(一般采取侧卧位,肾下盏取头低位),饮水量在 3 000 mL 以上,适当活动促进结石排出。

(5)并发症观察、预防和护理:①血尿,观察血尿变化情况。遵医嘱应用止血药物。肾实质切开者,应绝对卧床 2 周,减少出血机会。②感染,加强护理观察,监测患者生命体征,注意观察尿液颜色和性状。鼓励患者多饮水,也有利于感染的控制。③做好创腔引流管护理,患者留置肾盂造瘘管时应注意观察记录并妥善固定,保持通畅。开放性手术术后除注意相应管路护理外还应注意伤口护理,避免感染。有感染者遵医嘱应用抗菌药控制感染。

5.健康教育

根据结石成分、代谢状态及流行病学因素,坚持长期预防,对减少或延迟结石复发十分重要。

(1)饮食:大量饮水以增加尿量,稀释尿液,减少晶体沉积。成人保持每天尿量在 2 000 mL 以上,尤其是睡前及半夜饮水,效果更好。饮食以清淡易消化饮食为主,可根据结石成分调整饮食种类如含钙结石者宜食用含纤维丰富的食物;含草酸量高,避免大量摄入动物蛋白、精制糖和动物脂肪等;尿酸结石者不宜食用动物内脏、豆制品等。

(2)活动与休息:病情允许的情况下适当活动,注意劳逸结合。

(3)解除局部因素:尽早解除尿路梗阻、感染、异物等因素,可从根本上避免结石形成。

(4)药物成分:根据结石成分,应用药物降低有害成分、碱化或酸化尿液,预防结石复发。鼓励长期卧床者适当进行功能锻炼,防止骨脱钙,减少尿钙含量。

(5)定期复查:术后 1 个月门诊随访。以后 3 个月至半年复查排泄性尿路造影。

二、输尿管结石

输尿管结石是泌尿系统结石中的常见疾病,发病年龄多为 20~40 岁,男性略高于女性。其发病率高,约占上尿路结石的 65%。其中 90% 以上为继发性结石,即结石在肾内形成后降入输尿管。原发于输尿管的结石较少见。通常会合并输尿管梗阻、憩室等其他病变。所以输尿管结石的病因与肾结石基本相同。从形态上看,由于输尿管的塑形作用,结石进入输尿管后常形成圆柱形或枣核形,亦可由于较多结石排入,形成结石串俗称"石街"。

(一)解剖

输尿管位于腹膜后间隙,上接肾脏下连膀胱,是一根细长的管道结构。输尿管全长在男性约为 27~30 cm,女性为 25~28 cm。解剖学上输尿管的三个狭窄部将其分为上、中、下三段:①肾盂输尿管连接部;②输尿管与髂血管交叉处;③输尿管的膀胱壁内段,此三处狭窄部常为结石停留的部位。除此之外,输尿管与男性输精管或女性子宫阔韧带底部交叉处以及输尿管与膀胱外侧缘交界处管径较狭窄,也容易造成结石停留或嵌顿。结石最易停留或嵌顿的部位是输尿管的上段,约占全部输尿管结石的58%,其中又以第3腰椎水平最多见;而下段输尿管结石仅占33%。在结石下端无梗阻的情况下,直径≤0.4 cm的结石约有90%可自行降至膀胱随尿流排出,其他情况则多需要进行医疗干预。

(二)临床表现

1.症状

(1)疼痛:上中段结石引起的输尿管疼痛为一侧腰痛,疼痛性质为绞痛,输尿管结石可引起肾绞痛或输尿管绞痛,典型表现为阵发性腰部疼痛并向下腹部睾丸或阴唇部放射。

(2)血尿:90%的患者可出现镜下血尿也可有肉眼血尿,前者多见。血尿多发生在疼痛之后,有时是唯一的临床表现。输尿管结石急性绞痛发作时,可出现肉眼血尿。血尿的多少与结石对尿路黏膜的损伤程度有关。输尿管完全梗阻时也可无血尿。

(3)恶心、呕吐:输尿管结石引起尿路梗阻时,使输尿管管腔内压力增高管壁局部扩张痉挛或缺血,由于输尿管与肠有共同的神经支配而导致恶心呕吐常等胃肠道症状。

2.体征

结石可表现为肾区和胁腹部压痛和叩击痛,输尿管走行区可有深压痛;若伴有尿外渗时,可有腹膜刺激征。输管结石梗阻引起不同程度的肾积水,可触到腹部包块。

(三)辅助检查

1.实验室检查

(1)尿液检查:尿常规检查可见尿中红细胞,伴感染时有脓细胞。感染性尿路结石患者应行尿液细菌培养。肾绞痛有时可发现晶体尿,通过观察结晶的形态可以推测结石成分。

(2)血液检查:当输尿管绞痛可导致交感神经高度兴奋,机体出现血白细胞数升高;当其升到$13×10^9$/L以上则提示存在尿路感染。血电解质、尿素和肌酐水平是评价总肾功能的重要指标。

(3)24小时尿分析:主要用于评估结石复发危险性较高的患者,是目前常用的一种代谢评估技术。

(4)结石分析:结石成分分析可以确定结石的性质,是诊断结石病的核心技术,也是选择溶石和预防疗法的重要依据。

2.影像学检查

(1)超声:一种简便无创的检查方法,是目前最常用的输尿管结石的筛查手段。能同时观察膀胱和前列腺,寻找结石形成诱因及并发症。

(2)螺旋CT:螺旋CT对结石的诊断能力最高,能分辨出0.5 mm以上任何成分的结石,准确测定结石大小。

(3)尿路平片(KUB平片):尿路平片可以发现90%非X线透光结石,能够大致地确定结石的位置、形态、大小和数目,并且通过结石影的明暗初步提示结石的化学性质。因此作为结石检查的常规方法。

(4)静脉尿路造影(intravenous urography,IVU):IVU应该在尿路平片的基础上进行,有助于确认结石在尿路上的位置、了解尿路解剖、发现有无尿路异常等。可以显示平片上不能显示的X线阴性结石,同时可以显示尿路的解剖结构,对发现尿路异常有重要作用。

(5)逆行尿路造影:逆行尿路造影很少用于上尿路结石的初始诊断,属于有创性的检查方法,不作为常规检查手段。

(6)放射性核素肾显效像：放射性核素检查不能直接显示泌尿系统结石，主要用于确定分侧肾功能。提供肾血流灌注、肾功能及尿路梗阻情况等，因此对手术方案的选择以及手术疗效的评价具有一定价值。

(四)诊断要点

尿路结石应该与急腹症进行全面鉴别诊断。输尿管结石的诊断应包括结石部位数目、大小、形态、成分等；并发症的诊断；病因学的评估。通过对病史症状的和体检后发现，具有泌尿系统结石或排石病史，出现右眼或镜下血尿或运动后输尿管绞痛的患者应进一步检查确诊。

(五)治疗原则

目前治疗输尿管结石的主要方法有保守治疗(药物治疗和溶石治疗)、体外冲击波碎石(ESWL)、输尿管镜(URSL)、经皮肾镜碎石术(PCNL)开放及腔镜手术。

1.保守治疗

(1)药物治疗：临床上多数尿路结石需要通过微创的治疗方法将结石粉碎并排出体外，少数比较小的尿路结石，可以选择药物排石。使用的排石药物为 α_1 受体阻滞剂如坦索罗辛等，排石治疗期间应保证有足够的尿量，每天需饮水 2 000～3 000 mL。双氯芬酸钠可以缓解症状并减轻输尿管水肿，有利于排石治疗。钙离子通道拮抗剂及一些中医中药对排石也有一定的效果。

(2)溶石治疗：我国在溶石治疗方面处于领先地位。如胱氨酸结石口服枸橼酸氢钾钠或碳酸氢钠片，以碱化尿液，维持尿液 pH 在 7.0 以上，帮助结石治疗(图 10-3、图 10-4、图 10-5)。

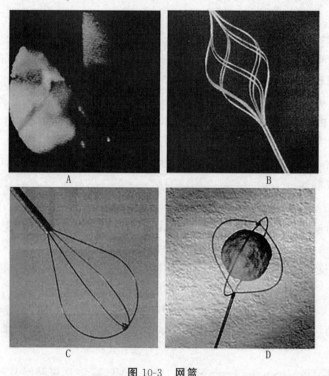

图 10-3　网篮

A.Segura 2.5 F 和 3 F 扁平导丝不锈钢网篮；B.Gemini 螺旋圆导丝
不锈钢网篮；C、D.球形镍钛合金网篮

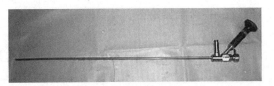

图 10-4 输尿管镜(硬)

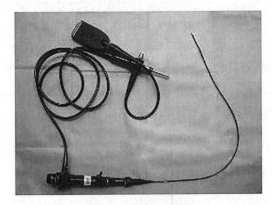

图 10-5 输尿管镜(软)

(3)微创手术:主要有体外冲击波碎石、经皮肾镜碎石取石术、输尿管肾镜取石术等。①体外冲击波碎石:详见本节肾结石内容。②经皮肾镜碎石取石术:详见本节肾结石内容。③输尿管肾镜取石术(ureteroscope lithotripsy,URL):和肾结石基本相同但在治疗输尿管上段结石的过程中发现,碎石后石块容易回流至肾盂,导致术后需要再行经皮取石术,所以现在临床通常会采取输尿管镜拦截网固定下采用钬激光碎石技术治疗输尿管上段结石。

2.开放手术治疗

随着 ESWL 及腔内治疗技术的发展,目前上尿路结石行开放手术治疗的比例已显著减少,逐渐被腹腔镜手术取代。

(六)临床护理

详见本节肾结石患者的临床护理内容。

(徐娟娟)

第二节 下尿路结石

一、膀胱结石

膀胱结石是较常见的泌尿系统结石,好发于男性,男女比例约为 10∶1,膀胱结石的发病率有明显的地区和年龄差异。总的来说,在经济不发达地区,膀胱结石以婴幼儿为常见,主要由营养不良所致。

(一)病因

膀胱结石分为原发性和继发性两种。原发性膀胱结石多发于男性,与营养不良有关。继发

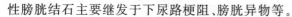

性膀胱结石主要继发于下尿路梗阻、膀胱异物等。

1.营养不良

婴幼儿原发性膀胱结石主要发生于贫困饥荒年代,营养缺乏,尤其是动物蛋白摄入不足是其主要原因。

2.下尿路梗阻

下尿路梗阻时,如良性前列腺增生、膀胱颈部梗阻、尿道狭窄、先天畸形、膀胱膨出、憩室、肿瘤等,均可使小结石和尿盐结晶沉积于膀胱而形成结石。

3.膀胱异物

医源性的膀胱异物主要有长期留置的导尿管、被遗忘取出的输尿管支架管、不被机体吸收的残留缝线、膀胱悬吊物等,非医源性异物如子弹头、发卡、电线、圆珠笔芯等。均可作为结石的核心而使尿盐晶体物质沉积于其周围而形成结石。

4.尿路感染

继发于尿液潴留及膀胱异物的感染,尤其是分泌尿素酶的细菌感染,由于能分解尿素产生氯,使尿 pH 升高,使尿磷酸钙、铵和镁盐的沉淀而形成膀胱结石。

5.其他

临床手术后也可能导致膀胱结石发生如肠道膀胱扩大术、膀胱外翻-尿道上裂等。

(二)病理生理

膀胱结石的继发性病理改变主要表现为局部损害、梗阻和感染。膀胱结石如表面光滑且无感染者,在膀胱内存在相当长时间,也不至造成膀胱壁明显的病理改变。由于结石的机械性刺激,膀胱黏膜往往呈慢性炎症改变。光滑且无感染者,继发感染时,可出现滤泡样性炎性病变、出血和溃疡,膀胱底部和结石表面均可见脓苔。晚期可发生膀胱周围炎,使膀胱和周围组织粘连,甚至发生穿孔。膀胱结石易堵塞于膀胱出口、膀胱颈及后尿道,导致排尿困难。

(三)临床表现

1.症状

(1)疼痛:疼痛可为下腹部和会阴部钝痛,亦可为明显或剧烈疼痛,常因活动和剧烈运动而诱发或加剧。膀胱结石的典型症状为排尿突然中断,疼痛放射至远端尿道及阴茎头部,伴排尿困难和膀胱刺激症状。由结石刺激膀胱底部黏膜而引起,常伴有尿频和尿急,排尿终末时疼痛加剧。

(2)血尿:膀胱壁由于结石的机械性刺激,可出现血尿,并往往表现为终末血尿。尿流中断后再继续排尿亦常伴血尿。

(3)其他:因排尿费劲,腹压增加,可并发脱肛。若结石位于膀胱憩室内,可仅有尿路感染的表现。少数患者,重时发生急性尿潴留。

2.体征

体检时下腹部有压痛。结石较大和腹壁较薄弱时,在膀胱区可触及结石。较大结石也可经直肠腹壁双合诊被触及。

(四)辅助检查

1.实验室检查

实验室检查可发现尿中有红细胞或脓细胞,伴有肾功能损害时可见血肌酐、尿素氮升高。如并发感染可见白细胞,尿培养可有细菌生长。

2.影像学检查

(1)超声检查:检查能发现膀胱及后尿道,强光团及声影,还可同时发现膀胱憩室良性前列腺增生等。

(2)X线检查:X线平片亦是诊断膀胱结石的重要手段,结合B超检查可了解结石大小、位置、形态和数目,怀疑有尿路结石可能还需作泌尿系统平片及排泄性尿路系平片及排泄性尿路造影。

(3)CT检查:所有膀胱中结石在CT中都为高密度,且CT可明确鉴别肿瘤钙化和结石。

(4)膀胱镜检查:膀胱镜检查是最确切的诊断方法,可直接观察膀胱结石的大小、数目和形状,同时还可了解有无前列腺增生、膀胱颈纤维化、尿道狭窄等病变。但膀胱镜检查属于有创操作,一般不作常规使用。

(五)诊断原则

膀胱结石的诊断,主要是根据病史、体检、B超、X线检查,必要时做膀胱镜检查。但需要注意引起结石的病因如良性前列腺增生、尿道狭窄等前尿道结石可沿尿道扪及,后尿道结石经直肠指检可触及,较大的膀胱结石可经直肠-腹壁双合诊被扪及。虽然不少病例可根据典型症状,如疼痛的特征,排尿时突然尿流中断和终末血尿,做出初步诊断。但这些症状绝非膀胱结石所独有。

(六)治疗

治疗应根据结石体积大小选择合适的治疗方法。膀胱结石的治疗应遵循两个原则,一是取出结石,二是去除结石形成的病因。一般来说,直径<0.6 cm,表面光滑的膀胱结石可自行排出体外。绝大多数膀胱结石均需行外科治疗,方法包括体外冲击波碎石术、内腔镜手术和开放性手术。

1.体外冲击波碎石术

小儿膀胱结石多为原发性结石,可首选体外冲击波碎石术;成人原发性膀胱结石≤3 cm者亦可以采用体外冲击波碎石术。

2.内腔镜手术

几乎所有类型的膀胱结石都可以采用经尿道手术治疗。在内镜直视下经尿道碎石是目前治疗膀胱结石的主要方法,可以同时处理下尿路梗阻病变。目前常用的经尿道碎石方式包括机械碎石、液电碎石、气压弹道碎石、超声碎石、激光碎石等。

3.开放性手术

随着腔内技术的发展,目前采用开放手术取石已逐渐减少,开放手术取石不应作为膀胱结石的常规治疗方法,仅适用于需要同时处理膀胱内其他病变或结石体积>4 cm时使用。膀胱结石采用手术治疗,并应同时治疗病因。膀胱感染严重时,应用抗生素治疗;若有排尿,则应先留置导尿管,以利于引流尿液及控制感染。

(七)临床护理

详见上尿路结石中肾结石患者的临床护理内容。

二、尿道结石

尿道结石是泌尿外科常见急症之一,但临床比较少见,且多以男性为主。大多数来自肾和膀胱。有尿管狭窄、尿道憩室及异物存在亦可致尿道结石,多数尿道结石位于前尿道。女性只有在有尿道憩室、尿道异物和尿道阴道瘘等特殊情况下才出现。男性尿道结石中,结石多见于前列腺部尿道,球部尿道,会阴尿道的阴茎阴囊交界处后方和舟状窝。女性尿道结石分原发性和继发性两种,传统认为尿道结石常继发于膀胱结石,多见于儿童与老年人。

(一)临床表现

1.症状

(1)疼痛:疼痛一般是钝性的,但也可能是锐利的,并常放射至阴茎龟头。原发性尿道结石常是逐渐长大,或位于尿道憩室内,早期可无疼痛症状。继发性结石多系上尿路排石排入尿道时,突然嵌入尿道内,常常突然感到局部剧烈疼痛及排尿痛。

(2)排尿紊乱:尿道结石的典型症状为排尿困难,点滴状排尿,尿线变细或分叉,射出无力,有时骤然出现尿流中断,并有强烈尿意,阻塞严重时出现残余尿和尿潴留,出现充盈性尿失禁。有时可出现急迫性尿失禁。也可伴尿痛,重者可发生急性尿潴留及会阴部剧痛。

(3)血尿及尿道分泌物:急症病例常有终末血尿或初始血尿,或排尿终末有少许鲜血滴出,伴有剧烈疼痛。慢性病例或伴有尿道憩室者,尿道口可有分泌物溢出,结石对尿道的刺激及尿道壁炎症溃疡,亦可出现脓尿。

2.体征

前尿道结石可在结石部位扪及硬结,并有压痛,后尿道结石应通过直肠指诊扪及后尿道部位的硬结。

(二)辅助检查

1.金属尿道探杆检查

在结石部位能探知尿道梗阻和结石的粗糙摩擦感。

2.尿道镜检查

能直接观察到结石,肯定尿道结石的诊断,并可发现尿道并发症。

3.X线检查

X线检查是尿道结石的主要诊断依据,因为绝大部分尿道结石是X线阳性结石,平片检查即可显示结石阴影和结石的部位、大小、形状。应行全尿路平片检查以明确有无上尿路结石。

4.尿道造影

目前由于内镜的发展及普及,尿道造影已很少应用。大多数辅助检查尿路有无他病变。

(三)诊断要点

详细询问病史,尿道结石患者过去多有肾绞痛史及尿道排石史,当患者突然感到排尿困难、尿流中断、排尿时尿道刺痛时应考虑尿道结石的可能。与尿道狭窄、尿道息肉、异物等鉴别。尿道狭窄虽有排尿困难,但其排尿时无疼痛及尿中断现象,X线平片无阳性结石影像。但尿道息肉无肾绞痛及排石史,尿道镜及尿道造影可以区别。尿道异物一般有外伤史及异物塞入史,临床上不难诊断。

(四)治疗原则

治疗原则为尽快取出结石,解除痛苦,改善急性情况后再考虑纠正形成结石的原因。

(五)临床护理

详见上尿路结石中肾结石患者的临床护理内容。

（徐娟娟）

第十一章 妇科护理

第一节 原发性痛经

痛经是指在行经前、后或月经期出现下腹疼痛、坠胀伴腰酸及其他不适,严重影响生活和工作质量者。痛经分为原发性痛经与继发性痛经两类。前者指生殖器官无器质性病变的痛经,称为功能性痛经;后者指盆腔器质性病变引起的痛经,如子宫内膜异位症等。本节仅叙述原发性痛经。

一、护理评估

(一)健康史
原发性痛经常见于青少年,多发生在有排卵的月经周期,精神紧张、恐惧、寒冷刺激及经期剧烈运动可加重疼痛。评估时需了解患者的年龄和月经史、疼痛特点及与月经的关系、伴随症状和缓解疼痛的方法等。

(二)身体状况
1.痛经

痛经是主要症状,多自月经来潮后开始,最早出现在月经来潮前12小时,月经第1天疼痛最剧烈,持续2~3天后逐渐缓解。疼痛呈痉挛性,多位于下腹正中,常放射至腰骶部、外阴与肛门,少数人的疼痛可放射至大脚内侧。可伴面色苍白、出冷汗、恶心、呕吐、腹泻、头晕、乏力等。痛经多于月经初潮后1~2年发病。

2.妇科检查

生殖器官无器质性病变。

(三)心理-社会状况
患者缺乏痛经的相关知识,担心痛经可能影响健康及婚后的生育能力,表现为情绪低落、烦躁、焦虑;伴随着月经的疼痛,常常使患者抱怨自己是女性。

(四)辅助检查
B超检查生殖器官有无器质性病变。

(五)处理要点
以解痉、镇痛等对症治疗为主,并注意对患者的心理治疗。

二、护理问题

(一)急性疼痛

与经期宫缩有关。

(二)焦虑

与反复疼痛及缺乏相关知识有关。

三、护理措施

(一)一般护理

(1)下腹部局部可用热水袋热敷。

(2)鼓励患者多饮热茶、热汤。

(3)注意休息,避免紧张。

(二)病情观察

(1)观察疼痛的发生时间、性质、程度。

(2)观察疼痛时的伴随症状,如恶心、呕吐、腹泻。

(3)了解引起疼痛的精神因素。

(三)用药护理

遵医嘱给予解痉、镇痛药,常用药物有前列腺素合成酶抑制剂如吲哚美辛(消炎痛)、布洛芬等,也可选用避孕药或中药治疗。

(四)心理护理

讲解有关痛经的知识及缓解疼痛的方法,使患者了解经期下腹坠胀、腰酸、头痛等轻度不适是生理反应。原发性痛经不影响生育,生育后痛经可缓解或消失,从而消除患者紧张、焦虑的情绪。

(五)健康指导

进行经期保健的教育,包括注意经期清洁卫生,保持精神愉快,加强经期保护,避免剧烈运动及过度劳累,防寒保暖等。疼痛难忍时一般选择非麻醉性镇痛药治疗。

(陆海艳)

第二节 闭 经

闭经是妇科常见症状,分为原发性闭经和继发性闭经两类。原发性闭经指年龄超过16岁,第二性征已发育,或年龄超过14岁,第二性征尚未发育,且无月经来潮者;继发性闭经指正常月经建立后,因病理性原因月经停止6个月,或按自身原来月经周期计算停经3个周期以上者。青春期以前、妊娠期、哺乳期以及绝经后的无月经均属生理现象。

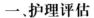

一、护理评估

(一)健康史

原发性闭经较少见,常由于遗传性因素或先天性发育缺陷所致,评估时应注意患者生殖器官和第二性征发育情况及家族史。继发性闭经发病率高,病因复杂,评估时应详细询问患者月经史,已婚者应注意有无产后大出血、不孕及流产史。根据控制正常月经周期的 4 个环节,按病变部位将闭经分为下丘脑性闭经、垂体性闭经、卵巢性闭经及子宫性闭经。

1.下丘脑性闭经

最常见,以功能性原因为主。

(1)精神因素:精神创伤、紧张忧虑、环境改变、过度劳累、盼子心切或畏惧妊娠等可使内分泌调节功能紊乱而发生闭经。闭经多为一时性,可自行恢复。

(2)剧烈运动、体重下降和神经性厌食:均可诱发闭经。因初潮发生和月经维持有赖于一定比例(17%～20%)的机体脂肪,中枢神经对体重下降极为敏感。

(3)药物:一般在停药后 3～6 个月恢复月经。

2.垂体性闭经

垂体器质性病变或功能失调可影响卵巢功能而引起闭经。

(1)垂体梗死:常见于产后出血使垂体缺血坏死,出现闭经、性欲减退、毛发脱落、第二性征衰退等希恩综合征。

(2)垂体肿瘤:可引起闭经溢乳综合征。

3.卵巢性闭经

因性激素水平低落,子宫内膜不发生周期性变化而导致闭经。

(1)卵巢功能早衰:40 岁前绝经者称卵巢功能早衰,常伴有围绝经期综合征的表现。

(2)卵巢功能性肿瘤、卵巢切除或组织破坏。

(3)多囊卵巢综合征:表现为闭经、不孕、多毛、肥胖、双侧卵巢增大。

4.子宫性闭经

月经调节功能及第二性征发育正常,但子宫内膜受到破坏或对卵巢激素不能产生正常的反应而引起闭经。

(1)先天性子宫发育不良或子宫切除术后者。

(2)子宫内膜损伤:子宫腔放射治疗后、结核性子宫内膜炎、子宫腔粘连综合征,后者因人工流产刮宫过度,使子宫内膜损伤粘连而无月经产生。

5.其他内分泌功能异常

甲状腺功能减退或亢进、肾上腺皮质功能亢进、糖尿病等可引起闭经。

(二)身体状况

了解患者的闭经类型、时间及伴随症状。注意观察患者精神状态、智力发育、营养与健康状况;检查全身发育状况,测量身高、体重、四肢与躯干比例;第二性征如音调、毛发分布、乳房发育状况,挤压乳腺有无乳汁分泌;妇科检查生殖器官有无发育异常和肿瘤等。

(三)心理-社会状况

患者担心闭经对自己的健康、性生活及生育能力有影响,病程过长及治疗效果不佳会加重患者及其家属的心理压力,产生情绪低落、焦虑,反过来又加重闭经。

(四)辅助检查

1.子宫功能检查

(1)诊断性刮宫:适用于已婚女性,必要时可在宫腔镜直视下检查。

(2)子宫输卵管碘油造影:了解子宫腔及输卵管情况。

(3)药物撤退试验:①孕激素试验可评估内源性雌激素水平;②雌、孕激素序贯疗法。

2.卵巢功能检查

通过 B 超检查、基础体温测定、宫颈黏液结晶检查、阴道脱落细胞检查、血清激素测定、诊断性刮宫,了解排卵情况及体内性激素水平。

3.垂体功能检查

如垂体兴奋试验等。

4.其他检查

B 超检查、染色体检查及内分泌检查等。

(五)处理要点

(1)全身治疗积极治疗全身性疾病,增强体质,加强营养,保持正常体重。

(2)心理治疗精神因素所致闭经,应行心理疏导。

(3)病因治疗子宫腔粘连、先天畸形、卵巢及垂体肿瘤等采取相应手术治疗。

(4)性激素替代疗法:根据病变部位及病因,给予相应激素治疗,常用雌激素替代疗法,雌、孕激素序贯疗法和雌、孕激素合并疗法。

(5)诱发排卵常用氯米芬、HCG。

二、护理问题

(一)焦虑

与担心闭经对健康、性生活及生育的影响有关。

(二)功能障碍性悲哀

与长期闭经及治疗效果不佳,担心丧失女性形象有关。

三、护理措施

(一)一般护理

1.鼓励患者增加营养

营养不良引起的闭经者,应供给足够的营养。

2.保证睡眠

工作紧张引起的闭经者,鼓励患者加强锻炼,增强体质,注意劳逸结合。如为肥胖引起的闭经,指导患者进低热量饮食,但需要富有维生素和矿物质,嘱咐患者适当增加运动量。

(二)病情观察

(1)观察患者情绪变化,有无引起闭经的精神因素,如工作、家庭、生活等情况。

(2)对有人工流产、剖宫产史的闭经患者,应监测阴道流血情况及月经变化。

(3)注意患者体重增加或减少的数据和时间,与闭经前、后的关系。

(4)观察患者甲状腺有无肿大、有无糖尿病症状。

（三）用药护理

指导患者合理使用性激素，说明性激素的作用、不良反应、用药方法及注意事项。

（四）心理护理

讲解月经的生理知识，使患者了解闭经与女性特征、生育及健康的关系，减轻心理压力，避免闭经加重。对原发性闭经者，特别是生殖器官畸形者进行心理疏导，保持心情舒畅，正确对待疾病，提高对自我形象的认识。

（五）健康指导

（1）告知患者要耐心坚持规范治疗，在医师的指导下接受全身系统检查。

（2）短期治疗效果可能不明显，要有心理准备，不要放弃治疗，树立战胜疾病的信心。

（孙丽娟）

第三节　子宫颈炎症与盆腔炎性疾病

一、急性（慢性）子宫颈炎

（一）疾病定义

子宫颈炎是妇科最常见的疾病，有急性和慢性两种。急性子宫颈炎症常与急性子宫内膜炎或急性阴道炎同时发生。临床以慢性子宫颈炎多见。

（二）临床表现

1.主要症状

白带增多，白带的性质依据病原体种类、炎症的程度而有不同，可呈乳白色黏液状，或呈淡黄色脓性，或血性白带。当炎症沿宫骶韧带扩散到盆腔时，可有腰骶部疼痛、盆腔部下坠痛等。

2.体征

妇科检查时可见宫颈有不同程度糜烂、肥大，有时质较硬，有时可见息肉、裂伤、外翻及宫颈腺囊肿。

（三）辅助检查

宫颈刮片细胞学检查：在治疗前先进行宫颈刮片细胞学检查，用于排除早期宫颈癌。

（四）评估与观察要点

1.健康史

评估是否有分娩、流产或手术损伤宫颈，之后病原体侵入而引起感染。

2.观察要点

观察白带的量和性质。是否有腰骶部疼痛。妇科检查时，观察是否有宫颈糜烂及糜烂程度、是否有宫颈息肉、宫颈肥大和宫颈腺囊肿。

3.心理-社会评估

慢性子宫颈炎病程长，白带多致外阴不舒服，心理压力大。有接触性出血的患者，因焦虑、害怕癌变而拒绝性生活。

(五)护理措施

1.心理护理

对病程较长、疾病反复不愈者给予关心并进行耐心开导,减轻和消除其心理负担,鼓励其坚持治疗。

2.物理治疗术前护理

向需要接受物理治疗的患者讲解物理治疗的目的和大致过程,使其对物理治疗有一定的了解并能配合治疗。

3.物理治疗术后护理

协助患者每天用流动的清水清洗外阴 2 次,保持外阴清洁。患者在宫颈创面痂皮脱落前,阴道有大量黄水流出,在术后 1～2 周脱痂时可有少量血水或少许流血,局部可遵医嘱用止血粉或协助医师给予患者压迫止血处理。

(六)健康指导

告知患者于两次月经干净后 3～7 天复查。让患者知道定期做妇科检查的重要性,发现宫颈炎症予以积极治疗。

二、女性盆腔炎性疾病

(一)疾病定义

盆腔炎性疾病(PID)指女性上生殖道的一组感染性疾病,主要包括子宫内膜炎、输卵管炎、输卵管卵巢脓肿、盆腔腹膜炎。炎症可局限于一个部位,也可同时累及几个部位,以输卵管炎、输卵管卵巢炎最常见。盆腔炎性疾病多发生在性活跃期、有月经的妇女,初潮前、无性生活和绝经后妇女很少发生盆腔炎性疾病,即使发生也常常是邻近器官炎症的扩散。盆腔炎性疾病若未能得到及时、彻底治疗,可导致不孕、输卵管妊娠、慢性盆腔痛,炎症反复发作,从而严重影响妇女的生殖健康,且增加家庭与社会经济负担。

(二)临床表现

1.不孕

输卵管粘连阻塞可致患者不孕。

2.异位妊娠

盆腔炎性疾病后异位妊娠发生率是正常妇女的 8～10 倍。

3.急性盆腔炎

因炎症轻重及范围大小而有不同的临床表现。发病时下腹痛伴发热,重者可有寒战、高热、头痛、食欲缺乏。患者体温升高,心率加快,腹胀,下腹部有压痛、反跳痛及肌紧张,肠鸣音减弱或消失。妇科检查可见阴道充血,并有大量脓性分泌物从宫颈口流出;穹隆有明显触痛,宫颈充血、水肿、举痛明显;宫体增大,有压痛,活动受限;子宫两侧压痛明显,若有脓肿形成则可触及包块且压痛明显。

4.慢性盆腔炎

全身症状多不明显,有时出现低热、乏力。慢性炎症形成的瘢痕粘连及盆腔充血,常引起下腹部坠胀、隐痛及腰骶部酸痛。常在劳累、月经前后、性交后加重。

(三)辅助检查

1.妇科检查

若为输卵管病变,则在子宫一侧或双侧触及呈索条状增粗的输卵管,并有轻度压痛;若为盆腔结缔组织病变,子宫常呈后倾后屈,活动受限或粘连固定。

2.实验室检查

白细胞总数及中性粒细胞数增高,血沉增快。高热时应做血培养,宫颈分泌物培养及药物敏感试验。

3.后穹隆穿刺

在脓肿形成时,如抽出脓液即可确诊。

4.超声检查

如果条件允许,还应给患者做超声检查以了解盆腔内有无包块。如有包块,看是否为脓肿。

(四)评估与观察要点

1.健康史

询问患者既往是否患有盆腔炎或邻近器官炎症(阑尾炎、腹膜炎)、是否有流产史及妇科手术史。评估患者经期卫生习惯、不洁性生活史、早年性交、多个性伴侣、性交过频等。评估患者的生命体征、是否有下腹痛、腰骶部疼痛、疼痛的性质及程度、阴道分泌物的量及性质。

2.观察要点

妇科检查穹隆是否有明显触痛,宫颈充血、水肿、举痛明显;是否有宫体增大,有压痛,活动受限;子宫两侧压痛是否明显,若有脓肿形成则可触及包块且压痛明显。

3.心理-社会状况

评估患者有无心理问题,对疾病及治疗方法的认识及接受情况。患者家人对疾病的态度。

(五)护理措施

1.病情观察

严密观察患者生命体征,高热患者给予物理降温,并及时通知医师,根据医嘱用药,并观察用药后反应和效果。观察患者腹痛情况及性质,如有病情变化及时报告医师,必要时根据医嘱给予镇静止痛药物。

2.个人卫生

教会患者每天用流动温水清洗会阴2次,嘱其勤换会阴垫及内裤。

(六)健康指导

(1)让患者坚持锻炼,增强抵抗力。避免过度劳累,预防慢性盆腔炎急性发作。

(2)纠正患者不良饮食习惯,注意饮食营养。饮食宜营养丰富,给予高热量、高蛋白、高维生素、易消化食品。忌食油腻、辛辣、生冷、寒凉的食物。鼓励患者多饮水。加强锻炼,增强体质。

三、生殖器结核

(一)疾病定义

由结核杆菌引起的女性生殖器炎症称为生殖器结核,又称结核性盆腔炎。

(二)临床表现

1.月经失调

早期可有月经量多或淋漓不断,晚期可出现月经稀少或闭经。

2.下腹坠痛

由盆腔炎症和粘连引起,经期腹痛加重。

3.全身症状

若为活动期,可有结核病的一般症状,如发热、盗汗、乏力、食欲缺乏、体重减轻等,有时仅有经期发热。

4.不孕

由于输卵管管腔阻塞、输卵管周围粘连及黏膜纤毛被破坏,输卵管僵硬、蠕动受限,丧失其运输功能,可引起不孕。在原发性不孕患者中,生殖器结核常为主要原因之一。

(三)辅助检查

1.实验室检查

大多数患者白细胞总数及分类基本正常,慢性轻型内生殖器结核的红细胞沉降率加速不如化脓性或淋菌性盆腔炎明显,但往往表示病灶尚在活跃阶段,可供诊断与治疗时参考。

2.胸部 X 线检查

注意有无陈旧性结核病灶或胸膜结核征象,阳性发现对诊断可疑患者有一定参考价值。

3.结核菌素试验

皮试阳性说明以往曾有过感染,并不表示试验时仍有活动性结核病灶,参考价值在于提高怀疑指数。要注意的是阴性结果有时也不能完全排除结核病,如受检对象感染严重结核病、使用肾上腺皮质激素、老人、营养不良等。

4.盆腔检查

子宫形态大小,活动是否正常,或因粘连活动受限。如病情发展,双侧输卵管增粗、变硬、呈条索状,甚至附件区有大小不等的块物,固定、有触痛。

5.病理检查

行诊断性刮宫,如病理检查结果为阴性,应重复检查 2~3 次。

6.腹腔镜检查

观察输卵管及盆腔腹膜表面的粟粒样结节,可取活检,确定诊断。

(四)评估与观察要点

1.健康史

评估是否有结核的家族史和感染史;评估是否有免疫力低下、营养不良等与结核病发病有关的因素;是否有低热、乏力、消瘦等症状;评估月经情况。

2.观察要点

观察患者的月经量和白带情况。

3.心理-社会状况

了解患者及家属对该疾病的治疗方法及其预后的认知程度,评估患者的家庭经济状况及社会支持系统。

(五)护理措施

1.心理护理

多关心和体贴患者,采用安慰、鼓励等语言帮助患者消除顾虑,减轻焦虑,在平静的心态下积极地接受治疗。

2.用药指导

应向患者耐心细致地讲解坚持按疗程、医嘱、时间、规律用药的重要性。讲明药物的名称、剂量、时间、用法、注意事项及毒副作用。

(六)健康指导

(1)让患者知道加强营养,适当休息,增强机体抵抗力及免疫力的重要性。

(2)让患者掌握如何服用医师开具的药物,并观察药物的不良反应。

(3)使患者记住随诊的时间、地点和联系方式。

(孙丽娟)

第四节　子宫内膜异位症与子宫腺肌病

子宫内膜异位性疾病包括子宫内膜异位症和子宫腺肌病,两者均由具有生长功能的异位子宫内膜所致,临床上常可并存。

一、子宫内膜异位症

(一)疾病定义

具有生长功能的子宫内膜组织(腺体和间质)出现在子宫体以外的部位时称为子宫内膜异位症。

(二)临床表现

子宫内膜异位症的临床表现多种多样,病变部位不同,临床表现也不相同。常有痛经、慢性盆腔痛、性交痛、月经异常和不孕。部分患者无任何症状。

1.痛经和慢性盆腔痛

此病最典型的症状为继发性痛经,呈进行性加重。典型的痛经常于月经开始前1~2天出现,月经第1天最剧烈,以后逐渐减轻并持续至整个月经期。疼痛部位多为下腹深部和腰骶部,并可向会阴、肛门、大腿放射。部分患者伴有直肠刺激症状,表现为稀便和大便次数增加。疼痛程度与病灶大小不一定成正比。偶有患者长期下腹痛,腹痛时间与月经不同步,形成慢性盆腔痛,至月经期加剧。

2.性交痛

一般表现为深部性交痛,月经来潮前性交痛更明显。多见于直肠子宫陷凹有子宫内膜异位病灶或因病变导致子宫后倾固定的患者。

3.月经异常

15%~30%患者有经量增多、经期延长或经前点滴出血。

4.不孕

患者不孕率高达40%。

5.急腹痛

卵巢子宫内膜异位囊肿破裂,可引起突发性剧烈腹痛,伴恶心、呕吐和肛门坠胀。破裂多发生在经期前后或经期,部分也可能发生在排卵期。

6.其他症状

盆腔外组织有异位内膜种植和生长时,多在病变部位出现结节样肿块,并伴有周期性疼痛、出血或经期肿块明显增大,月经后又缩小。

较大的卵巢子宫内膜异位囊肿在腹部可扪及囊性包块,腹部瘢痕子宫内膜异位病灶可在切口瘢痕内触及结节状肿块,囊肿破裂时出现腹膜刺激征。盆腔检查典型者可发现子宫多后倾固定。

(三)辅助检查

1.影像学检查

腹部和阴道B超检查是鉴别卵巢子宫内膜异位囊肿及直肠阴道隔内异位症的重要手段。它可确定卵巢子宫内膜异位囊肿的位置、大小、形状和囊内容物,与周围脏器,特别是与子宫的关系等。

2.CA125值测定

CA125为卵巢癌相关抗原。轻度子宫内膜异位症患者血清CA125水平多正常,中至重度患者血清CA125值可能会升高,但一般均为轻度升高,多低于100 U/mL。

(四)评估与观察要点

1.健康史

询问年龄、婚姻状况等信息。了解患者月经情况,初潮年龄,月经周期长短及月经量。有无腹痛,腹痛的发作时间特点、程度及对于日常生活的影响,缓解方式等。是否生育及将来生育计划。有无内膜异位症相关手术史。

2.观察要点

患者痛经时表现及主诉及疼痛程度、疼痛部位有无伴发症状,如疼痛时恶心、呕吐、排便异常等。

3.心理-社会状况

患者及其家人对患者的态度和对疾病的认知程度。评估患者情绪变化等。

(五)护理措施

1.术前护理

(1)肠道准备:术前一般禁食12小时、禁水8小时。根据患者子宫内膜异位症的盆腔粘连程度行肠道准备。

(2)阴道准备:需术中放置举宫器及做好涉及子宫腔、阴道操作的手术准备,术前行阴道冲洗或用碘伏棉球擦洗1~2次,术日晨再次擦洗阴道,尤其宫颈管的清洁。行腹腔镜手术的患者,备好腹部敷料,开腹手术的患者准备沙袋和腹带。

2.术后护理

(1)术后监测生命体征:全麻下手术的患者需监测血氧饱和度,并给予吸氧。

(2)术后观察:全麻手术的患者术后6小时内,观察患者意识及有无恶心、呕吐等表现,意识清醒无恶心、呕吐的患者可采取去枕卧位或头部枕薄枕使头部与肩部水平,患者可床上翻身。腰麻和硬膜外麻醉的患者术后4~6小时去枕平卧位,并头偏向一侧,观察有无恶心、呕吐等症状。手术6小时后患者可着枕头,鼓励患者床上翻身和活动,促进肠蠕动,预防肠粘连。

(3)鼓励患者早下床活动:注意活动安全。卧床时取半卧位姿势,腹肌放松,以减轻疼痛,并使渗出液局限在盆腔。

（4）保持管路通畅：留置盆腔引流管者观察引流液颜色、性质、量，警惕腹腔内出血。

（5）观察伤口渗出情况：密切观察伤口有无渗出及时更换敷料等。

（6）评估患者疼痛程度，遵医嘱给予止痛药物。

（7）心理护理：子宫内膜异位症患者术后复发率较高，有时对于不孕症的患者容易出现负性心理情绪，应倾听患者主诉，了解其心理情况，提供心理支持。鼓励家属多关心患者，给予心理安慰。

（六）健康指导

（1）妊娠可缓解子宫内膜异位症，有生育需求的患者，术后应尽早妊娠。

（2）使用性激素进行假孕或假绝经治疗为子宫内膜异位症患者保守治疗或术后联合治疗的常用方法，但使用性激素替代治疗的患者注意药物不良反应，如使用雌激素的药物须警惕血栓风险，使用 GnRH-a 假绝经治疗的患者须注意骨质丢失的问题，注意补钙。

二、子宫腺肌病

（一）疾病定义

当子宫内膜腺体及间质侵入子宫肌层时，称子宫腺肌病。

（二）临床表现

（1）月经量过多、经期延长，月经过多发生率为 $40\%\sim50\%$，表现为连续数个月经周期中月经期出血量多，一般大于 80 mL。

（2）逐渐加重的进行性痛经，疼痛位于下腹正中，常于经前 1 周开始，直至月经结束，子宫腺肌病痛经的发生率为 $15\%\sim30\%$。

（3）子宫呈均匀增大或有局限性结节隆起，质硬且有压痛，经期压痛更甚。

（4）妇科检查子宫均匀性增大或局限性结节隆起，质硬有压痛。

（三）辅助检查

1.B 超检查

可见子宫均匀增大或局限性隆起。

2.影像学检查

对诊断有一定的帮助，可酌情选择，疾病确诊取决于术后的病理学检查。

3.血清 CA125 测定

血清 CA125 水平增高。

4.腹腔镜检查

可见子宫均匀增大或局限性隆起、质硬，外观灰白或暗紫色，表面可见一些浆液性小泡或结节。

（四）评估与观察要点

1.健康史

患者的年龄、妊娠、分娩次数、手术史、月经史。

2.观察要点

经量有无增多、经期延长、逐渐加剧的痛经，患者是否贫血等。

3.心理-社会状况

评估患者对疼痛产生的恐惧，对月经改变产生焦虑，担心手术效果等。

（五）护理措施

（1）缓解疼痛：主要通过药物和手术治疗使疼痛症状缓解或消失，但在治疗前可口服止痛药，注意不要形成止痛药物依赖。

（2）给予心理支持，减轻患者及家属的焦虑，由于患者多数因为病情长且逐渐加重而身心痛苦，护士应该做好心理护理，并要做好疾病的宣教工作，让患者了解相关的疾病及手术相关的知识，药物治疗和手术治疗的适应证与最佳时期，讲解手术方法和术后注意事项，鼓励患者建立治疗疾病的信心，与患者共同寻求最佳治疗方案。

3.治疗护理

（1）药物治疗：对于症状较轻、有生育要求者可使用活血化瘀型中成药、止痛药如吲哚美辛；近绝经期患者可使用口服避孕药、达那唑、孕三烯酮或 GnRH-a 治疗，均可缓解症状，但需要注意药物的不良反应，并且停药后症状可重复出现，在 GnRH-a 治疗时应注意患者骨丢失风险，可以给予反添加治疗和钙剂补充。

（2）年轻或希望生育的患者：除考虑药物治疗，还可手术治疗，行病灶挖除术、超声聚焦治疗（海扶刀），但术后有复发风险；对症状严重、无生育要求或药物治疗无效者，可行介入治疗、全子宫切除术。是否保留卵巢，取决于卵巢有无病变和患者年龄。

4.手术护理

（1）术前准备：①遵医嘱完善术前各项检查。②针对患者存在的心理问题做好情志护理。③讲解有关疾病的知识、术前的注意事项等。④术前晚间禁食、禁水。⑤肠道准备，必要时遵医嘱予清洁灌肠。⑥手术前一天清洁皮肤，行手术区备皮，并注意脐部清洁，做好护理记录。皮肤准备时，应注意动作轻柔，刀片勿划破患者皮肤引起感染。⑦嘱患者取下义齿、贵重物品，并交家属保管。⑧将病历、X 线片、CT 片及术中带药等手术用物带入手术室。⑨再次核对患者姓名、床号、病案号及手术名称。⑩根据手术要求准备麻醉床、氧气及监护仪等用物。

（2）术后护理：①全麻患者清醒前去枕平卧，头偏向一侧；硬膜外麻醉患者平卧 6 小时，头偏向一侧。②病情观察：观察患者生命体征；观察阴道出血及腹部切口有无渗血，发现异常报告医师，及时处理；评估肠蠕动的恢复情况；保持引流管、尿管通畅，定时观察颜色、性质及量；定时查看敷料，观察有无出血和分泌物，注意颜色、性质及量，及时更换；评估伤口疼痛的性质、程度、持续时间，并分析疼痛的原因，遵医嘱使用镇痛药；行腹壁手术患者为减轻伤口张力，体位应保持屈膝位；行会阴部手术患者，应注意饮食管理及排便管理，防止大便干燥。同时，为预防伤口感染，术后应保持伤口处皮肤清洁干燥，每天做好会阴护理，做好护理记录。

（六）健康指导

（1）指导患者生活：告知患者经期避免过度或过强体育、舞蹈活动，以防剧烈的体位和腹压变化引起经血倒流。

（2）患者术后知道如何保持会阴和腹部伤口清洁，避免感染。

（3）指导贫血患者除加强营养促进康复，还应注意活动时防止跌倒。指导患者正确服用铁剂。

（4）预防该病发生：避免月经期及月经刚干净时性生活，以免脱落的子宫内膜经输卵管进入盆腔，减少发病因素。

（5）对实施保留生育功能手术的患者，应指导其术后 6～12 个月受孕。

（6）对实施切除子宫保留卵巢的患者，应指导其术后服用 3～6 个月的孕激素，以防复发。

（7）告知患者术后复查时间，观察治疗效果和制订后续的治疗计划。

（孙丽娟）

第五节　盆底功能障碍与生殖器官损伤

一、阴道前壁膨出

(一)疾病定义

阴道前壁膨出多因膀胱和尿道膨出所致,以膀胱膨出常见,常伴有不同程度的子宫脱垂。阴道前壁膨出可单独存在或合并阴道后壁膨出。

(二)临床表现

1.症状

轻者无症状。重者自述阴道内有肿物脱出,伴腰酸、下坠感。阴道脱出肿物在休息时小,站立过久或活动过度时增大。难以排空小便,膀胱内有残余尿存在,易发生膀胱炎,可有尿频、尿急、尿痛等症状。重度膀胱膨出多伴有尿道膨出,此时常伴有压力性尿失禁症状。如膀胱膨出加重,可导致排尿困难,需用手将阴道前壁向上抬起方能排尿。

2.体征

检查时可见阴道前壁呈球状膨出,阴道口松弛,膨出膀胱柔软,该处阴道壁黏膜皱襞消失,如组织反复受到摩擦,可发生溃疡。

阴道膨出分度:临床上传统分为3度。以屏气下膨出最大限度来判定。

(1)Ⅰ度:阴道前壁形成球状物,向下突出,达处女膜缘,但仍在阴道内。

(2)Ⅱ度:阴道壁展平或消失,部分阴道前壁突出于阴道口外。

(3)Ⅲ度:阴道前壁全部突出于阴道口外。

(三)辅助检查

1.妇科检查

发现膨出的阴道前壁,评估分度。区分阴道前壁膨出是膀胱膨出还是尿道膨出,或者两者合并存在。

2.压力性尿失禁检查

让患者先憋尿,在膀胱截石位下咳嗽,如有尿液溢出,检查者用示、中两指分别置于尿道口两侧,稍加压再嘱患者咳嗽,如能控制尿液外溢,证明有压力性尿失禁。

3.尿动力学检查

直观量化尿路功能,协助诊断压力性尿失禁。

(四)评估与观察要点

1.健康史

了解患者生育史,分娩过程中有无产程延长、阴道助产及盆底组织撕伤等病史。同时,还应评估患者其他系统健康状况,如有无慢性咳嗽、盆腹腔肿瘤、便秘等。

2.观察要点

观察患者有无下腹部坠胀、腰痛症状,是否有大小便困难、阴道肿物脱出。是否在用力下蹲、增加腹压时上述症状加重,甚至出现尿失禁,但卧床休息后症状减轻。

3.心理-社会状况

评估患者是否因为担心肿物脱出导致行动不便,不能从事体力劳动,大小便异常,性生活受到影响而出现焦虑、情绪低落。

(五)护理措施

1.心理护理

患者由于长期受疾病折磨,往往有烦躁情绪。护士鼓励患者说出内心感受和需求,给予心理支持。向患者介绍疾病的知识及预后,帮助患者消除紧张焦虑的情绪。告知患者术前、术后的注意事项,帮助患者以良好的心态接受手术。

2.改善患者一般情况

加强患者营养,卧床休息。积极治疗原发病,如慢性咳嗽、便秘等。教会患者做盆底肌肉、肛门肌肉的运动锻炼,增强盆底肌肉、肛门括约肌的张力,每天 3 次,每次 5～10 分钟。

3.教会患者子宫托的放取方法

选择大小适宜的子宫托,使用注意事项:①放置前阴道应有一定水平的雌激素作用,绝经后妇女可用阴道雌激素霜剂,一般应用子宫托前 4～6 周开始应用,并在放托的过程中长期使用;②子宫托应每天早上放入阴道,睡前取出消毒备用,避免放置过久压迫生殖道而致糜烂、溃疡,甚至坏死造成生殖道瘘;③保持阴道清洁,月经期和妊娠期停止使用;④上托以后,分别于第 1、3、6 个月时到医院检查 1 次,以后每 3～6 个月到医院检查 1 次。

4.术前护理

(1)皮肤准备:根据医嘱和院内感染要求,于手术当天给予患者备皮。备皮范围上至耻骨联合上 10 cm,下至会阴部、肛门周围、腹股沟及大腿内侧 1/3,备皮后洗净皮肤。患者于术前 1 天晚自行沐浴。

(2)阴道准备:术前 5 天开始进行阴道准备,I度脱垂患者应每天坐浴 2 次,一般采取 1∶5 000 的高锰酸钾或 0.2‰的聚维酮碘(碘伏)液;对于Ⅱ、Ⅲ度脱垂的患者特别是有溃疡者,行阴道冲洗后局部涂 40%紫草油或含抗生素的软膏,并勤换内裤。因子宫颈无感觉,易导致患者局部溃疡,所以应特别注意冲洗液的温度,一般在 41～43 ℃为宜,冲洗后戴上无菌手套将脱出物还纳于阴道内,让患者平卧于床上半小时;用清洁的卫生带或丁字带支托膨出物,避免与内裤摩擦,减少异常分泌物;积极治疗局部炎症,按医嘱使用抗生素及局部涂含雌激素的软膏。另外,根据医嘱于术前 1 天及手术当天清晨予患者阴道冲洗一次,冲洗时应特别注意阴道穹隆。

(3)肠道准备:根据病情需要,遵医嘱于术前 1 天或术前 3 天给予口服泻药、灌肠等肠道准备。

5.术后护理

(1)病情观察及护理:严密观察患者的意识情况、生命体征、伤口有无渗血、阴道出血的量和颜色、引流液的量和颜色、麻醉不良反应、肠蠕动恢复情况,注意阴道分泌物的量、性质、颜色及有无异味,如有异常及时通知医师并予以处理。阴道内放置纱布卷压迫止血的患者,应观察排尿情况及纱布卷取出后阴道出血的情况,一般在术后 12～24 小时取出,取出时注意核对数目。

(2)疼痛护理:认真对待患者的疼痛主诉,遵医嘱使用止痛药物,观察药物不良反应,评价止痛效果。阴道内置纱布者可能会稍感不适,如疼痛、便意为正常现象,待纱布取出后,即消失。

(3)管路护理:根据手术范围导尿管留置 2～14 天,在留置引流管和导尿管期间,应保持管路通畅,妥善固定,准确记录引流液和尿量。各班交接班时,查看管路的情况。告知患者活动时注意勿让管路脱出。

（4）营养支持：术后以流质为主，之后向半流质及普食过渡，饮食宜清淡为主，保持排便通畅。

（5）活动与休息：手术当天卧床休息，鼓励患者床上翻身与活动，以平卧位为宜，降低外阴阴道张力，促进伤口愈合；术后第1天鼓励患者尽早下地活动，促进排气，避免肠粘连和血栓的发生。术后患者第1次下床时注意预防跌倒。

（6）预防感染：保持外阴清洁干燥、勤换内衣裤及床垫，每天行外阴擦洗2次，患者排便后用同法清洁外阴以预防感染；注意观察阴道分泌物的特点；监测患者体温，体温≥38.5 ℃要通知医师，遵医嘱应用抗生素。

（7）预防下肢深静脉血栓：术后要注意早期活动，按摩双下肢，促进血液循环，遵医嘱给予抗凝剂或抗血栓压力泵，注意观察下肢血供情况及周径变化。

（六）健康指导

1.疾病知识指导

患者学会自我观察阴道出血量，术后出现血性分泌物或少量流血为正常现象，若流血量多如月经，应及时返院就诊。

2.生活指导

指导患者保持心情舒畅，生活要有规律，注意休息；术后禁性生活3个月，避免缝线脱落而致手术失败；做好个人卫生，每天清洗会阴，拆线一周后可淋浴，禁盆浴两个月；注意保暖，防止呼吸道疾病，避免剧烈咳嗽及慢性咳嗽，以免增加腹压。

3.活动指导

术后3个月内勿行重体力劳动，剧烈运动及跳跃动作，避免使腹压增高的行为方式和生活习惯，如长期站立、蹲位、负重等，术后1个月可恢复一般活动，下蹲时双膝尽可能并拢。可做适当的运动和简单的家务活动。指导患者行盆底肌和肛提肌的训练，每天用力做缩肛动作2～3次，每次10～15分钟。

4.饮食指导·

饮食宜选择清淡、易消化、富含粗纤维、有营养的食物，并鼓励患者多饮水，养成每天排便的习惯，并保持大便通畅，避免便秘，必要时使用缓泻药物。

5.用药指导

绝经后的患者可遵医嘱服用结合雌激素或戊酸雌二醇，促进阴道壁伤口愈合。

6.延续性护理

定期进行电话随访并记录每次回访情况，了解患者出院后状况。术后1个月到医院复查伤口愈合情况，3个月后再到门诊复查，医师确认完全恢复以后方可有性生活。

二、阴道后壁膨出

（一）疾病定义

阴道后壁膨出也称直肠膨出。阴道后壁膨出可以单独存在，也常合并阴道前壁膨出。

（二）临床表现

1.症状

阴道后壁黏膜在阴道口刚能看到者，多无不适。阴道后壁明显凸出于阴道口外者，有外阴摩擦异物感。部分患者有下坠感、腰酸痛。膨出重者出现排便困难，需下压阴道后壁方能排便。

2.体征检查

可见阴道后壁黏膜呈球状膨出,阴道松弛,多伴有陈旧性会阴裂伤。肛门检查手指向前方可触及向阴道凸出的直肠,呈盲袋;如无盲袋的感觉,可能仅为阴道后壁黏膜膨出。阴道后壁有两个球状突出时,位于阴道中段的球形膨出为直肠膨出,而位于后穹隆部位的球形突出是肠膨出,指诊可触及疝囊内的小肠。

阴道后壁膨出分度:临床上传统分为3度。以屏气下膨出最大限度来判定。

(1)Ⅰ度:阴道后壁达处女膜缘,但仍在阴道内。

(2)Ⅱ度:阴道后壁部分脱出阴道口。

(3)Ⅲ度:阴道后壁全部脱出阴道口外。

(三)辅助检查

1.妇科检查

发现膨出的阴道后壁,评估分度。肛门指诊了解肛提肌的肌力和生殖裂隙宽度,区分阴道后壁膨出是直肠膨出还是合并阴道前壁膨出。

2.压力性尿失禁检查

让患者先憋尿,在膀胱截石位下咳嗽,如有尿液溢出,检查者用示、中两指分别置于尿道口两侧,稍加压再嘱患者咳嗽,如能控制尿液外溢,证明有压力性尿失禁。

3.尿动力学检查

直观量化尿路功能,协助诊断压力性尿失禁。

(四)评估与观察要点

1.健康史

了解患者生育史,分娩时有无产程延长、阴道助产及盆底组织撕伤等病史。同时,还应评估患者其他系统健康状况,如有无慢性咳嗽、盆腹腔肿瘤、便秘等。

2.观察要点

观察患者有无下腹部坠胀、腰痛症状,是否有大小便困难、阴道肿物脱出。是否在用力下蹲、增加腹压时上述症状加重,甚至出现尿失禁,但卧床休息后症状减轻。

3.心理-社会状况

评估患者是否因为担心肿物脱出导致行动不便,不能从事体力劳动,大小便异常,性生活受到影响而出现焦虑、情绪低落。

(五)护理措施

同阴道前壁膨出。

(六)健康指导

同阴道前壁膨出。

三、子宫脱垂

(一)疾病定义

子宫从正常位置沿阴道下降,至宫颈外口达坐骨棘水平以下,甚至子宫全部脱出于阴道口以外,称为子宫脱垂,子宫脱垂常合并有阴道前壁和后壁膨出。

(二)临床表现

轻症患者一般无不适,重症子宫脱垂对子宫韧带有牵拉,并可导致盆腔充血,使患者有不同程度的腰骶部酸痛或下坠感,站立过久或劳累后症状明显,卧床休息则症状减轻。重症子宫脱垂常伴有排便排尿困难和便秘,残余尿增加,部分患者可发生压力性尿失禁,但随着膨出的加重,其压力性尿失禁症状可缓解或消失,反而出现排尿困难,甚至需要手压迫阴道前壁帮助排尿,并易并发尿路感染。子宫脱垂严重时脱出的块物不能还纳,影响行动。子宫颈因长期暴露在外而发生黏膜表面增厚、角化或发生糜烂、溃疡和出血等,如继发感染则有脓性分泌物。子宫脱垂分为3度。

1.Ⅰ度

Ⅰ度轻型指宫颈外口距处女膜缘<4 cm,未达处女膜缘;重型指宫颈已达处女膜缘,阴道口可见宫颈。

2.Ⅱ度

Ⅱ度轻型子宫颈及部分阴道前壁脱出阴道口外,宫体仍在阴道内;Ⅱ度重型宫颈与部分宫体脱出阴道口外。

3.Ⅲ度

宫颈与宫体全部脱出阴道口外。

另一种分度方法为盆腔器官脱垂定量分度法(POP-Q)。此分期系统分别利用阴道前壁、阴道顶端、阴道后壁上的各2个解剖指示点与处女膜的关系来界定盆腔器官的脱垂程度,该分类方法将盆腔脏器脱垂分为0、Ⅰ~Ⅳ度。与处女膜平行以0表示,位于处女膜以上用负数表示,处女膜以下用正数表示。

(三)辅助检查

1.实验室检查

术前常规实验室检查等。

2.影像学检查

伴有直肠膨出或阴道前后壁膨出的患者可行B超或磁共振成像(MRI)等,判断盆腔脏器有无缺损和脏器间相互关系。

3.尿动力学检查

伴有尿失禁或排尿障碍的患者可行尿动力学评估排尿功能。

(四)评估及观察要点

1.健康史

询问患者年龄、婚育史及性生活情况。子宫脱垂发生时间和程度。子宫脱垂对日常生活的影响程度。

2.观察要点

子宫脱垂程度阴道有无黏膜糜烂、溃疡、出血和感染等,有无排便、排尿异常。

3.心理-社会状况

患者情绪是否焦虑,患者及家属对疾病的认知和对患者治疗是否支持等。

(五)护理措施

1.保守治疗护理措施

(1)指导加强盆底肌肉力量的练习:常用Kegel锻炼和辅助生物反馈治疗。单独采用盆底肌肉锻炼治疗用于POP-Q分期Ⅰ度和Ⅱ度的子宫脱垂患者。辅助生物反馈治疗效果优于自身Kegel锻炼。

（2）指导患者饮食：嘱患者多进食粗纤维食物，预防便秘。

（3）积极治疗老年性慢性支气管炎、慢性咳嗽等长期增加腹压的疾病，同时避免久蹲、提重物等活动以避免腹压的增加。

（4）指导患者正确使用子宫托：子宫托是一种支持子宫和阴道壁并使其维持在阴道内而不脱出的工具。POP-Q Ⅱ～Ⅳ度脱垂患者均可使用，尤其适用于全身状况不宜手术、妊娠期和产后的患者。手术前放置可促进膨出面溃疡的愈合。

（5）指导用药：外阴黏膜糜烂、溃疡、出血和感染的患者，遵医嘱指导其局部使用药物，促进愈合。

（6）保持会阴清洁：指导患者穿柔软的内衣和内裤，减少局部摩擦，勤换内衣，并注意会阴部卫生，保持会阴部清洁。

2.术前护理措施

（1）术前 3 天阴道冲洗及坐浴。

（2）术前 1 天遵医嘱进行肠道准备：口服洗肠液或灌肠等，术前晚和(或)术日晨灌肠各 1 次。

（3）备皮范围：同常规妇科手术，会阴部备皮时注意避免局部皮肤黏膜损伤。

（4）子宫脱垂患者术后卧床时间较长，术前指导患者深呼吸及有效咳嗽、咳痰方法，预防术后肺部并发症。

（5）其余术前准备同其他常规妇科手术。

3.术后护理措施

（1）术后观察患者生命体征的变化。

（2）术后一般阴道留置纱布 24～48 小时。术后观察患者阴道伤口出血情况，有无血肿。

（3）术后遵医嘱导尿管留置 48～96 小时，保持导尿管的通畅是保证手术成功的关键，术后导尿管开放并保持通畅，防止其打折、扭曲、脱落、堵塞。如有阻塞或排尿不通畅，用 10～20 mL 生理盐水缓慢冲洗，鼓励多饮水。拔导尿管前一天进行膀胱功能训练。

（4）子宫脱垂术后留置导尿管时间较长，需加强会阴部护理，进行会阴擦洗和便后擦洗，减少伤口感染和泌尿系统感染。

（5）术后饮食的护理：阴式手术对腹腔内脏干扰少，术后肠蠕动恢复快，术后 6 小时指导患者进清淡流质饮食，术后 1 天肠蠕动恢复可进无奶、无糖半流质饮食，排气后进普通饮食，增加粗纤维摄入，预防便秘，如有便秘，遵医嘱给予患者缓泻剂治疗。

（6）由于子宫脱垂患者多为老年患者，且术后一般需绝对卧床 2～4 天，应积极采取预防下肢静脉血栓的护理措施。

（7）预防坠积性肺炎：保持病房空气清新，术后严密监测体温变化和呼吸道症状，遵医嘱给予抗生素抗感染治疗，协助患者翻身叩背，避免用力咳嗽，痰多不易咳出时给予雾化吸入。

（8）疼痛的护理：术后根据疼痛评分，遵医嘱给予镇痛措施。

(六)健康教育

1.出院后随访

嘱患者于术后 2 个月、6 个月、12 个月回医院复查，对患者进行查体，检查手术效果和患者恢复情况。

2.避免腹压增加

嘱患者术后 2 个月内禁止性生活和盆浴，避免久蹲、提重物等活动并防止长期腹压增加的运动。

3.术后锻炼

指导术后和保守治疗的患者进行 Kegel 运动或辅助生物反馈治疗。

四、压力性尿失禁

(一)疾病定义

压力性尿失禁(SUI)是指腹压突然增加导致尿液不自主流出,但不是由逼尿肌收缩或膀胱壁对尿液的压力所引起。其特点是患者正常状态下无遗尿,而腹压突然增高时尿液流出。

(二)临床表现

患者腹压增加下不自主溢尿为典型症状。而尿急、尿频、急迫性尿失禁和排尿后膀胱区胀满感亦是常见症状。80%的压力性尿失禁患者伴有阴道膨出。

(三)临床症状分度

客观分度采用尿垫试验,临床常用简单的主观分度,分为轻度、中度和重度。

(1)轻度:只发生在剧烈压力下,如咳嗽、打喷嚏或慢跑。

(2)中度:发生在中度压力下,如快速运动或上下楼梯。

(3)重度:发生在轻度压力下,如站立时,但患者在仰卧位时可控制尿液。

(四)辅助检查

1.试验方法

如患者合并盆腔器官脱垂,则将脱垂器官复位后再行以下检查。检查方法有压力试验、指压试验。

(1)压力试验:患者膀胱充盈时取截石位,嘱患者咳嗽时观察尿道口,如果每次咳嗽均伴有尿液的不自主流出则可提示压力性尿失禁。如果膀胱截石位没有尿液流出,应让患者站立位时重复压力试验。

(2)指压试验:患者取膀胱截石位,先行压力诱发试验,若为阳性,则将中指及示指分别放在阴道内膀胱颈水平尿道两侧的阴道壁上,向前上抬举膀胱颈,再行诱发压力试验,如尿失禁现象消失,则为阳性。

2.排尿日记

连续记录 72 小时排尿情况,包括每次排尿时间、尿量、饮水时间、饮水量、排尿的伴随症状及尿失禁时间等。

3.问卷评估

应用国际尿失禁咨询委员会(ICS)尿失禁问卷简表(ICI-QSF)评估。

4.1 小时尿垫试验

ICS 标准,试验开始前无需排尿,安放好已称重的尿垫或卫生巾,5~10 分钟内饮无糖无盐水 500 mL,接下来 50 分钟内按顺序进行下列活动:上下楼梯 4 层,共 4 次,蹲下起立共 10 次;弯腰拾物共 10 次;原地跑步 1 分钟;冷水洗手 1 分钟;用力咳嗽 10 次。在试验 60 分钟结束后,取下卫生巾称重,计算尿垫称重差值。①轻度尿失禁:1 小时尿垫试验<2 g;②中度尿失禁:1 小时尿垫试验 2~10 g;③重度尿失禁:1 小时尿垫试验>10 g。

5.尿动力学检查

尿动力学检查包括尿流率测定,膀胱充盈期容积-压力测定,压力-流率测定等,评估患者有无膀胱、尿道贮存及排出尿液功能障碍。

（五）评估与观察要点

1.健康史

患者年龄、生育史及患病史、月经史、生育史、生活习惯、活动能力、并发疾病和使用药物等。尿失禁的程度，以及对日常生活的影响情况。有无尿频、尿痛、尿急等泌尿系统感染征象；会阴皮肤有感染、无失禁性皮炎、破溃等。有无便秘或便失禁；有无子宫脱垂或阴道膨出。

2.观察要点

（1）查体：腹部检查注意有无尿潴留体征。

（2）外阴部有无长期感染所引起的异味、皮疹。

（3）专科查体：双合诊了解子宫位置和大小，盆底肌收缩力等，肛诊检查括约肌肌力及有无直肠膨出。

（4）神经系统检查包括下肢肌力，会阴部感觉，肛门括约肌张力及病理征等。

3.心理-社会状况

患者对疾病的认识，自我认知及家庭支持情况和社会交往情况等。

（六）护理措施

1.保守治疗

（1）指导正确盆底肌训练：每次练习盆底肌收缩（提肛运动）10～15次，每次收缩时保持2～6秒，休息相同时间，每天3～8次，持续8周或更长时间。

（2）生物反馈：借助置于阴道或直肠内的电子生物反馈治疗仪，监视盆底肌肉的肌电活动，指导患者进行正确、自主的盆底肌肉训练，并形成条件反射。

（3）活动及饮食指导：肥胖患者应减轻体重，有助于预防SUI的发生，同时改变饮食习惯，控制体重在理想的范围，预防便秘增加腹压的情况等。选择适合自己同时不增加腹压的活动项目。

（4）药物治疗：遵医嘱给予患者应用药物，达到增加尿道关闭压效果，观察药物不良反应，出现高血压、心肌等不适时，及时停药。

2.手术治疗

经阴道无张力尿道中段悬吊术（TVT）及经闭孔无张力尿道中段悬吊术（TVT-O）治疗SUI的围术期护理。

（1）术前护理：①术前宣教，讲解疾病相关知识、术后外阴清洁的重要性、练习床上排便、床上活动的方法；②肠道准备，术前一天备皮（上至剑突、下至会阴、两侧腋中线、大腿上1/3、注意肚脐清洁），检查皮肤完整性，如有异常及时通知医师；③肠道准备，术前3天无渣饮食，遵医嘱给予肠道抗生素，术前一天晚及术日晨清洁灌肠；或遵医嘱进行肠道准备；④阴道准备，术前3天1：5 000高锰酸钾溶液坐浴，每天2次，术前2天0.02%碘伏阴道冲洗，每天2次；或遵医嘱进行阴道准备。

（2）术后护理：①体位为平卧位，外阴加压包扎时采取截石位；②观察要点，TVT观察尿液的颜色、性质及量，TVT-O观察下肢有无疼痛及麻木情况；③术后排便护理，遵医嘱用药，抑制患者排便，避免粪便污染伤口、避免突发性腹部压力增高，可遵医嘱给予患者肠外营养、无渣饮食、阿片类药物抑制排便、缓泻剂等；④保持外阴部清洁，外阴有伤口的患者，医师每天换药时给予患者行会阴擦洗，患者排便后护士及时行便后擦洗，避免大便污染伤口；⑤积极止痛，针对患者的个体差异，采取不同的缓解疼痛的方法，如更换体位、局部冰袋冷敷等，遵医嘱给予患者应用止痛剂;⑥导尿管的护理,遵医嘱给予患者留置导尿管。拔导尿管时遵医嘱查尿常规及培养,同时进行残余尿测量(B超测残余尿或导尿测残余尿),残余尿量>100 mL,提示膀胱功能未恢复,应遵医嘱继续给予患者留置导尿管。

(七)健康指导

(1)活动指导:患者3个月内避免重体力劳动、剧烈运动,避免腹压增高的活动。

(2)禁止性生活、盆浴2个月,预防感染。

(3)饮食指导:多饮水,多吃蔬菜、水果,保持大便通畅,预防感冒,避免咳嗽,防止腹压增加。

(4)会阴护理:保持外阴清洁干燥,及时更换内裤,用清水或1:5 000高锰酸钾溶液清洗外阴。

(5)指导有效的盆底肌训练,有利于术后盆底肌功能康复。

(6)指导患者应用量表、记录排尿日记、进行尿垫试验,评估治疗是否有效。如有不适,随时就诊。

五、生殖道瘘

(一)尿瘘

1.疾病定义

尿瘘指生殖道与泌尿道之间形成的异常通道,尿液自阴道排出,不能控制。尿瘘可发生在生殖道与泌尿道之间的任何部位,根据解剖位置分为膀胱阴道瘘、尿道阴道瘘、膀胱尿道阴道瘘、膀胱宫颈瘘、膀胱宫颈阴道瘘、输尿管阴道瘘及膀胱子宫瘘。

2.临床表现

(1)漏尿:患者产后或盆腔手术后出现阴道无痛性持续性流液是最常见、最典型的临床症状。根据瘘孔的位置,可表现为持续漏尿、体位性漏尿、压力性尿失禁或膀胱充盈性漏尿等。漏尿发生的时间因病因不同而有区别,坏死型尿瘘多在产后及手术后3~7天开始漏尿;手术直接损伤者术后即开始漏尿;腹腔镜下子宫切除中使用能量器械所致的尿瘘常在术后1~2周发生;根治性子宫切除的患者常在术后10~21天发生尿瘘,多为输尿管阴道瘘。

(2)外阴瘙痒和疼痛:由于局部组织长期受到尿液的刺激、浸渍,可发生组织炎症增生及感染,引起外阴部痒和烧灼痛,外阴呈皮炎改变。

(3)尿路感染:合并尿路感染者有尿频、尿急、尿痛及下腹部不适等症状。

3.辅助检查

(1)妇科检查:观察患者外阴部可存在湿疹,湿疹面积的大小、涉及范围等,部分患者可出现局部组织溃疡等;通过阴道检查明确瘘孔的部位、大小及周围组织瘢痕情况,同时通过检查了解阴道有无狭窄,观察尿液自阴道流出的方式。

(2)特殊检查:①亚甲蓝试验,目的在于鉴别膀胱阴道瘘、膀胱宫颈瘘或输尿管阴道瘘。②靛胭脂试验,静脉推注靛胭脂5 mL,10分钟见蓝色液体流入阴道,可确诊输尿管阴道瘘。③其他,膀胱镜检可看见膀胱的瘘孔及辨别一侧输尿管瘘;肾显像、排泄性尿路造影等也可帮助尿瘘的诊断。

4.评估与观察要点

(1)健康史:了解患者的既往史,尤其与肿瘤、结核、接受放射治疗等相关病史,了解患者有无难产及盆腔手术史,找出患者发生漏尿的原因,详细了解患者漏尿的时间,评估患者目前存在的问题。

（2）观察要点：观察患者漏尿的表现形式，一般尿道阴道瘘的患者在膀胱充盈时漏尿，一侧输尿管阴道瘘的患者，由于尿液可经另一侧正常的输尿管流入膀胱，所以表现为漏尿的同时仍有自主排尿；膀胱阴道瘘者通常不能控制排尿；若是膀胱内小瘘孔则表现为患者取某种体位时漏尿。

（3）心理-社会状况：评估患者是否因为漏尿导致生活起居诸多不便而感到自卑、失望等，评估患者家属对疾病的态度。

5.护理措施

（1）心理护理：护士应常与患者接触，了解其心理感受，不能因异常的气味而疏远患者，造成患者更加自卑和紧张。鼓励患者说出内心感受和需求，给予心理支持。告知患者通过手术能使该病痊愈，帮助患者消除紧张焦虑的情绪。告知患者术前、术后的注意事项，帮助患者以良好的心态接受手术。

（2）适当体位：对有些妇科手术所致小瘘孔的尿瘘患者应留置导尿管，并保持正确的体位，使小瘘孔自行愈合。一般采取使瘘孔高于尿液面的卧位。

（3）鼓励患者饮水：由于漏尿，患者往往自己限制饮水量，甚至不饮水，造成酸性尿液对皮肤的刺激更大。应向患者解释限制饮水的危害，并指出多饮水可以稀释尿液，自身冲洗膀胱的目的，从而减少酸性尿液对皮肤的刺激，缓和与预防外阴皮炎。一般每天饮水不少于 3 000 mL，必要时按医嘱静脉输液，保证液体入量。

（4）术前护理：①皮肤准备，根据医嘱和院内感染要求，于手术当天给予患者备皮。经腹手术的备皮范围上至剑突下，下至大腿内侧上 1/3，两侧达腋中线，包括会阴及肛门部皮肤。行腹腔镜手术的患者要清洁脐部。经阴道手术的患者备皮范围上至耻骨联合上 10 cm，其余同经腹手术的皮肤准备范围，备皮后洗净皮肤。患者于术前 1 天晚自行沐浴。②阴道准备，根据医嘱进行阴道冲洗。积极控制外阴炎症，术前 3～5 天每天用 1∶5 000 的高锰酸钾或 0.2‰ 的聚维酮碘（碘伏）等坐浴；外阴部有湿疹者，可在坐浴后行红外线照射，然后涂氧化锌软膏，使局部干燥，待痊愈后再行手术。③肠道准备，根据病情需要，遵医嘱于术前 1 天或术前 3 天予以口服泻药、灌肠等肠道准备。④其他，对老年妇女或闭经者按医嘱术前半个月给予含雌激素的药物，如结合雌激素或阴道局部使用含雌激素的软膏等，促进阴道上皮增生，有利于手术后伤口的愈合；有尿路感染者应先控制感染后再手术；必要时给予地塞米松促使瘢痕软化；按医嘱使用抗生素抗感染治疗；创伤型尿瘘手术应在发现瘘后及时修补或术后 3～6 个月进行；结核或肿瘤放射治疗所致的尿瘘应在病情稳定 1 年后择期手术。

（5）术后护理：①导尿管护理，术后必须留置导尿管或耻骨上膀胱造瘘 7～14 天，并注意避免尿管脱落，保持尿管的通畅，发现阻塞及时处理，以免膀胱过度充盈影响伤口愈合。拔管前注意训练膀胱肌张力，拔管后协助患者每 1～2 小时排尿一次，然后逐步延长排尿时间。②体位，应根据患者瘘孔位置决定体位，膀胱阴道瘘的瘘孔在膀胱后底部者，应取俯卧位；瘘孔在侧面者应健侧卧位，使瘘孔居于高位，减少尿液对修补伤口处的浸泡。③活动：由于腹压增加可导致尿管脱落，影响伤口愈合，故应妥善固定尿管，积极预防咳嗽、便秘，并尽量避免下蹲等增加腹压的动作。④营养支持，指导患者术后饮食，术后给予流质、半流质逐渐过渡，注意加强营养，避免便秘。⑤预防感染，术后患者每天补液不少于 3 000 mL，目的是增加尿量，达到膀胱冲洗的目的，防止发生尿路感染。保持外阴清洁、干燥，每天擦洗会阴两次。

6.健康指导

(1)疾病知识指导:尿瘘修补手术成功者妊娠后应加强孕期保健并提前住院分娩;如手术失败者,应教会患者保持外阴清洁的方法,尽量避免外阴皮肤的刺激。同时告知下次手术的时间,让患者有信心再次手术。

(2)生活指导:指导患者保持心情舒畅,生活要有规律,注意休息;术后禁止性生活3个月,避免缝线脱落而致手术失败;做好个人卫生,每天清洗会阴,拆线一周后可淋浴,禁盆浴两个月;注意保暖,防止呼吸道疾病,避免剧烈咳嗽及慢性咳嗽,以免增加腹压。

(3)活动指导:术后3个月内勿行重体力劳动,剧烈运动及跳跃动作,避免使腹压增高的行为方式和生活习惯,如长期站立、蹲位、负重等,术后1个月可恢复一般活动,下蹲时双膝尽可能并拢。可做适当的运动和简单的家务活动。

(4)饮食指导:饮食宜选择清淡、易消化、富含粗纤维、有营养的食物,并鼓励患者多饮水,养成每天排便的习惯,并保持大便通畅,避免便秘,必要时使用缓泻药物。

(5)用药指导:按医嘱继续服用抗生素或雌激素药物。

(6)延续性护理:定期进行电话随访了解患者出院后状况,提醒患者复查时间,并解答患者提出的疑问,有效促进患者出院后的康复。

(二)粪瘘

1.疾病定义

粪瘘指肠道与生殖道之间的异常通道,最常见的是直肠阴道瘘。可以根据瘘孔在阴道的位置,将其分为低位、中位和高位瘘。

2.临床表现

阴道内排出粪便为主要症状。瘘孔大者,成形粪便可经阴道排出,稀便时呈持续外溢。瘘孔小者,阴道内可无粪便污染,但肠内气体可自瘘孔经阴道排出,稀便时则从阴道流出。

3.辅助诊断

(1)妇科检查:阴道检查时,大的粪瘘显而易见,小的粪瘘在阴道后壁可见瘘孔处有鲜红的肉芽组织,用示指行直肠指诊,可以触及瘘孔,如瘘孔极小,用一探针从阴道肉芽样处向直肠方探查,直肠内手指可以触及探针。

(2)钡剂灌肠检查:确诊阴道穹隆处小的瘘孔。

(3)下消化道内镜检查:确诊小肠和结肠阴道瘘。

4.评估与观察要点

(1)健康史:了解患者月经史、生育史及妇产科手术史。

(2)观察要点:观察阴道排出粪便的形态,确认瘘孔的大小。

(3)心理-社会状况:评估患者是否因为粪瘘导致生活起居诸多不便而感到自卑、失望等,患者家属对患者疾病的态度。

5.护理措施

(1)心理护理:护士应常与患者接触,了解其的心理感受,不能因异常的气味而疏远患者,从而更加重了其自卑和紧张的心理。鼓励患者说出内心感受和需求,给予心理支持。告知患者通过手术能使该病痊愈,帮助患者消除紧张、焦虑的情绪。告知患者术前、术后的注意事项,帮助患者以良好的心态接受手术。

(2)术前护理:①皮肤准备,根据医嘱和院内感染要求,于手术当天给予患者备皮。经腹手术的备皮范围上至剑突下,下至大腿内侧上 1/3,两侧达腋中线,包括会阴及肛门部皮肤。行腹腔镜手术的患者要清洁脐部。经阴道手术的患者备皮范围上至耻骨联合上 10 cm,其余同经腹手术的皮肤准备范围,备皮后洗净皮肤。患者于术前 1 天晚自行沐浴。②阴道准备,根据医嘱进行阴道冲洗。术前 3～5 天每天用 1∶5 000 的高锰酸钾或 0.2‰的聚维酮碘(碘伏)液等坐浴;外阴部有湿疹者,可在坐浴后行红外线照射,然后涂氧化锌软膏,使局部干燥,待痊愈后再行手术。③肠道准备,术前严格肠道准备,术前 3 天进无渣半流质,术前 1 天进全流质,并口服肠道抗生素、甲硝唑等抑制肠道细菌,手术前天口服泻药并行清洁灌肠。④其他,对老年妇女或闭经者按医嘱术前半个月给予含雌激素的药物,如结合雌激素或阴道局部使用含雌激素的软膏等,促进阴道上皮增生,有利于手术后伤口的愈合;先天性粪瘘应在患者 15 岁左右月经来潮后再行手术,过早手术容易造成阴道狭窄;压迫坏死性粪瘘,应等待 3～6 个月后再行手术。

(3)术后护理:①病情观察及护理,严密观察患者的意识情况、生命体征、伤口有无渗血及炎症反应。②管路护理,保留导尿管 5～7 天,在留置引流管和导尿管期间,应保持管路通畅,妥善固定,准确记录引流液及尿液的色、质、量,预防管路滑脱。③营养支持,术后给予静脉高营养,禁食 3 天,之后进食顺序为全流质－无渣半流质－7 天后进食软食,同时口服肠蠕动抑制药物,控制 4～5 天不排便,术后 5 天口服缓泻剂。④活动与休息,手术当日卧床休息,鼓励患者床上翻身与活动;术后第 1 天鼓励患者尽早下地活动,促进排气,避免肠粘连和血栓的发生。术后患者第 1 次下床时注意预防跌倒。⑤预防感染,保持外阴清洁、干燥,每天擦洗会阴两次,给予抗感染药物,预防创口感染。

6.健康指导

(1)疾病知识指导:未行绝育手术患者,应劝其避孕 1 年以上,妊娠后应加强孕期保健,并提前住院分娩。若粪瘘修补失败,最好在术后 3～5 个月再行修补。

(2)生活指导:术后禁性生活 3 个月,避免缝线脱落而致手术失败;做好个人卫生,每天清洗会阴,拆线一周后可淋浴,禁盆浴两个月;注意保暖,防止呼吸道疾病,避免剧烈咳嗽及慢性咳嗽,以免增加腹压。

(3)活动指导:术后 3 个月内勿行重体力劳动、剧烈运动及跳跃动作,避免使腹压增高的行为方式和生活习惯,如长期站立、蹲位、负重等,术后 1 个月可恢复一般活动,下蹲时双膝尽可能并拢。可做适当运动和简单的家务活动。

(4)饮食指导:饮食宜选择清淡、易消化、富含粗纤维、有营养的食物,并鼓励患者多饮水,养成每天排便的习惯,并保持大便通畅,避免便秘,必要时使用缓泻药物。

(5)用药指导:按医嘱继续服用抗生素预防感染。

(6)延续性护理:定期进行电话随访,了解患者出院后状况,提醒患者复查时间,并解答患者提出的疑问,有效促进患者出院后的康复。

(孙丽娟)

第十二章 产科护理

第一节 自然流产

妊娠不足 28 周、胎儿体重不足 1 000 g 而终止者,称为流产。妊娠 12 周前终止者,称为早期流产;妊娠 12 周至不足 28 周终止者,称为晚期流产。流产分为自然流产和人工流产。自然流产占妊娠总数的 10％～15％,其中早期流产占 80％以上。

一、病因

自然流产的病因包括胚胎因素、母体因素、免疫功能异常和环境因素。

(一)胚胎因素

染色体异常是早期流产最常见的原因,半数以上与胚胎染色体异常有关。染色体异常包括数目异常和结构异常。除遗传因素外,感染、药物等因素也可引起胚胎染色体异常。若发生流产,多为空孕囊或已退化的胚胎。少数至妊娠足月可能娩出畸形儿,或有代谢及功能缺陷。

(二)母体因素

1.全身性疾病

全身性疾病(如严重感染、高热等疾病)会刺激孕妇的子宫强烈收缩导致流产;引发胎儿缺氧(如严重贫血或心力衰竭)、胎儿死亡(如细菌毒素和某些病毒如巨细胞病毒、单纯疱疹病毒经胎盘进入胎儿血液循环)或胎盘梗死(如孕妇患慢性肾炎或高血压)均可导致流产。

2.生殖器官异常

子宫畸形(如子宫发育不良、双子宫、子宫纵隔等)和子宫肿瘤(如黏膜下肌瘤等),均可影响胚胎着床发育而导致流产。宫颈重度裂伤、宫颈内口松弛引发胎膜早破而发生晚期自然流产。

3.内分泌异常

黄体功能不足、甲状腺功能减退、严重糖尿病血糖未能控制等,均可导致流产。

4.强烈应激与不良习惯

妊娠期无论严重的躯体(如手术、直接撞击腹部、性交过频)或心理(过度紧张、焦虑、恐惧、忧伤等精神创伤)的不良刺激均可导致流产。孕妇过量吸烟、酗酒,过量饮咖啡、二醋吗啡(海洛因)等,均有导致流产的报道。

5.免疫功能异常

胚胎及胎儿属于同种异体移植物。母体对胚胎及胎儿的免疫耐受是胎儿在母体内得以生存的基础。若孕妇于妊娠期间对胎儿免疫耐受降低可致流产。

6.环境因素

过多接触放射线和砷、铅、甲醛、苯、氯丁二烯、氧化乙烯等化学物质,都有可能引起流产。

二、病理

孕 8 周前的早期流产,胚胎多先死亡。随后发生底蜕膜出血并与胚胎绒毛分离、出血,已分离的胚胎组织作为异物有可引起子宫收缩,妊娠物多能完全排出。因这时胎盘绒毛发育不成熟,与子宫蜕膜联系尚不牢固,胚胎绒毛易与底蜕膜分离,出血不多。早期流产时胚胎发育异常,一类是全胚发育异常,即生长结构障碍,包括无胚胎、结节状胚、圆柱状胚和发育阻滞胚;另一类是特殊发育缺陷,以神经管畸形、肢体发育缺陷等最常见。孕 8～12 周时胎盘绒毛发育茂盛,与底蜕膜联系较牢固,流产的妊娠物往往不易完整排出,部分妊娠物滞留在宫腔内,影响子宫收缩,导致出血量较多。孕 12 周以后的晚期流产,胎盘已完全形成,流产时会先出现腹痛,然后排出胎儿、胎盘。胎儿在宫腔内死亡过久,被血块包围,形成血样胎块而引起出血不止;也可因血红蛋白长久被吸收而形成肉样胎块,或胎儿钙化后形成石胎。其他尚可见压缩胎儿、纸样胎儿、浸软胎儿、脐带异常等病理表现。

三、临床表现

主要为停经后阴道流血和腹痛。

(一)孕 12 周前的早期流产

开始时绒毛与蜕膜剥离,血窦开放,出现阴道流血,剥离的胚胎和血液刺激子宫收缩,排出胚胎或胎儿,产生阵发性下腹部疼痛。胚胎或胎儿及其附属物完全排出后,子宫收缩,血窦闭合,出血停止。

(二)孕 12 周后的晚期流产

晚期流产的临床过程与早产和足月产相似,胎儿娩出后胎盘娩出,出血不多。

由此可见,早期流产的临床全过程表现为先出现阴道流血,而后出现腹痛。晚期流产的临床全过程表现为先出现腹痛(阵发性子宫收缩),而后出现阴道流血。

四、临床类型

按自然流产发展的不同阶段,分为以下临床类型。

(一)先兆流产

先兆流产是指妊娠 28 周前先出现少量阴道流血,常为暗红色或血性白带,无妊娠物排出,随后出现阵发性下腹痛或腰背痛。妇科检查可见宫颈口未开,胎膜未破,子宫大小与停经周数相符。经休息及治疗后症状消失,可继续妊娠;若阴道流血量增多或下腹痛加剧,可发展为难免流产。

(二)难免流产

难免流产是指流产不可避免。在先兆流产基础上,阴道流血量增多,阵发性下腹痛加剧,或出现阴道流液(胎膜破裂)。产科检查可见宫颈口已扩张,有时可见胚胎组织或胎囊堵塞于宫颈口内,子宫大小与停经周数基本相符或略小。

(三)不全流产

不全流产是指难免流产继续发展,部分妊娠物排出宫腔,且部分残留于宫腔内或嵌顿于宫颈口处,或胎儿排出后胎盘滞留宫腔或嵌顿于宫颈口,影响子宫收缩,导致大量出血,甚至发生休克。产科检查见宫颈口已扩张,宫颈口有妊娠物堵塞及持续性血液流出,子宫小于停经周数。

(四)完全流产

完全流产是指妊娠物已全部排出,阴道流血逐渐停止,腹痛逐渐消失。产科检查可见宫颈口已关闭,子宫接近正常大小。

自然流产的临床过程简示如下:

$$\text{先兆流产}\begin{cases}\text{继续妊娠}\\[1ex]\text{难免流产}\begin{cases}\text{不全流产}\\\text{完全流产}\end{cases}\end{cases}$$

(五)其他特殊情况

流产有以下 3 种特殊情况。

1.稽留流产

稽留流产又称过期流产。指胚胎或胎儿已死亡滞留宫腔内未能及时自然排出者。典型表现为早孕反应消失,有先兆流产症状或无任何症状,子宫不再增大反而缩小。若已到中期妊娠,孕妇腹部不见增大,胎动消失。产科检查可见宫颈口未开,子宫较停经周数小,质地不软,未闻及胎心。

2.复发性流产

复发性流产是指连续自然流产 3 次及 3 次以上者。每次流产多发生于同一妊娠月份,其临床经过与一般流产相同。早期流产常见原因为胚胎染色体异常、免疫功能异常、黄体功能不足、甲状腺功能减退症等。晚期流产常见原因为子宫畸形或发育不良、宫颈内口松弛、子宫肌瘤等。宫颈内口松弛常发生于妊娠中期,胎儿长大,羊水增多,宫腔内压力增加,羊膜囊经宫颈内口突出,宫颈管逐渐缩短、扩张。患者常无自觉症状,一旦胎膜破裂,胎儿立即娩出。

3.流产合并感染

在流产过程中,若阴道流血时间长,有组织残留于宫腔内或非法堕胎,有可能引起宫腔感染,常为厌氧菌及需氧菌混合感染,严重感染可扩展至盆腔、腹腔甚至全身,并发盆腔炎、腹膜炎、败血症及感染性休克。

五、处理

确诊流产后,应根据自然流产的不同类型进行相应处理。

(一)先兆流产

卧床休息,禁性生活,必要时给予对胎儿危害小的镇静剂。黄体功能不足者可肌内注射黄体酮注射液 $10\sim20$ mg,每天或隔天一次,也可口服维生素 E 保胎治疗;甲状腺功能减退者可口服小剂量甲状腺片。经治疗 2 周,若阴道流血停止,B 超检查提示胚胎存活,可继续妊娠。若临床症状加重。B 超检查发现胚胎发育不良(β-HCG 持续不升或下降),表明流产不可避免,应终止妊娠。此外,应重视心理治疗,使其情绪安定,增强信心。

(二)难免流产

一旦确诊,应尽早使胚胎及胎盘组织完全排出。早期流产应及时行刮宫术,对妊娠物应仔细检查,并送病理检查。晚期流产时,子宫较大,出血较多,可用缩宫素 10～20 U 加于 5％葡萄糖注射液 500 mL 中静脉滴注,促进子宫收缩。当胎儿及胎盘排出后检查是否完全,必要时刮宫以清除宫腔内残留的妊娠物,并给予抗生素预防感染。

(三)不全流产

一经确诊,应尽快行刮宫术或钳刮术,清除宫腔内残留组织。阴道大量出血伴休克者,应同时输血输液,并给予抗生素预防感染。

(四)完全流产

流产症状消失,B超检查证实宫腔内无残留物,若无感染征象,不需特殊处理。

(五)稽留流产

处理较困难,胎盘组织机化,与子宫壁紧密粘连,致使刮宫困难。稽留时间过长可能发生凝血功能障碍,导致弥散性血管内凝血,造成严重出血。处理前应检查血常规、出凝血时间、血小板计数、血纤维蛋白原、凝血酶原时间、凝血块收缩试验及血浆鱼精蛋白副凝试验(3P 试验)等,并做好输血准备。子宫<12 孕周者,可行刮宫术,术中肌内注射缩宫素,手术时应特别小心,避免子宫穿孔,一次不能刮净,于 5～7 天后再次刮宫。子宫>12 孕周者,应静脉滴注缩宫素,促使胎儿、胎盘排出。若出现凝血功能障碍,应尽早使用肝素、纤维蛋白原及输新鲜血、新鲜冷冻血浆等,待凝血功能好转后,再行刮宫。

(六)复发性流产

染色体异常夫妇应于孕前进行遗传咨询,确定是否可以妊娠;女方通过产科检查、子宫输卵管造影及宫腔镜检查明确子宫有无畸形与病变,有无宫颈内口松弛等。宫颈内口松弛者应在妊娠前行宫颈内口修补术,或于孕 14～18 周行宫颈内口环扎术,术后定期随诊,提前住院,待分娩发动前拆除缝线。若环扎术后有流产征象,治疗失败,应及时拆除缝线,以免造成宫颈撕裂。当原因不明的习惯性流产妇女出现妊娠征兆时,应及时补充维生素 E、肌内注射黄体酮注射液10～20 mg,每天 1 次,或肌内注射人绒毛膜促性腺激素 3 000 U,隔天 1 次,用药至孕 12 周时即可停药。应安抚患者情绪并嘱卧床休息、禁性生活。有学者对不明原因的复发流产患者行主动免疫治疗,将丈夫的淋巴细胞在女方前臂内侧或臀部做多点皮内注射,妊娠前注射 2～4 次,妊娠早期加强免疫 1～3 次,妊娠成功率达 86％。

(七)流产合并感染

治疗原则为在控制感染的同时尽快清除宫内残留物。若阴道流血不多,先选用广谱抗生素2～3 天,待感染控制后再行刮宫。若阴道流血量多,静脉滴注抗生素及输血的同时,先用卵网钳将宫腔内残留大块组织夹出,使出血减少,切不可用刮匙全面搔刮宫腔,以免造成感染扩散。术后应继续用广谱抗生素,待感染控制后再行彻底刮宫。若已合并感染性休克者,应积极进行抗休克治疗,病情稳定后再行彻底刮宫。若感染严重或有盆腔脓肿形成,应行手术引流,必要时切除子宫。

六、护理

(一)护理评估

1.病史

停经、阴道流血和腹痛是流产孕妇的主要症状。应详细询问患者停经史、早孕反应情绪;阴道流血的持续时间与阴道流血量;有无腹痛,腹痛的部位、性质及程度。此外,还应了解阴道有无水样排液,排液的色、量和有无臭味,以及有无妊娠产物排出等。对于既往病史,应全面了解孕妇在妊娠期间有无全身性疾病、生殖器官疾病、内分泌功能失调及有无接触有害物质等,以识别发生流产的诱因。

2.临床表现

流产孕妇可因出血过多而出现休克,或因出血时间过长、宫腔内有残留组织而发生感染。因此,护士应全面评估孕妇的各项生命体征。判断流产类型,尤其须注意与贫血及感染相关的征象。

各型流产的具体临床表现见表12-1。

表 12-1 各型流产的临床表现

类型	病史			妇科检查	
	出血量	下腹痛	组织排出	宫颈口	子宫大小
先兆流产	少	无或轻	无	闭	与妊娠周数相符
难免流产	中至多	加剧	无	扩张	相符或略小
不全流产	少至多	减轻	部分排出	扩张或有物堵塞或闭	小于妊娠周数
完全流产	少至无	无	全部排出	闭	正常或略大

流产孕妇的心理状况以焦虑和恐惧为特征。孕妇面对阴道流血往往会不知所措,甚至有过度严重化情绪,同时对胎儿健康的担忧也会直接影响孕妇的情绪反应,孕妇可能会表现伤心、郁闷、烦躁不安等。

3.诊断检查

(1)产科检查:在消毒条件下进行妇科检查,进一步了解宫颈口是否扩张、羊膜是否破裂、行无妊娠产物堵塞于宫颈口内;子宫大小与停经周数是否相符、有无压痛等,并应检查双侧附件有无肿块、增厚及压痛等。

(2)实验室检查:多采用放射免疫方法对人绒毛膜促性腺激素、胎盘生乳素(HPL)、雌激素和孕激素等进行定量测定,如测定的结果低于正常值,提示有流产可能。

(3)B超检查:超声显像可显示有无胎囊、胎动、胎心等,从而可诊断并鉴别流产及其类型,指导正确处理。

(二)护理诊断

1.有感染的危险

与阴道出血时间过长、宫腔内有残留组织等因素有关。

2.焦虑

与担心胎儿健康等因素有关。

(三)护理目标

(1)出院时护理对象无感染征象。

(2)先兆流产孕妇能积极配合保胎措施,继续妊娠。

(四)护理措施

对于不同类型的流产孕妇,处理原则不同,其护理措施也有差异。护理时在全面评估孕妇身心状况的基础上,综合病史及诊断检查,明确基本处理原则,认真执行医嘱,积极配合医师,为流产孕妇进行诊断,并为之提供相应的护理措施。

1.先兆流产孕妇的护理

先兆流产孕妇需卧床休息,禁止性生活,禁用肥皂水灌肠,以减少各种刺激。护士除了为其提供生活护理外,通常遵医嘱给孕妇适量镇静剂、孕激素等。随时评估孕妇的病情变化,如是否腹痛加重、阴道流血量增多等。此外,由于孕妇的情绪状态也会影响其保胎效果,因此护士还应注意观察孕妇的情绪反应,加强心理护理,从而稳定孕妇情绪,增强保胎信心。护士需向孕妇及家属讲明以上保胎措施的必要性,以取得孕妇及家属的理解和配合。

2.妊娠不能再继续者的护理

护士应积极采取措施,及时采取终止妊娠的措施,协助医师完成手术过程,使妊娠产物完全排出,同时开放静脉,做好输液、输血准备,并严密检测孕妇的体温、血压及脉搏。观察其面色、腹痛、阴道流血及与休克有关的征象。有凝血功能障碍者应予以纠正,然后再行引产或手术。

3.预防感染

护士应检测患者的体温、血常规及阴道流血,以及分泌物的性质、颜色、气味等,并严格执行无菌操作规程,加强会阴部的护理。指导孕妇使用消毒会阴垫,保持会阴部清洁,维持良好的卫生习惯。当护士发现感染征象后应及时报告医师,并按医嘱进行抗感染处理。此外,护士还应嘱患者流产后1个月返院复查,确定无禁忌证后,方可开始性生活。

4.协助患者顺利渡过悲伤期

患者由于失去婴儿,往往会出现伤心、悲哀等情绪反应,护士应给予同情和理解,帮助患者及家属接受现实,顺利渡过悲伤期。此外,护士还应与孕妇及其家属共同讨论此次流产的原因,并向他们讲解有关流产的相关知识,帮助他们为再次妊娠做好准备。有习惯性流产史的孕妇在下一次妊娠确诊后卧床休息,加强营养,禁止性生活;补充B族维生素、维生素E、维生素C等;治疗期必须超过以往发生流产的妊娠月份。病因明确者,应积极接受对因治疗。黄体功能不足者,按医嘱正确使用黄体酮治疗,以预防流产。子宫畸形者须在妊娠前先进行矫正手术。宫颈内口松弛者应在未妊娠前做宫颈内口松弛修补术。如已妊娠,则可在妊娠14~16周时行子宫内口缝扎术。

(五)护理评价

(1)护理对象体温正常,血红蛋白及白细胞数正常,无出血、感染征象。

(2)先兆流产孕妇配合保胎治疗,继续妊娠。

(孙丽娟)

第二节 早 产

早产是指妊娠满28周至不足37周(196~258天)间分娩者。此时娩出的新生儿称为早产儿,体重为1 000~2 499 g,各器官发育尚不够健全,出生孕周越小,体重越轻,预后越差。国内早产占分娩总数的5%~15%。约15%早产儿于新生儿期死亡。近年来由于早产儿治疗学及监护手段的进步,其生存率明显提高,伤残率下降,国外学者建议将早产定义时间上限提前到妊娠20周。

一、病因

诱发早产的常见原因如下：①胎膜早破、绒毛膜羊膜炎最常见，30％～40％早产与此有关；②下生殖道及泌尿道感染，如 B 族溶血性链球菌、沙眼衣原体、支原体感染、急性肾盂肾炎等；③妊娠并发症与合并症，如妊娠期高血压疾病、妊娠期肝内胆汁淤积症、妊娠合并心脏病、慢性肾炎、病毒性肝炎、急性肾盂肾炎、急性阑尾炎、严重贫血、重度营养不良等；④子宫过度膨胀及胎盘因素，如羊水过多、多胎妊娠、前置胎盘、胎盘早剥、胎盘功能减退等；⑤子宫畸形，如纵隔子宫、双角子宫等；⑥宫颈内口松弛；⑦每天吸烟＞10 支，酗酒。

二、临床表现

早产的主要临床表现是子宫收缩，最初为不规则宫缩，常伴有少许阴道流血或血性分泌物，以后可发展为规则宫缩，其过程与足月临产相似，胎膜早破较足月临产多见。宫颈管先逐渐消退，然后扩张。妊娠满 28 周至不足 37 周出现至少 10 分钟一次的规则宫缩，伴宫颈管缩短，可诊断先兆早产。妊娠满 28 周至不足 37 周出现规则宫缩（20 分钟≥4 次，或 60 分钟≥8 次，持续＞30 秒），伴宫颈缩短≥80％，宫颈扩张 1 cm 以上，诊断为早产临产。部分患者可伴有少量阴道流血或阴道流液。以往有晚期流产、早产史及产伤史的孕妇容易发生早产。诊断早产一般并不困难，但应与妊娠晚期出现的生理性子宫收缩相区别。生理性子宫收缩一般不规则、无痛感，且不伴有宫颈管消退和宫口扩张等改变。

三、处理原则

若胎膜未破，胎儿存活，无胎儿窘迫，无严重妊娠并发症及合并症时，应设法抑制宫缩，尽可能延长孕周；若胎膜已破，早产不可避免时，应设法提高早产儿存活率。

四、护理

（一）护理评估
1.病史

详细评估可致早产的高危因素，如孕妇以往有流产、早产史或本次妊娠期有阴道流血史，则发生早产的可能性大，应详细询问并记录患者既往出现的症状及接受治疗的情况。

2.身心诊断

妊娠晚期者子宫收缩规律（20 分钟≥4 次），伴以宫颈管消退≥75％，以及进行性宫颈扩张 2 cm 以上时，可诊断为早产者临产。

早产已不可避免时，孕妇常会不自觉地把一些相关的事情与早产联系起来而产生自责感；由于孕妇对结果的不可预知，恐惧、焦虑、猜测也是早产孕妇常见的情绪反应。

3.辅助检查

通过全身检查及产科检查，结合阴道分泌物的生化指标检测，核实孕周，评估胎儿成熟度、胎方位等；观察产程进展，确定早产的进程。

（二）可能的护理诊断
1.有新生儿受伤的危险

与早产儿发育不成熟有关。

2.焦虑

与担心早产儿预后有关。

(三)预期目标

(1)新生儿不存在因护理不当而产生的并发症。

(2)患者能平静地面对事实,接受治疗及护理。

(四)护理措施

1.预防早产

孕妇良好的身心状况可减少早产的发生,突发的精神创伤也可诱发早产,因此,应做好孕期保健工作,指导孕妇加强营养,保持平静心情。避免诱发宫缩的活动,如抬举重物、性生活等。高危孕妇必须多卧床休息,以左侧卧位为宜,以增加子宫血液循环,改善胎儿供氧,慎做肛查和引导检查等,积极治疗并发症。宫颈内口松弛者应于孕 14~18 周或更早些时间做预防性宫颈环扎术,防止早产的产生。

2.药物治疗的护理

先兆早产的主要治疗为抑制宫缩,与此同时,还要积极控制感染治疗并发症和合并症。护理人员应能明确具体药物的作用和用法,并能识别药物的不良反应,以避免毒性作用的发生,同时,应对患者做相应的健康教育。常用抑制宫缩的药物有以下几类。

(1)β肾上腺素受体激动剂:其作用为激动子宫平滑肌 β 受体,从而抑制宫缩。此类药物的不良反应为心跳加快、血压下降、血糖增高、血钾降低、恶心、出汗、头痛等。常用药物有利托君、沙丁胺醇等。

(2)硫酸镁:镁离子直接作用于肌细胞,使平滑肌松弛,抑制子宫收缩。一般采用 25％硫酸镁 20 mL 加于 5％葡萄糖液 100~250 mL 中,在 30~60 分钟缓慢静脉滴注,然后用 25％硫酸镁 20~10 mL 加于 5％葡萄糖液 100~250 mL 中,以每小时 1~2 g 的速度缓慢静脉滴注,直至宫缩停止。

(3)钙通道阻滞剂:阻滞钙离子进入细胞而抑制宫缩。常采用硝苯地平 5~10 mg,舌下含服,每天 3 次。用药时必须密切注意孕妇及血压的变化,若合并使用硫酸镁时更应慎重。

(4)前列腺素合成酶抑制剂:前列腺素有刺激子宫收缩和软化宫颈的作用,其抑制剂则有减少前列腺素合成的作用,从而抑制宫缩。常用药物有吲哚美辛和阿司匹林等,但此类药物可抑制胎儿前列腺素的合成和释放,使胎儿体内前列腺素减少,而前列腺素有维持胎儿动脉导管开放的作用,缺乏时导管可能过早关闭而致胎儿血液循环障碍。因此,临床已较少应用,必要时仅能短期(不超过 1 周)服用。

3.预防新生儿并发症的发生

在保胎过程中,应每天行胎心监护,教会患者自数胎动,有异常时及时采用应对措施。在分娩前按医嘱给孕妇糖皮质激素(如地塞米松、倍他米松等),可促胎肺成熟,是避免发生新生儿呼吸窘迫综合征的有效步骤。

4.为分娩做准备

如早产已不可避免,应尽早决定合理分娩的方式,如臀位、横位。估计胎儿成熟度低而产程又需较长时间者,可选用剖宫产术结束分娩;经阴道分娩者,应考虑使用产钳和会阴切开术以缩短产程,从而减少分娩过程中对胎头的压迫。同时,充分做好早产儿保暖和复苏的准备,临产后慎用镇静剂,避免发生新生儿呼吸抑制的情况;产程中应给孕妇吸氧;新生儿出生后,立即结扎脐

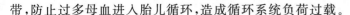

带,防止过多母血进入胎儿循环,造成循环系统负荷过载。

5.为孕妇提供心理支持

安排时间与孕妇进行开放式的讨论,让患者了解早产的发生并非她的过错,有时甚至是无缘由的;也要避免为减轻孕妇的愧疚感而给予过于乐观的保证。由于早产是出乎意料的,孕妇多没有精神和物质准备,对产程的孤独无助感尤为敏感,因此,丈夫、家人和护士在身旁提供支持比足月分娩更显重要,并能帮助孕妇重建自尊,以良好的心态承担早产儿母亲的角色。

(五)护理评价

(1)患者能积极配合医护措施。

(2)母婴顺利经历全过程。

(孙丽娟)

第三节　异位妊娠

异位妊娠是指受精卵在子宫体腔以外着床发育,习惯称为宫外孕。异位妊娠包括输卵管妊娠、卵巢妊娠、腹腔妊娠、宫颈妊娠及阔韧带妊娠等。输卵管妊娠较为常见,其中壶腹部妊娠最多见,其次为峡部、伞部、间质部妊娠。

一、病因

(一)输卵管炎症

输卵管炎症是异位妊娠的主要病因,可分为输卵管黏膜炎和输卵管周围炎。

(二)输卵管手术史

输卵管绝育史及手术史者,输卵管妊娠的发病率为 $10\%\sim20\%$。

(三)输卵管发育不良或功能异常

输卵管过长、肌层发育差、黏膜纤毛缺乏等,均可成为输卵管妊娠的原因。

(四)辅助生殖技术

由于辅助生殖技术的应用,使输卵管妊娠发生率增加,既往少见的异位妊娠,如卵巢妊娠、宫颈妊娠、腹腔妊娠的发生率增加。

(五)避孕失败

宫内节育器避孕失败,发生异位妊娠的机会较大。

(六)其他

子宫肌瘤或卵巢肿瘤压迫输卵管,影响输卵管通畅,使受精卵运行受阻。输卵管子宫内膜异位可增加受精卵着床于输卵管的可能性。

二、病理

(一)输卵管妊娠流产

多见于输卵管壶腹部妊娠,可分为输卵管完全流产和输卵管不完全流产。

(二)输卵管妊娠破裂

多见于妊娠6周左右输卵管峡部妊娠,患者易出现休克,出血量远大于输卵管妊娠流产。

(三)陈旧性宫外孕

长期反复内出血形成的盆腔血肿不消散,血肿机化变硬并与周围组织粘连。

(四)继发性腹腔妊娠

存活胚胎的绒毛组织附着于原位或排至腹腔后重新种植而获得营养,可继续生长发育。

三、临床表现

(一)症状

1.停经

多数患者停经6~8周后出现不规则阴道流血,但有些患者因月经过期几天,误将不规则的阴道流血视为月经。

2.腹痛

腹痛是输卵管妊娠患者就诊的主要症状。输卵管妊娠未发生流产或破裂前,常表现为一侧下腹隐痛或酸胀感。输卵管妊娠流产或破裂时,患者突感一侧下腹撕裂样疼痛,常伴有恶心、呕吐;血液随后由局部、下腹流向全腹,疼痛也遍及全腹,放射至肩部;当血液积聚于直肠子宫陷凹处,可出现肛门坠胀感。

3.阴道流血

胚胎死亡后,常有不规则阴道流血,色暗红或深褐,量少呈点滴状,一般不超过月经量。少数患者阴道流血量较多,类似月经。阴道流血可伴有蜕膜管型或蜕膜碎片排出,是由子宫蜕膜剥离所致。阴道流血常在病灶去除后方能停止。

4.晕厥与休克

急性大量内出血及剧烈腹痛可引起患者晕厥或休克。内出血越多越急,症状出现的就越迅速越严重,但与阴道流血量不成比例。

5.腹部包块

当输卵管妊娠流产或破裂后形成的血肿时间过久,可因血液凝固,逐渐机化变硬与周围器官(子宫,输卵管,卵巢,肠管等)发生粘连而形成包块。

(二)体征

1.一般情况

腹腔内出血较多时,患者呈贫血貌,出现面色苍白、脉快而细弱、血压下降等休克表现。

2.腹部检查

下腹有明显压痛及反跳痛,尤以患侧为重,但腹肌紧张轻微。出血较多时,叩诊有移动性浊音。有些患者下腹可触及包块,若反复出血并积聚,包块可不断增大变硬。

3.盆腔检查

阴道内常有来自宫腔内的少许血液。输卵管妊娠未发生流产或破裂者,除子宫略大较软外,仔细检查可触及胀大的输卵管,轻度压痛。输卵管妊娠流产或破裂者,阴道后穹隆饱满,有触痛。将宫颈轻轻上抬或左右摆动时引起剧烈疼痛,称为宫颈举痛或摇摆痛,此为输卵管妊娠的主要体征之一。内出血多时检查子宫有漂浮感,子宫一侧或其后方可触及肿块,其大小、形状、质地常有变化,边界多不清楚,触痛明显。

四、辅助检查

(一)阴道后穹隆穿刺

阴道后穹隆穿刺是一种简单可靠的诊断方法,适用于疑有腹腔内出血的患者。

(二)妊娠试验

放射免疫法测血中 HCG,尤其是 β-HCG 阳性有助诊断。异位妊娠时患者体内 β-HCG 水平较宫内妊娠低。

(三)超声检查

B 超显像有助于诊断异位妊娠。阴道 B 超检查较腹部 B 超检查准确性高。

(四)腹腔镜检查

视为异位妊娠诊断的金标准,而且可以在确诊的情况下起到治疗作用。有大量腹腔内出血或伴有休克者禁忌。

(五)子宫内膜病理检查

诊刮仅适用于阴道流血量较多的患者,目的在于排除宫内妊娠流产。

五、治疗

(一)手术治疗

应在积极纠正休克的同时进行手术,腹腔镜技术成为近年来治疗异位妊娠的主要方法。

(二)药物治疗

用化学治疗药物甲氨蝶呤等治疗输卵管妊娠,但在治疗中若有严重内出血征象,或疑输卵管间质部妊娠或胚胎继续生长时仍应及时手术治疗。

六、护理措施

(一)非手术治疗患者的护理

1.休息

患者入院后应绝对卧床休息,减少活动。嘱患者避免突变换体位及增加腹压的动作,不能灌肠,以免引起反复出血。

2.饮食指导

指导患者进食高营养、高维生素的半流质的食物,保持大便通畅,防止便秘、腹胀等不适。

3.病情观察

密切观察患者血压、脉搏、呼吸、体温、面色的变化,重视患者的主诉,注意阴道流血量与腹腔内出血量比例,当阴道流血量不多时,不要误以为腹腔内出血量也很少。应告知患者病情发展指征,如出血增多,腹痛加剧,肛门坠胀感明显等,以便病情发展时,能及时发现,并给予相应处理。

4.建立静脉通路

应随时做好输液、输血及腹部手术的准备。

5.健康指导

指导患者正确留取血 β-HCG,以监测治疗效果。患者阴道有排出物时,应立即通知医师,留取好标本送病理检查,并讲明目的及意义。

6.预防感染

观察患者体温过高时,给予物理降温,告知患者多饮水;患者卧床期间,做好会阴护理;嘱患者勤换内衣、内裤、纸垫,保持外阴清洁。

7.心理护理

向患者讲述异位妊娠的相关知识,减少和消除患者的紧张、恐惧心理。

(二)手术治疗患者的护理

1.体位

在通知医师即刻到来的同时,应使患者平卧,以减少活动,增加脑血流及氧的供应。

2.病情观察

监测血压、血氧、脉搏、呼吸、体温及观察患者腹痛症状有无加剧,阴道流血量有无变化及尿量、颜色,并做好记录。

3.抢救配合

立即建立静脉通路,交叉配血,给予患者输血、输液,配合医师积极纠正休克,补充血容量。按急诊手术要求迅速做好术前准备,协助医师通知手术室。

4.心理护理

向患者及家属讲述手术的必要性,保持周围环境安静、有序,减少患者的紧张、恐惧心理,协助患者接受手术。

5.健康指导

输卵管妊娠的预后在于防止输卵管的损伤和感染,因此护士应做好妇女的健康保健工作,防止发生盆腔感染。教育患者保持良好的卫生习惯,勤洗浴,勤换衣,性伴侣稳定。发生盆腔炎后须立即彻底治疗,以免延误病情。护士需告诉患者,下次妊娠时要及时就医,并且不要轻易终止妊娠。

(孙丽娟)

第四节　胎膜早破

胎膜早破是指在临产前胎膜破裂,胎膜早破可引起早产、脐带脱垂及母儿感染。

一、病因

(一)下生殖道感染

可由细菌、病毒或弓形体上行感染引起胎膜炎,使胎膜局部张力下降而破裂。

(二)胎膜受力不均

胎先露部高浮、头盆不称,胎位异常可使胎囊受压不均导致破裂。

(三)羊膜腔内压力升高

常见多胎妊娠、羊水过多等。

(四)创伤、宫颈内口松弛

前羊膜囊锲入,受力不均及胎膜发育不良常可导致胎膜早破。

（五）营养缺乏

缺乏维生素 C、锌及铜,可使胎膜张力下降而破裂。

（六）机械性刺激

创伤或妊娠后期性交也可导致胎膜早破。

（七）细胞因子

白细胞介素-1、白细胞介素-6、白细胞介素-8 升高、可激活溶酶体酶破坏羊膜组织导致胎膜早破。

二、临床表现

孕妇突感有较多液体自阴道流出,伴有少量持续性流液或间歇性流液。腹压增大如咳嗽、打喷嚏、负重时,羊水立即流出。

三、辅助检查

（一）羊水内容

检查阴道液酸碱度,pH＞6.5 时视为阳性,胎膜早破的可能性极大。注意血液、宫颈黏液、尿液、精液、滑石粉、细菌污染均可使测试呈现假阳性。

（二）B 超检查

B 超显示羊水量减少,可怀疑为胎膜早破。

（三）阴道液涂片

阴道液干燥片检查有羊齿植物叶状结晶出现为羊水,准确率达到 95％。

四、治疗

（一）期待疗法

适用于妊娠 28～35 周、胎膜早破不伴感染、羊水平段≥3 cm。患者应绝对卧床休息,保持外阴清洁,避免不必要的肛诊及阴道检查,密切观察,妊娠 35 周前给予地塞米松促进胎肺成熟,预防感染和脐带脱垂等并发症发生。

（二）终止妊娠

妊娠 35 周后,胎肺和宫颈成熟,可经阴道分娩。若有羊膜炎,不考虑胎龄大小,应终止妊娠,如胎头高浮、胎位异常、宫颈不成熟、胎肺成熟、明显羊膜腔感染并伴有胎儿窘迫,抗感染的同时行剖宫产术终止妊娠,应做好新生儿复苏准备。

五、护理措施

（一）预防脐带脱垂

1.体位

胎膜早破先露部未衔接的住院孕妇应绝对卧床休息,适当抬高臀部,平卧位,尤以左侧卧位为主,以缓解和预防子宫收缩,增加子宫和胎盘血液灌注量,保证胎儿氧气和营养的供给,同时防止脐带脱垂发生。

2.脐带位置判断

检查阴道确定有无隐性脐带脱垂,如有脐带脱垂或脐带先露,应在数分钟做好结束分娩的准备,及时与医师沟通,并准确记录。

3.风险告知

评估风险,向家属及孕妇告知病情,取得其配合和理解。

(二)防护胎儿受伤

1.胎心监测

应用超声多普勒监测胎心变化,正常胎心率为 120～160 次/分,如胎心异常应及时通知医师。

2.胎动计数

督促孕妇自数胎动,每天在各时间段各计数 1 小时胎动,如果每小时胎动少于 3 次或自觉胎动频繁,应告知医师,并配合医师进行下一步监测和检查,判断胎儿宫内安危,及时准确做好护理记录。

3.吸氧

若羊水中有胎粪样物流出,提示胎儿有缺氧表现,应给予鼻导管吸氧,增加母体组织中的氧含量,从而改善胎儿宫内缺氧状态。

4.终止妊娠

对于不足 35 周的胎膜早破者,应遵医嘱给予地塞米松 10 mg 静脉滴注,促进胎肺成熟。若孕龄不足 37 周已临产或孕龄已达 37 周、破膜 12～18 小时后尚未临产者,均应按医嘱采取措施,尽快结束分娩。

(三)预防感染

1.羊水观察

密切观察羊水量、性状、颜色、气味,检查子宫有无压痛。

2.感染征象评估

评估患者体温、脉搏、血常规、血 C 反应蛋白的变化,动态检测患者白细胞计数,及时发现感染征象,及时向医师汇报,并做好相应记录。按医嘱一般于胎膜破裂后 12 小时应用抗生素预防感染。

3.会阴护理

嘱孕妇保持外阴清洁,每天用消毒液棉球擦洗会阴两次。放置吸水好的消毒会阴垫于外阴,勤换会阴垫,保持清洁干燥,防止上行性感染。

(四)预防血栓

1.床上活动

鼓励孕妇适当床上翻身,按摩双下肢,定时做下肢的主动或被动运动,保持皮肤完整,促进血液循环,防止肌肉萎缩。

2.下肢血栓观察与护理

观察下肢皮温、皮色及足背动脉搏动情况,防止下肢静脉血栓的发生。可应用抗血栓压力带,促进下肢回流。

(五)提供健康知识

1.疾病预防

向患者讲解胎膜早破注意事项及其影响,嘱孕妇妊娠后期禁止性交,讲明预防感染措施。

2.饮食指导

饮食应以清淡、富含营养和维生素、钙及粗纤维饮食为主,鼓励多饮水,每天在 2 000 mL 以上,以保持血容量和预防便秘发生。

3.心理护理

向患者及其家属讲明胎膜早破后孕妇与婴儿治疗、预后、转归的相关知识。指导患者自我调节情绪,放松心情,保持愉快。避免精神紧张与焦虑。建立相互信任的护患关系,为患者的需要提供帮助,解释其疑问。

（孙丽娟）

第十三章　产后康复护理

第一节　产后腹痛的康复护理

一、病因与发病机制

(1)产后腹痛的原因也是由于子宫收缩所致。子宫收缩时,引起血管缺血,组织缺氧,神经纤维受压,所以产妇会感到腹痛。当子宫收缩停止时,血液流通,血管畅通,组织有血氧供给,神经纤维解除挤压,疼痛消失,这个过程一般在1~2天完成。

(2)产妇在分娩过程中由于失血过多,或者本来气血虚弱,使冲脉、任脉空虚,因而后腹痛。

(3)产妇在产后若起居不慎,或受生冷,或腹部触冒风寒,或用冷水洗涤,使寒邪乘虚而入,使血脉凝滞、气血运行不畅就会引起产后腹痛。有的产妇产后因过悲、过忧、过怒,使肝气不舒,肝郁气滞,则血流不畅,以致气血瘀阻,也会造成腹痛。也有的因产后站立、蹲下、坐、卧时间过长,持久不变换体位,引起淤血停留,而致下腹疼痛坠胀,甚至引起腰酸尾骶部疼痛。

二、临床表现

(1)初产妇因子宫纤维较为紧密,子宫收缩不甚强烈,易复原,且复原所需要时间也较短,疼痛不明显。经产妇由于多次妊娠,子宫肌纤维多次牵拉,复原较难,疼痛时间相对延长,且疼痛也较初产妇剧烈。

(2)失血引起腹痛表现症状为小腹隐隐疼痛,绵绵不断,腹部喜用热手揉按,恶露量少、色淡红、清稀,或兼头昏眼花耳鸣,身倦无力,或兼大便结燥,面色萎黄。

(3)血脉凝滞、气血运行不畅引起腹痛则表现症状为产后小腹疼痛喜温喜揉按,或喜温拒按,得热敷则减轻;由情绪不畅引起者;恶露量少,涩滞不畅,色紫暗常夹血块,或兼胸肋胀痛,四肢欠温。

三、护理与康复

(1)卧床休息,保证充分睡眠,避免久站、久坐、久蹲,防止子宫下垂、脱肛等病发生。

(2)加强营养,可选择食用一些药膳,如人参粥、扁豆粥、猪肾粥、红杞鲫鱼汤、当归生姜羊肉汤、黄芪当归鸡汤、参枣羊肉汤等。

(3)大便结燥者,可服麻仁丸,早晚服蜂蜜一匙。多吃新鲜蔬菜、水果,如香蕉、红苔、西瓜、西红柿等,以润肠通便。

(4)用热毛巾热敷痛处,或用灸条灸关元穴(脐下 3 寸,即脐下约三横指)、中极穴(脐下 4 寸,即脐下四横指),或把盐炒热后装布袋热熨痛处,或熨关元穴、中极穴。

(5)若恶露量多,或有创伤流血不止者,必须报告医师及时处理。

(6)按摩法:用手按摩下腹部。方法:先从心下擀至脐,在脐周做圆形揉按数遍,再向下擀至耻骨联合(阴毛处的横骨)上方,再做圆形揉按数遍,然后将热手置于痛处片刻,又重复上述动作,但在做圆形按摩时方向应与前次相反,如此反复按摩,每次 10～15 遍,早晚各 1 次。

(7)对血脉凝滞腹痛者可选用中药肉桂、小茴香、吴荣萸各 10 g,干姜 12 g,艾叶、陈皮各 20 g、木香 15 g 等温热药适量,以水浸润炒热装袋,趁热温熨痛处,冷再加热,每次熨 10～15 分钟。或服食益母草。益母草药膏每天 3 次,以化瘀止痛。

(8)加强食疗:可选用生姜红糖汤、醪糟蛋、益母草煮醪糟、当归生姜羊肉汤、羊肉桂心汤。小腹胀痛,胸肋胀满者,可多食柚子、金橘饼、韭菜等。忌食生冷瓜果、饮料。

(9)心情舒畅:产妇应保持心情愉快,避免各种精神刺激因素。

(10)注意保暖:注意保暖防风,尤其要保护下腹部,忌用冷水洗浴。

(11)适当活动:一种姿势睡卧,很容易造成盆腔淤血,因此应注意随时改变体位。

(谭　斌)

第二节　产后子宫复旧不全的康复护理

分娩结束后,在子宫肌肉收缩的缩复作用下,子宫的体积会逐渐缩小。一般来说,子宫的体积在产后 42 天时就可以恢复到孕前状态,这个过程被称为子宫复旧。如果产后 6 周子宫仍然没有恢复到非孕状态,就是产后子宫复旧不全的表现。

一、临床表现

子宫复旧不全最明显的一个表现是血性恶露持续的时间很长,从正常的 3 天左右延长到7～10 天,有的甚至更长。血量也会变得更大,恶露十分浑浊并伴有难闻的臭味。患有这种病的新妈妈还会感觉到下腹部有坠胀感及腰痛。

二、护理与康复

(一)避免憋尿

经过了漫长的分娩过程后,产妇的身体通常会出现膀胱受压、黏膜充血、肌肉张力降低、会阴伤口疼痛等症状。再加上很多产妇一时难以习惯用卧床姿势排尿,所以很容易导致尿潴留,使得膀胱被撑大,妨碍子宫复旧。因此,产妇产后一定要及时排小便。

(二)适当活动

产后不要长时间卧床:在体力允许的情况下,产妇应该及早下床活动,多活动能促进子宫复旧。如果产妇有子宫后倾后屈的症状,可以采用膝胸卧位的姿势来进行矫正,以促进子宫复旧。

产妇还应做一些提肛运动：每次提肛坚持 30 秒左右，然后放松，反复 5 次左右。当然，产妇也可以根据自己的体力，对每次提肛坚持的时间进行调整。通过收缩肛门的运动，也能促进子宫尽早复原。

(三)按摩子宫

为了加速子宫收缩，产妇可以给子宫做按摩：将手放在肚脐周围，沿顺时针方向进行环形按摩。按摩的动作要轻柔，只有好好呵护，子宫才能尽早恢复。

(四)坚持母乳喂养

母乳喂养时，婴儿的吸吮刺激会引发产妇子宫的收缩，能帮助子宫更快恢复。如果不能进行母乳喂养，也可以对乳房进行按摩或者热敷，以达到类似的效果。

(五)避免腹部劳累用力

产妇尽量不要下半身用力，比如搬运重物、下蹲，这些动作都有可能导致子宫复旧不全。

(六)服用生化汤进行调理

生化汤具有化淤血及补血的功效，化掉的淤血自然排出之后，子宫收缩就会更加有力。因此，产妇也可以服用生化汤来进行调养。

(七)服用子宫收缩剂

麦角流浸膏 2 mL，每天 3 次；或益母草流浸膏 4 mL，每天 3 次，3 天为 1 个疗程。需要时停药 3 天左右再进行 1 个疗程治疗。

中药益母草膏无任何不良反应，可坚持常服，每天 2～3 次，每次一匙冲服。

(八)手术治疗

产后长时间出血或有大出血而怀疑有胎盘滞留者，子宫复旧肯定不好，应当手术刮宫，清除宫内滞留物。

(谭　斌)

第三节　会阴切开的康复护理

在顺产的时候，医师有可能会为产妇做会阴切开手术。会阴位于一个非常特殊的位置——尿道口、阴道口及肛门交汇处，这里组织疏松，遍布血管，神经非常丰富，对疼痛十分敏感，所以，产妇在生产完之后，经常会感觉到会阴伤口疼痛。

一、会阴伤口痛分类

(一)创伤痛

会阴切开手术留下的伤口需要很长一段时间才能愈合。皮肤肌肉切断、神经断裂，再加之缝合结扎，感觉伤口疼痛是再正常不过的了。通常来说，产妇在手术当天会感觉到较重的疼痛感，两三天之后，痛感就会明显减轻。当然，疼痛的程度也因人而异。如果产妇感觉疼痛较重，可以求助医师。

(二)水肿性痛

会阴伤口出现水肿的症状，通常见于分娩时第二产程较长的产妇。这时伤口缝线勒紧，疼痛

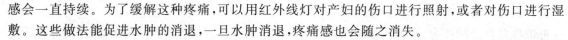

感会一直持续。为了缓解这种疼痛,可以用红外线灯对产妇的伤口进行照射,或者对伤口进行湿敷。这些做法能促进水肿的消退,一旦水肿消退,疼痛感也会随之消失。

(三)血肿性痛

血肿性痛是由伤口内部出血造成的。出血积聚在伤口里无法排出,最终形成产道血肿,伤口周围皮肤出现瘀肿,颜色发紫,触碰时痛感尤其明显。出血量比较大的时候,血肿会向伤口的上下发展,严重时还会导致产妇休克。产妇出现血肿性痛时,应该马上止血,医师可能会拆开伤口缝合线,对淤血进行清理,将出血点缝合起来。

(四)感染性痛

感染性痛是由感染引起的,伤口处会红、肿、痛、热,并且产妇还会全身发热。这时多处于炎症早期,尽早进行抗感染治疗,并配合以局部热疗,就可以将炎症控制住,疼痛感也会因此而减轻或者消失。如果炎症继续发展,会导致伤口化脓。这时应该将产妇的伤口缝合线拆除,将脓液引流出来,等到炎症消除后再进行第二次缝合。

(五)缝合线未吸收痛

缝合线未吸收痛通常出现于出院后,伤口瘢痕略微突出、溃破流液、有缝合线穿出。通常缝合线吸收以后,伤口就能够自行愈合。为缓解这种疼痛,产妇可以用浸有 1∶5 000 的高锰酸钾溶液的纱布在伤口处湿敷 10 分钟,然后再涂上红霉素软膏。每天湿敷 2～3 次最佳。

(六)硬结性痛

硬结性痛是指伤口由于炎症、缝合线没有吸收等导致纤维组织增生,形成硬结引发的疼痛。这时应该进行局部理疗,如红外线照射。还可以用热水坐浴,每次 15 分钟左右,每天 2 次。

二、护理与康复

会阴伤口由于所处的位置特殊,非常容易受到各种污染。而且产妇产后会不断排出恶露,难免会流经伤口,影响伤口愈合。所以,产妇在产后一定要注意护理会阴伤口。

(一)采取正确的卧位

会阴侧切通常采用左侧切,为了避免压迫伤口,产妇应采取右侧卧位或者仰卧位,避免恶露对伤口造成污染。右侧卧位还可以帮助伤口里的积血尽快流出,不至于形成血肿,不会对伤口的愈合产生影响。另外,右侧卧位还可以防止恶露中子宫内膜碎片流入伤口,减少子宫内膜异位症的发生概率。等到了产后第 5 天前后,就可以采用左右轮换卧位。

(二)保持伤口清洁

产妇应及时更换卫生巾,避免恶露长时间浸泡伤口。每天用温开水对伤口进行冲洗,大小便后也要用温开水冲洗。为了避免污染伤口,大便以后要从前向后擦拭,切勿从后向前擦拭。

(三)防止伤口撕裂

产妇在大便的时候可以先对会阴部和臀部进行收敛,这样可以防止会阴伤口因用力大便而撕裂。大便时要避免用力憋气扩张会阴部,如果便秘,可以使用开塞露对直肠和肛门进行润滑。在伤口完全愈合前,产妇不要做下蹲或其他用力的动作。坐立的时候身体重心要向右倾斜,避免压迫伤口而引发疼痛。此外,大腿外展不要过度,防止伤口裂开。如果产妇需要拆线,最好不要在拆线当天出院,因为伤口裂开通常发生在伤口拆线的当天。

(四)避免伤口感染

如果产妇的伤口出现了肿胀、疼痛、硬结等现象,尤其是在挤压时会流出脓性分泌物时,要在医师的指导下服用抗生素,再拆除缝合线,促进脓液流出,避免伤口感染引发更大的问题。

(五)密切观察会阴伤口的情况

要特别注意会阴切口的变化,如果伤口出现剧烈疼痛,要马上与医师联系,或者到医院急诊,及时进行处理,必要时可以做理疗。如果伤口出现了肿胀现象,在排除感染的情况下可以进行理疗,或者用50%硫酸镁进行湿敷,帮助伤口消肿。

(六)注意饮食

产后1周内,产妇最好进食一些少渣食物,比如牛奶、藕粉、蛋汤、米汤、稀粥等半流质食物,预防便秘。适量食用蛋、瘦肉等高蛋白食物,可促进伤口修复。除细粮之外还要适当吃一些粗粮,补充粗纤维,加速肠蠕动。要注意不能吃辛辣及具有刺激性的食物。在伤口未愈合时,要尽量少吃鱼类,因为鱼肉中富含的有机酸物质,具有抑制血小板凝集的作用,不利于伤口愈合。

(谭 斌)

第四节 剖宫产手术的康复护理

在分娩时,由于各种各样的原因,有些产妇经历了剖宫产。剖宫产的产妇们在护理时要更加小心。

剖宫产手术结束后,产妇回到病房最重要的事情就是好好休息。剖宫产毕竟是比较大的手术,需要良好的休养才能使身体较快恢复。而且,这时候的产妇还要忍受导尿管的刺激、吸氧管的不适、心电监护的袖带缠绕及镇痛泵的作用,会处于极其不舒服的状态,更加需要良好的休息。

一、剖宫产术后护理与康复

(一)躺卧的姿势以平卧为宜

产妇在生产后平卧6小时就可以枕枕头了,平卧的姿势会减轻对伤口的牵拉。平卧位时,如果把头偏向一侧,可预防呕吐物的误吸。而且,大多数剖宫产产妇都会采用硬脊膜外腔麻醉方式,术后用平卧姿势可以预防麻醉带来的头痛。

(二)进行术后生命体征监测

常规进行术后生命体征监测。观察产妇面色,测量脉搏、体温、血压,观察小便的颜色和量,以及尿管是否通畅,并且把这些情况准确记录下来。

(三)少用止痛药物

剖宫产手术后,随着麻醉药作用的慢慢消失,产妇伤口的疼痛感会越来越强。一般在术后数小时,伤口开始剧烈疼痛。如果实在无法忍受,可以请医师开止痛药物,或者使用镇痛泵来缓解疼痛。但用量不要过度,使用太多的止痛药物会对肠蠕动功能的恢复造成不利影响。通常来说,伤口的疼痛在3天后就会减弱甚至消失。

(四)术后应该多翻身

手术时使用的麻醉药会对肠蠕动产生抑制作用,所以手术后产妇会产生不同程度的肠胀气。因此,在产后第1天,产妇应该尽早翻身、多翻身,这样有利于肠蠕动功能的尽快恢复,使肠道里积攒的气体尽早排出来。

（五）尽快进食

剖宫产 6 小时后,产妇可以饮用一些可以帮助排气的汤饮,可以增强肠蠕动,尽快排气,减少腹胀。

（六）尽早活动

术后,产妇一旦开始恢复知觉,就可以适当地进行一些肢体活动,并根据身体情况逐渐增加活动量。尽早活动有利于加速全身血液循环,使伤口更快愈合,促使子宫尽快复原,预防肠粘连及血栓形成而导致其他部位的栓塞。

（七）注意排尿

在做剖宫产手术的时候,医师通常会为产妇放置导尿管。术后 12～24 小时,麻醉药的影响会逐渐消失,膀胱肌肉再次恢复排尿功能,这时,医师会为产妇拔掉导尿管。拔掉之后,一旦出现了尿意,产妇就要尽力排尿,从而使导尿管保留时间过长带来的危险性降低,避免引发尿路细菌感染。

二、剖宫产伤口的护理与康复

剖宫产的伤口是多种多样的,有纵切,也有横切,不过,无论是哪一种伤口,最关键的一点,那就是要做好清洁护理。

(1)产妇要按时更换伤口的纱布,及时涂药。在换纱布和涂药之前,医师会用蘸有 75％乙醇的棉签对伤口及伤口周围轻轻擦拭,进行消毒,然后再涂药,绑上干净的纱布。伤口愈合以前不要沾水,否则水会污染伤口,导致感染。所以,剖宫产的产妇在产后 2 周以内尽量不要洗澡,可以对身体进行擦浴。

(2)产妇伤口的愈合离不开充足的营养,所以,剖宫产的产妇还要多食用一些能促进伤口愈合的食物。促进伤口恢复的最主要的营养素是蛋白质、铁、锌、B 族维生素、维生素 C 等。产妇应该多吃一些含有这些营养素的食物,如蛋白质含量高的鸡蛋、鱼,锌含量高的海带、木耳,铁含量高的动物肝脏、菠菜、樱桃,维生素 C 含量高的苹果、橘子等。

(3)密切观察伤口,如果伤口出现不适症状,如有较多的渗液流出,要求助医师,及时用盐水纱布对渗液进行引流,并且用盐水对伤口进行冲洗。

伤口疼痛一般在产后 2～3 天就会缓解,如果疼痛一直非常剧烈,并且出现了异常情况,比如伤口红肿、发热,用手按压时感觉刺痛,局部还有波动感,很有可能是伤口发炎甚至化脓,要及时报告医师去进行处理。

（谭　斌）

第五节　无症状性脱垂的康复护理

盆底功能障碍也称为盆底缺陷或盆底支持组织松弛,由于各种原因导致的盆底支持较为薄弱,引起盆腔器官位置及功能障碍的一组疾病。表现为盆腔器官脱垂(pelvic organ prolapse,POP)和压力性尿失禁等疾病。

POP 是指由于盆底支持结构薄弱而导致盆腔脏器脱离正常的解剖位置。按其症状表现分为有症状及无症状；POP 是严重影响中老年女性健康的常见病,发病原因复杂,影响因素诸多,由于个体差异,每个患者常为多种因素的叠加作用而引起疾病,极少由单一因素作用形成。

近年来,国内外学者对盆底功能障碍的研究逐步深入,美国的资料报道,除肿瘤和其他疾病外 POP 已成为子宫切除的第三大常见原因。

无症状盆腔器官脱垂是指没有明显感觉的轻度膨出,盆底支持。薄弱而导致盆腔脏器移位,不及时治疗和训练,病情容易加重。

一、病因

(一)组织损伤

妊娠及分娩期,怀孕使子宫体积增大、重量的增加,子宫位置发生改变、腹腔内压力的增大等,加之站立行走,地心吸引均可增加盆底肌肉组织及结缔组织的机械性损伤。Snooks 等通过神经电生理研究显示,分娩可以造成盆底肌肉组织部分去神经支配和阴部神经障碍。

神经障碍可导致局部肌肉萎缩变薄,张力降低。无论时正常分娩还是剖宫产,整个妊娠期已经引发了损伤,Delancy 的研究,也支持盆底神经损伤所致盆底肌肉薄弱,引起盆底支持及压力传导障碍,尤其是巨大儿、羊水过多、多胎妊娠、多次分娩时损伤可想而知(图 13-1)。

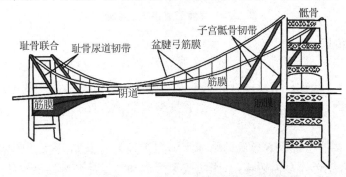

图 13-1　盆底的"吊桥"腹内压分娩直接压迫筋膜

尽管有研究显示,与阴道分娩相比,剖宫产在一定程度上可起到盆底的保护性作用,但临产后再行剖宫产,由于临产后宫缩所产生的直接压迫和牵拉,则与阴道分娩等同。而阴道助产则风险更大(图 13-2)。

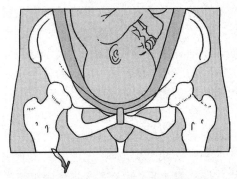

图 13-2　分娩用力屏气直接压迫盆底

(二)慢性腹内压增高

引起慢性腹压增加的因素包括慢性咳嗽、长期便秘、反复负重劳动、盆腔肿瘤及用力屏气等；

上述因素导致长期处于高腹压状态,从而使腹直肌和肛门括约肌紧张,致使诱发或加重 POP(图 13-3)。从事重体力劳动的女性,其发生 POP 的可能性明显高于其他工作种类的女性,发病风险依次为重体力劳动者>家庭主妇>服务业>技术行业>管理行业。

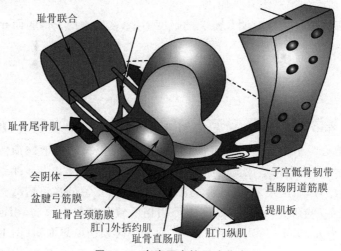

图 13-3 高腹压直接压迫盆底

(三)先天及遗传因素

虽然 POP 危险因素公认,但仍然有部分患者无法解释:①子宫脱垂可见于一些年轻的未生育女性,甚至是处女;②症状性盆底器官脱垂的发生多与阴道分娩有数十年的间隔;③绝大多数有过阴道分娩史、甚至是多产的妇女并不发生盆底器官脱垂。推测认为 POP 可能与先天或遗传性因素相关。

近期研究发现,某些遗传因素导致的结缔组织先天性发育缺陷,盆底组织发育不良,也为高危因素之一。来自常染色体显性遗传病,影响胶原形成和重塑的两种结缔组织病,马方综合征和 Elders-Danlos 综合征。

马方综合征主要影响Ⅰ型胶原纤维;Elders-Danlos 综合征则可影响多个胶原纤维基因的生成。在病理条件下。加速转换使胶原含量、纤维结构,发生稳定性障碍,与 POP 发生有关,研究发现马方综合征者中 33%,而 Ehlers-Danlos 综合征中 75% 患者发生了 POP。POP 有家族倾向,直系亲属中,母亲或姐妹中有生殖道脱垂者,本人患病风险明显增加。

(四)种族差异

具体原因尚不明确。可能与不同种族的盆底结构、肌肉和结缔组织的发育状况及创伤后形成的厚纤维组织的倾向不同,文化和生活习惯各异,POP 的发生也有种族差异,白种人多见,白种人妇女较亚裔及非裔女性患病风险更高。亚洲人其次,黑种人少见。

(五)代谢异常

随年龄增长雌激素水平的逐渐降低,导致具有调节盆底胶原纤维的含量、形态、代谢异常,结缔组织中的胶原及胶原分子间的相互交联受到影响,无法维持盆底各肌肉及结缔组织的正常形态和张力,此外,明显降低的体内雌激素水平,也无法支持盆底组织的修复与再生,盆底支持结构减弱。

(六)营养性因素

体质量指数及腰臀比值增加的肥胖者易诱发盆底器官脱垂,有研究表明,代谢性疾病患者如糖尿病等饮食控制;瘦长的无力体型,常伴有胃下垂、肾下垂及腹壁松弛、肠松弛等,使营养缺乏、体力衰弱、肌肉松弛、盆底筋膜萎缩及支持功能减退。

(七)医源性因素

医源性因素包括子宫切除术、阴道前后壁修补术等。阴道穹隆脱垂是子宫切除术后较常见的远期并发症,大多发生在术后2~3年。其中多数是由于术前未发现潜在的子宫或阴道脱垂,术中又未采取相应的预防措施;还有一部分患者术前并无生殖道脱垂,因全子宫切除术会切断固定子宫的各组韧带及阴道穹隆周围的结缔组织,在一定程度上削弱了盆底支持的结构组织,为以后阴道穹隆脱垂的发生埋下隐患。另外因为患者术后未能很好休息并过早用力活动,或同时伴有慢性咳嗽、便秘等增加腹内压的情况。POP还常发生在盆底重建术后,因盆底重建术可能仅矫正了某一部位的脱垂,但忽视了手术可能造成阴道轴向的改变,术后随之发生盆底另一部位的脱垂,并引起相应的临床症状。

二、临床表现

患者没有感觉不适,多于妇科检查时发现。个别有轻微的腰骶部酸胀痛或下坠感,久站或劳累后有轻微不适,个别感觉尿频、尿急等症状,排尿困难、便秘、阴道流血少见。

妇科检查:见阴道前后壁膨出、阴道口略松、阴道皱襞存在或消失,宫颈外口在坐骨棘水平。

封闭骨盆底的肌肉群称为盆底肌肉。盆底肌肉是非常独特的一组肌肉群,也常被称是一张支撑盆底的"悬吊兜网",女性的泌尿、生殖和相邻近肠道器官,包括尿道、膀胱、阴道、子宫、直肠等脏器被一"网"紧锁住,国外学者斯坦芬尼·布勒形容,像一条弹簧将性功能、排尿功能等都与耻骨、尾椎等密切联系连接在一起,以便维持上述脏器正常位置和行使器官的功能。

三、盆底肌肉功能检查

(一)妇科检查

妇科检查又称盆腔检查,包括外阴、阴道、宫颈、宫体及双侧附件检查。

1.基本要求

盆腔检查前医师应履行告知义务,解释检查步骤,争取患者配合。避免交叉感染使用一次性垫单,检查动作轻柔和仔细,应当态度严肃、语言亲切。避免经期做检查(必检时应消毒外阴,使用无菌手套及器械)。无性生活史者,应行直肠-腹部诊,禁用阴道窥器检查(除家属同意),取膀胱截石位,危重患者不宜搬动可在病床上检查。肥胖和不配合的患者,可在麻醉下实施或改用超声检查。检查前患者需要排空大小便。

2.盆腔检查步骤

应当对外阴、阴道、宫颈、宫体及双侧附件进行检查,重点关注脏器位置,描述尽量细致。

(1)外阴部:外阴发育女性型或男性型,有无畸形,阴毛情况。注意皮肤和黏膜色泽或色素及质地变化。皮炎、溃疡、赘生物或肿块。

观察阴道前庭尿道口周围黏膜色泽及有无赘生物。处女膜是否完整,会阴后-侧切瘢痕。检查时观察有无阴道前后壁膨出、子宫脱垂或尿失禁。

1)阴道前壁膨出:检查时应指导患者向下用力屏气,根据最大屏气状态下膨出最大限度判定分度。①Ⅰ度:阴道前壁向下突出,形成球状物达处女膜缘仍在阴道内。②Ⅱ度:阴道口外见突出的部分阴道前壁,且展平或消失。③Ⅲ度:阴道前壁全部突出于阴道口外。

国外 Baden-Walker 提出阴道半程系统评价盆底器官膨出分度法。①Ⅰ度:阴道前壁突出达距处女膜缘 1/2 处。②Ⅱ度:阴道前壁突出达处女膜缘。③Ⅲ度:阴道前壁突出达处女膜外。

2)阴道后壁膨出:检查见会阴有陈旧性裂伤,阴道松弛,阴道后壁黏膜呈球状物膨出。肛门指诊时注意注意盆底肌肉组织,肛门括约肌功能,了解肛提肌的肌力和生殖裂隙宽度。

肛门检查时仅阴道后壁黏膜膨出,无盲袋的感觉。阴道后壁膨出时,手指向前方触及呈盲袋状向阴道凸出的直肠。

根据阴道后壁两个球形突起不同部位命名,直肠膨出位于阴道中段;肠膨出位于后穹隆部,疝囊内的小肠。

检查时应指导患者向下用力屏气,根据最大屏气状态下膨出最大限度判定分度。①Ⅰ度:仍在阴道内,阴道后壁达处女膜缘。②Ⅱ度:阴道后壁已经部分脱出阴道口。③Ⅲ度:阴道后壁完全脱出阴道口外。

国外 Baden-Walker 的分级标准如下。①Ⅰ度:后壁的突出部下降距处女膜 1/2 处。②Ⅱ度:阴道后壁突出部到处女膜缘。③Ⅲ度:阴道后壁突出部到处女膜以外。

3)会阴检查:有无伤口,有无红肿、硬结、触痛或压痛。阴道口能否闭合,会阴体弹性。最大屏气向下用力时会阴平面下移度及同坐骨结节平面的关系。会阴骶神经分布区域的痛温觉,了解有无神经损伤。妇科检查主要了解子宫位置及复旧情况。

(2)阴道窥器检查:使用阴道窥器检查阴道和宫颈时,要注意阴道窥器的结构特点。双合诊:是盆腔检查中最重要内容。检查者手指放入阴道,另一手在腹部检查,称为双合诊。除检查阴道、宫颈、宫体、输卵管、卵巢、宫旁结缔组织及骨盆腔内壁有无异常外,重点了解子宫脱垂情况。

(3)盆底肌肉评估:感染、炎症、分娩或外伤是导致盆底肌肉组织发生松弛的关键。发达国家和地区如欧美及日韩等,已经普及了盆底肌肉评估的方法,盆底肌肉及其筋膜由于扩张而失去弹力而且常有部分肌纤维断裂。

1)阴道内的肌纤维分类。根据肌纤维的特征,分为两类:①Ⅰ类肌纤维为慢纤维,多与维持静息条件下支持功能相关,可以发生等位收缩,维持时间长且连续,不易疲劳;②Ⅱ类肌纤维为快纤维,与盆底肌快速有力的收缩功能相关,可以发生等张收缩,快速且简捷,但容易疲劳。

2)盆底肌肉功能评估:包括盆底肌力、阴道收缩压。①盆底肌力:重点评估肌肉收缩强度、可否对抗阻力,肌肉持续收缩时间及疲劳度、对称性,重复收缩能力及快速收缩次数。②直肠肛诊:用于评价在休息状态及自主收缩状态下的肛门括约肌有无受损。阴道收缩压表示阴道浅深肌层的综合肌力水平。

3)盆底肌肉评级:共 6 级。IC 级,1~5 级。①一类纤维:属患者收缩阴道,用收缩持续时间和连续完成次数分级。1 级:感觉到肌肉轻微收缩(蠕动),但不能持续。2 级:明显感觉肌肉收缩,能完成 2 次,但仅持续 2 秒。3 级:肌肉收缩使手指向上向前运动,能完成 3 次。持续时间达到 3 秒。4 级:肌肉收缩有力,能完成四次拮抗手指压力,持续时间达 4 秒。5 级:肌肉收缩有力,能完成 5 次拮抗手指压力,持续时间达 5 秒或以上。②二类纤维:让患者以最大力度和最快速度收缩和放松阴道,起点以 6 秒限定内所能阴道收缩的次数和完成次数来分级。

(二)盆底肌肉力度减弱

检测盆底肌力评级≤3 级或阴道收缩压≤2.9 kPa 者。

四、康复护理

无症状性膨出的生活方式干预,可通过生活方式干预和盆底肌肉锻炼加中药辅助治疗以改善其脱垂。适度营养,加强锻炼,减缓激素水平的降低。

(一)一般护理措施

(1)生活习俗改变:注意营养和饮食调理,不挑食不捡食,荤素搭配,适当注意深色蔬菜、粗纤维食品和坚果的食入,保证足够的饮水量,不宜刻意减肥,但也要注意调整饮食结构,不宜过度肥胖;养成良好的排便习惯,避免过分用力;以及改变过多的负重和使用腹压的情况。

(2)加强孕前、孕期保健,做好阴道分娩的配合,指导参加产前呼吸样训练,适当加强体能锻炼。

(3)做好产时指导,不宜过早屏气用力,产后尽早做盆底康复治疗。

(4)早期做好床上训练和运动,原则上在产后 42 天开始锻炼。①腹部运动训练:运动腹部,活动内脏。硬板床平睡仰卧,两手臂伸直,平放于身体两侧。尽量深吸气使腹壁下陷内脏牵引向上,然后呼气。②抬腿运动训练:提升和加强腹直肌和大腿肌肉力量训练。硬板床平睡仰卧,两手臂伸直,平放于身体两侧。左右两腿交替抬举,尽量抬高,最好能与身体最好成一直角。③腰臀肌运动训练:锻炼腰臀部加强肌肉力量。硬板床平睡仰卧,双手放在腹部,两膝关节屈起,双脚平放。体质量尽量由双肩及双足支撑,抬高臀部。④盆底肌肉运动训练:锻炼盆底肌肉。硬板床平睡仰卧,双手放在腹部,两膝分开,再用力向内合拢,同时收缩肛门,然后双膝分开,并放松肛门。⑤此外,还有仰卧起坐、胸膝运动等。

(二)非手术治疗护理措施

无症状性脱垂一般无须手术治疗,早期发现,及时治疗十分重要,产后应当尽早开始训练。

进行盆底肌训练、电刺激、生物反馈等行为康复治疗、也可使用子宫托、中医药等治疗,其中以电刺激联合生物反馈疗法效果最优。

1.盆底康复治疗

(1)盆底肌训练:以 Kegel 训练最常实施,指导有意识地、主动地收缩肛门,收缩以肛提肌为主的盆底肌肉,使盆底的肌肉得以锻炼,以加强盆底的协助控尿功能。最好的开始训练时间为产后第 1 天。

指导产妇采取舒适的各种位置(平卧、站、坐),在吸气时尽力收缩肛门 5～10 秒,呼气时放松后,循环继续此动作。

首次训练根据产妇体力恢复的情况,可收缩 15 次。然后,逐渐增加收缩次数,每天进行 3 次或更多,6～8 周为 1 个疗程。注意尽量避免腹部吸气加压,腿部及臀部肌肉不应参与。

(2)盆底肌电刺激:使用 500～1 000 Hz 以下低频电流疗法刺激治疗疾病。①作用机制:尚仍未完全阐明。低频电刺激主要经过神经反射加强尿道括约肌收缩,抑制膀胱逼尿肌收缩功能,锻炼加强了膀胱的储尿能力,协调加强尿道括约肌的控尿;电刺激还可通过预防肌肉萎缩,促进神经恢复功能。②方法:将电极放置于会阴部,通过不同频率的电流刺激,强化整个盆底肌群,以及刺激盆底肌群支配神经,经过神经反射提高和增强盆底肌的收缩能力。

(3)盆底生物反馈治疗:借助于现代仪器,反复训练人的功能。达到预防和治疗盆腔脏器的脱垂,提高性生活质量的目的。

盆底生物反馈治疗作用原理:通过一边训练功能,一边利用肌电图、压力曲线等多种形式,将局部的生理功能加以描记,并且转换为声、光等反馈信息。

主要是指导患者形成正确地进行自主的盆底肌肉康复训练的条件反射。能在盆底生物反馈治疗的操作指导下,使患者的阴道有节律的紧缩、增加盆底肌力。

方法:在专业康复护士指导下,每周初始进行 2~3 次,以后逐渐更多,10 次为 1 个疗程。疗程结束时,应当进行评估。

(4)子宫托:目前子宫托的应用范围越来越广泛,适用于大部分盆腔器官脱垂,形成支撑,阻止盆底脏器进一步脱出。子宫托依赖盆膈,对阴道前壁形成支持结构,利于休息康复。有生育要求者、孕期妇女、产后早期、年龄较大、不能耐受手术或不愿手术者等。

子宫托的使用应当没有绝对的禁忌证。患者有阴道炎、严重的阴道溃疡、活动性盆腔炎性疾病等禁止使用。

遵循个体化原则选择子宫托,根据患者体形及体质量,阴道的长度及宽度,盆腔器官脱垂的严重程度,选择能够舒适佩戴的各型子宫托,最好使用评估后的最大号。

子宫托合适的标准:子宫托试戴时,子宫脱与阴道之间应当容 1 指,放置后应当检查脱垂部位是否复位,以脱垂组织恢复原先的功能位置,而且在咳嗽、用力、运动时子宫托不会脱出,患者无明显不适感,不影响行动,大小便为宜。

应当告诫患者,一般应当白天工作和行走时,戴上子宫托,休息睡觉时取出,应当保持子宫托的清洁。

2.中医药治疗护理

通过辨证施治,方法简便易行,审证求因,能避免手术的痛苦,有安全可靠的效果,但要长期坚持。

(1)中药内服:中药补中益气汤为代表,肾气亏虚型,以固肾缩尿、托气升阳治疗;气血亏虚型,以益气养血治疗;湿热下注型治,以化湿清热、行气降浊治疗。

(2)中药熏洗:物理刺激作用,利用热效应促使毛细血管扩张,气行血活,促进血液循环,增强盆底肌力,宜早期长期使用。

(3)中药直肠给药:通过肠壁的半透膜的渗透性被迅速吸收,达到肌力增强的治疗作用。

(4)贴敷疗法:应用中药制剂贴于皮肤穴位,达到经络治疗作用。包括三阴交、足三里等部位。

(5)针灸:针灸选择合适的穴位,增强机体抵抗力、免疫力和调节局部器官的肌力和促进功能恢复。

(谭　斌)

第六节　有症状性脱垂的康复护理

女性 POP 是一类由各种原因导致的盆底支持组织薄弱、松弛或盆底缺陷,造成盆腔器官及其相邻脏器下降移位引发器官位置及功能异常的疾病。通常表现为一个或多个盆腔器官如阴道、子宫、膀胱、肠道下移,以外阴部块状物脱出为主要症状,伴或不伴有排尿、排便异常,外阴部出血、炎症、溃疡等,程度不等的严重影响着患者生活质量。

POP 的发病机制有诸多因素,不只是因为单一因素导致,可分为非医源性因素和医源性因素,或同时作用。目前认为可能的高危因素包括年龄、多产、绝经、先天或后天性结缔组织变异、长期腹压增加、手术创伤等。

要特别强调的是,近年来,随着大家对盆底相关知识的系统认识增强及对妇女保健的重视,结合相关流行病学调查显示,认为妊娠和分娩是女性盆底障碍性疾病的独立危险因素。妊娠期随着子宫增大,重力作用对盆底的慢性牵拉造成不同程度的软组织损伤;妊娠期激素水平变化改变了盆底结缔组织的胶原代谢,导致盆底支持结构减弱,增加了 POP 的发生风险。分娩时盆底受胎头挤压,盆底拉伸延长,肌肉高度扩张,使盆底发生去神经改变,结缔组织间连接发生分离等变化。难产、器械助产等易引起盆底及尿道周围组织的损伤、膀胱颈位置及活动度改变、尿道闭合压下降,导致了压力性尿失禁的发生。妊娠及分娩过程中肛提肌及阴部神经机械性损伤,在女性盆底功能障碍性疾病发生过程中起重要作用。因此,产后早期进行盆底康复训练具有重要的预防意义。

POP 也是中老年妇女的常见疾病,是危害中老年妇女身心健康及生活质量的一个重要公共卫生问题。业界一直认为,进行康复治疗是防治该疾病的首选一线措施,近年来新理论和新技术的出现使得 POP 的诊治水平有了突破性进展。

一、临床表现

临床表现由病因、病史、症状及体征所决定。而临床表现的详细描述有助于疾病诊断,甚至有时影响治疗效果。所以首先应该详细询问病因和病史,因为该两项伴有临床症状是临床医师界定患者是否需要进行治疗干预的重要依据。

(一)病因

盆底肌肉是指封闭骨盆底的肌肉群。这一肌肉群犹如一张"吊网",尿道、膀胱、阴道、子宫、直肠等脏器被这张"网"紧紧吊住,从而维持正常位置以便行使其功能。一旦这张"网"弹性变差,"吊力"不足,便会导致"网"内的器官无法维持在正常位置,从而出现相应功能障碍,如大小便失禁、盆底脏器脱垂等。

影响盆底组织的因素来源可分为非医源性和医源性,不因单一因素致病。以下多种因素均可导致盆底组织支持能力薄弱。①非医源性易感因素:性别、种族、解剖、文化、环境等。②医源性诱发因素:多次分娩、神经损伤、肌肉损伤辐射、组织裂伤、根治性手术等。③促发因素:便秘、职业、慢性咳嗽、娱乐、吸烟、肥胖、手术、绝经、肺部疾病、月经周期、感染、药物等。④失代偿因素:年龄、痴呆、体弱等。

其中,最常见的发病原因有阴道分娩损伤和绝经后的盆底组织退化性改变、存在有腹压增高的疾病,比如肥胖、长期便秘、慢性咳嗽等。如分娩过程中可导致软产道及其周围的盆底组织扩张,肌纤维拉长甚至撕裂、盆底神经的损伤,若产后过早参加体力劳动,将会更加影响盆底组织张力的恢复。

发病主要为年轻产后的患者和多产的老年人,现在产科技术提高,由产伤造成的盆底功能障碍已明显减少,目前常见的是先天性盆底功能障碍及产后的隐性盆底薄弱,有时在腹压增高引起溢尿才发现。

然而,随着社会人口的老龄化,绝经后雌激素水平下降、盆底肌肉韧带组织支持力下降,使得 POP 仍然是中老年妇女的常见病,严重地影响妇女的健康和生活质量。

(二)症状

轻症患者一般无不适,只有在腹压增高出现溢尿时才可能发现。重症患者可自觉有阴道块状物脱出,属特异性的症状,可伴有不同程度的腰骶部酸痛或下坠感,站立过久或劳累后症状明显,卧床休息后症状减轻,还可伴有排便、排尿困难。严重时脱出的器官不能回纳。

暴露在外的宫颈或宫体或阴道壁长期与衣裤摩擦,可导致局部宫颈或阴道壁出现溃疡、出血、分泌物增多等症状,继发感染后还会有脓性分泌物。子宫脱出很少影响月经,甚至不影响受孕、妊娠及分娩。阴道前壁膨出者可有排尿障碍,如活动后溢尿、尿不尽感、尿潴留、尿失禁等,有时需将阴道前壁向上抬起方能排尿。阴道后壁膨出可伴有便秘、排便困难,有时需用手指推压膨出的阴道后壁方能排出粪便。

盆腔脏器脱垂常为多部位同时存在,如子宫脱垂常伴有阴道前后壁膨出、阴道黏膜增厚角化、宫颈肥大并延长。阴道前壁呈球形膨出,膨出膀胱柔软,阴道黏膜皱襞消失。阴道后壁膨出时,多伴有陈旧性会阴裂伤,肛门指诊时可触及向阴道内凸出的直肠。

POP 导致的盆底功能障碍是一组疾病综合征,其严重程度与解剖学改变不完全呈正相关关系。如果需要详细了解症状的严重程度及对患者生命质量的影响,可以应用经中文验证过的国际标准化问卷,如盆底功能影响问卷简表、盆腔器官脱垂及尿失禁性生活问卷了解症状并评分。亦可以参考使用朱兰版尿失禁影响问卷简版(IIQ-7)进行评估,对于某些非特异性症状,要告知患者不一定能通过治疗脱垂而缓解。以上详细问卷参考附录。

(三)体格检查

需从全身检查、专科检查及神经肌肉检查三方面进行综合评估,必须检查详细而充分,并做好记录。

1.全身检查

仍应严格遵循诊断学要求,进行严谨的系统全身检查,充分运用视、触、叩、听、嗅基本方法,翔实记录所检查的内容。

2.专科检查

患者取膀胱截石体位,可以观察患者两种状态,如放松状态下及屏气用力状态下的器官最大脱垂情况,同时还需注意分泌物情况、外阴形态、有无阴道黏膜溃疡、出血等。如果患者提示脱垂不能达到最大程度,可取站立位检查。有时患者若配合方法不对,可以在患者进行排尿或排便后随时观察。

另外,可使用双叶窥器进行顶端支持能力的评估,使用单叶窥器进行阴道前后壁脱垂的评估。必要时可用三合诊检查鉴别是否合并肠疝。有条件者可以行阴道旁缺陷的检查及模拟顶端支持复位后的阴道前、后壁检查。还需注意是否合并子宫颈延长。

对于检查结果,可使用盆腔器官脱垂定量(POP-Q)分度法记录。

3.神经肌肉检查

神经系统检查主要包括会阴部感觉及球海绵体肌反射、肛门反射等。还应判定盆底肌的基础张力和自主收缩力,包括肌肉收缩的强度、时程和对称性,可以参考盆底肌力牛津分级系统判定(表 13-1)。

表 13-1 盆底肌力牛津分级系统

分级	说明
0 级	检测时手指未感到阴道肌肉收缩
Ⅰ级	感到阴道肌肉颤动
Ⅱ级	感到阴道肌肉不完全收缩,持续 2 秒,重复 2 次
Ⅲ级	感到阴道肌肉完全收缩,持续 3 秒,重复 3 次,无对抗
Ⅳ级	感到阴道肌肉完全收缩,持续 4 秒,重复 4 次,有轻微对抗
Ⅴ级	感到阴道肌肉完全收缩,持续≥5 秒,重复 5 次,有持续对抗

(四)辅助检查

还可结合超声、影像学等辅助检查手段进行评估。但是有关下尿路功能的检查需要结合患者的实际情况进行选择。对于 POP 且无压力性尿失禁症状者,可行脱垂复位后的隐匿性尿失禁试验,但是其临床意义有待探讨。对于合并尿失禁的患者,建议术前常规进行尿动力学检查或尿失禁的临床检查,如排尿日记、尿垫试验等。行 POP 手术治疗前建议测定残余尿量和尿流率。对于复杂病例,建议行影像学检查。

(五)诊断和鉴别诊断

根据病史、症状体征及体格检查,盆腔脏器脱垂疾病很容易得到确诊。但仍需与如下疾病相鉴别。

1.尿道肿瘤

女性尿道肿瘤常合并有泌尿系统症状,如尿频、尿急、血尿等,多存在尿线改变,查体可见肿物位于尿道内或尿道口周围,阴道前壁可由于肿瘤生长略向后凸,阴道后壁及子宫颈位置正常,尿道镜及膀胱镜可明确肿物来源。

2.阴道壁肿瘤

可发生于阴道不同位置,表现为局部凸起,肿瘤多为实性,不易推动,不易变形,除肿瘤所在部位外,其他部位阴道壁及宫颈位置正常。

3.子宫内翻

子宫内翻指子宫底部向宫腔内陷入,甚至自宫颈翻出的病变,这是一种分娩期少见而严重的并发症,多数发生在第 3 产程。

4.子宫黏膜下肌瘤

主要是脱出于宫颈口外甚至阴道口的黏膜下肌瘤容易和子宫脱垂混淆。子宫黏膜下肌瘤的患者多有月经过多病史,肿物为实性、红色、质地韧,有蒂部与宫腔内相连,蒂部四周可触及宫颈。

(六)康复评估

进行康复治疗之前,应该对患者进行充分的康复评估,这并不是寻找疾病病因和诊断,而是客观评定功能障碍的性质、部分、范围、严重程度、发展趋势、预后和转归,为制订康复治疗计划打下牢固基础,并为随访做好记录。这是康复治疗非常重要的一个环节。

每个患者的康复评估应在治疗前、中、后各行 1 次,根据结果,制定并不断医疗机构实际情况选择不同层次的评估方案。

评估内容包括:①病史、症状、体征,包括 POP-Q 评分。②专科检查:下尿路评估、下消化道评估、棉签试验、压力诱发试验、神经反射(球海绵体反射)。③盆底有关症状问卷、排尿日记、尿垫试验。④实验室检查血尿常规、尿培养、阴道分泌物检查、内分泌、血生化、血糖。⑤盆底电生理检查。⑥盆底生物力学检查。⑦盆底组织影像学检查:盆底形态学变化(盆底三维超声、MRI)。

1.病史采集

即一个完整的病历记载,各家医疗机构应该根据临床及研究工作需求,自己设计病历。包括基本信息(随访联系方式很重要),一般情况,每次分娩时情况,孕期有关泌尿、生殖、消化道症状,产后排尿排便性生活情况、既往其他病史等。

2.盆底功能有关的症状调查

对于相关综合征,可以选择一组有关盆底功能症状常用的问卷及对患者生活质量影响情况问卷,根据患者具体病情酌情选择相关症状的问卷,如盆底功能障碍问卷、国际尿失禁咨询委员会问卷中国版简表、尿失禁、尿失禁生活质量问卷、Cleveland便秘评分系统、便秘患者生活质量量表、大便失禁的严重程度指数评价问卷、性生活质量问卷、疼痛问卷、疼痛位置标志示意图等。

3.体格检查

体格检查包括一般检查和专科检查。

(1)外阴情况:发育是否正常、小阴唇分离情况、处女膜分离情况、会阴体长度、阴裂长度。

(2)阴道口是否松弛:①阴道松弛分度。正常时阴道横径能并列容纳2指以下;轻度松弛时阴道横径能并列容纳2~3指;中度松弛时阴道横径能并列容纳3~4指;重度松弛时阴道横径能并列容纳4指以上,或合并有会阴Ⅱ度旧裂或阴道前后壁中度以上膨出者。②阴道松紧度分级。Ⅰ级,阴道中下段弹性好,肛提肌收缩力强,阴道横径可容2指;Ⅱ级,阴道中段松弛,肛提肌收缩力弱,但阴道口横径可容2指;Ⅲ级,阴道中下段及阴道口横径均可容2指以上,阴道缩肌收缩力弱或消失。

(3)阴道、宫颈情况:检查阴道分泌物情况,宫颈情况。

(4)Valsalva运动时:①阴道膨出物,阴道前壁(膀胱后壁)、宫颈、穹隆(全子宫切除术后)、阴道后壁(直肠膨出)。②是否有尿道下移。③是否有尿液自尿道口喷出。④是否有粪便或气体自肛门喷出。⑤会阴体活动度:正常、活动度大。

(5)盆腔器官脱垂:详见POP-Q分度。

(6)神经系统检查:包括骶神经反射(球海绵体反射)。

(7)下尿路评估:包括棉签试验、诱发试验、膀胱颈抬举试验。

(8)下消化道:包括肛门括约肌张力。

4.实验室检查

实验室检查包括尿常规、尿培养、阴道分泌物检查、内分泌、血生化、血糖等。

5.影像学评估

影像学评估包括盆底形态学变化(盆底三维超声、MRI),可以比较客观的了解盆底及盆腔器官解剖信息,其他可能存在的病理情况,盆底组织解剖、甚至损伤信息。

6.盆底电生理及生物力学评估

对不同程度慢性盆底组织损伤产妇的功能状况及其水平进行定性和(或)定量描述,对其结果作出合理解释的过程。包括盆底肌力(肌力、耐力)评定、盆底肌张力评定、盆底肌电生理评定、控尿功能及性功能检查等。

掌握了基本解剖概念才能在治疗中正确评估。盆底肌属于骨骼肌,受躯体神经支配,直接受人的意志控制,故又称为随意肌。根据肌纤维的形态和代谢特点,分为Ⅰ类和Ⅱ类肌纤维,Ⅱ类肌纤维又可以进一步分为Ⅱa、Ⅱb、Ⅱc。Ⅰ类肌纤维又称为慢肌纤维收缩较慢、产生的张力较低,但持续时间长,不易疲劳,盆底肌中的深层肌大多为此类型肌纤维,对维持盆底的支撑功能起重要作用。Ⅱ类肌纤维又称为快肌纤维,其收缩快,产生的张力高,但是易疲劳,是高强度运动时的主要动力。盆底肌的浅层肌中含此类型肌纤维较多,在控尿、控便及性功能正常发挥中起重要作用。

肌力是指肌肉收缩产生最大的力量,又称绝对肌力。肌肉持续性维持一定强度的等张收缩或做多次一定强度的等张收缩的能力称为耐力。耐力可分持续耐力和重复耐力,其大小可以用从开始收缩直到出现疲劳时已完成的收缩总次数或所经历的时间来衡量。

基于以上基本概念,我们可以根据各种评定方法来追踪患者的。恢复情况,以客观评价治疗效果部分评定方法在本节中有所提及。

二、POP 的分度

经济不断发展的同时,广大女性对生活质量的要求也日益提高。而国内 POP 的诊治经摸索也逐渐形成一个完善的体系。

POP 是临床诊断,通过病史和盆腔检查即可获得诊断,同时辅助以其他手段进行治疗效果的评估。POP-Q 是近年来一直沿用的评价系统,美国妇产科学会制定了更为精确的 POP-Q 评价系统。该系被国际尿控协会、美国泌尿妇科协会和妇科外科协会接纳。至今已成为全世界最为公认的子宫脱垂评价体系。

POP-Q 系统能对 POP 进行客观的、部位特异性的描述,也是目前国内外最推荐使用的分级系统。但是如果采用 POP-Q 定义脱垂,则几乎一半的经产妇会被确诊为脱垂,其中的大多数并无临床表现。一般来说,脱垂最低点达到或超过处女膜水平后才开始有自觉症状。所以 POP-Q 分度的真正意义并不在于临床诊断,而是作为治疗前后的评估手段。对于有临床处理意义的脱垂,我们多认为是脱垂最低点达到或超过处女膜缘或 POP-Q≥Ⅱ度的状态。

现将 POP-Q 分度法及相关问题简述如下,希望对临床工作有所参考和指导,该项内容参考文献详见后述。

(一)POP-Q 参考点的定位

以处女膜为参照(0 点),以阴道前、后、顶部的 6 个点(前壁两点 Aa、Ba,后壁两点 Ap、Bp,顶部两点 C、D)和阴道全长(total vaginal length,tvl)为尺度,对脱垂作出量化。同时记录生殖道裂孔(genital hiatus,gh)、会阴体(Perineal body,pb)的情况。各参考点的定位如下。

1.前壁两点 Aa、Ba

(1)Aa:正常位置在阴道前壁中线距尿道外口 3 cm 处,对应"膀胱尿道皱褶"处。

(2)Ba:正常位置在阴道前穹隆或阴道断端(对子宫切除者)距离 Aa 点最远处。

若定义处女膜为 0 点,则 Aa 正常位置在−3～+3;Ba 正常位置在−3。对子宫全切后阴道外翻者,Ba 常与阴道断端切口平齐。

2.后壁两点 Ap、Bp

(1)Ap:阴道后壁中线距处女膜 3 cm 处,正常位置在−3～+3。

(2)Bp:正常位置在阴道后穹隆或阴道断端(对子宫切除者)距离 Ap 点最远处。

若定义处女膜为 0 点,则 Ap 正常位置在−3～+3;Bp 正常位置在−3。子宫全切后阴道口外翻者,Bp 常与阴道断端切口平齐。

3.顶部两点 C、D

(1)C代表宫颈内口最远处,子宫切除者则相当于阴道切口的位置。

(2)D代表的阴道后穹隆或直肠子宫陷凹的位置,解剖学上相当于宫骶韧带附着于宫颈的近端处,常用于鉴别脱垂与宫颈延长,当 C 点比 D 点突出时,常提示宫颈延长。对术后无宫颈者,D 点无法测量。

4.生殖裂孔(gh)和会阴体(pb)

(1)生殖裂孔指尿道外口到处女膜后缘的距离,如盆腔皮肤、肌肉松弛,则取会阴体中可触及的坚硬组织代替处女膜后缘。

(2)会阴体宽度指处女膜后缘到肛门开口的距离。

5.阴道全长(tvl)

当 C、D 在正常位置时阴道的长度。

(二)各参考点的临床意义

Aa、Ba 反映阴道前壁情况;Bp、Ap 反映阴道后壁情况;C、D 反映阴道顶部和直肠子宫陷凹的情况;gh 为生殖道裂孔、pb 为会阴体,反映会阴肌肉情况;tvl 为阴道全长。

(三)POP-Q 分度标准

详见表 13-2。

表 13-2 POP-Q 分度标准

POP-Q 分度	具体标准	
	解剖描述	定位描述
0	无脱垂	Aa、Ap、Ba、Bp 均在－3 处,C 点或 D 点位置在阴道全长~阴道全长－2 cm 处
Ⅰ	范围大于 0 级,脱垂的最远端在处女膜缘内侧,距处女膜缘<1 cm	脱垂的最远端定位于<－1 cm
Ⅱ	脱垂的最远端在处女膜内侧或外侧,距处女膜缘<1 cm	脱垂的最远端定位于－1~＋1 cm
Ⅲ	脱垂的最远端处女膜缘外侧,距处女膜缘>1 cm,但小于阴道全长－2 cm 处	脱垂的最远端定位于＋1~阴道全长－2 cm
Ⅳ	全部脱出,脱垂的最远端超过处女膜>阴道全长－2 cm	脱垂的最远端定位于>阴道全长－2 cm

三、POP 的分类

临床上为方便描述将其分为前、中、后盆腔脱垂,但三者并非截然分开,有时同一患者可有多个部分脱垂。

女性盆腔器官脱垂通常根据脱垂的部位,发生不同的部位分为阴道前壁膨出、子宫脱垂、阴道穹隆脱垂、阴道顶脱垂、肠疝和阴道后壁膨出、子宫直肠窝疝等。多部位脱垂经常同时存在。而膀胱膨出、直肠膨出的传统提法由于应用广泛,仍然适用。近代又将女性盆腔分为前、中、后3 个区域,因此盆腔脏器脱垂又被分为:①前盆腔缺陷,包括膀胱及阴道前壁膨出及尿失禁。

②中盆腔缺陷,包括子宫及阴道穹隆脱垂(切除子宫者)。③后盆腔缺陷,包括阴道后壁及直肠膨出,可同时合并有肠疝。

四、康复护理

处理原则:POP 的处理可分为随诊观察、非手术治疗和手术治疗。

对于无自觉症状的轻度脱垂(POP-Q Ⅰ~Ⅱ度,尤其是脱垂最低下降点位于处女膜之上)患者,且无特殊症状,可以选择随诊观察,也可以辅助非手术治疗。

(一)一般护理措施

一旦诊断盆腔脏器脱垂,需要尽量避免提重物,避免便秘、慢性咳嗽、肥胖等增加腹压的情况。推荐肥胖患者适当减肥;便秘患者行为训练,改善排便习惯,例如定时排便,饮食调节(增加食物纤维),使用缓泻剂或灌肠剂避免用力排便。有尿失禁症状者可行行为调节(定时排尿等)、盆底肌肉训练和药物治疗。

患者还需要保持心情舒畅,注意力要分散,切勿集中注意力于该疾病上,可同时辅以音乐、书画等陶冶情操。

(二)非手术治疗康复护理

分为非手术治疗和手术治疗,只适用于有症状的患者,包括脱垂特异性症状及相关的排尿、排便、性功能障碍等。

治疗前应充分了解每位患者的症状及对其生命质量的影响,充分做好分度,确定治疗目标。对于可以耐受症状且不愿意接受治疗的患者,特别是重度脱垂(POP-Q Ⅲ~Ⅳ度)的患者,必须定期随访监测疾病进展情况,以及有无排尿、排便功能障碍,特别是泌尿系统梗阻问题。

非手术治疗的目标为缓解症状,增加盆底肌肉的强度、耐力和支持力,预防脱垂加重,避免或延缓手术干预。

对于所有 POP 患者,学者认为非手术治疗是应该首先推荐的一线治疗方法。

非手术治疗的适应证:①POP-Q Ⅰ~Ⅱ度有症状的患者;②希望保留生育功能、不能耐受手术治疗的患者;③不愿意手术治疗的重度脱垂患者。

目前的非手术治疗方法包括应用盆底康复治疗、子宫托和行为干预指导。

1.盆底康复治疗

盆底康复治疗包括盆底肌锻炼、生物反馈疗法及电刺激疗法,现在甚至认为,提倡可以在产前进行适当的瑜伽锻炼,以达到更早期预防的目的。使受损伤的肌肉、神经得到真正的纠正,具有长期疗效。

盆底评估与生物反馈训练疗法是通过引导表面肌电图和引导尿道收缩压的测定,反馈显示为肌电图或压力曲线,通过影响显示及声音提示,使患者更清楚、更直观地了解自身盆底肌功能状态,并参与到治疗当中。结合个体化电刺激治疗,可唤醒、激活盆底肌,加快产后阴道及盆底肌张力和弹性的恢复,对预防和治疗产后阴道脱垂及松弛、尿失禁等盆底障碍性疾病有不错的效果。"盆底防治"不仅仅是盆底评估与生物反馈技术,对患有压力性尿失禁的肥胖女性,可减少体质量 5%~10%,尿失禁的次数将减少 50% 以上。

在欧美及日韩等发达国家和地区,已经普及了盆底肌肉评估、生物反馈训练和电刺激治疗,对产后 42 天的妇女常规进行盆底肌肉训练,而产后 42 天包括顺产或剖宫产后的妇女,从而大大地减少了盆腔器官脱垂及尿失禁等盆底功能障碍性疾病的发生。同时,唤醒盆底的神经及肌肉,

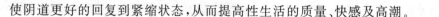

使阴道更好的回复到紧缩状态,从而提高性生活的质量、快感及高潮。

目前我国多个省份也已经开始盆底康复治疗,大多数妇女也开始有这方面的康复意识,但未来盆底康复诊断及治疗的推广仍任重道远,如何进行规范化培训及宣传也是目前妇女工作重点。

盆底康复适应证:①产后妇女可做常规盆底肌肉锻炼。②阴道松弛、阴道痉挛、性生活不满意者。③轻、中度子宫脱垂,阴道膨出者。④各种尿失禁。⑤反复阴道炎,尿路感染患者非急性期。⑥泌尿生殖修补术辅助治疗。⑦产褥期症状(腰背痛、腹痛、尿潴留、乳涨、耻骨联合分离等)。⑧全身运动系统肌肉功能障碍。⑨乳房松弛、乳房下垂。⑩下肢水肿、静脉和淋巴回流障碍及术后瘢痕疼痛。

盆底康复禁忌证:①孕妇的腹部。②产后恶露未干净或月经期。③戴心脏起搏器的患者。④恶性肿瘤区。⑤手术瘢痕裂开。⑥神经系统疾病。

康复的要点:①产后超过 42 天、子宫恢复良好、无感染的女性可及时进行盆底肌肉的检测,明确损伤程度。②借助仪器感受并学会收缩-放松盆底肌肉,学习识别并有意识地控制盆底肌,掌握正确的盆底肌肉收缩方法(避免腹肌收缩)。③并在医师指导下根据个体出现的症状,根据盆底肌损伤情况(肌肉纤维受损的程度和类别)应用综合技术,进行有针对性的训练。④做完 10～15 次盆底肌锻炼后,可进行自我锻炼。⑤循序渐进、适时适量、持之以恒。⑥存在尿失禁、盆腔脏器脱垂的女性需要借助电刺激和生物反馈疗法,并适当延长疗程。

(1)盆底肌训练:Arnold Kegel 医师提出了该方法。又称 Kegel 运动,凯格尔训练,是迄今为止方法最简单、易行、安全有效的盆底康复方法。正确的锻炼方法可以加强薄弱的盆底肌肉的力量,增强盆底支持力,改善并预防轻、中度脱垂及其相关症状的进一步发展,但是当脱垂超出处女膜水平以外,其有效率降低。Kegel 运动必须使盆底肌达到相当的训练量才可能有效。

锻炼方法:指导患者自主反复进行收缩肛门及阴道的动作,每次持续收缩盆底肌 3 秒后放松,松弛休息 2～6 秒,连续 15～30 分钟,每天进行 2～3 组锻炼,或每天做 150～200 次,4～6 周为 1 个疗程,或持续 8 周以上或更长。但一定要注意不要同时收缩腹肌及大腿肌肉。

另外,盆底康复专家斯坦芬尼·布勒还推荐了一套完整的盆底肌肉训练法,需要 14 周,即 14 周盆底肌肉康复训练法。①第 1、2 周,包括三组动作:缓慢收缩并放松盆底肌肉,一收一放为一组,每组维持 10 秒,每天练习 3 次,每次 10 组;快速收放,每组 2 秒,每天练习 3 次,每次 10 组;尽可能久地收紧盆底肌肉,每天 1 次,每次 10～30 组。②第 3～6 周:臀部向外转动;尽量将臀部往上提;扭胯,使之尽量向一侧倾斜。以上三组动作每天练习 1 次,每次 10～30 下。③第 7～10 周:站立,缓慢收放盆底肌肉;站立,快速收放盆底肌肉;两腿分开,与肩同宽,缓慢收放盆底肌肉;两腿分开,相当于肩宽的两倍,缓慢收放盆底肌肉;在收放盆底肌肉的同时,完成起立、下蹲的动作。以上动作每天练习 1 次,每次 5～10 下。④第 11～14 周:提肛时小步跳跃;提肛时大步跳跃;提肛时大步冲刺跑。以上三组动作每天练习 1 次,每次 10 下。

盆底肌肉训练需兼顾 5 个方面:①强度,肌肉收缩可以产生的最大张力;②速率,最大张力和达到最大张力所需时间之比;③持续时间,肌肉收缩可以持续或重复的时间长度;④重复性,可以反复收缩达到一定张力的次数;⑤疲劳,维持肌肉收缩达到要求或预期张力产生疲劳。

Ⅰ类纤维训练,主要针对力度、持续时间和重复性这几个方面;Ⅱ类纤维训练,主要针对力度、速率和疲劳这几个方面。

盆底肌训练最好是在专业人员指导下进行,盆底功能锻炼同时辅以生物反馈治疗或电刺激等盆底功能锻炼方法,增强盆底功能锻炼效果。

（2）盆底生物反馈治疗：生物反馈治疗通过肌电图、压力曲线或其他形式把肌肉活动的信息转化成听觉和视觉信号反馈给患者，指导患者进行正确的、自主的盆底肌肉训练，并形成条件反射。它能有效地控制不良的盆底肌肉收缩，并对这种收缩活动进行改进和纠正。通过提供反馈信息，指导患者进行正确的盆底肌训练的有关方法，从初级的阴道压力计、盆底康复器、阴道张力计，到生物反馈仪。除盆底康复器外都是通过置于阴道内生物反馈治疗探头与体外仪器连接，把肌肉活动的有关信息肌电图、压力曲线或其他形式信号转化为听觉和视觉信号反馈给接受治疗的产妇，并提示其训练过程是否正常或异常的盆底肌活动状态，引导其正确的盆底肌活动，科学地进行盆底肌训练并逐步形成条件反射，以获得最佳的训练效果；生物反馈能够有效地控制不良的盆底肌肉收缩，并对这种收缩活动进行改进或纠正。生物反馈方法包括肌肉生物反馈、膀胱生物反馈、A3反射、生物场景反射。

生物反馈训练有助于形成条件反射，如在咳嗽、跳跃、站立、行走、负重时收缩盆底肌的习惯；以及职业运动、上下楼、性生活等场景下的系列神经反射和控尿反射，其关键在于每次生物反馈是否协调完成，能否建立产妇自己的理想的控制能力。将盆底肌肉治疗头放置阴道内，根据患者症状出现的场景选择设备中合适的反馈程序，按要求的盆底肌的肌力、疲劳度、治疗与休息时间、最大电压值、反馈模块的坡度难易程度，结合患者的个体条件，进行必要地修正或创建一个适合该产妇的治疗程序及方案。

A3反射是控尿反射中非常重要的反射。当膀胱储存尿液到一定程度时，膀胱逼尿肌收缩，膀胱压力增加，身体反射性收缩盆底肌肉，从而反射性的抑制膀胱逼尿肌收缩，让膀胱可以容纳更多的尿液。A3反射异常时，提示患者控尿异常。可以通过仪器在模块基础上进行检测模拟A3反射曲线，训练产妇在咳嗽时控尿的能力。

生物场景反射是控尿反射中非常重要的反射。正常情况下，患者在咳嗽、打喷嚏或搬重物、爬楼梯等场景下，腹压突然增加，膀胱压力也随之增加（膀胱逼尿肌没有收缩），身体反射性的收缩盆底肌Ⅱ类肌纤维，使尿道压力增加，以抵抗因腹压增加造成的膀胱压力突然增加时出现的漏尿。场景反射不佳提示盆底肌肉不能随场景反射曲线收缩自如，可能有张力性尿失禁等功能障碍。通过仪器模拟各种场景反射曲线如提重物、上楼梯等动作，训练产妇在各种情况下的盆底肌肉收缩能力。

（3）盆底肌肉电刺激：电刺激能提高神经肌肉的兴奋性，唤醒部分因受压而功能暂停的神经细胞，促进神经细胞功能的恢复。电刺激是通过刺激尿道外括约肌收缩，通过神经回路进一步增强括约肌收缩，加强控尿。电刺激神经和肌肉，兴奋交感神经并抑制副交感神经，抑制膀胱收缩能力，降低逼尿肌代谢水平，增加膀胱容量，加强储尿能力。电刺激治疗是手术后促进神经功能康复的积极手段，能被动锻炼肌力，预防肌肉萎缩，使神经恢复功能。电刺激是通过松弛盆底肌来缓解因肌痉挛引起的疼痛，直接诱导治疗性的反应或者调节下尿路功能的异常。

盆底肌的电刺激治疗原则：①1类肌纤维的电刺激，常用交流电、双相的长方波，电刺激频率$8\sim32$ Hz，脉宽$320\sim740$ μs，休息时间（R）＝工作时间（T）；治疗时间$10\sim15$分钟。②2A类纤维，交流电、双相的长方波，电刺激频率$20\sim50$ Hz，脉宽$160\sim320$ μs，R＝2T，治疗时间$5\sim10$分钟。③2B类纤维，交流电、双相的长方波，电刺激频率$40\sim80$ Hz，脉宽$20\sim160$ μs，R＝3T，治疗时间$5\sim10$分钟。④肌肉萎缩、产妇不会自主支配收缩盆底肌肉收缩，电刺激参数采用交流电、双相的长方波、低频频率20 Hz，脉宽500 μs，R＝T，总时间$10\sim25$分钟。

其应用范围：①唤醒肌肉本体感受器。②刺激膀胱逼尿肌。③刺激尿道括约肌。④止痛。

⑤刺激肌肉和神经。⑥刺激平滑肌。

(4)POP 的生物反馈及电刺激综合治疗。注意要点:①康复治疗前后要进行多次的电诊断,治疗过程中询问产妇主观症状的变化以了解疗效,及时调整治疗方案。②治疗间隔期间指导产妇进行主动性盆底肌锻炼。③疗程结束后根据产妇主观症状和盆底肌肉肌力、子宫和阴道位置的变化来评价疗效。决定是否需要加做第 2 个疗程,并使用盆底康复器进行辅助锻炼,以巩固治疗效果。如需第 2 个疗程治疗,需在第 1 个疗程结束 3 个月以后,每次治疗 15～30 分钟,每周 2 次,每个疗程 10～15 次。

操作流程:①给予Ⅰ类肌纤维电刺激和生物反馈。学会Ⅰ类肌纤维收缩及学会分别支配会阴与腹部的收缩。②给予频率为 30 Hz,脉宽为 500 μs 的电刺激和生物反馈。增加Ⅰ类肌纤维肌力。③给予Ⅱ类肌纤维电刺激和生物反馈。帮助产妇学习Ⅱ类肌纤维收缩,锻炼其肌力。④给予Ⅰ类与Ⅱ类肌纤维反馈训练模块,加强产妇的Ⅰ类和Ⅱ类肌纤维肌力。⑤给予各种场景的生物反馈模块,训练产妇在各种场景时,盆底肌肉维持收缩状态而不会出现脱垂现象。⑥给予搬重物情况下的生物反馈训练模块,帮助产妇学会在搬重物情况下保持盆底肌肉收缩而不会出现器官脱垂。⑦给予 A3 的生物反馈训练模块,在模拟咳嗽时,产妇收缩盆底肌肉。训练产妇在咳嗽时或有腹压增加时收缩盆底肌肉而不会出现脱垂症状。⑧给予会阴-腹部协调收缩的生物反馈训练模块,训练产妇在直立位时,会阴-腹部协调收缩,从而训练当腹压增加时,盆底肌肉处于收缩状态。

(5)瑜伽式盆底肌肉康复训练方法:孕妇和产妇可在医师或专业瑜伽师的指导下,练习一些有针对性的动作,可以打开骨盆,有利于顺利分娩;增强肌肉张力和身体的平衡感,提高整个肌肉组织的柔韧度和灵活度;同时刺激控制荷尔蒙分泌的腺体,增加血液循环,消除身体不适,也是一种非常好的盆底肌肉的康复训练。

但孕妇要注意在运动过程中不宜出现弯腰、屏气、腹部受压等动作,否则容易伤害胎儿。可采用以下几个经典的瑜伽姿势:①束角式:坐姿、膝盖弯曲打开,两手握住脚尖。伸展脊椎,脚掌对贴,双手协助脚跟尽量靠近身体,将两膝下压,靠近地面。注意动作时保持挺胸,肩膀打开。做的时候保持 3～5 个自然呼吸。这个姿势能增加下背部、腹部和骨盆的血液流通,每天练习,分娩时会减少痛苦。②椅子式:膝盖和双脚并紧(或自然分开),向下半蹲,就像你要坐在椅子上似的。把你的双臂举过头顶,手掌相对。保持这个姿势,做 3 个深呼吸。这种姿势能强化身体功能,打开骨盆,有助于顺利分娩。③猫伸展式:像小猫伸懒腰,趴在地上,在呼吸中舒展脊柱。双手双膝四点着地,大腿、手臂均与地面垂直;吸气背部下沉,下巴上扬,臀部向上抬起;呼气拱起背部,让下巴和胸部靠近。它能改善脊柱和脊柱神经的血液流动,也可缓解不少孕妇容易出现的便秘。④腿上升式:仰卧,双腿并拢慢慢抬起,和地面成 30 度,停留一会儿再向上抬,和地面成 60 度,再停留一会儿向上抬和地面成 90 度。每次做 2～4 组,速度越慢效果越好。这个动作可以锻炼下腹部肌肉。⑤婴儿式:仰卧,吸气,曲起双腿,双手抱住,呼气,将双腿压向胸部。先吸气,再呼气,同时抬头贴膝。如此反复,共做 3 次。它能伸展、加强颈部肌肉,并补养、加强腹部,排除腹部脏气和浊气,减缓便秘症状。

上面简单介绍了几种盆底肌肉的康复训练方法,瑜伽在广大妇女中的流行,而且对女性的身体健康确实有很好的护理作用,分娩前后的女性能够坚持使用,才能降低盆底肌肉的损伤,从而更好保护盆底。

(6)产后盆底康复治疗:盆底功能的保护,很重要的一点,应该抓源头,生育过程对盆底组织损伤是该病发病重要因素之一,处于自然康复过程的产后妇女接受专业指导的盆底康复措施是防治盆底功能障碍性疾病重要且关键环节。当然,如前述,产前亦可以进行一系列知识储备和瑜伽锻炼,也是重要干预手段。

1)产后盆底肌肉检查及评估:妇女在产后6周左右需要进行常规病史询问、常规检查及盆底肌肉功能评估。医师要仔细询问病史,包括有无合并慢性便秘、慢性咳嗽、糖尿病等容易导致女性盆底功能障碍性疾病的高危因素。

常规检查主要包括会阴情况、一般妇科检查。会阴检查主要检查会阴有无伤口,伤口愈合情况(有无红肿、硬结、触痛或压痛),会阴体弹性,阴道口能否闭合,最大屏气向下用力时会阴平面下移度及同坐骨结节平面的关系。检查会阴骶神经分布区域的痛温觉,了解有无神经损伤。妇科检查主要了解子宫位置及复旧情况。盆底肌肉功能评估主要包括盆底肌力、阴道收缩压。盆底肌力主要评估肌肉收缩强度、能否对抗阻力,肌肉收缩持续时间及疲劳度、对称性,重复收缩能力及快速收缩次数。直肠检查用于评价在休息状态及自主收缩状态下的肛门括约肌有无受损。阴道收缩压表示阴道浅深肌层的综合肌力水平。医师对各种检查结果,应进行个体化分析和判断,为个体化治疗做准备。

2)产后盆底肌肉康复训练的适应证及禁忌证:严格来说,所有的中、晚期妊娠产后妇女,均适宜行盆底肌肉康复训练。对于有下述情况者,更应及早进行盆底肌肉康复:①盆底肌力减弱。如无法对抗阻力、收缩持续时间≤3秒(检测盆底肌力评级≤3级)或阴道收缩压≤2.9 kPa者。②产后出现尿失禁或者尿失禁在产后持续存在。③产后出现盆腔脏器脱垂,如POP-Q系统评分Ⅰ期或以上,尤其是伴阴道前后壁膨出。④会阴伤口瘢痕疼痛。⑤产后性生活质量下降。⑥产后排便异常。⑦产后尿潴留。

如果有以下情况暂时不宜选择盆底训练,属于禁忌证:①阴道出血(如晚期产后出血,月经期等)。②泌尿生殖系统的急性炎症。③需要植入心脏起搏器者。④合并恶性盆腔脏器肿瘤患者。⑤痴呆,或不稳定癫痫发作。

3)产后盆底肌肉康复原理及基本原则:产后盆底肌肉康复的主要目标和基本原则是提高盆底肌肉收缩能力、预防和治疗盆底障碍性疾病、改善性生活质量。Kegel训练法可有效加强产后盆底肌肉的力量,减少尿失禁的发生。在此基础上辅以生物反馈技术、电刺激等技术,大大提高了盆底康复治疗的治疗效果。

4)产后盆底肌肉康复个体化:每个产妇的盆底损伤情况不同,每个人初始的肌肉收缩能力、学习能力是有差异的,部分产妇Ⅰ类纤维收缩能力较好,部分产妇Ⅱ类纤维收缩能力较好,有小部分甚至无法识别盆底肌肉收缩。因此,产后盆底肌肉康复是无法统一治疗标准和固定训练模式的,必须在遵循个体化治疗原则,针对每个产妇的自身情况及在康复过程中的效果做及时地调整,制订个体化的训练模式和方案。

盆底肌肉训练的个体化方案:首先应向每个产妇解释盆底的基本解剖学知识和盆底肌肉收缩方法,运用图表或立体模型、阴道触诊有明显的个体差异,对于感觉不到肌肉收缩或只有微弱收缩的产妇,检查者应将示指入阴道后穹隆下1.5 cm的位置,将盆底肌肉压向后外侧,如果阴道可以放入两个手指,则左右两侧都施加一定压力以刺激肌肉的牵张感受器,同时通过语言指导其收缩。如果肌肉收缩仍无改善,应考虑运用功能性电刺激。为唤醒和增强盆底肌肉收缩,采用刺激频率、脉冲、强度等都应根据接受治疗的个体情况调整。强化盆底肌肉收缩,应区分不同纤维类型进行。

康复原则是先Ⅰ类纤维后Ⅱ类纤维。Ⅰ类纤维强化训练需兼顾强度和收缩持续时间。其强化锻炼模式以50%左右的最大自主收缩强度收缩，尽可能维持更长的时间，休息时间与收缩时间相等。每次康复总时长为10分钟。当Ⅰ类纤维收缩持续时间达到10秒，可以进行Ⅱ类纤维强化训练。Ⅱ类纤维强化训练时需兼顾强度和速率。每个单次收缩后休息2秒，每次康复总时长为5分钟。Ⅰ类纤维和Ⅱ类纤维强化训练后，可以训练协调性收缩。训练模式为在1类纤维持续收缩的基础上进行Ⅱ类纤维的快速收缩，分为卧位、坐位、蹲位等不同体位进行。正常情况下，腹压增高时，子宫、阴道上段、尿道、直肠被压向下后方，肛提肌的拉紧和上提归功于肌肉不自主的收缩。对于存在压力性尿失禁的产妇，反射性收缩要训练产妇在咳嗽、提重物、大笑等原因诱发的腹内压增高前和增高过程中，有意识地主动地进行Ⅱ类纤维收缩，增大尿道闭合压，避免漏尿。

生物反馈模式的个体化方案：任何肌肉训练需考虑三要素，即超负荷、特异性、保持。①超负荷针对肌肉的强度、收缩持久性。设定达到或略超过"极限"的标准来提高盆底肌肉收缩强度。在正确的收缩方法前提下，不断增强最大自主收缩，使收缩强度不断到达更高的阈值。例如，在训练Ⅰ类纤维的强度和持续时间、Ⅱ类纤维的收缩强度和频率时，其超负荷的阈值要根据每个人每次康复前的肌力评估而定，不能盲目地设定过高或过低，如果设定过高，超出患者的能力，容易使患者对治疗失去信心，依从性降低；如果设定阈值过低，则达不到最大的训练效果。②特异性指针对不同纤维特性的肌肉训练模式。快纤维通过快速收缩来加强力度和提高速率，慢纤维通过最佳休息时长来获取更持久收缩，而部分纤维同时具备快收缩和慢收缩的潜力。快纤维容易疲劳，慢纤维具备收缩持久性来维持姿势紧张。因此，快纤维重复性低，慢纤维重复性高。

另外，由于每个个体情况不同，我们可以设计一些相应的训练模块。例如，针对一个咳嗽时溢尿的压力性尿失禁的患者，可以模仿加腹压下训练盆底肌快纤维收缩的模块，增强尿道旁组织的支持作用等。

电刺激的个体化方案：在盆底肌训练中，根据每个个体的情况选择给予电刺激的方案和时机。例如，在盆底肌训练时，如果患者盆底肌肉不会收缩，或者很弱，可以给予个体化参数的功能性电刺激，以唤醒本体感觉。另外，如果在Ⅰ类肌纤维训练中收缩曲线波动较大，要给予条件电刺激，使患者在逐渐形成的条件反射中Ⅰ类肌纤维收缩的曲线稳定，收缩质量提高。根据产妇是否合并尿失禁及其不同类型，选择不同的电刺激方案。

电刺激强度选择以患者可以耐受且不感觉疼痛的上限为最佳：在患者对电刺激不敏感时，不能盲目增大刺激强度，而应辅以增大脉冲指数。由于电刺激本身存在耐受过程，在康复过程上常常需上调电刺激参数以达到最好的效果，临床上常常以每次1%~5%的幅度增加刺激强度。

个体化治疗注意事项：康复治疗一定要调整产妇处于最舒适的体位进行。康复初期产妇常于卧位或臀部下方放置枕头进行锻炼，这种模式下收缩无须对抗重力。临床上常用的生物反馈仪通过测定盆底肌和腹肌收缩时的电活动，以肌电图的形式通过图像反映出来。肌电图是肌肉生物电活动的记录，与运动单位活动相关，其本身并不反映肌肉收缩力，但肌肉收缩与电活动相关。康复过程中不要盲目于提高肌电图的绝对参数值，应该根据患者的实际情况，设计恰当训练模式，在这一阶段，治疗师应给予密切的关注，对产妇进行耐心的指导，多鼓励，不应限定固定的康复次数或模式，避免产妇出现急躁或沮丧心理。在整个康复过程中，这一阶段最为关键，将直接影响康复的效果。另外，每个产妇对康复治疗的期望值不同，很可能在治疗的过程中出现情绪和思想上的波动。每个产妇康复依从性也存在很大差异。

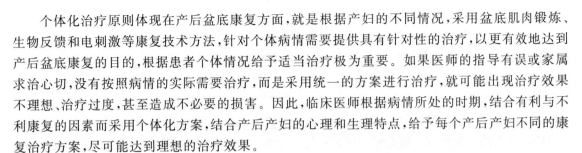

个体化治疗原则体现在产后盆底康复方面,就是根据产妇的不同情况,采用盆底肌肉锻炼、生物反馈和电刺激等康复技术方法,针对个体病情需要提供具有针对性的治疗,以更有效地达到产后盆底康复的目的,根据患者个体情况给予适当治疗极为重要。如果医师的指导有误或家属求治心切,没有按照病情的实际需要治疗,而是采用统一的方案进行治疗,就可能出现治疗效果不理想、治疗过度,甚至造成不必要的损害。因此,临床医师根据病情所处的时期,结合有利与不利康复的因素而采用个体化方案,结合产后产妇的心理和生理特点,给予每个产后产妇不同的康复治疗方案,尽可能达到理想的治疗效果。

总之,产后盆底康复应掌握如下要点:①康复前行系统的盆底功能评估。②盆底功能障碍性疾病。③利用电刺激技术和生物反馈等康复措施,帮助产妇唤醒受损盆底肌肉的本体感觉;学会主动控制盆底肌肉收缩放松,掌握正确的盆腹肌肉的协调运动,提高盆底肌肉自我运动和控制能力,维护良好盆底功能。④根据盆底功能损伤情况制订个性化的治疗方案,通常给予 10～15 次盆底康复治疗;对伴有尿失禁、子宫脱垂、骶神经损伤等的产妇,于首个疗程治疗结束 3 个月后根据患者情况给予第 2 个疗程的康复治疗。康复治疗的产妇在产后第 1 年内每 3 个月复查 1 次,酌情强化康复治疗;第 2～5 年建议给予半量的康复治疗;长期随访。⑤指导产妇选择健康生活方式:控制体质量、避免长期负重、合理健康饮食等。⑥产后盆底康复措施强调的是专业指导的盆底康复,并且根据不同的情况实行个体化的康复治疗方案,对于有相应疾病的产妇需要根据病情需要制订针对性的康复计划。

产后盆底康复治疗个体方面的探索刚刚开始,以后仍有许多工作要做,大量的临床经验需要归纳总结,这就给妇产科医师提出挑战,如何更有效地进行个体化治疗,尚需长期艰苦的努力。

同时,这些产后盆底康复个体化治疗的方案,同样可以应用于其他盆底功能障碍性疾病的患者,进行主要治疗或术前的辅助治疗等。

2.子宫托治疗

子宫托是用于治疗妇女子宫脱垂的一种医疗器具,属于唯一特异的非手术治疗方法,分别由聚乙烯和硅橡胶材料制成,无毒且对人体组织无刺激。子宫托是治疗子宫脱垂的一种经济、简便、安全、有效的方法,也是一种古老的治疗盆腔脏器脱垂的保守治疗方法。患者上托后症状迅速解除,总体症状和生命质量均有明显改善。放置后可立即能参加一般劳动,故深受不少患者欢迎。

子宫托的适应证:①适用于Ⅰ度、Ⅱ度及Ⅲ度子宫脱垂患者。②术前试验性治疗,即使以后需手术者,也应先经过子宫托治疗使脱出的子宫复位,避免长期外脱的并发症,如溃疡、感染等。③年龄较大,体质虚弱或有心、肺、肝、肾等脏器疾病,不宜手术者。④患者不愿意手术治疗者。⑤孕期或未完成生育者。⑥POP术后复发或者症状缓解不满意者。

子宫托禁忌证:①急性盆腔炎症性疾病、阴道炎未治愈前者。②严重的阴道溃疡和阴道异物者。③子宫脱垂程度严重,子宫体及阴道前后壁全部脱出,不能还纳者,肛提肌损伤严重,肛提肌裂扩大者。④不能维持子宫托在肛提肌之上者。⑤子宫颈过度肥大或延长或有癌变者。⑥有陈旧性Ⅲ度会阴裂伤或生殖道瘘管须手术治疗者。⑦对子宫托材料过敏,不能确保随访的患者。

子宫托应用可能出现的并发症:①少量的阴道分泌物,可能的便秘,甚至有少许阴道出血或轻度溃疡。②新发的压力性尿失禁或原有症状加重。在个人生活习惯及卫生状况良好的情况下,上托后多数症状比较轻微,取出托后即可好转。而少见的严重并发症常常与不合理应用有关,比如子宫托的嵌顿,膀胱阴道瘘或直肠阴道瘘,大量阴道分泌物伴感染,甚至败血症,严重的泌尿系统并发症如肾积水和脓尿等。

因此，对于长期使用子宫托的患者一定要严密定期随访，规律佩戴。为了预防并发症的发生，建议可对于绝经后期阴道黏膜萎缩的患者，适当配合长期局部雌激素治疗，比如软膏型雌激素。

子宫托类型及使用方法：目前应用较多的为支撑型和填充型两种。支撑型子宫托常用，一般为环形(有隔膜或无隔膜，图 13-4)，鉴于佩戴舒适感强，易于取放，且不影响性生活，故为首选、最为广泛应用的一种类型。填充型子宫托一般为牛角形，用于不能耐受环形子宫托的患者，比如POP-Q Ⅲ～Ⅳ度脱垂或会阴条件差，阴裂较宽的患者。

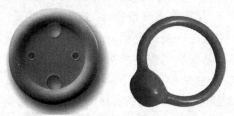

图 13-4　环型托(隔膜型和无隔膜型)

使用子宫托治疗前应先到医院妇产科做详细检查，排除上托禁忌证，并由医师根据每个患者的具体情况提出意见，选用适合的子宫托后并学会自己上托。子宫托的选择应遵循个体化原则，类型的选择与严重程度、阴道口的完整性、性生活需求等因素相关。大小的选择与阴道的长度和宽度有关，一般情况下选择能够舒适佩戴的最大号子宫托。

子宫托放置合适的标准：放置后脱垂部位复位，子宫托与阴道之间容 1 指，患者佩戴舒适，站立做 Valsalva 动作或咳嗽时不易脱落，不影响行动，不影响大小便。一般试戴后 1～2 周随访。绝大多数的患者都可选择到合适的子宫托。下面将详细介绍环型子宫托。

环型托的直径分别为 50 mm、55 mm、60 mm、65 mm、70 mm(指外径)，五种不同规格。

环型托上法：洗净双手，平卧于床上，两腿屈起分开，先将脱垂子宫推入阴道内。一手将大小阴唇分开，另一手将子宫托以斜位徐徐推入阴道内，渐将子宫托放平，并将环托后端慢慢推至阴道后穹隆，最后将前端向上推去，使托的前端卡在耻骨弓内侧。子宫托上好后，患者应站起或蹲下，并用力增加腹压，以试验子宫托是否会脱出。如果脱出，表示选用的子宫托过小，应另换一个较大的托，重新按上述方法上托，直至子宫托不再脱出，又无压迫感，才为合适，学会自己下托：取托时的姿势，可取蹲位或侧坐位。取环托时，用示指和中指伸入阴道，然后用示指勾住托的前端，将其平稳放入阴道内随即轻稳地取出。

使用环型托注意事项：此托不宜高温消毒，因高温可使塑料托变形。本托在每次使用前先将托洗干净，然后用 1∶5 000 高锰酸钾溶液浸泡 15 分钟，再用温开水洗干净，即可使用。应坚持每天起床时上托，夜间睡前取托(冬季则可每隔两天取出洗干净，次日晨再上托)上托前要解去大、小便。月经期或妊娠 3 个月后应停止使用。使用子宫托疗法期间，每 1 个月、3 个月、6 个月应到医院检查 1 次，如子宫脱垂度数变轻时，须及时更换小号的子宫托。此产品自开始使用起二年必须更换，以防变质。

3.行为指导

行为指导即对生活方式的干预。对所有诊断为 POP 的患者，都应积极改善其生活方式，养成良好生活习惯。好的生活方式包括避免一过性或慢性的腹腔内压力增高(如排便时过分用力、慢性咳嗽或经常负重),不可避免要负重时应该采取正确的姿势,即弯曲膝盖背部挺直;保持足够的水分摄入并在规律的间隔时间内排空膀胱;排便费力者增加膳食纤维的摄入,改善排便习惯如定时排便,使用缓泻剂避免用力排便;超重者鼓励减轻体质量等。

(三)手术治疗康复护理

手术治疗是重度脱垂的主要治疗手段,也是最后的手段。本身尿失禁、膀胱阴道瘘及盆腔器官脱垂是临床上非常棘手的问题。但手术应根据患者的具体病情,包括年龄、脱垂的严重程度、全身状况、周边脏器的情况,既往手术史、提出可采用的手术方式,由患者及家属协商来共同决定治疗方案。

手术治疗历史悠久,方法很多,不同时代,盆底重建手术各有特点。迄今为止,尽管近年来推出了许多新的盆底重建手术方式,但仍无"金标准"术式。因此,面对如此多的盆底重建手术方式,应进行科学、客观地评价,更应经得起时间的考验。

1.原则及途径

(1)手术原则:以益处为主,风险降低,修补缺陷组织,恢复解剖结构,适当、合理应用替代材料,体现微创化和个体化。适用于生育后的女性。

(2)手术途径:经阴道、开腹和腹腔镜3种,必要时可以联合手术。

2.手术的分类

手术治疗分为重建手术、封闭性手术。又分为传统手术和新的盆底手术。都需要科学评价。

而传统手术包括曼氏手术、阴道闭合术、阴道前后壁修补术、阴式子宫切除术、经阴道的子宫骶韧带高位悬吊术及子宫直肠陷凹封闭术等。特点是针对盆腔器官脱垂发生的解剖学缺陷进行分离、修剪、缝合和加固,其具有操作简便、经济、易学、近期临床效果良好等优点。而亦有缺点,主要体现在远期疗效欠佳,复发率较高;并不太重视术后功能的恢复;缺乏盆底整体观念。

现代手术根据POP的分类弥补了一部分传统手术的不足,如复发及功能恢复等问题,也发现了另一些新的问题如感染、排异、挛缩、疼痛等。所以远期疗效如何,还需要临床进一步观察。

该类手术包括:①中盆腔缺陷纠正的术式主要有3种,即阴道骶骨固定术、髂尾肌筋膜固定术、骶棘韧带固定术和高位宫骶韧带悬吊术。另有经阴道植入网片的全盆底重建术,术后患者生活质量明显改善,术后尿失禁症状较为突出。②针对前盆腔缺陷的重建手术。现代理论认为,前盆腔缺陷可以分为中央型缺陷和侧方缺陷。对于中央型缺陷可行传统的阴道前壁修补术和特异部位的修补术。对于侧方缺陷,可行阴道旁修补术,但是其临床意义有待验证。③针对后盆腔缺陷的重建手术。手术方法分为传统的阴道后壁修补术和特异部位的修补术、会阴体修补术。会阴体修补术时应注意,缝合球海绵体肌和会阴浅横肌时不宜折叠过度形成棱状,否则容易出现术后性交痛。阴道后壁修补术时是否需要加用聚丙烯网片以提高治愈率目前还无定论。对于大便失禁或肛门括约肌严重缺陷者可行肛门括约肌成形术。

3.手术并发症

常表现为膀胱和直肠等的周围脏器损伤、出血、盆腔泌尿系统感染、排尿困难的风险。部分表现为臀部疼痛并向下肢放射、感觉麻木,疼痛严重者建议及早拆除缝线。甚至出现输尿管梗阻。盆底重建手术的远期并发症有新发压力性尿失禁、急迫性尿失禁等。

4.术后处理及随诊

绝经后阴道黏膜萎缩者建议术后开始局部使用雌激素制剂,每周2次,至少半年以上。术后3个月内避免增加腹压及负重。禁性生活3个月,或者确认阴道黏膜修复完好为止。术后建议规律随访终身,及时发现复发、处理手术并发症。

五、预后及预防

通过女性盆底功能障碍性疾病的综合治疗,多数患者取得良好的治疗效果,达到较高的临床客观和主观治愈率。目前常用的盆底重建手术其术后疾病复发率在10%以内。

盆底功能障碍性疾病是一种退行性疾病,应做到预防为主,防治结合。

(一)青年时期

做好计划生育,避免多产;加强孕期产褥期保健,定期做产前检查,孕期注意劳动保护,尤其怀孕晚期,应适当休息,不要参加过重体力劳动。用新法接生,及时处理滞产,难产,减少盆底损伤;产后注意休息,增加营养,做产后体操,做腹肌和肛提肌收缩锻炼。早下床活动,但不宜做过多过重的体力劳动,也应避免久站、久坐、久蹲。

(二)中老年时期

从中年开始做盆底肌锻炼,及时治疗便秘、慢性咳嗽,适当控制体质量,应尽量减少提重物和增加腹压的锻炼项目。

（谭　斌）

第十四章 重症护理

第一节 重症肌无力

重症肌无力(MG)是乙酰胆碱受体抗体(AchR-Ab)介导的,细胞免疫依赖及补体参与者的神经-肌肉接头处传递障碍的自身免疫病。病变主要累及神经-肌肉接头突触后膜上乙酰胆碱受体(AchR)。临床特征为部分或全身骨骼肌易疲劳,通常在活动后加重、休息后减轻,具有晨轻暮重等特点。MG 在一般人群中发病率为 8/10 万～20/10 万,患病率约为 50/10 万。

一、病因

(1)重症肌无力确切的发病机制目前仍不明确,但是有关该病的研究还是很多的,其中,研究最多的是有关重症肌无力与胸腺的关系,以及乙酰胆碱受体抗体在重症肌无力中的作用。大量的研究发现,重症肌无力患者神经-肌肉接头处突触后膜上的乙酰胆碱受体(AchR)数目减少,受体部位存在抗 AchR 抗体,且突触后膜上有 IgG 和 C_3 复合物的沉积。

(2)血清中的抗 AchR 抗体的增高和突触后膜上的沉积所引起的有效的 AchR 数目的减少,是本病发生的主要原因。而胸腺是 AchR 抗体产生的主要场所,因此,本病的发生一般与胸腺有密切的关系。所以,调节人体 AchR,使之数目增多,化解突触后膜上的沉积,抑制抗 AchR 抗体的产生是治愈本病的关键。

(3)很多临床现象也提示本病和免疫机制紊乱有关。

二、诊断要点

(一)临床表现

本病根据临床特征诊断不难。起病隐袭,主要表现受累肌肉病态疲劳,肌肉连续收缩后出现严重肌无力甚至瘫痪,经短暂休息后可见症状减轻或暂时好转。肌无力多于下午或傍晚劳累后加重,晨起或休息后减轻,称之为"晨轻暮重"。首发症状常为眼外肌麻痹,出现非对称性眼肌麻痹和上睑下垂,斜视和复视,严重者眼球运动明显受限,甚至眼球固定,瞳孔光反射不受影响。面肌受累表现皱纹减少,表情困难,闭眼和示齿无力;咀嚼肌受累使连续咀嚼困难,进食经常中断;延髓肌受累导致饮水呛咳,吞咽困难,声音嘶哑或讲话鼻音;颈肌受损时抬头困难。严重时出现肢体无力,上肢重于下肢,近端重于远端。呼吸肌、膈肌受累,出现咳嗽无力、呼吸困难,重症可因呼吸肌麻痹继发吸入性肺炎可导致死亡。偶有心肌受累可突然死亡,平滑肌和膀胱括约肌一般不受累。感染、妊娠、月经前常导致病情恶化,精神创伤、过度疲劳等可为诱因。

(二)临床试验

肌疲劳试验,如反复睁闭眼、握拳或两上肢平举,可使肌无力更加明显,有助诊断。

(三)药物试验

1.新斯的明试验

以甲基硫酸新斯的明 0.5 mg,肌内注射或皮下注射。如肌力在半至 1 小时内明显改善时可以确诊,如无反应,可次日用 1 mg、1.5 mg,直至 2 mg 再试,如 2 mg 仍无反应,一般可排除本病。为防止新期的明的毒碱样反应,需同时肌内注射阿托品 0.5～1.0 mg。

2.依酚氯铵试验

适用于病情危重、有延髓性麻痹或肌无力危象者。用 10 mg 溶于 10 mg 生理盐水中缓慢静脉注射,至 2 mg 后稍停 20 秒,若无反应可注射 8 mg,症状改善者可确诊。

(四)辅助检查

1.电生理检查

常用感应电持续刺激,受损肌反应及迅速消失。此外,也可行肌电图重复频率刺激试验,低频刺激波幅递减超过 10％,高频刺激波幅递增超过 30％为阳性。单纤维肌电图出现颤抖现象延长,延长超过 50 微秒者也属阳性。

2.其他

血清中抗 AchR 抗体测定约 85％患者增高。胸部 X 线摄片或胸腺 CT 检查,胸腺增生或伴有胸腺肿瘤,也有辅助诊断价值。

三、鉴别要点

(1)本病眼肌型需与癔症、动眼神经麻痹、甲状腺毒症、眼肌型营养不良症、眼睑痉挛鉴别。

(2)延髓肌型者,需与真假延髓性麻痹鉴别。

(3)四肢无力者需与神经衰弱、周期性瘫痪、感染性多发性神经炎、进行性脊肌萎缩症、多发性肌炎和癌性肌无力等鉴别。特别由支气管小细胞肺癌所引起的 Lambert-Eaton 综合征与本病十分相似,但药物试验阴性。肌电图(EMG)有特征异常,静息电位低于正常,低频重复电刺激活动电位渐次减小,高频重复电刺激活动电位渐次增大。

四、规范化治疗

(一)胆碱酯酶抑制剂

主要药物是溴吡斯的明,剂量为 60 mg,每天 3 次,口服。可根据患者症状确定个体化剂量,若患者吞咽困难,可在餐前 30 分钟服药;如晨起行走无力,可起床前服长效溴吡斯的明 180 mg。

(二)皮质激素

皮质激素适用于抗胆碱酯酶药反应较差并已行胸腺切除的患者。由于用药早期肌无力症状可能加重,患者最初用药时应住院治疗,用药剂量及疗程应根据患者具体情况做个体化处理。

1.大剂量泼尼松

开始剂量为 60～80 mg/d,口服,当症状好转时可逐渐减量至相对低的维持量,隔天服 5～15 mg/d,隔天用药可减轻不良反应发生。通常 1 个月内症状改善,常于数月后疗效达到高峰。

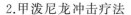

2.甲泼尼龙冲击疗法

反复发生危象或大剂量泼尼松不能缓解,住院危重病例、已用气管插管或呼吸机可用,每天1 g,口服,连用 3～5 天。如 1 个疗程不能取得满意疗效,隔 2 周可再重复 1 个疗程,共治疗 2～3 个疗程。

(三)免疫抑制剂

严重的或进展型病例必须做胸腺切除术,并用抗胆碱酯酶药。症状改善不明显者可试用硫唑嘌呤;小剂量皮质激素未见持续疗效的患者也可用硫唑嘌呤替代大剂量皮质激素,常用剂量为 2～3 mg/(kg·d),最初自小剂量 1 mg/(kg·d) 开始,应定期检查血常规和肝、肾功能。白细胞低于 $3×10^9$/L 应停用;可选择性抑制 T 和 B 淋巴细胞增生,每次 1 g,每天 2 次,口服。

(四)血浆置换

用于病情急骤恶化或肌无力危象患者,可暂时改善症状,或于胸腺切除术前处理,避免或改善术后呼吸危象,疗效持续数天或数月,该法安全,但费用高。

(五)免疫球蛋白

通常剂量为 0.4 g/(kg·d),静脉滴注,连用 3～5 天,用于各种类型危象。

(六)胸腺切除

60 岁以下的 MG 患者可行胸腺切除术,适用于全身型 MG 包括老年患者,通常可使症状改善或缓解,但疗效常在数月或数年后显现。

(七)危象的处理

1.肌无力危象

肌无力危象最常见,常因抗胆碱酯药物剂量不足引起,注射依酚氯铵或新斯的明后症状减轻,应加大抗胆碱酯药的剂量。

2.胆碱能危象

抗胆碱酯酶药物过量可导致肌无力加重,出现肌束震颤及毒蕈碱样反应,依酚氯铵静脉注射无效或加重,应立即停用抗胆碱酯酶药,待药物排出后重新调整剂量或改用其他疗法。

3.反拗危象

抗胆碱酯酶药不敏感所致。依酚氯铵试验无反应。应停用抗胆碱酯酶药,输液维持或改用其他疗法。

(八)慎用和禁用的药物

奎宁、吗啡及氨基糖苷类抗生素、新霉素、多黏菌素、巴龙霉素等应禁用,地西泮、苯巴比妥等应慎用。

五、护理

(一)护理诊断

1.活动无耐力

与神经-肌肉联结点传递障碍;肌肉萎缩、活动能力下降;呼吸困难、氧供需失衡有关。

2.废用综合征

与神经肌肉障碍导致活动减少有关。

3.吞咽障碍

与神经肌肉障碍(呕吐反射减弱或消失;咀嚼肌肌力减弱;感知障碍)有关。

4.生活自理缺陷

与眼外肌麻痹、眼睑下垂或四肢无力、运动障碍有关。

5.营养不足,低于机体需要量

与咀嚼无力、吞咽困难致摄入减少有关。

(二)护理措施

(1)轻症者适当休息,避免劳累、受凉、感染、创伤、激怒。病情进行性加重者须卧床休息。

(2)在急性期,鼓励患者充分卧床休息。将患者经常使用的日常生活用品(如便器、卫生纸、茶杯等)放在患者容易拿取的地方。根据病情或患者的需要协助其日常生活活动,以减少能量消耗。

(3)指导患者使用床挡、扶手、浴室椅等辅助设施,以节省体力和避免摔伤。鼓励患者在能耐受的活动范围内,坚持身体活动。患者活动时,注意保持周围环境安全,无障碍物,以防跌倒,路面防滑,防止滑倒。

(4)给患者和家属讲解活动的重要性,指导患者和家属对受累肌肉进行按摩和被动/主动运动,防止肌肉萎缩。

(5)选择软饭或半流质饮食,避免粗糙干硬、辛辣等刺激性食物。根据患者需要供给高蛋白、高热量、高维生素饮食。吃饭或饮水时保持端坐、头稍微前倾的姿势。给患者提供充足的进餐时间、喂饭速度要慢,少量多餐,交替喂液体和固体食物,让患者充分咀嚼、吞咽后再继续喂。把药片碾碎后制成糊状再喂药。

(6)注意保持进餐环境安静、舒适;进餐时,避免讲话或进行护理活动等干扰因素。进食宜在口服抗胆碱酯酶药物后 30～60 分钟,以防呛咳。如果有食物滞留,鼓励患者把头转向健侧,并控制舌头向受累的一侧清除残留的食物或喂食数口汤,让食物咽下。如果误吸液体,让患者上身稍前倾,头稍微低于胸口,便于分泌物引流,并擦去分泌物。在床旁备吸引器,必要时吸引。患者不能由口进食时,遵医嘱给予营养支持或鼻饲。

(7)注意观察抗胆碱酯酶药物的疗效和不良反应,严格执行用药时间和剂量,以防因用量不足或过量导致危象的发生。

(三)应急措施

(1)一旦出现重症肌无力危象,应迅速通知医师;立即给予吸痰、吸氧、简易呼吸器辅助呼吸,做好气管插管或切开,人工呼吸机的准备工作;备好新斯的明等药物,按医嘱给药,尽快解除危象。

(2)避免应用一切加重神经肌肉传导障碍的药物,如吗啡、利多卡因、链霉素、卡那霉素、庆大霉素和磺胺类药物。

(四)健康指导

1.入院教育

(1)给患者讲解疾病的名称,病情的现状、进展及转归。

(2)根据患者需要,给患者和家属讲解饮食营养的重要性,取得他们的积极配合。

2.住院教育

(1)仔细向患者解释治疗药物的名称、药物的用法、作用和不良反应。

(2)告知患者常用药治疗方法、不良反应、服药注意事项,避免因服药不当而诱发肌无力危象。

（3）肌无力症状明显时，协助做好患者的生活护理，保持口腔清洁防止外伤和感染等并发症。

3.出院指导

（1）保持乐观情绪、生活规律、饮食合理、睡眠充足，避免疲劳、感染、情绪抑郁和精神创伤等诱因。

（2）注意根据季节、气候，适当增减衣服，避免受凉、感冒。

（3）按医嘱正确服药，避免漏服、自行停服和更改药量。

（4）患者出院后应随身带有卡片，包括姓名、年龄、住址、诊断证明，目前所用药物及剂量，以便在抢救时参考。

（5）病情加重时及时就诊。

（陈嘉琳）

第二节　重症肺炎

肺炎是指终末气道、肺泡和肺间质的炎症，可由病原微生物、理化因素、免疫损伤、过敏及药物所致。细菌性肺炎是最常见的肺炎，也是最常见的感染性疾病之一。

目前肺炎按患病环境分成社区获得性肺炎（community-acquired pneumonia，CAP）和医院获得性肺炎（hospital-acquired pneumonia，HAP），CAP 是指在医院外罹患的感染性肺实质炎症，包括具有明确潜伏期的病原体感染而在入院后平均潜伏期内发病的肺炎。HAP 亦称医院内肺炎（nosocomial pneumonia，NP），是指患者入院时不存在，也不处于潜伏期，而于入院 48 小时后在医院（包括老年护理院、康复院等）内发生的肺炎。HAP 还包括呼吸机相关性肺炎（ventilator associated pneumonia，VAP）和卫生保健相关性肺炎（healthcare associated pneumonia，HCAP）。CAP 和 HAP 年发病率分别约为 12/1 000 人口和 5～10/1 000 住院患者，近年发病率有增加的趋势。肺炎病死率门诊肺炎患者＜5％，住院患者平均为 12％，入住重症监护病房（ICU）者约 40％。发病率和病死率高的原因与社会人口老龄化、吸烟、伴有基础疾病和免疫功能低下有关，如慢性阻塞性肺病、心力衰竭、肿瘤、糖尿病、尿毒症、神经疾病、药瘾、嗜酒、艾滋病、久病体衰、大型手术、应用免疫抑制剂和器官移植等。此外，亦与病原体变迁、耐药菌增加、HAP 发病率增加、病原学诊断困难、不合理使用抗生素和部分人群贫困化加剧等有关。

重症肺炎至今仍无普遍认同的定义，需入住 ICU 者可认为是重症肺炎。目前一般认为，如果肺炎患者的病情严重到需要通气支持（急性呼吸衰竭、严重气体交换障碍伴高碳酸血症或持续低氧血症）、循环支持（血流动力学障碍、外周低灌注）及加强监护治疗（肺炎引起的脓毒症或基础疾病所致的其他器官功能障碍）时可称为重症肺炎。

一、病因和发病机制

正常的呼吸道免疫防御机制（支气管内黏液-纤毛运载系统、肺泡巨噬细胞等细胞防御的完整性等）使气管隆凸以下的呼吸道保持无菌。是否发生肺炎决定于两个因素：病原体和宿主因素。如果病原体数量多，毒力强和（或）宿主呼吸道局部和全身免疫防御系统损害，即可发生肺炎。病原体可通过下列途径引起社区获得性肺炎：①空气吸入。②血行播散。③邻近感染部位蔓延。④上呼吸道定植菌的误吸。医院获得性肺炎还可通过误吸胃肠道的定植菌(胃食管反流)和通过人工气道吸入环境中的致病菌引起。病原体直接抵达下呼吸道后,滋生繁殖,引起肺泡毛细血管充血、水肿,肺泡内纤维蛋白渗出及细胞浸润。

二、诊断

(一)临床表现特点

1.社区获得性肺炎

(1)新近出现的咳嗽、咳痰或原有呼吸道疾病症状加重,并出现脓性痰,伴或不伴胸痛。

(2)发热。

(3)肺实变体征和(或)闻及湿啰音。

(4)白细胞$>10\times10^9$/L 或$<4\times10^9$/L,伴或不伴细胞核左移。

(5)胸部 X 线检查显示片状、斑片状浸润性阴影或间质性改变,伴或不伴胸腔积液。

以上 1～4 项中任何 1 项加第 5 项,除外非感染性疾病可做出诊断。CAP 常见病原体为肺炎链球菌、支原体、衣原体、流感嗜血杆菌和呼吸病毒(甲、乙型流感病毒、腺病毒、呼吸合胞病毒和副流感病毒)等。

2.医院获得性肺炎

住院患者 X 线检查出现新的或进展的肺部浸润影加上下列 3 个临床症候中的 2 个或以上可以诊断为肺炎。①发热超过 38 ℃。②血白细胞增多或减少。③脓性气道分泌物。

HAP 的临床表现、实验室和影像学检查特异性低,应注意与肺不张、心力衰竭和肺水肿、基础疾病肺侵犯、药物性肺损伤、肺栓塞和急性呼吸窘迫综合征等相鉴别。无感染高危因素患者的常见病原体依次为肺炎链球菌、流感嗜血杆菌、金黄色葡萄球菌、大肠埃希菌、肺炎克雷伯杆菌等;有感染高危因素患者为金黄色葡萄球菌、铜绿假单胞菌、肠杆菌属、肺炎克雷伯杆菌等。

(二)重症肺炎的诊断标准

不同国家制定的重症肺炎的诊断标准有所不同,各有优缺点,但一般均注重对客观生命体征、肺部病变范围、器官灌注和氧合状态的评估,临床医师可根据具体情况选用。以下列出目前常用的几项诊断标准。

1.中华医学会呼吸病学分会颁布的重症肺炎诊断标准

(1)意识障碍。

(2)呼吸频率≥30 次/分。

(3)$PaO_2<8.0$ kPa(60 mmHg)、氧合指数(PaO_2/FiO_2)<40.0 kPa(300 mmHg),需行机械通气治疗。

(4)动脉收缩压<12.0 kPa(90 mmHg)。

(5)并发脓毒性休克。

(6)X 线胸片显示双侧或多肺叶受累,或入院 48 小时内病变扩大≥50％。

(7)少尿:尿量<20 mL/h,或<80 mL/4 h,或急性肾衰竭需要透析治疗。

符合 1 项或以上者可诊断为重症肺炎。

2.美国感染病学会(IDSA)和美国胸科学会(ATS)新修订的诊断标准

具有 1 项主要标准或 3 项或以上次要标准可认为是重症肺炎,需要入住 ICU。

(1)主要标准:①需要有创通气治疗。②脓毒性休克需要血管收缩剂。

(2)次要标准:①呼吸频率≥30次/分。②PaO_2/FiO_2≤250。③多叶肺浸润。④意识障碍/定向障碍。⑤尿毒症(BUN≥7.14 mmol/L)。⑥白细胞减少(白细胞<$4×10^9$/L)。⑦血小板减少(血小板<$10×10^9$/L)。⑧低体温(<36 ℃)。⑨低血压需要紧急的液体复苏。

说明:①其他指标也可认为是次要标准,包括低血糖(非糖尿病患者)、急性酒精中毒/酒精戒断、低钠血症、不能解释的代谢性酸中毒或乳酸升高、肝硬化或无脾。②需要无创通气也可等同于次要标准的①和②。③白细胞减少仅系感染引起。

3.英国胸科学会(BTS)制定的CURB(confusion,urea,respiratory rate and blood pressure,CURB)标准

(1)标准一:存在以下4项核心标准的2项或以上即可诊断为重症肺炎。①新出现的意识障碍。②尿素氮(BUN)>7 mmol/L。③呼吸频率≥30次/分。④收缩压<12.0 kPa(90 mmHg)或舒张压≤8.0 kPa(60 mmHg)。

CURB标准比较简单、实用,应用起来较为方便。

(2)标准二如下所述。

存在以上4项核心标准中的1项且存在以下2项附加标准时须考虑有重症倾向。附加标准包括:①PaO_2<8.0 kPa(60 mmHg)/SaO_2<92%(任何FiO_2)。②胸片提示双侧或多叶肺炎。

不存在核心标准但存在2项附加标准并同时存在以下2项基础情况时也须考虑重症倾向。基础情况包括:①年龄≥50岁。②存在慢性基础疾病。

如存在标准二中两种有重症倾向的情况时需结合临床进行进一步评判。在第1种情况下需至少12小时后进行一次再评估。

(3)CURB-65即改良的CURB标准,标准在符合下列5项诊断标准中的3项或以上时即考虑为重症肺炎,需考虑收入ICU治疗:①新出现的意识障碍。②BUN>7 mmol/L。③一般呼吸频率≥30次/分。④收缩压<12.0 kPa(90 mmHg)或舒张压≤8.0 kPa(60 mmHg)。⑤年龄≥65岁。

(三)严重度评价

评价肺炎病情的严重程度对于决定在门诊或入院治疗甚或ICU治疗至关重要。肺炎临床的严重性决定于3个主要因素:局部炎症程度,肺部炎症的播散和全身炎症反应。除此之外,患者如有下列其他危险因素会增加肺炎的严重度和死亡危险。

1.病史

年龄>65岁;存在基础疾病或相关因素,如慢性阻塞性肺疾病(COPD)、糖尿病、充血性心力衰竭、慢性肾功能不全、慢性肝病、一年内住过院、疑有误吸、神志异常、脾切除术后状态、长期嗜酒或营养不良。

2.体征

呼吸频率>30次/分;脉搏≥120次/分;血压<12.0/8.0 kPa(90/60 mmHg);体温≥40 ℃或≤35 ℃;意识障碍;存在肺外感染病灶如败血症、脑膜炎。

3.实验室和影像学异常

白细胞计数>$20×10^9$/L或<$4×10^9$/L,或中性粒细胞计数<$1×10^9$/L;呼吸空气时PaO_2<8.0 kPa(60 mmHg)、PaO_2/FiO_2<40.0 kPa(300 mmHg),或$PaCO_2$>6.7 kPa(50 mmHg);血肌酐>106 μmol/L或BUN>7.1 mmol/L;血红蛋白<90 g/L或血细胞比容<30%;血浆清蛋白<25 g/L;败血症或弥散性血管内凝血(DIC)的证据,如血培养阳性、代谢性酸中毒、凝血酶

原时间和部分凝血活酶时间延长、血小板减少;X线胸片病变累及一个肺叶以上、出现空洞、病灶迅速扩散或出现胸腔积液。

为使临床医师更精确地做出入院或门诊治疗的决策,近几年用评分方法作为定量的方法在临床上得到了广泛的应用。PORT(肺炎患者预后研究小组,pneumonia outcomes research team)评分系统(表14-1)是目前常用的评价社区获得性肺炎(community acquired pneumonia,CAP)严重度以及判断是否必须住院的评价方法,其也可用于预测CAP患者的病死率。其预测死亡风险分级如下。①1~2级:≤70分,病死率0.1%~0.6%。②3级:71~90分,病死率0.9%。③4级:91~130分,病死率9.3%。④5级:>130分,病死率27.0%。PORT评分系统因可以避免过度评价肺炎的严重度而被推荐使用,即其可保证一些没必要住院的患者在院外治疗。

表14-1　PORT评分系统

患者特征	分值	患者特征	分值	患者特征	分值
年龄		脑血管疾病	10	实验室和放射学检查	
男性	−10	肾脏疾病	10	pH<7.35	30
女性	+10	体格检查		BUN>11 mmol/L(>30 mg/dL)	20
住护理院		神志改变	20	Na$^+$<130 mmol/L	20
并存疾病		呼吸频率>30次/分	20	葡萄糖>14 mmol/L(>250 mg/dL)	10
肿瘤性疾病	30	收缩血压<12.0 kPa(90 mmHg)	20	血细胞比容<30%	10
肝脏疾病	20	体温<35 ℃或>40 ℃	15	PaO$_2$<8.0 kPa(60 mmHg)	10
充血性心力衰竭	10	脉率>12次/分	10	胸腔积液	10

为避免评价CAP肺炎患者的严重度不足,可使用改良的BTS重症肺炎标准,就是呼吸频率≥30次/分,舒张压≤8.0 kPa(60 mmHg),BUN>6.8 mmol/L,意识障碍。4个因素中存在两个可确定患者的死亡风险更高。此标准因简单易用,且能较准确地确定CAP的预后而被广泛应用。

临床肺部感染积分(clinical pulmonary infection score,CPIS)(表14-2)则主要用于医院获得性肺炎(hospital acquired pneumonia,HAP)包括呼吸机相关性肺炎(ventilator-associated pneumonia,VAP)的诊断和严重度判断,也可用于监测治疗效果。此积分从0~12分,积分6分时一般认为有肺炎。

表14-2　临床肺部感染积分评分

参数	标准	分值
体温	≥36.5 ℃,≤38.4 ℃	0
	≥38.5~38.9 ℃	1
	≥39 ℃,或≤36 ℃	2
白细胞计数(×10⁹)	≥4.0,≤11.0	0
	<4.0,>11.0	1
	杆状核白细胞	2

续表

参数	标准	分值
气管分泌物	<14+吸引	0
	≥14+吸引	1
	脓性分泌物	2
氧合指数（PaO$_2$/FiO$_2$）	>240 或急性呼吸窘迫综合征	0
	≤240	2
胸部 X 线	无渗出	0
	弥漫性渗出	1
	局部渗出	2
半定量气管吸出物培养（0,1+,2+,3+）	病原菌≤1+或无生长	0
	病原菌≥1+	1
	革兰染色发现与培养相同的病原菌	2

三、治疗

(一)临床监测

1.体征监测

监测重症肺炎的体征是一项简单、易行和有效的方法,患者往往有呼吸频率和心率加快、发绀、肺部病变部位湿啰音等。目前多数指南都把呼吸频率加快(≥30 次/分)作为重症肺炎诊断的主要或次要标准。意识状态也是监测的重点,神志模糊、意识不清或昏迷提示重症肺炎可能性。

2.氧合状态和代谢监测

PaO$_2$、PaO$_2$/FiO$_2$、pH、混合静脉血氧分压(PvO$_2$)、胃张力测定、血乳酸测定等都可对患者的氧合状态进行评估。单次的动脉血气分析一般仅反映患者瞬间的氧合情况;重症患者或有病情明显变化者应进行系列血气分析或持续动脉血气监测。

3.胸部影像学监测

重症肺炎患者应进行系列 X 线胸片监测,主要目的是及时了解患者的肺部病变是进展还是好转,是否合并有胸腔积液、气胸,是否发展为肺脓肿、急性呼吸窘迫综合征(acute respiratory distress syndrome,ARDS)等。检查的频度应根据患者的病情而定,如要了解病变短期内是否增大,一般每 48 小时进行一次检查评价;如患者临床情况突然恶化(呼吸窘迫、严重低氧血症等),在不能除外合并气胸或进展至 ARDS 时,应短期内复查;而当患者病情明显好转及稳定时,一般可 10～14 天后复查。

4.血流动力学监测

重症肺炎患者常伴有脓毒症,可引起血流动力学的改变,故应密切监测患者的血压和尿量。这 2 项指标比较简单、易行,且非常可靠,应作为常规监测的指标。中心静脉压的监测可用于指导临床补液量和补液速度。部分重症肺炎患者可并发中毒性心肌炎或 ARDS,如临床上难于区分时应考虑行漂浮导管检查。

5.器官功能监测

器官功能监测包括脑功能、心功能、肾功能、胃肠功能、血液系统功能等,进行相应的血液生化和功能检查。一旦发现异常,要积极处理,注意防止多器官功能障碍综合征(multiple organ dysfunction syndrome,MODS)的发生。

6.血液监测

血液监测包括外周血白细胞计数、C反应蛋白、降钙素原、血培养等。

(二)抗生素治疗

经验性联合应用抗生素治疗重症肺炎的理论依据是联合应用能够覆盖可能的微生物并预防耐药的发生。对于铜绿假单胞菌肺炎,联用β内酰胺类和氨基糖苷类具有潜在的协同作用,优于单药治疗;然而氨基糖苷类抗生素的抗菌谱窄,毒性大,特别是对于老年患者,其肾损害的发生率比较高。临床应用氨基糖苷类时要注意其为浓度依赖性抗生素,一般要用足够剂量、提高峰药浓度以提高疗效,同时也应避免与毒性相关的谷浓度的升高。在监测药物的峰浓度时,庆大霉素和妥布霉素$>7\ \mu g/mL$,或阿米卡星$>28\ \mu g/mL$的效果较好。氨基糖苷类的另一个不足是对支气管分泌物的渗透性较差,仅能达到血药浓度的40%。此外,肺炎患者的支气管分泌物pH较低,在这种环境下许多抗生素活性都降低。因此,有时联合应用氨基糖苷类抗生素并不能增加疗效,反而增加了肾毒性。

目前对于重症肺炎,抗生素的单药治疗也已得到临床医师的重视。新的头孢菌素、碳青霉烯类、其他β内酰胺类和氟喹诺酮类抗生素由于抗菌效力强、广谱,并且耐细菌β内酰胺酶,故可用于单药治疗。即使对于重症HAP,只要不是耐多药的病原体,如铜绿假单胞菌、不动杆菌和耐甲氧西林金黄色葡萄球菌(MRSA)等,仍可考虑抗生素的单药治疗。对重症VAP有效的抗生素一般包括亚胺培南、美罗培南、头孢吡肟和哌拉西林/他唑巴坦。对于重症肺炎患者来说,临床上的初始治疗常联用多种抗生素,在获得细菌培养结果后,如果没有高度耐药的病原体就可以考虑转为针对性的单药治疗。

临床上一般认为不适合单药治疗的情况包括:①可能感染革兰阳性、革兰阴性菌和非典型病原体的重症CAP。②怀疑铜绿假单胞菌或肺炎克雷伯杆菌的菌血症。③可能是金黄色葡萄球菌和铜绿假单胞菌感染的HAP。第三代头孢菌素不应用于单药治疗,因其在治疗中易诱导肠杆菌属细菌产生β内酰胺酶而导致耐药发生。

对于重症VAP患者,如果为高度耐药病原体所致的感染则联合治疗是必要的。目前有3种联合用药方案,如下。①β内酰胺类联合氨基糖苷类:在抗铜绿假单胞菌上有协同作用,但也应注意前面提到的氨基糖苷类的毒性作用。②2个β内酰胺类联合使用:因这种用法会诱导出对两种药同时耐药的细菌,故虽然有过成功治疗的报道,仍不推荐使用。③β内酰胺类联合氟喹诺酮类:虽然没有抗菌协同作用,但也没有潜在的拮抗作用;氟喹诺酮类对呼吸道分泌物穿透性很好,对其疗效有潜在的正面影响。

对于铜绿假单胞菌所致的重症肺炎,联合治疗往往是必要的。抗假单胞菌的β内酰胺类抗生素包括青霉素类的哌拉西林、阿洛西林、氨苄西林、替卡西林、阿莫西林;第三代头孢菌素类的头孢他啶、头孢哌酮;第四代头孢菌素类的头孢吡肟;碳青霉烯类的亚胺培南、美罗培南;单酰胺类的氨曲南(可用于青霉素类过敏的患者);β内酰胺类/β内酰胺酶抑制剂复合剂的替卡西林/克拉维酸钾、哌拉西林/他唑巴坦。其他的抗假单胞菌抗生素还有氟喹诺酮类和氨基糖苷类。

1.重症 CAP 的抗生素治疗

重症 CAP 患者的初始治疗应针对肺炎链球菌(包括耐药肺炎链球菌)、流感嗜血杆菌、军团菌和其他非典型病原体,在某些有危险因素的患者还有可能为肠道革兰阴性菌属包括铜绿假单胞菌的感染。无铜绿假单胞菌感染危险因素的 CAP 患者可使用 β 内酰胺类联合大环内酯类或氟喹诺酮类(如左氧氟沙星、加替沙星、莫西沙星等)。因目前为止还没有确立单药治疗重症 CAP 的方法,所以很难确定其安全性、有效性(特别是并发脑膜炎的肺炎)或用药剂量。可用于重症 CAP 并经验性覆盖耐药肺炎链球菌的 β 内酰胺类抗生素有头孢曲松、头孢噻肟、亚胺培南、美罗培南、头孢吡肟、氨苄西林/舒巴坦或哌拉西林/他唑巴坦。目前高达 40% 的肺炎链球菌对青霉素或其他抗生素耐药,其机制不是 β 内酰胺酶介导而是青霉素结合蛋白的改变。虽然不少 β 内酰胺类和氟喹诺酮类抗生素对这些病原体有效,但对耐药肺炎链球菌肺炎并发脑膜炎的患者应使用万古霉素治疗。如果患者有假单胞菌感染的危险因素(如支气管扩张、长期使用抗生素、长期使用糖皮质激素)应联合使用抗假单胞菌抗生素并应覆盖非典型病原体,如环丙沙星加抗假单胞菌 β 内酰胺类,或抗假胞菌 β 内酰胺类加氨基糖苷类加大环内酯类或氟喹诺酮类。

临床上选取任何治疗方案都应根据当地抗生素耐药的情况、流行病学和细菌培养及实验室结果进行调整。关于抗生素的治疗疗程目前也很少有资料可供参考,应考虑感染的严重程度,菌血症、多器官功能衰竭、持续性全身炎症反应和损伤等。一般来说,根据疾病的严重程度和宿主免疫抑制的状态,肺炎链球菌肺炎疗程为 7～10 天,军团菌肺炎的疗程需要 14～21 天。ICU 的大多数治疗都是通过静脉途径的,但近期的研究表明只要病情稳定、没有发热,即使在危重患者,3 天静脉给药后亦可转为口服治疗,即序贯或转换治疗。转换为口服治疗的药物可选择氟喹诺酮类,因其生物利用度高,口服治疗也可达到同静脉给药一样的血药浓度。

由于嗜肺军团菌在重症 CAP 的相对重要性,应特别注意其治疗方案。虽然目前有很多体外有抗军团菌活性的药物,但在治疗效果上仍缺少前瞻性、随机对照研究的资料。回顾性的资料和长期临床经验支持使用红霉素 4 g/d 治疗住院的军团菌肺炎患者。在多肺叶病变、器官功能衰竭或严重免疫抑制的患者,在治疗的前 3～5 天应加用利福平。其他大环内酯类(克拉霉素和阿奇霉素)也有效。除上述之外可供选择的药物有氟喹诺酮类(环丙沙星、左氧氟沙星、加替沙星、莫西沙星)或多西环素。氟喹诺酮类在治疗军团菌肺炎的动物模型中特别有效。

2.重症 HAP 的抗生素治疗

HAP 应根据患者的情况和最可能的病原体而采取个体化治疗。对于早发的(住院 4 天内起病者)重症肺炎患者而没有特殊病原体感染危险因素者,应针对"常见病原体"治疗。这些病原体包括肺炎链球菌、流感嗜血杆菌、甲氧西林敏感的金黄色葡萄球菌和非耐药的革兰阴性细菌。抗生素可选择第二、三、四代头孢菌素,β 内酰胺类/β 内酰胺酶抑制剂复合剂,氟喹诺酮类或联用克林霉素和氨曲南。

对于任何时间起病、有特殊病原体感染危险因素的轻中症肺炎患者,有感染"常见病原体"和其他病原体危险者,应评估危险因素来指导治疗。如果有近期腹部手术或明确的误吸史,应注意厌氧菌,可在主要抗生素基础上加用克林霉素或单用 β 内酰胺类/β 内酰胺酶抑制剂复合剂;如果患者有昏迷或有头部创伤、肾衰竭或糖尿病史,应注意金黄色葡萄球菌感染,需针对性选择有效的抗生素;如果患者起病前使用过大剂量的糖皮质激素、近期有抗生素使用史、长期 ICU 住院史,即使患者的 HAP 并不严重,也应经验性治疗耐药病原体。治疗方法是联用两种抗假单胞菌抗生素,如果气管抽吸物革兰染色见阳性球菌还需加用万古霉素(或可使用利奈唑胺或奎奴普丁/达福普汀）。所有的患者,特别是气管插管的 ICU 患者,经验性用药必须持续到痰培养结果出来之后。如果无铜绿假单胞菌或其他耐药革兰阴性细菌感染,则可根据药敏情况使用单一药物治疗。非耐药病原体的重症 HAP 患者可用任何以下单一药物治疗:亚胺培南、美罗培南、哌拉西林/他唑巴坦或头孢吡肟。

ICU 中 HAP 的治疗也应根据当地抗生素敏感情况,以及当地经验和对某些抗生素的偏爱而调整。每个 ICU 都有它自己的微生物药敏情况,而且这种情况随时间而变化,因而有必要经常更新经验用药的策略。经验用药中另一个需要考虑的是"抗生素轮换"策略,它是指标准经验治疗过程中有意更改抗生素使细菌暴露于不同的抗生素从而减少抗生素耐药的选择性压力,达到减少耐药病原体感染发生率的目的。"抗生素轮换"策略目前仍在研究之中,还有不少问题未能明确,包括每个用药循环应该持续多久? 应用什么药物进行循环? 这种方法在内科和外科患者的有效性分别有多高? 循环药物是否应该针对革兰阳性细菌同时也针对革兰阴性细菌等。

在某些患者中,雾化吸入这种局部治疗可用以弥补全身用药的不足。氨基糖苷类雾化吸入可能有一定的益处,但只用于革兰阴性细菌肺炎全身治疗无效者。多黏菌素雾化吸入也可用于耐药铜绿假单胞菌的感染。

对于初始经验治疗失败的患者,应该考虑其他感染性或非感染性的诊断,包括肺曲霉感染。对持续发热并有持续或进展性肺部浸润的患者可经验性使用两性霉素 B。虽然传统上应使用开放肺活检来确定其最终诊断,但临床上是否活检仍应个体化。临床上还应注意其他的非感染性肺部浸润的可能性。

(三)支持治疗

支持治疗主要包括液体补充、血流动力学、通气和营养支持,起到稳定患者状态的作用,而更直接的治疗仍需要针对患者的基础病因。流行病学证据显示,营养不良影响肺炎的发病和危重患者的预后。同样,临床资料也支持肠内营养可以预防肺炎的发生,特别是对于创伤的患者。对于严重脓毒症和多器官功能衰竭的分解代谢旺盛的重症肺炎患者,在起病 48 小时后应开始经肠内途径进行营养支持,一般把导管插入到空肠进行喂养以避免误吸;如果使用胃内喂养,最好是维持患者半卧体位以减少误吸的风险。

(四)胸部理疗

拍背、体位引流和振动可以促进黏痰排出的效果尚未被证实。胸部理疗广泛应用的局限在于:①其有效性未被证实,特别是不能减少患者的住院时间。②费用高,需要专人使用。③有时引起 PaO_2 的下降。目前的经验是胸部理疗对于脓痰过多(>30 mL/d)或严重呼吸肌疲劳不能有效咳嗽的患者是最为有用的,如对囊性纤维化、COPD 和支气管扩张的患者。

使用自动化病床的侧翻疗法,有时加以振动叩击,是一种有效地预防外科创伤及内科患者肺炎的方法,但其地位仍不确切。

(五)促进痰液排出

雾化和湿化可降低痰的黏度,因而可改善不能有效咳嗽患者的排痰,然而雾化产生的大多水蒸气都沉积在上呼吸道并引起咳嗽,一般并不影响痰的流体特性。目前很少有数据支持湿化能特异性地促进细菌清除或肺炎吸收的观点。乙酰半胱氨酸能破坏痰液的二硫键,有时也用于肺炎患者的治疗,但由于其刺激性,因而在临床应用上受到一定限制。痰中的 DNA 增加了痰液黏度,重组的 DNA 酶能裂解 DNA,已证实在囊性纤维化患者中有助于改善症状和肺功能,但对肺炎患者其价值尚未被证实。支气管舒张药也能促进黏液排出和纤毛运动频率,对 COPD 合并肺炎的患者有效。

四、急救护理

(一)护理目标

(1)维持生命体征稳定,降低病死率。

(2)维持呼吸道通畅,促进有效咳嗽、排痰。

(3)维持正常体温,减轻高热伴随症状,增加患者舒适感。

(4)供给足够营养和液体。

(5)预防传染和继发感染。

(二)护理措施

1.病情监护

重症肺炎患者病情危重、变化快,特别是高龄及合并严重基础疾病患者,需要严密监护病情变化,包括持续监护心电、血压、呼吸、血氧饱和度,监测意识、尿量、血气分析结果、肾功能、电解质、血糖变化。任何异常变化均应及时报告医师,早期处理。同时床边备好吸引装置、吸氧装置、气管插管和气管切开等抢救用品及抢救药物等。

2.维持呼吸功能的护理

(1)密切观察患者的呼吸情况,监护呼吸频率、节律、呼吸音、血氧饱和度。出现呼吸急促、呼吸困难,口唇、指(趾)末梢发绀,低氧血症(血氧饱和度<80%),双肺呼吸音减弱,必须及时给予鼻导管或面罩有效吸氧,根据病情变化调节氧浓度和流量。面罩呼吸机加压吸氧时,注意保持密闭,对于面颊部极度消瘦的患者,在颊部与面罩之间用脱脂棉垫衬托,避免漏气影响氧疗效果和皮肤压迫。意识清楚的患者嘱其用鼻呼吸,脱面罩间歇时间不宜过长。鼓励患者多饮水,减少张口呼吸和说话。

(2)常规及无创呼吸机加压吸氧不能改善缺氧时,采取气管插管呼吸机辅助通气。机械通气需要患者较好的配合,事先向患者简明讲解呼吸机原理、保持自主呼吸与呼吸机同步的配合方法、注意事项等。指导患者使用简单的身体语言表达需要,如用动腿、眨眼、动手指表示口渴、翻身、不适等或写字表达。机械通气期间严格做好护理,每天更换呼吸管道,浸泡消毒后再用环氧乙烷灭菌;严格按无菌技术操作规程吸痰。护理操作特别是给患者翻身时,注意呼吸机管道水平面保持一定倾斜度,使其低于患者呼吸道,集水瓶应在呼吸环路的最低位,并及时检查倾倒管道内、集水瓶内冷凝水,避免其反流入气道。根据症状、血气分析、血氧饱和度调整吸入氧浓度,力求在最低氧浓度下达到最佳的氧疗效果,争取尽快撤除呼吸机。

(3)保持呼吸道通畅,及时清除呼吸道分泌物:①遵医嘱给予雾化吸入每天2次,有效湿化呼吸道。正确使用雾化吸入,雾化液用生理盐水配制,温度在35℃左右。使喷雾器保持竖直向上,并根据患者的姿势调整角度和位置,吸入过程护士必须在场严密观察病情,如出现呼吸困难、口周发绀,应停止吸入,立即吸痰、吸氧,不能缓解时通知医师。症状缓解后继续吸入。每次雾化后,协助患者翻身、拍背。拍背时五指并拢成空心掌,由上而下,由外向内,有节律地轻拍背部。通过振动,使小气道分泌物松动易于进入较大气道,有利于排痰及改善肺通气、换气功能。每次治疗结束后,雾化器内余液应全部倾倒,重新更换灭菌蒸馏水;雾化器连接管及面罩用0.5%三氯异氰尿酸(健之素)消毒液浸泡30分钟,用清水冲净后晾干备用。②指导患者定时有效咳嗽,病情允许时使患者取坐位,先深呼吸,轻咳数次将痰液集中后,用力咳出,也可促使肺膨胀。协助患者勤翻身,改变体位,每 2 小时拍背体疗 1 次。对呼吸无力、衰竭的患者,用手指压在胸骨切迹上方刺激气管,促使患者咳嗽排痰。③老年人、衰弱的患者,咳嗽反射受抑制者,呼吸防御机制受损,不能有效地将呼吸道分泌物排出时,应按需要吸痰。用一次性吸痰管,检查导管通畅后,在无负压情况下将吸痰管轻轻插入 10～15 cm,退出 1～2 cm,以便游离导管尖端,然后打开负压,边旋转边退出。有黏液或分泌物处稍停。每次吸痰时间应少于 15 秒。吸痰时,同一根吸痰管应先吸气道内分泌物,再吸鼻腔内分泌物,不能重复进入气道。

(4)研究表明,患者俯卧位发生吸入性肺炎的概率比左侧卧位和仰卧位患者低,定时帮助患者取该体位。进食时抬高床头 30°～45°,减少胃液反流误吸机会。

3.合并感染性休克的护理

发生休克时,患者取去枕平卧位,下肢抬高 20°～30°,增加回心血量和脑部血流量。保持静脉通道畅通,积极补充血容量,根据心功能、皮肤弹性、血压、脉搏、尿量及中心静脉压情况调节输液速度,防止肺水肿。加强抗感染,使用血管活性药物时,用药浓度、单位时间用量,严格遵医嘱,动态观察病情,及时反馈,为治疗方案的调整提供依据。体温不升者给予棉被保暖,避免使用热水袋、电热毯等加温措施。

4.合并急性肾衰竭的护理

少尿期准确记录出入量,留置导尿管,记录每小时尿量,严密观察肾功能及电解质变化,根据医嘱严格控制补液量及补液速度。高血钾是急性肾衰竭患者常见死亡原因之一,此期避免摄入含钾高的食物;多尿期应注意补充水分,保持水、电解质平衡。尿量<20 mL/h 或<80 mL/24 h的急性肾衰竭者需要血液透析治疗。

5.发热的护理

高热时帮助降低体温,减轻高热伴随症状,增加患者舒适感。每 2 小时监测体温 1 次。密切观察发热规律、特点及伴随症状,及时报告医师对症处理;寒战时注意保暖,高热给予物理降温,冷毛巾敷前额,冰袋置于腋下、腹股沟等处,或温水、酒精擦浴。物理降温效果差时,遵医嘱给予退热剂。降温期间要注意随时更换汗湿的衣被,防止受凉,鼓励患者多饮水,保证机体需要,防止肾血流灌注不足,诱发急性肾功能不全。加强口腔护理。

6.预防传染及继发感染

(1)采取呼吸道隔离措施,切断传播途径。单人单室,避免交叉感染。严格遵守各种消毒、隔离制度及无菌技术操作规程,医护人员操作前后应洗手,特别是接触呼吸道分泌物和护理气管切开、插管患者前后要彻底流水洗手,并采取戴口罩、手套等隔离手段。开窗通风保持病房空气流通,每天定时紫外线空气消毒 30～60 分钟,加强病房内物品的消毒,所有医疗器械和物品特别是呼吸治疗器械定时严格消毒、灭菌。控制陪护及探视人员流动,实行无陪人管理。对特殊感染、耐药菌株感染及易感人群应严格隔离,及时通报。

(2)加强呼吸道管理。气管切开患者更换内套管前,必须充分吸引气囊周围分泌物,以免含菌的渗出液漏入呼吸道诱发肺炎。患者取半坐位以减少误吸危险。尽可能缩短人工气道留置和机械通气时间。

(3)患者分泌物、痰液存放于黄色医疗垃圾袋中焚烧处理,定期将呼吸机集水瓶内液体倒入装有0.5%健之素消毒液的容器中集中消毒处理。

7.营养支持治疗的护理

营养支持是重要的辅助治疗。重症肺炎患者防御功能减退,体温升高使代谢率增加,机体需要增加免疫球蛋白、补体、内脏蛋白的合成,支持巨噬细胞、淋巴细胞活力及酶活性。提供重症肺炎患者高蛋白、高热量、富含维生素、易消化的流质或半流质饮食,尽量符合患者口味,少食多餐。有时需要鼻饲营养液,必要时胃肠外应用免疫调节剂,如免疫球蛋白、血浆、清蛋白和氨基酸等营养物质以提高抵抗力,增强抗感染效果。

8.舒适护理

为保证患者舒适,重视做好基础护理。重症肺炎急性期患者要卧床休息,安排好治疗、护理时间,尽量减少打扰,保证休息。帮助患者维持舒服的治疗体位。保持病室清洁、安静,空气新鲜。室温保持在 22~24 ℃,使用空气湿化器保持空气相对湿度为 60%～70%。保持床铺干燥、平整。保持口腔清洁。

9.采集痰标本的护理干预

痰标本是最常用的下呼吸道病原学标本,其检验结果是选择抗生素治疗的确切依据,正确采集痰标本非常重要。准确的采样是经气管采集法,但患者有一定痛苦,不易被接受。临床一般采用自然咳痰法。采集痰标本应注意必须在抗生素治疗前采集新鲜、深咳后的痰,迅速送检,避免标本受到口咽处正常细菌群的污染,以保证细菌培养结果准确性。具体方法是嘱患者先将唾液吐出、漱口,并指导或辅助患者深吸气后咳嗽,咳出肺部深处痰液,留取标本。收集痰液后应在30 分钟内送检。经气管插管收集痰标本时,可使用一次性痰液收集器。用无菌镊夹持吸痰管插入气管深部,注意勿污染吸痰管。留痰过程注意无菌操作。

10.心理护理

评估患者的心理状态,采取有针对性的护理。患者病情重,呼吸困难、发热、咳嗽等明显不适,导致患者烦躁和恐惧,加压通气、气管插管、机械通气患者尤其明显,上述情绪加重呼吸困难。护士要鼓励患者倾诉,多与其交流,语言交流困难时,用文字或体态语言主动沟通,尽量消除其紧张恐惧心理。了解患者的经济状况及家庭成员情况,帮助患者寻求更多支持和帮助。及时向患者及家属解释,介绍病情和治疗方案,使其信任和理解治疗、护理的作用,增加安全感,保持情绪稳定。

11.健康教育

出院前指导患者坚持呼吸功能锻炼,做深呼吸运动,增强体质。减少去公共场所的次数,预防感冒。上呼吸道感染急性期外出戴口罩。居室保持良好的通风,保持空气清新。均衡膳食,增加机体抵抗力,戒烟,避免劳累。

(陈嘉琳)

第三节 重症哮喘

支气管哮喘(简称哮喘)是常见的慢性呼吸道疾病之一,近年来,其患病率在全球范围内有逐年增加的趋势,参照全球哮喘防治创议(GINA)和我国的支气管哮喘防治指南,将定义重新修订为哮喘是由多种细胞包括气道的炎性细胞和结构细胞(如嗜酸性粒细胞、肥大细胞、T 淋巴细胞、中性粒细胞、平滑肌细胞、气道上皮细胞等)和细胞组分参与的气道慢性炎症性疾病。这种慢性炎症导致气道高反应性,通常出现广泛多变的可逆性气流受限,并引起反复发作性的喘息、气急、胸闷或咳嗽等症状,常在夜间和(或)清晨发作、加剧,多数患者可自行缓解或经治疗缓解。如果哮喘急性发作,虽经积极吸入糖皮质激素(≤1 000 μg/d)和应用长效 β_2 受体激动剂或茶碱类药物治疗数小时,病情不缓解或继续恶化;或哮喘呈暴发性发作,哮喘发作后短时间内即进入危重状态,则称为重症哮喘。如病情不能得到有效控制,可迅速发展为呼吸衰竭而危及生命,故需住院治疗。

一、病因和发病机制

(一)病因
哮喘的病因还不十分清楚,目前认为同时受遗传因素和环境因素的双重影响。

(二)发病机制
哮喘的发病机制不完全清楚,可能是免疫-炎症反应、神经机制和气道高反应性及其之间的相互作用。重症哮喘目前已经基本明确的发病因素主要有以下几种。

1.诱发因素的持续存在

诱发因素的持续存在使机体持续地产生抗原-抗体反应,发生气道炎症、气道高反应性和支气管痉挛,在此基础上,支气管黏膜充血水肿、大量黏液分泌并形成黏液栓,阻塞气道。

2.呼吸道感染

细菌、病毒及支原体等的感染可引起支气管黏膜充血肿胀及分泌物增加,加重气道阻塞;某些微生物及其代谢产物还可以作为抗原引起免疫-炎症反应,使气道高反应性加重。

3.糖皮质激素使用不当

长期使用糖皮质激素常常伴有下丘脑-垂体-肾上腺皮质轴功能抑制,突然减量或停用,可造成体内糖皮质激素水平的突然降低,造成哮喘的恶化。

4.脱水、痰液黏稠、电解质紊乱

哮喘急性发作时,呼吸道丢失水分增加、多汗造成机体脱水,痰液黏稠不易咳出而阻塞大小气道,加重呼吸困难,同时由于低氧血症可使无氧酵解增加,酸性代谢产物增加,合并代谢性酸中毒,使病情进一步加重。

5.精神心理因素

许多学者提出心理-社会因素通过对中枢神经、内分泌和免疫系统的作用而导致哮喘发作,是使支气管哮喘发病率和死亡率升高的一个重要因素。

二、病理生理

重症哮喘的支气管黏膜充血水肿、分泌物增多甚至形成黏液栓以及气道平滑肌的痉挛导致呼吸道阻力在吸气和呼气时均明显升高,小气道阻塞,肺泡过度充气,肺内残气量增加,加重吸气肌肉的负荷,降低肺的顺应性,内源性呼气末正压(PEEPi)增大,导致吸气功耗增大。小气道阻塞,肺泡过度充气,相应区域毛细血管的灌注减低,引起肺泡通气/血流(V/Q)比例的失调,患者常出现低氧血症,多数患者表现为过度通气,通常 $PaCO_2$ 降低,若 $PaCO_2$ 正常或升高,应警惕呼吸衰竭的可能性或是否已经发生了呼吸衰竭。重症哮喘患者,若气道阻塞不迅速解除,潮气量将进行性下降,最终将会发生呼吸衰竭。哮喘发作持续不缓解,也可能出现血液循环的紊乱。

三、临床表现

(一)症状

重症哮喘患者常出现极度严重的呼气性呼吸困难、被迫采取坐位或端坐呼吸,干咳或咳大量白色泡沫痰,不能讲话、紧张、焦虑、恐惧、大汗淋漓。

(二)体征

患者常出现呼吸浅快,呼吸频率增快(>30次/分),可有三凹征,呼气期两肺满布哮鸣音,也可哮鸣音不出现,即所谓的"寂静胸",心率增快(>120次/分),可有血压下降,部分患者出现奇脉、胸腹反常运动、意识障碍,甚至昏迷。

四、实验室检查和其他检查

(一)痰液检查

哮喘患者痰涂片显微镜下可见到较多嗜酸性粒细胞、脱落的上皮细胞。

(二)呼吸功能检查

哮喘发作时,呼气流速指标均显著下降,第1秒钟用力呼气容积(FEV_1)、第1秒钟用力呼气容积占用力肺活量比值($FEV_1/FVC\%$,即1秒率)以及呼气峰值流速(PEF)均减少。肺容量指标可见用力肺活量减少、残气量增加、功能残气量和肺总量增加,残气占肺总量百分比增高。大多数成人哮喘患者呼气峰值流速<50%预计值则提示重症发作,呼气峰值流速<33%预计值提示危重或致命性发作,需做血气分析检查以监测病情。

(三)血气分析

由于气道阻塞且通气分布不均,通气/血流比例失衡,大多数重症哮喘患者有低氧血症,PaO_2<8.0 kPa(60 mmHg),少数患者PaO_2<6.0 kPa(45 mmHg),过度通气可使$PaCO_2$降低,pH上升,表现为呼吸性碱中毒;若病情进一步发展,气道阻塞严重,可有缺氧及CO_2潴留,$PaCO_2$上升,血pH下降,出现呼吸性酸中毒;若缺氧明显,可合并代谢性酸中毒。$PaCO_2$正常往往是哮喘恶化的指标,高碳酸血症是哮喘危重的表现,需给予足够的重视。

(四)胸部 X 线检查

早期哮喘发作时可见两肺透亮度增强,呈过度充气状态,并发呼吸道感染时可见肺纹理增加及炎性浸润阴影。重症哮喘要注意气胸、纵隔气肿及肺不张等并发症的存在。

(五)心电图检查

重症哮喘患者心电图常表现为窦性心动过速、电轴右偏、偶见肺性 P 波。

五、诊断

(一)哮喘的诊断标准

(1)反复发作喘息、气急、胸闷或咳嗽,多与接触变应原、冷空气、物理、化学性刺激以及病毒性上呼吸道感染、运动等有关。

(2)发作时双肺可闻及散在或弥漫性、以呼气相为主的哮鸣音,呼气相延长。

(3)上述症状和体征可经治疗缓解或自行缓解。

(4)除去其他疾病所引起的喘息、气急、胸闷和咳嗽。

(5)临床表现不典型者(如无明显喘息或体征),应至少具备以下1项试验阳性:①支气管激发试验或运动激发试验阳性。②支气管舒张试验阳性，第 1 秒用呼气容积增加≥12％，且第 1 秒用呼气容积增加绝对值≥200 mL。③呼气峰值流速日内(或 2 周)变异率≥20％。

符合(1)～(4)条或(4)～(5)条者，可以诊断为哮喘。

(二)哮喘的分期及分级

根据临床表现，哮喘可分为急性发作期、慢性持续期和临床缓解期。急性发作是指喘息、气促、咳嗽、胸闷等症状突然发生，或原有症状急剧加重，常有呼吸困难，以呼气流量降低为其特征，常因接触变应原、刺激物或呼吸道感染诱发。哮喘急性发作时病情严重程度可分为轻度、中度、重度、危重四级(表 14-3)。

表 14-3　哮喘急性发作时病情严重程度的分级

临床特点	轻度	中度	重度	危重
气短	步行、上楼时	稍事活动	休息时	
体位	可平卧	喜坐位	端坐呼吸	
谈话方式	连续成句	常有中断	仅能说出字和词	不能说话
精神状态	可有焦虑或尚安静	时有焦虑或烦躁	常有焦虑、烦躁	嗜睡、意识模糊
出汗	无	有	大汗淋漓	
呼吸频率(次/分)	轻度增加	增加	＞30	
辅助呼吸肌活动及三凹征	常无	可有	常有	胸腹矛盾运动
哮鸣音	散在，呼气末期	响亮、弥漫	响亮、弥漫	减弱，甚至消失
脉率(次/分)	＜100	100～120	＞120	脉率变慢或不规则
奇脉(深吸气时收缩压下降，mmHg)	无，＜10	可有，10～25	常有，＞25	无
使用 β_2 受体激动剂后呼气峰值流速占预计值或个人最佳值％	＞80％	60％～80％	＜60％ 或 ＜100 L/min 或作用时间＜2 小时	
PaO_2(吸空气，mmHg)	正常	≥60	＜60	＜60
$PaCO_2$(mmHg)	＜45	≤45	＞45	＞45
SaO_2(吸空气，％)	＞95	91～95	≤90	≤90
pH				降低

注：1 mmHg＝0.133 kPa。

六、鉴别诊断

(一)左心衰竭引起的喘息样呼吸困难

(1)患者多有高血压、冠状动脉粥样硬化性心脏病、风湿性心脏病和二尖瓣狭窄等病史及体征。

(2)阵发性咳嗽，咳大量粉红色泡沫痰，两肺可闻及广泛的湿啰音和哮鸣音，左心界扩大，心率增快，心尖部可闻及奔马律。

(3)胸部 X 线片及心电图检查符合左心病变。

(4)鉴别困难时,可雾化吸入 β_2 受体激动剂或静脉注射氨茶碱缓解症状后,进一步检查,忌用肾上腺素或吗啡,以免造成危险。

(二)慢性阻塞性肺疾病

(1)中老年人多见,起病缓慢、病程较长,多有长期吸烟或接触有害气体的病史。

(2)慢性咳嗽、咳痰,晨间咳嗽明显,气短或呼吸困难逐渐加重。有肺气肿体征,两肺可闻及湿啰音。

(3)慢性阻塞性肺疾病急性加重期和哮喘区分有时十分困难,用支气管扩张药和口服或吸入激素做治疗性试验可能有所帮助。慢性阻塞性肺疾病也可与哮喘合并同时存在。

(三)上气道阻塞

(1)呼吸道异物者有异物吸入史。

(2)中央型支气管肺癌、气管支气管结核、复发性多软骨炎等气道疾病,多有相应的临床病史。

(3)上气道阻塞一般出现吸气性呼吸困难。

(4)胸部 X 线摄片、CT、痰液细胞学或支气管镜检查有助于诊断。

(5)平喘药物治疗效果不佳。

此外,应和变态反应性肺浸润、自发性气胸等相鉴别。

七、急诊处理

哮喘急性发作的治疗取决于发作的严重程度以及对治疗的反应。对于具有哮喘相关死亡高危因素的患者,应给予高度重视。高危患者包括:①曾经有过气管插管和机械通气的濒于致死性哮喘的病史。②在过去 1 年中因为哮喘而住院或看急诊。③正在使用或最近刚刚停用口服糖皮质激素。④目前未使用吸入糖皮质激素。⑤过分依赖速效 β_2 受体激动剂,特别是每月使用沙丁胺醇(或等效药物)超过 1 支的患者。⑥有心理疾病或社会心理问题,包括使用镇静药。⑦有对哮喘治疗不依从的历史。

(一)轻度和部分中度急性发作哮喘患者可在家庭中或社区中治疗

治疗措施主要为重复吸入速效 β_2 受体激动剂,在第 1 小时每次吸入沙丁胺醇 $100\sim200$ μg 或特布他林 $250\sim500$ μg,必要时每 20 分钟重复 1 次,随后根据治疗反应,轻度调整为 3~4 小时再 2~4 喷,中度 1~2 小时用 6~10 喷。如果对吸入性 β_2 受体激动剂反应良好(呼吸困难显著缓解,呼气峰值流速占预计值>80%或个人最佳值,且疗效维持 3~4 小时),通常不需要使用其他药物。如果治疗反应不完全,尤其是在控制性治疗的基础上发生的急性发作,应尽早口服糖皮质激素(泼尼松龙 $0.5\sim1$ mg/kg 或等效剂量的其他激素),必要时到医院就诊。

(二)部分中度和所有重度急性发作均应到急诊室或医院治疗

1.联合雾化吸入 β_2 受体激动剂和抗胆碱能药物

β_2 受体激动剂通过对气道平滑肌和肥大细胞等细胞膜表面的 β_2 受体的作用,舒张气道平滑肌、减少肥大细胞脱颗粒和介质的释放等,缓解哮喘症状。重症哮喘时应重复使用速效 β_2 受体激动剂,推荐初始治疗时连续雾化给药,随后根据需要间断给药(6 次/天)。雾化吸入抗胆碱药物,如溴化异丙托品(常用剂量为 $50\sim125$ μg,3~4 次/天)、溴化氧托品等可阻断节后迷走神经传出支,通过降低迷走神经张力而舒张支气管,与 β_2 受体激动剂联合使用具有协同、互补作用,能够取得更好的支气管舒张作用。

2.静脉使用糖皮质激素

糖皮质激素是最有效的控制气道炎症的药物,重度哮喘发作时应尽早静脉使用糖皮质激素,特别是对吸入速效 β_2 受体激动剂初始治疗反应不完全或疗效不能维持者。如静脉及时给予琥珀酸氢化可的松(400~1 000 mg/d)或甲泼尼龙(80~160 mg/d),分次给药,待病情得到控制和缓解后,改为口服给药(如静脉使用激素 2~3 天,继之以口服激素 3~5 天),静脉给药和口服给药的序贯疗法有可能减少激素用量和不良反应。

3.静脉使用茶碱类药物

茶碱具有舒张支气管平滑肌作用,并具有强心、利尿、扩张冠状动脉、兴奋呼吸中枢和呼吸肌等作用。临床上在治疗重症哮喘时静脉使用茶碱作为症状缓解药,静脉注射氨茶碱[首次剂量为 4~6 mg/kg,注射速度不宜超过 0.25 mg/(kg·min),静脉滴注维持剂量为 0.6~0.8 mg/(kg·h)],茶碱可引起心律失常、血压下降,甚至死亡,其有效、安全的血药浓度范围应在 6~15 μg/mL,在有条件的情况下应监测其血药浓度,及时调整浓度和滴速。发热、妊娠、抗结核治疗可以降低茶碱的血药浓度;而肝疾病、充血性心力衰竭以及合用西咪替丁(甲氰咪胍)、喹诺酮类、大环内酯类药物等可影响茶碱代谢而使其排泄减慢,增加茶碱的毒性作用,应引起重视,并酌情调整剂量。

4.静脉使用 β_2 受体激动剂

平喘作用较为迅速,但因全身不良反应的发生率较高,国内较少使用。

5.氧疗

使 $SaO_2 \geqslant 90\%$,吸氧浓度一般 30%左右,必要时增加至 50%,如有严重的呼吸性酸中毒和肺性脑病,吸氧浓度应控制在 30%以下。

6.气管插管机械通气

重度和危重哮喘急性发作经过氧疗、全身应用糖皮质激素、β_2 受体激动剂等治疗,临床症状和肺功能无改善,甚至继续恶化,应及时给予机械通气治疗,其指征主要包括意识改变、呼吸肌疲劳、$PaCO_2 \geqslant 6.0$ kPa(45 mmHg)等。可先采用经鼻(面)罩无创机械通气,若无效应及早行气管插管机械通气。哮喘急性发作机械通气需要较高的吸气压,可使用适当水平的呼气末正压治疗。如果需要过高的气道峰压和平台压才能维持正常通气容积,可试用允许性高碳酸血症通气策略以减少呼吸机相关肺损伤。

八、急救护理

(一)护理目标

(1)及早发现哮喘先兆,保障最佳治疗时机,终止发作。

(2)尽快解除呼吸道阻塞,纠正缺氧,挽救患者生命。

(3)减轻患者身体、心理的不适及痛苦。

(4)提高患者的活动能力,提高生活质量。

(5)健康指导,提高自护能力,减少复发,维护肺功能。

(二)护理措施

(1)院前急救时的护理:①首先做好出诊前的评估。接到出诊联系电话时询问患者的基本情况,做出预测评估及相应的准备。除备常规急救药外,需备短效的糖皮质激素及 β_2 受体激动剂(气雾剂)、氨茶碱等。做好机械通气的准备,救护车上的呼吸机调好参数,准备吸氧面罩。②到达现场后,迅速评估病情及周围环境,判断是否有诱发因素。简单询问相关病史,评估病情。立即监测生命体征、意识状态的情况,发生呼吸、心搏骤停时立即配合医师进行心肺复苏,建立人工气道进行机械辅助通气。尽快解除呼吸道阻塞,及时纠正缺氧是抢救患者的关键。给予氧气吸入,面罩或者用高频呼吸机通气吸氧。遵医嘱立即帮助患者吸入糖皮质激素和 β_2 受体激动剂定量气雾剂,氨茶碱缓慢静脉滴注,肾上腺素 0.25～0.5 mg 皮下注射,30 分钟后可重复 1 次。迅速建立静脉通道。固定好吸氧、输液管,保持通畅。重症哮喘病情危急,严重缺氧导致极其恐惧、烦躁,护士要鼓励患者,端坐体位做好固定,扣紧安全带,锁定担架平车与救护车定位把手,并在旁扶持。运送途中,密切监护患者的呼吸频率及节律、血氧饱和度、血压、心率、意识的变化,观察用药反应。

(2)到达医院后,帮助患者取坐位或半卧位,放移动托板,使其身体伏于其上,利于通气和减少疲劳。立即连接吸氧装置,调好氧流量。检查静脉通道是否通畅。备吸痰器、气管插管、呼吸机、抢救药物、除颤器。连接监护仪,监测呼吸、心电、血压等生命体征。观察患者的意识、呼吸频率、哮鸣音高低变化。一般哮喘发作时,两肺布满高调哮鸣音,但重危哮喘患者,因呼吸肌疲劳和小气道广泛痉挛,使肺内气体流速减慢,哮鸣音微弱,出现"沉默胸",提示病情危重。护士对病情变化要有预见性,发现异常及时报告医师处理。

(3)迅速收集病史、以往药物服用情况,评估哮喘程度。如果哮喘发作经数小时积极治疗后病情仍不能控制,或急剧进展,即为重症哮喘,此时病情不稳定,可危及生命,需要加强监护、治疗。

(4)确保气道通畅维护有效排痰、保持呼吸道通畅是急重症哮喘的护理重点。①哮喘发作时,支气管黏膜充血水肿,腺体分泌亢进,合并感染更重,产生大量痰液。而此时患者因呼吸急促、喘息,呼吸道水分丢失,致使痰液黏稠不易咳出,大量黏痰形成痰栓阻塞气管、支气管,导致严重气道阻塞,加上气道痉挛,气道内压力明显增加,加重喘息及感染。因此必须注意补充水分、湿化气道,积极排痰,保持呼吸道通畅。②按时协助患者翻身、叩背,加强体位引流;雾化吸入,湿化气道,稀释痰液,防止痰栓形成。采用小雾量、短时间、间歇雾化方式,湿化时密切观察患者呼吸状态,发现喘息加重、血氧饱和度下降等异常立即停止雾化。床边备吸痰器,防止痰液松解后大量涌出导致窒息。吸痰时动作轻柔、准确,吸力和深度适当,尽量减少刺激并达到有效吸引。每次吸痰时间≤15 秒,该过程中注意观察患者的面色、呼吸、血氧饱和度、血压及心率的变化。严格无菌操作,避免交叉感染。

(5)吸氧治疗的护理:①给氧方式、浓度和流量根据病情及血气分析结果予以调节。一般给予鼻导管吸氧,氧流量 4～6 L/min;有二氧化碳潴留时,氧流量 2～4 L/min;出现低氧血症时改用面罩吸氧,氧流量 6～10 L/min。经过吸氧和药物治疗病情不缓解,低氧血症和二氧化碳潴留加剧时进行气管插管呼吸机辅助通气。此时应做好呼吸机和气道管理,防止医源性感染,及时有效地吸痰和湿化气道。气管插管患者吸痰前后均应吸入纯氧 3～5 分钟。②吸氧治疗时,观察呼吸窘迫有无缓解,意识状况,末梢皮肤黏膜颜色、湿度等,定时监测血气分析。高浓度吸氧(>60%)持续 6 小时以上时应注意有无烦躁、情绪激动、呼吸困难加重等中毒症状。

(6)药物治疗的护理:终止哮喘持续发作的药物根据其作用机制可分为具有抗炎作用和缓解症状作用两大类。给药途径包括吸入、静脉和口服。①吸入给药的护理:吸入的药物局部抗炎作用强,直接作用于呼吸道,所需剂量较小,全身性不良反应较少。剂型有气雾剂、干粉和溶液。护士指导患者正确吸入药物。先嘱患者将气呼尽,然后开始深吸气,同时喷出药液,吸气后屏气数秒,再慢慢呼出。吸入给药有口咽部局部的不良反应,包括声音嘶哑、咽部不适和念珠菌感染,吸药后让患者及时用清水含漱口咽部。密切观察与用药效果和不良反应,严格掌握吸入剂量。②静脉给药的护理:经静脉用药有糖皮质激素、茶碱类及 β 受体激动剂。护士要熟练掌握常用静脉注射平喘药物的药理学、药代动力学、药物的不良反应、使用方法及注意事项,严格执行医嘱的用药剂量、浓度和给药速度,合理安排输液顺序。保持静脉通路畅通,药液无外渗,确保药液在规定时间内输入。观察治疗反应,监测呼吸频率、节律、血氧饱和度、心率、心律和哮喘症状的变化等。应用拟肾上腺素和茶碱类药物时应注意观察有无心律失常、心动过速、血压升高、肌肉震颤、抽搐、恶心、呕吐等不良反应,严格控制输入速度,及时反馈病情变化,供医师及时调整医嘱,保持药物剂量适当;应用大剂量糖皮质激素类药物应观察是否有消化道出血或水钠潴留、低钾性碱中毒等表现,发现后及时通知医师处理。③口服给药的护理:重度哮喘吸入大剂量激素治疗无效的患者应早期口服糖皮质激素,一般使用半衰期较短的糖皮质激素,如泼尼松、泼尼松龙或甲泼尼龙等。每次服药护士应协助,看患者服下,防止漏服或服用时间不恰当。正确的服用方法是每天或隔天清晨顿服,以减少外源性激素对脑垂体-肾上腺轴的抑制作用。

(7)并发症的观察和护理:重危哮喘患者主要并发症是气胸、皮下气肿、纵隔气肿、心律失常、心功能不全等,发生时间主要在发病 48 小时内,尤其是前 24 小时。在入院早期要特别注意观察,尤应注意应用呼吸机治疗者及入院前有肺气肿和(或)肺心病的重症哮喘患者。①气胸是发生率最高的并发症。气胸发生的征象是清醒患者突感呼吸困难加重、胸痛、烦躁不安,血氧饱和度降低。由于胸膜腔内压增加,使用呼吸机时机器报警。护士此时要注意观察有无气管移位,血流动力学是否稳定等,并立即报告医师处理。②皮下气肿一般发生在颈胸部,重者可累及到腹部。表现为颈胸部肿胀,触诊有握雪感或捻发感。单纯皮下气肿一般对患者影响较轻,但是皮下气肿多来自气胸或纵隔气肿,如处理不及时可危及生命。③纵隔气肿是最严重的并发症,可直接影响到循环系统,导致血压下降、心律失常,甚至心搏骤停,短时间内导致患者死亡。发现皮下气肿,同时有血压、心律的明显改变,应考虑到纵隔气肿的可能,立即报告医师急救处理。④心律失常患者存在的低氧及高碳酸血症、氨茶碱过量、电解质紊乱、胸部并发症等,均可导致各种期前收缩、快速心房纤颤、室上速等心律失常。发现新出现的心律失常或原有心律失常加重,要针对性地观察是否存在上述原因,做出相应的护理并报告医师处理。

(8)出入量管理:急重症哮喘发作时因张口呼吸、大量出汗等原因容易导致脱水、痰液黏稠不易咳出,必须严格出入量管理,为治疗提供准确依据。监测尿量,必要时留置导尿管,准确记录24 小时出入量及每小时尿量,观察出汗情况、皮肤弹性,若尿量少于 30 mL/h,应通知医师处理。神志清醒者,鼓励饮水。对口服不足及神志不清者,经静脉补充水分,一般每天补液 2 500～3 000 mL,根据患者的心功能状态调整滴速,避免诱发心力衰竭、急性肺水肿。在补充水分的同时应严密监测血清电解质,及时补充纠正,保持酸碱平衡。

(9)基础护理:哮喘发作时,患者生活不能自理,护士要做好各项基础护理。尽量维护患者的舒适感。①保持病室空气新鲜流通,温度(18～22 ℃)、相对湿度(50%～60%)适宜,避免寒冷、潮湿、异味。注意保暖,避免受凉感冒。室内不摆放花草,整理床铺时防止尘埃飞扬。护理操作尽量集中进行,保障患者休息。②帮助患者取舒适的半卧位和坐位,适当用靠垫等维持,减轻患者体力。每天 3 次进行常规口腔、鼻腔清洁护理,有利于呼吸道通畅,预防感染并发症。口唇干燥时涂液状石蜡。③保持床铺清洁、干燥、平整。对意识障碍加强皮肤护理,保持皮肤清洁、干燥,及时擦干汗液,更换衣服,每 2 小时翻身 1 次,避免局部皮肤长期受压。协助床上排泄,提供安全空间,尊重患者,及时清理污物并清洗会阴。

（10）安全护理：为意识不清、烦躁的患者提供保护性措施，使用床挡，防止坠床摔伤。哮喘发作时，患者常采取强迫坐位，给予舒适的支撑物，如移动餐桌、升降架等。哮喘缓解后，协助患者侧卧位休息。

（11）饮食护理：给予高热量、高维生素、易消化的流质食物，病情好转后改半流质、普通饮食。避免产气、辛辣、刺激性食物及容易引起过敏的食物，如鱼、虾等。

（12）心理护理：严重缺氧时患者异常痛苦，有窒息和濒死感，患者均存在不同程度的焦虑、烦躁或恐惧，后者诱发或加重哮喘，形成恶性循环。护士应主动与患者沟通，提供细致护理，给患者精神安慰及心理支持，说明良好的情绪能促进缓解哮喘，帮助患者控制情绪。

（13）健康教育：为了有效控制哮喘发作、防止病情恶化，必须提高患者的自我护理能力，并且鼓励亲属参与教育计划，使其准确了解患者的需求，能提供更合适的帮助。患者经历自我处理成功的体验后会增加控制哮喘的信心，改善生活质量，提高治疗依从性。具体内容主要有：哮喘相关知识，包括支气管哮喘的诱因、前驱症状、发作时的简单处理、用药等；自我护理技能的培养，包括气雾剂的使用、正确使用峰流速仪监测、合理安排日常生活和定期复查等。①指导环境控制：识别致敏源和刺激物，如宠物、花粉、油漆、皮毛、灰尘、吸烟、刺激性气体等，尽量减少与之接触。居室或工作学习的场所要保持清洁，常通风。②呼吸训练：指导患者正确的腹式呼吸法、轻咳排痰法及缩唇式呼吸等，保证哮喘发作时能有效地呼吸。③病情监护指导：指导患者自我检测病情，每天用袖珍式峰流速仪监测最大呼出气流速，并进行评定和记录。急性发作前的征兆有：使用短效 β 受体激动剂次数增加、早晨呼气峰流速下降、夜间苏醒次数增加或不能入睡，夜间症状严重等。一旦有上述征象，及时复诊。嘱患者随身携带止喘气雾剂，一出现哮喘先兆时立即吸入，同时保持平静。通过指导患者及照护者掌握哮喘急性发作的先兆和处理常识，把握好急性加重前的治疗时间窗，一旦发生时能采取正确的方式进行自救和就医，避免病情恶化或争取抢救时间。④指导患者严格遵医嘱服药：指导患者应在医师指导下坚持长期、规则、按时服药，向患者及照护者讲明各种药物的不良反应及服用时注意事项，指导其加强病情观察。如疗效不佳或出现严重不良反应时立即与医师联系，不能随意更改药物种类、增减剂量或擅自停药。⑤指导患者适当锻炼，保持情绪稳定：在缓解期可做医疗体操、呼吸训练、打太极拳等，戒烟，减少对气道的刺激。避免情绪激动、精神紧张和过度疲劳，保持愉快情绪。⑥指导个人卫生和营养：细菌和病毒感染是哮喘发作的常见诱因。哮喘患者应注意与流感者隔离，定期注射流感疫苗，预防呼吸道感染。保持良好的营养状态，增强抗感染的能力。胃肠道反流可诱发哮喘发作，睡前 3 小时禁饮食、抬高枕头可预防。

（陈嘉琳）

第四节　重症病毒性肝炎

大多数病毒性肝炎预后良好，少部分人出现肝衰竭，我国定名为重型肝炎，预后较差。起病 10 天内出现急性肝衰竭现象称急性重症型；起病 10 天以上出现肝衰竭现象称亚急性重症型；在有慢性肝炎、肝硬化或慢性病毒携带状态病史的患者，出现肝衰竭表现称慢性重型肝炎。

一、诊断

(一)病因

本病病原体为各型肝炎病毒。肝炎病毒与机体的免疫反应都与本病的发病有关。发病多有诱因,如急性肝炎起病后,未适当休息、治疗,嗜酒或服用损害肝脏药物、妊娠或合并感染等。

(二)诊断要点

1.病史

急、慢性肝炎患者有明显的恶心、呕吐、腹胀等消化道症状。肝功能严重损害,特别是黄疸急骤加深,血清总胆红素>171 μmol/L 或每天上升幅度>17 μmol/L。在胆红素增高的同时,血清转氨酶活性反而相对较低,呈"胆-酶分离"现象。凝血酶原活动≤40%,有肝性脑病、出血、腹水等表现。要注意区别急性、亚急性、慢性重型肝炎的不同点,发病10天以内出现的重型肝炎是急性重型肝炎,其特点为肝性脑病出现早、肝浊音界缩小较明显。发病10天~8周出现的重型肝炎为亚急性重型肝炎,临床表现主要为严重消化道症状、重度黄疸、水肿及腹水,可有肝性脑病。慢性重型肝炎是在原有慢性肝炎或肝炎后肝硬化基础上出现的亚急性重型肝炎的临床表现,肝浊音界缩小不明显,病程一般较长。

2.危重指标

(1)突然出现精神、神志改变,即肝性脑病变化,从轻微的情绪与言行改变至严重的肝昏迷。

(2)短期内黄疸急剧加重,胆固醇或胆碱酯酶明显降低。

(3)腹胀明显加重,出现"胃型";腹水大量增加、尿量急剧减少等表现。

(4)凝血酶原活动度极度减低,出血现象明显,或有 DIC 表现。

(5)出现严重并发症如感染、肝肾综合征等。

3.辅助检查

(1)血常规检查:急性重型肝炎可有白细胞升高及核左移。慢性重型肝炎由于脾功能亢进,故白细胞总数升高不明显,血小板多有减少。

(2)肝功能明显异常:尤以胆红素升高明显,胆固醇(酯)与胆碱酯酶明显降低。慢性重型肝炎多有清蛋白明显减少,球蛋白升高,A/G 比值倒置。

(3)凝血酶原时间延长:凝血酶原活动度降低至40%以下。可有血小板减少、纤维蛋白原减少、纤维蛋白降解产物(FDP)增加等 DIC 的表现。

(4)血氨升高:正常血氨静脉血中应大于 58 μmol/L(100 μg/dL),动脉血氨更能反映肝性脑病的轻重。

(5)氨基酸谱的测定:支链氨基酸正常或轻度减少,而芳香氨基酸增多,故支/芳比值下降。

(6)脑电图检查:可有高电压及阵发性慢波。脑电图检查有助于肝性脑病的早期诊断及判断预后。

(7)肾功能检查:有肝肾综合征时常有尿素及血清肌酐升高。

(8)各种肝炎病毒标志物检查:可确定病原及发现多型病毒重叠感染患者。

(9)肝活检:对不易确诊的患者应考虑做肝穿刺活检。但术前、术后应做好纠正出血倾向的治疗。如注射维生素 K_1、凝血酶原复合物、新鲜血浆,以改善凝血酶原活动度。术前、术后还可注射止血药。加强监护以防意外。

(三)鉴别诊断

1.药物及肝毒性毒物引起的急性中毒性重型肝炎

本病应有服药史及毒物史,如抗结核药、磺胺类药、抗真菌药(酮康唑)等,中草药中的川楝子、雷公藤、黄药子也可引起,毒物中有毒蕈中毒、蛇毒等。

2.妊娠急性脂肪肝

本病多发生于第1胎,妊娠后期,急性上腹痛,频繁呕吐,黄疸深重,出血,很快出现昏迷、抽搐、B超检查可见肝脏回声衰减。

二、治疗

(一)治疗原则

治疗原则主要是综合治疗,包括支持疗法,防止肝坏死,改善肝功能,促进肝细胞再生,防止出血、肝性脑病、肝肾综合征、合并感染等并发症。

(二)常规治疗

1.一般支持疗法

(1)绝对卧床休息,记24小时出入量,密切观察病情变化。

(2)保证必要的热量供应,尽可能减少饮食中的蛋白质,以控制肠内氨的来源。补充足量维生素C、维生素K_1及B族维生素。

(3)静脉输液,以10%葡萄糖液1 500～2 000 mL/d,内加水飞蓟素、促肝细胞生长素、维生素C 2.0～5.0 g,静脉滴注。大量维生素E静脉滴注,有助于消除氧自由基的中毒性损害。

(4)输新鲜血浆或全血,1次/2～3天,人血清蛋白5～10 g,1次/天。

(5)支链氨基酸250 mL,1～2次/天。

(6)根据尿量及血中钠、钾、氯化物检测结果,调整补充电解质,以维持电解质平衡,防止低血钾。

2.防止肝细胞坏死,促进肝细胞再生

(1)肝细胞再生因子(HGF)80～120 mg溶于10%葡萄糖液250 mL,静脉滴注,1次/天。

(2)胸腺素15～20 mg/d,溶于10%葡萄糖液内静脉滴注。

(3)10%葡萄糖液500 mL加甘利欣150 mg或加强力宁注射液80～120 mL,静脉滴注,1次/天。10%门冬氨酸钾镁30～40 mL,溶于10%葡萄糖液中静脉滴注,1次/天。长期大量应用注意观察血钾。复方丹参注射液8～16 mL加入500 mL右旋糖酐-40内静脉滴注,1次/天。改善微循环,防止DIC形成。

(4)前列腺素E_1(PGE$_1$),开始为100 μg/d,以后可逐渐增加至200 μg/d,加于10%葡萄糖液500 mL中缓慢静脉滴注,半个月为一个疗程。

(5)胰高血糖素-胰岛素(G-I)疗法,方法为胰高血糖素1 mg,普通胰岛素10 U共同加入10%葡萄糖液500 mL内,缓慢静脉滴注,1～2次/天。

3.防治肝性脑病

(1)严格低蛋白饮食,病情严重时可进无蛋白饮食,待病情好转后再逐渐增加。

(2)口服乳果糖糖浆10～30 mL,3次/天以使粪便pH降到5为宜,从而达到抑制肠道细菌繁殖、减轻内毒素血症。选用大黄煎剂、小量硫酸镁、20%甘露醇20～50 mL口服、口服新霉素、食醋保留灌肠等。

(3)防止低血钾与碱血症,用支链氨基酸或六合氨基酸 250 mL 静脉滴注,1~2 次/天。

(4)消除脑水肿,有脑水肿倾向者用 20%甘露醇 250 mL.加压快速静脉滴注。

4.防治出血

(1)观测血小板计数、凝血酶原时间、纤维蛋白原等,以便及早发现 DIC 征兆,尽早采取相应措施。早期应给改善微循环、防止血小板聚集的药物,如川芎嗪 160~240 mg,复方丹参注射液 8~18 mL,双嘧达莫 400~600 mg 等,加入葡萄糖液内静脉滴注。500 mL 右旋糖酐-40 加山莨菪碱注射液 10~20 mg,静脉滴注,如确已发生 DIC,应按 DIC 治疗。

(2)凝血因子的应用,纤维蛋白原 1.5 g 溶于 100 mL 注射用水中,缓慢静脉滴注,1 次/天。输新鲜血浆或新鲜全血。

(3)大剂量维生素 K_1 应早应用,有人认为大剂量维生素 K_1、维生素 C、维生素 E 合用,可使垂死的肝细胞复苏。

(4)酚磺乙胺 500 mg,静脉注射,1 或 2 次/天。

(5)对有消化道大出血者,除输血及全身用止血药外,应进行局部相应处理。消化道出血,可口服凝血酶,每次 2 000 U;奥美拉唑 40 mg 静脉注射,1 次/6 小时;西咪替丁,每晚 0.4~0.8 g,可防治胃黏膜糜烂出血。对门静脉高压引起的上消化道出血,在血压许可的条件下,持续静脉滴注酚妥拉明以降低门脉压,可起到理想的止血效果。酚妥拉明 20~30 mg 加入 10%葡萄糖液 1 000~1 500 mL 缓慢静脉滴注 8~12 小时,注意观察血压。

5.防治肾衰竭

(1)尽量避免用有肾毒性的药物。

(2)选用川芎嗪、复方丹参、山莨菪碱、右旋糖酐-40 等。如已有肾功能不全、尿少者,应按急性肾衰竭处理。注意水、电解质平衡,防止高血钾。

(3)适当用利尿药,可用呋塞米 20~100 mg 稀释后静脉注射。

(4)经用药不能缓解高血钾与氮质血症,应行腹膜透析。

6.防感染

(1)注意口腔护理,保持病室空气清新,防止交叉感染。及早发现感染征兆,要特别注意腹腔、消化道、呼吸道、口腔、泌尿系统感染。可用乳酸菌制剂,以低于 50 ℃的低温水冲服,以预防肠道感染。

(2)及早用抗生素,在没有找到致病菌前,一般首先考虑革兰阴性菌感染,全面考虑选用抗生素。要特别注意避免使用肾毒性与肝毒性抗生素。

三、急救护理

(一)护理目标

(1)患者及家属了解重症肝炎的诱发因素。

(2)患者症状改善,无护理并发症。

(3)为患者提供优质的护理服务,提高危重患者的生存质量,降低病死率。

(4)护士熟练掌握重症肝炎护理及预防保健知识。

(二)护理措施

1.休息与活动

卧床休息,病情允许时尽量采取平卧位。症状好转,黄疸消退,肝功能改善后,可逐渐增加活动量,以不感到疲劳为宜。肝功能正常1～3个月后可恢复日常活动及工作。

2.饮食

(1)饮食原则:高热量、高维生素、低脂、优质蛋白、易消化饮食。

(2)肝性脑病神志不清时禁止摄入蛋白质饮食,清醒后可逐渐增加蛋白质含量,每天约20 g,以后每隔3～5天增加10 g,逐渐增加至40～60 g/d。最好以植物蛋白为宜。

(3)肝肾综合征时低盐或无盐饮食,钠限制每天250～500 mg,进水量限制在1 000 mL/d。

(4)为患者提供清洁、舒适的就餐环境,促进食欲。

3.预防感染

(1)保持病房空气清新,减少探视。加强病房环境消毒,每天常规进行地面、物表、空气消毒。

(2)注意饮食卫生及餐具的清洁消毒,避免交叉感染。

(3)加强无菌操作,防止医源性感染。

(4)严格终末消毒。

4.心理护理

重症肝炎患者病情危重,病死率高,患者及家属易形成恐惧的心理状态,对治疗失去信心。护士应详细了解患者及家属对疾病的态度,耐心倾听患者诉说,安慰患者,建立良好的护患关系。讲解好转的典型病例,使患者树立战胜疾病的信心。

5.症状护理

(1)观察患者生命体征、神志、瞳孔、尿量的变化,并做好记录。

(2)每周测量腹围和体重。利尿速度不宜过快,腹水伴水肿者,每天体重下降≤1 000 g。单纯腹水患者,每天体重下降≤400 g。

(3)避免肝性脑病的各种诱发因素:注意保持大便通畅,防治感染,禁用止痛、麻醉、安眠和镇静药物,维持水电解质和酸碱平衡。

(4)观察有无肝性脑病、出血、肝肾综合征等并发症的发生,如有病情变化及时汇报医师并配合抢救。

6.三腔二囊管护理

(1)胃气囊充气200～300 mL,食道囊充气150～200 mL。

(2)置管期间可因提拉过猛或患者用力咳嗽出现恶心,频繁期前收缩甚至窒息症状,应立即将气囊口放开,放出三腔管内气体,并行进一步处理。

(3)经常抽吸胃内容物,观察有无再出血。

(4)置管期间应保持口、鼻清洁,忌咽唾液、痰液,以免误入气管。

(5)置管24小时应放气15～30分钟,以免食管、胃底黏膜受压过久坏死。

(6)出血停止后放出气囊的气体,保留管道,继续观察12～24小时,无出血现象可考虑拔管,拔管前应吞服液状石蜡20～30 mL。

7.健康教育

(1)向患者及家属讲解重症肝炎的诱因。

(2)按照医嘱合理用药,了解常用药物的作用、正确用量、用法、不良反应。勿自行使用镇静、安眠药物。

(3)合理饮食:高热量、高维生素、低脂、优质蛋白、易消化饮食。

(4)预防交叉感染:实施适当的家庭隔离,如患者的餐具、用具和洗漱用品应专用,定时消毒。

（5）避免劳累、饮酒及应用肝损害药物。

（6）定期复查肝功能。

（陈嘉琳）

第五节 急性肝衰竭

一、定义

急性肝衰竭是原来无肝病者肝脏受损后短时间内发生的严重临床综合征,死亡率高,最常见的病因是病毒性肝炎。

二、病因及发病机制

(一)病因

在中国引起肝衰竭的主要病因是肝炎病毒(主要是乙型肝炎病毒),其次是药物及肝毒性物质(如乙醇、化学制剂等)。在欧美国家,药物是引起急性、亚急性肝衰竭的主要原因。

(二)发病机制

1.内毒素与肝损伤

内毒素使肝脏能量代谢发生障碍。还可诱导中性粒细胞向肝内聚集,并激活中性粒细胞,参与导致大块肝细胞坏死的炎症过程。内毒素作用于肝窦内皮细胞及微血管,引起肝微循环障碍,导致缺血缺氧性损伤。

2.细胞因子与肝损伤

细胞因子不仅是肝坏死过程的主要因素,还与肝衰竭时肝细胞再生抑制状态有关。

3.细胞凋亡

肝细胞凋亡在肝衰竭病理形成过程中也起着重要的作用。

4.多器官功能衰竭与肝衰竭

肝衰竭是多器官功能衰竭的主要起因,而多器官功能衰竭又可加重肝衰竭。

三、临床表现

(一)神经、精神症状

早期以性格和行为改变为主,如情绪激动、精神错乱、行为荒诞等,少数患者可被误诊为精神病。晚期出现肝昏迷、肝臭,各种反射迟钝或消失,肌张力改变,踝阵挛阳性。

(二)黄疸

典型病例先是尿色加深,2～3天以后皮肤巩膜出现黄疸,迅速加深,少数患者的黄疸可出现在神经、精神症状前,但较轻微,以后随病情恶化而加深。

(三)出血

因肝脏内凝血因子合成障碍,导致弥散性血管内凝血、血小板减少。

(四)肝脏缩小

多数急性肝衰竭肝脏呈进行性缩小,此为诊断本病的重要体征。

(五)腹水

多数患者迅速出现腹水,大多属于漏出液,少数为渗出液或血性。

(六)脑水肿、脑疝综合征

发生率24%～82%,单纯脑水肿表现为呕吐、头痛、烦躁、血压轻度上升。合并脑疝则出现去大脑强直、抽搐、瞳孔对光反应减弱或消失、呼吸节律不齐、呼吸骤停等。

(七)肝肾综合征

表现为少尿或无尿、氮质血症、稀释性低血钠、低尿钠,尿中可无蛋白质及管型。

四、实验室及其他检查

(1)肝炎病毒学检查:肝功能检查转氨酶升高或发生胆-酶分离现象。

(2)血生化检查:凝血酶原时间延长。

五、紧急救护

(一)去除诱因

针对引起急性肝衰竭的不同诱因,给予治疗和护理。

(二)保肝治疗

(1)应用细胞活性药物,如ATP、辅酶A、肌苷、1,6-二磷酸果糖等。

(2)胰岛素-胰高血糖素疗法。

(3)促肝细胞生长素促使肝细胞再生。

(4)前列腺素E可扩张血管,改善肝微循环,稳定肝细胞膜,防止肝细胞坏死。

(5)适量补充新鲜血、新鲜血浆及清蛋白,有利于提高胶体渗透压,促进肝细胞的再生和补充凝血因子。

(三)对症处理

1.肝性脑病

避免使用麻醉、镇痛、催眠等中枢抑制药物,及时控制感染和上消化道出血,注意纠正水、电解质和酸碱平衡紊乱。降低血氨。

(1)禁止经口摄入蛋白质,尤其动物蛋白,以减少氨的形成。

(2)抑制肠道产氨细菌生长,可口服或鼻饲新霉素1～2 g/d,甲硝唑0.2 g,每天4次。

(3)清除肠道积食、积血或其他含氮物质,应用乳果糖或拉克替醇,口服或高位灌肠,可酸化肠道,促进氨的排出,减少肠源性毒素吸收。

(4)视患者的电解质和酸碱平衡情况酌情选择谷氨酸钠、谷氨酸钾、精氨酸等降氨药。

(5)使用支链氨基酸或支链氨基酸与精氨酸混合制剂,以纠正氨基酸失衡。

2.出血

(1)预防胃应激性溃疡出血,可用H_2受体拮抗剂或质子泵抑制剂。

(2)凝血功能障碍者注射维生素K,可促进凝血因子的合成。血小板减少或功能异常者可输注血小板悬液。

(3)胃肠道出血者可用冰盐水加血管收缩药物局部灌注止血。

(4)活动性出血或需接受损伤性操作者,应补充凝血因子,以输新鲜血浆为宜。

(5)一旦出现 DIC、颅内出血,须积极配合抢救。

(四)急性并发症的处理

1.肝肾综合征

(1)及时去除诱因,如避免强烈利尿及大量放腹水,不使用损害肾功能的药物。

(2)在改善肝功能的前提下,适当输注右旋糖酐-40、清蛋白等胶体溶液,以提高循环血容量。

(3)补充血容量的同时给予利尿剂,常用 20％甘露醇,无效时可用呋塞米,可消除组织水肿、腹水,减轻心脏负荷,清除有害代谢产物。

(4)应用血管活性药,可选用多巴胺、酚妥拉明等药物,以扩张肾血管,增加肾血流量。

(5)经上述治疗无效时,宜尽早进行血液透析,清除血内有害物质,减轻氮质血症、纠正高钾血症和酸中毒。

2.感染

一旦出现感染,可单用或联合应用抗生素,但不应使用有肝、肾毒性的药物。

3.脑水肿

颅内压增高者给予高渗性脱水药。

(五)血液净化疗法

可清除因肝功能严重障碍而产生的各种有害物质,使血液得以净化,帮助患者度过危险期。血浆置换是较为成熟的血液净化方法,可以去除与血浆蛋白结合的毒物,补充血浆蛋白、凝血因子等人体所需物质,从而减轻急性肝衰竭患者的症状。

(六)肝替代治疗

(1)人工肝支持治疗:人工肝是指通过体外的机械、物理化学或生物装置,清除各种有害物质,补充必需物质,改善内环境,暂时替代衰竭肝的部分功能的治疗方法,能为肝细胞再生及肝功能恢复创造条件或等待机会进行肝移植。

(2)肝移植。

六、观察要点

(1)判断神志是否清醒,性格和行为有无异常,以便及时发现肝性脑病的先兆。

(2)密切观察生命体征变化,注意每天测量腹围、体重。

(3)黄疸:了解黄疸的程度,有无逐渐加重。

(4)出血:注意皮肤、黏膜及消化道等部位有无出血,抽血及穿刺后要长时间压迫穿刺点,防止渗血。

(5)监测中心静脉压、血气分析变化。

(6)监测肝功能、凝血功能变化。

(7)对接受胰高血糖素、胰岛素疗法患者,用药期间随时监测血糖水平,以便随时调整药物的用量。

(8)应用谷氨酸钾时须监测钾、钠、氯含量,保持电解质平衡。

七、护理要点

(一)充分休息与心理护理

患者应绝对卧床休息,腹水患者采取半卧位。鼓励患者保持乐观情绪,以最佳心理状态配合治疗。

(二)饮食护理

给予低脂、低盐、高热量、清淡、易消化的食物。戒烟酒,忌辛辣刺激性食物,少量多餐可进食流质或半流质,以保证营养充分吸收,促进肝细胞再生和修复。有腹水者控制钠盐摄入,肝性脑病者忌食蛋白。

(三)口腔护理

饭前饭后可用5%碳酸氢钠漱口。

(四)皮肤护理

保持皮肤清洁干燥,黄疸较深、瘙痒严重者可给予抗组胺药物。

(五)并发症的护理

1.肝肾综合征

严格控制液体入量,避免使用损害肝、肾功能的药物。注意观察尿量的变化及尿的颜色和性质,准确记录每天出入液量。

2.感染

加强支持疗法,调整免疫功能。

3.大量腹水

(1)安置半卧位,限制钠盐和每天入水量。

(2)遵医嘱应用利尿药,避免快速和大量利尿,用药后注意监测血电解质。

(3)每天称体重,测腹围,记录尿量,密切观察腹水增长及消退情况。

(4)腹腔穿刺放腹水一次量不能超过3 000 mL,防止水、电解质紊乱和酸碱失衡。

4.脑水肿

密切观察患者有无头痛、呕吐、眼底视盘水肿及意识障碍等表现。一旦发生,应协助患者取平卧位,抬高床头15°~30°,以利颅内静脉回流,减轻脑水肿。使用脱水药、利尿药后易出现电解质紊乱,应定时监测。

(六)安全防护

对于昏迷患者加护床挡,烦躁患者慎用镇静药,必要时可用水合氯醛灌肠。

(七)肠道护理

灌肠可清除肠内积血,使肠内保持酸性环境,减少氨的产生和吸收,协助患者采取左侧卧位,用37~38 ℃温水100 mL加食醋50 mL灌肠1~2次/天,或乳果糖500 mL加温水500 mL保留灌肠,使血氨降低。肝性脑病者禁用肥皂水灌肠。

(陈嘉琳)

第六节 高血糖危象

高血糖危象指的是糖尿病昏迷,而糖尿病是由多种病因引起的以慢性高血糖为特征的代谢紊乱,其基本病理生理为绝对或相对性胰岛素分泌不足所引起的糖代谢紊乱,严重时可导致酸碱平衡失常。特征性的病理改变包括高血糖、高酮血症及代谢性酸中毒,发展到严重时可发生酮症酸中毒昏迷和高渗性非酮症性昏迷。

一、糖尿病酮症酸中毒

糖尿病酮症酸中毒(DKA)为最常见的糖尿病急症,是由于体内胰岛素缺乏引起的以高血糖、高血酮和代谢性酸中毒为主要表现的临床综合征。当代谢紊乱发展至脂肪分解加速、血清酮体积聚超过正常水平时称为酮血症,尿酮体排出增多称为酮尿,临床上统称为酮症。当酮酸积聚而发生代谢性酸中毒时称为酮症酸中毒,常见于1型糖尿病患者或B细胞功能较差的2型糖尿病患者伴应激时。

(一)病因

DKA发生在有糖尿病基础,在某些诱因作用下发病。DKA多见于年轻人,1型糖尿病易发,2型糖尿病可在某些应激情况下发生。发病过程大致可分为代偿性酮症酸中毒与失代偿性酮症酸中毒两个阶段。诱发DKA的原因如下。

1.急性感染

以呼吸、泌尿、胃肠道和皮肤的感染最为常见。伴有呕吐的感染更易诱发急性感染。

2.胰岛素和药物治疗中断

胰岛素和药物治疗中断是诱发DKA的重要因素,特别是胰岛素治疗中断。有时也可因体内产生胰岛素抗体致使胰岛素的作用降低而诱发。

3.应激状态

糖尿病患者出现精神创伤、紧张或过度劳累、外伤、手术、麻醉、分娩、脑血管意外、急性心肌梗死等。

4.饮食失调或胃肠疾病

严重呕吐、腹泻、厌食、高热等导致严重失水,过量进食含糖或脂肪多的食物,酗酒,或每天糖类摄入过少(<100 g)时。

5.不明病因

发生DKA时往往有几种诱因同时存在,但部分患者可能找不到明显诱因。

(二)发病机制

主要病理基础为胰岛素相对或绝对不足,拮抗胰岛素的激素(胰高血糖素、皮质醇、儿茶酚胺类、生长激素)增加以及严重失水等,因此产生糖代谢紊乱,血糖不能正常利用,导致血糖增高、脂肪分解增加、血酮增高和继发性酸中毒与水、电解质平衡失调等一系列改变。本病发病机制中各种胰岛素拮抗激素相对或绝对增多起重要作用。

1.脂肪分解增加、血酮增高与代谢性酸中毒的出现

DAK 患者脂肪分解的主要原因有:①胰岛素的严重缺乏,不能抑制脂肪分解。②糖利用障碍,机体代偿性脂肪动员增加。③生长激素、胰高血糖素和糖皮质激素的作用增强,促进脂肪的分解。此时因脂肪动员和分解加速,大量脂肪酸在肝经 B 氧化生成乙酰辅酶 A。正常状态下的乙酰辅酶 A 主要与草酰乙酸结合后进入三羧酸循环。DAK 时,由于草酰乙酸的不足,使大量堆积的乙酰辅酶 A 不能进入三羧酸循环,加上脂肪合成受抑制,使之缩合为乙酰乙酸,再转化为β-羟丁酸、丙酮,三者总称为酮体。与此同时,胰岛素的拮抗激素作用增强,也成为加速脂肪分解和酮体生成的另一个主要方面。在糖、脂肪代谢紊乱的同时,蛋白质的分解过程加强,出现负氮平衡,血中生酮氨基酸增加,生糖氨基酸减少,这在促进酮血症的发展中也起了重要作用。当肝内产生的酮体量超过了周围组织的氧化能力时,便引起高酮血症。

病情进一步恶化将引起:①组织分解加速。②毛细血管扩张和通透性增加,影响循环的正常灌注。③抑制组织的氧利用。④先出现代偿性通气增强,继而 pH 下降,当 pH<7.2 时,刺激呼吸中枢引起深快呼吸(Kussmaul 呼吸),pH<7.0 时,可导致呼吸中枢麻痹,呼吸减慢。

2.胰岛素严重缺乏、拮抗激素增高及严重脱水

当胰岛素严重缺乏和拮抗激素增高情况下,糖利用障碍,糖原分解和异生作用加强,血糖显著增高,可超过 19.25 mmol/L,继而引起细胞外高渗状态,使细胞内水分外移,引起稀释性低钠。一般来说,血糖每升高 5.6 mmol/L,血浆渗量增加 5.5 mmol/L,血钠下降 2.7 mOsm/L。此时,增高的血糖由肾小球滤过时,可比正常的滤过率[5.8~11 mmol/(L·min)]高出 5~10 倍,大大超过了近端肾小管回吸收糖[16.7~27.8 mmol/(L·min)]的能力,多余的糖由肾排出,带走大量水分和电解质,这种渗透性利尿作用必然使有效血容量下降,机体处于脱水状态。此外,由此而引起的机体蛋白质、脂肪过度分解产物(如尿素氮、酮体、硫酸、磷酸)从肺、肾排出,同时厌食、呕吐等症状,都可加重脱水的进程。在脱水状态下的机体,胰岛素利用下降与反调节激素效应增强的趋势又必将进一步发展。这种恶性循环若不能有效控制,必然引起内环境的严重紊乱。

3.电解质失衡

因渗透性利尿作用,从肾排出大量水分的同时也丢失 K^+、Na^+ 和 Cl^- 等离子。血钠在初期可由于细胞内液外移和排出增多而引起稀释性低钠,但若失水超过失钠程度,血钠也可增高。血钾降低多不明显,有时由于 DKA 时组织分解增加使大量细胞内 K^+ 外移而使测定的血钾不低,但总体上仍以低钾多见。

(三)临床表现

绝大多数 DKA 见于 1 型糖尿病患者,有使用胰岛素治疗史,且有明显诱因,小儿则多以 DKA 为首先症状出现。一般起病急骤,但也有逐渐起病者。早期患者常感软弱、乏力、肌肉酸痛,是为 DKA 的前驱表现,同时糖尿病本身症状也加重,常因大量尿糖及酮尿使尿量明显增加,体内水分丢失,多饮、多尿更为突出,此时食欲缺乏、恶心、呕吐、腹痛等消化道症状及胸痛也很常见。老年有冠心病者可并发心绞痛,甚而心肌梗死及心律失常或心力衰竭等。由于 DKA 时心肌收缩力减低,每搏量减少,加以周围血管扩张,血压常下降,导致周围循环衰竭。

1.严重脱水

皮肤黏膜干燥、弹性差,舌干而红,口唇樱桃红色,眼球下陷,心率增快,心音减弱,血压下降;并可出现休克及中枢神经系统功能障碍,如头痛、神志淡漠、恍惚,甚至昏迷。少数患者尚可在脱水时出现上腹部剧痛、腹肌紧张并压痛,酷似急性胰腺炎或外科急腹症,胰淀粉酶亦可升高,但非

胰腺炎所致,与严重脱水和糖代谢紊乱有关,一般在治疗 2～3 天后可降至正常。

2.酸中毒

可见深而快的 Kussmaul 呼吸,呼出气体呈酮味(烂苹果味),但患者常无呼吸困难感觉,少数患者可并发呼吸窘迫综合征。酸中毒可导致心肌收缩力下降,诱发心力衰竭。当 pH＜7.2 时中枢神经系统受抑制则出现倦怠、嗜睡、头痛、全身痛、意识模糊和昏迷。

3.电解质失衡

早期低血钾常因病情发展而进一步加重,可出现胃肠胀气、腱反射消失和四肢麻痹,甚至有麻痹性肠梗阻的表现。当同时合并肾功能损害,或因酸中毒致使细胞内大量钾进入细胞外液时,血钾也可增高。

4.其他

肾衰竭时少尿或无尿,尿检出现蛋白、管型;部分患者可有发热,病情严重者体温下降,甚至降至 35 ℃以下,这可能与酸血症时血管扩张和循环衰竭有关;尚有少数患者可因 6-磷酸葡萄糖脱氢酶缺乏而产生溶血性贫血或黄疸。

(四)实验室检查

1.尿糖、尿酮检查

尿糖、尿酮强阳性,但当有严重肾功能损害时由于肾小球滤过率减少而导致肾糖阈增高时,尿糖和尿酮亦可减少或消失。

2.血糖、血酮检查

血糖明显增高,多为 16.7～33.3 mmol/L,有时可达 55.5 mmol/L;血酮体明显增高,正常值＜0.6 mmol/L,＞1.0 mmol/L 为高血酮,＞3.0 mmol/L 提示酸中毒。

3.血气分析

代偿期 pH 可在正常范围,HCO_3^- 降低;失代偿期 pH＜7.35,HCO_3^- 进一步下降,BE 负值增大。

4.电解质测定

血钾正常或偏低,尿量减少后可偏高,血钠、血氯多偏低,血磷低。

5.其他

肾衰竭时,尿素氮、肌酐增高,尿常规可见蛋白、管型,白细胞计数多增加。

(五)诊断及鉴别诊断

DKA 的诊断基于如下条件:①尿糖强阳性。②尿酮体阳性,但在肾功能严重损伤或尿中以 β-羟丁酸为主时尿酮可减少甚至消失。③血糖升高,多为 16.7～33.3 mmol/L,若＞33.3 mmol/L,要注意有无高血糖高渗状态。④血 pH＜7.35,HCO_3^-＜15 mmol/L。在早期代偿阶段血 pH 可正常,但 BE 负值增大。关键在于对临床病因不明的脱水、酸中毒、休克、意识改变进而昏迷的患者应考虑到 DKA 的可能。若尿糖、尿酮体阳性,血糖明显增高,无论有无糖尿病史,都可结合临床特征而确立诊断。

DKA 可有昏迷,但在确立是否为 DKA 所致时,除需与高血糖高渗状态、低血糖昏迷和乳酸性酸中毒进行鉴别外,还应注意脑血管意外的出现,应详查神经系统体征,特别要急查头颅 CT,以资鉴别,必须注意二者同时存在的可能性。

(六)急诊处理

治疗原则为尽快纠正代谢紊乱,去除诱因,防止各种并发症。补液和胰岛素治疗是纠正代谢紊乱的关键。

1.补液

输入液体的量及速度应根据患者脱水程度、年龄及心脏功能状态而定。一般每天总需量按患者原体重的10％估算。首剂生理盐水1 000～2 000 mL,1～2小时静脉滴注完毕,以后每6～8小时输1 000 mL左右。补液后尿量应在每小时100 mL以上,如仍尿少,表示补液不足或心、肾功能不佳,应加强监护,酌情调整。昏迷者在苏醒后,要鼓励口服液体,逐渐减少输液,较为安全。

2.胰岛素治疗

常规以小剂量胰岛素为宜,这种用法简单易行,不必等血糖结果;无迟发低血糖和低血钾反应,经济、有效。实施时可分两个阶段进行。

(1)第1阶段:患者诊断确定后(或血糖＞16.7 mmol/L),开始先静脉滴注生理盐水,并在其中加入短效胰岛素,每小时给予每千克体重0.1 U胰岛素,使血清胰岛素浓度恒定为100～200 μU/mL,每1～2小时复查血糖,如血糖浓度下降＜30％,可将胰岛素加量;对有休克和(或)严重酸中毒和(或)昏迷的重症患者,应酌情静脉注射首次负荷剂量10～20 U胰岛素;如血糖浓度下降＞30％,则按原剂量继续静脉滴注,直至血糖浓度下降为≤13.9 mmol/L后,转第2阶段治疗;当血糖浓度≤8.33 mmol/L时,应减量使用胰岛素。

(2)第2阶段:当患者血糖下降至≤13.9 mmol/L时,将生理盐水改为5％葡萄糖(或糖盐水),胰岛素的用量则按葡萄糖与胰岛素之比为(3～4):1(即每3～4 g糖给胰岛素1 U)继续滴注,使血糖维持在11.1 mmol/L左右,酮体阴性时,可过渡到平日治疗剂量,但在停止静脉滴注胰岛素前1小时酌情皮下注射胰岛素1次,以防血糖的回升。

3.补钾

DKA者从尿中丢失钾,加上呕吐与摄入减少,必须补充。但测定的血钾可因细胞内钾转移至细胞外而在正常范围内,因此,除非患者有肾功能障碍或无尿,一般在开始治疗即进行补钾。补钾应根据血钾和尿量:治疗前血钾低于正常,立即开始补钾,前2～4小时通过静脉输液每小时补钾为13～20 mmol/L(相当于氯化钾1.0～1.5 g);血钾正常、尿量＞40 mL/h,也立即开始补钾;血钾正常、尿量＜30 mL/h,暂缓补钾,待尿量增加后再开始补钾;血钾高于正常,暂缓补钾。使用时应随时进行血钾测定和心电图监护。如能口服,用肠溶性氯化钾1～2 g,3次/天。用碳酸氢钠时,鉴于它有促使钾离子进入细胞内的作用,故在滴入5％碳酸氢钠150～200 mL时,应加氯化钾1 g。

4.纠正酸中毒

患者酸中毒是由酮体过多所致,而非HCO_3^-缺乏,一般情况下不必用碳酸氢钠治疗,大多可在输注胰岛素及补液后得到纠正。反之,易引起低血钾、脑水肿、反常性脑脊液pH下降和因抑制氧合血红蛋白解离而导致组织缺氧。只有pH＜7.1或CO_2CP＜6.7 mmol/L,HCO_3^-＜5 mmol/L时给予碳酸氢钠50 mmol/L。

5.消除诱因,积极治疗并发症

并发症是关系到患者预后的重要方面,也是酮症酸中毒病情加重的诱因,如心力衰竭、心律失常、严重感染等,都须积极治疗。此外,对患者应用鼻导管供氧,严密监测神志、血糖、尿糖、尿量、血压、心电图、血气、血浆渗量、尿素氮、电解质及出入量等,以便及时发现病情变化,及时予以处理。

(七)急救护理

1.急救护理要点

(1)补液:是抢救 DKA 首要的、极其关键的措施。补液可以迅速纠正失水以改善循环血容量与肾功能。通常使用 0.9%氯化钠注射液。一般补液应遵循以下原则。①若血压正常或偏低,血钠<150 mmoL/L,静脉输入 0.9%氯化钠注射液。发生休克者,还应间断输入血浆或全血。②若血压正常,血钠≥150 mmol/L,或伴有高渗状态,可开始就用低渗液体。③血糖降至13.9 mmol/L以下,改用 5%葡萄糖注射液。补充的量及速度须视失水程度而定。一般按患者体重(kg)的 10%估计输液。补液按先快后慢的原则进行。头 4 个小时补充总量的 1/4~1/3,头8~12 小时补充总量的 2/3,其余的量在 24~48 小时补足。补液途径以静脉为主,辅以胃肠内补液。

(2)应用胰岛素:静脉滴注或静脉推注小剂量胰岛素治疗,此法简单易行,安全有效,较少发生低血钾、脑水肿及后期低血糖等严重不良反应。每小时胰岛素用量 0.1 U/kg(可用 50 URI 加入 500 mL 0.9%氯化钠注射液中以 1 mL/min 的速度持续静脉滴注)。

(3)保持呼吸道通畅,吸氧,提供保护性措施。

2.一般护理要点

(1)严密观察生命体征和神志变化,低血钾患者应做心电图监测,为病情判断和观察治疗反应提供客观依据。

(2)及时采血、留尿,送检尿糖、尿酮、血糖、血酮、电解质及血气等。

(3)准确记录 24 小时出入量。

(4)补液时密切监测肺水肿发生情况。

(5)遵医嘱用药,纠正电解质及酸碱失衡:轻症患者经补液及胰岛素治疗后,酸中毒可逐渐得到纠正,不必补碱。重症酸中毒,二氧化碳结合力<8.92 mmol/L,pH<7.1,应根据血 pH 和二氧化碳结合力变化,给予适量碳酸氢钠溶液静脉输入。酸中毒时细胞内缺钾,治疗前血钾水平不能真实反映体内缺钾程度,治疗后 4~6 小时血钾常明显下降,故在静脉输入胰岛素及补液同时应补钾,最好在心电监护下,结合尿量和血钾水平,调整补钾量和速度。在使用胰岛素 4 小时后,只要有尿排出(>30 mL/h),则应当补钾。

(6)对症护理:针对休克、严重感染、心力衰竭、心律失常、肾衰竭、脑水肿等进行处理,加强护理,注意口腔、皮肤的护理,预防压疮和继发性感染。昏迷患者应加强生活护理。

二、糖尿病高渗性非酮症昏迷

非酮症性高血糖高渗性糖尿病昏迷(NKHDC)是糖尿病的严重急性合并症。特点是血糖极高,没有明显的酮症酸中毒,因高血糖引起血浆高渗性脱水和进行性意识障碍的临床综合征。

(一)病因及发病机制

诱发因素常见的有大量口服或静脉输注糖液,使用糖皮质激素、利尿剂(如呋塞米、噻嗪类、山梨醇)、免疫抑制剂、氯丙嗪、苯妥英钠、普萘洛尔等药物,急性感染,手术,以及脑血管意外、急性心肌梗死、心力衰竭等应激状态,腹膜透析和血液透析等。具体的发病机制还有待于进一步阐明。可能由于本病患者体内仍有一定数量的胰岛素,虽然由于各种不同原因而使其生物效应不足,但其数量足以抑制脂肪细胞脂肪分解,而不能抑制肝糖原分解和糖原异生,肝脏产生葡萄糖增加释入血流,同时葡萄糖因胰岛素不足不能透过细胞膜而为脂肪、肌肉摄取与利用,导致血糖上升。脂肪分解受抑制,游离脂肪酸增加不多,使肝脏没有足够的底物形成较多的酮体。加以本病患者抗胰岛素激素(如生长激素、糖皮质激素等)水平虽然升高,但其出现时间较酮症酸中毒患者迟,且其上升程度不足以引起生酮作用。血糖升高,大量尿糖从肾排出,引起高渗性利尿,从而导致脱水和血容量减少。

(二)临床表现

1.前驱期表现

NKHDC 起病多隐蔽,在出现神经系统症状和进入昏迷前常有一段过程,即前驱期,表现为糖尿病症状如口渴、多尿和倦怠、无力等症状的加重,反应迟钝,表情淡漠,引起这些症状的基本原因是由于渗透性利尿失水。这一期可由几天到数周,发展比糖尿病酮症酸中毒慢,如能对NKHDC 提高警惕,在前驱期及时发现并诊断,则对患者的治疗和预后大有好处,但可惜往往由于前驱期症状不明显,一则易被患者本人和医师所忽视,再者常易被其他合并症症状所掩盖和混淆,而使诊断困难和延误。

2.典型期的临床表现

如前驱期得不到及时治疗,则病情继续发展,由于严重的失水引起血浆高渗和血容量减少,患者主要表现为严重的脱水和神经系统两组症状和体征,我们观察的全部患者都有明显的脱水表现,外观患者的唇舌干裂、眼窝塌陷、皮肤失去弹性,由于血容量不足,大部分患者有血压减低、心跳加速,少数患者呈休克状态,有的由于严重脱水而无尿,神经系统方则表现为不同程度的意识障碍,从意识模糊、嗜睡直至昏迷,可以有一过性偏瘫。病理反射和癫痫样发作,出现神经系统症状常是促使患者前来就诊的原因,因此常误诊为一般的脑血管意外而导致误诊、误治,后果严重。和酮症酸中毒不一样,NKHDC 没有典型的酸中毒呼吸,如患者出现中枢性过度换气现象时,则应考虑是否合并有败血症和脑血管意外。

(三)实验室及其他检查

(1)血常规。由于脱水血液浓缩,血红蛋白增高,白细胞计数多$>10 \times 10^9$/L。

(2)血糖极高>33.3 mmol/L(多数>44.4 mmol/L)。

(3)血电解质改变不明显。

(4)尿糖强阳性,尿酮体阴性或弱阳性。

(5)血浆渗透压增高血浆渗透压可按下面公式计算:

$$血浆渗透压(mOsm/L) = 2(Na^+ + K^+) + \frac{血糖(mg/dL)}{18} + \frac{BUN(mg/dL)}{2.8}$$

正常范围 280～300 mOsm/L,NKHDC 多>340 mOms。

其他血肌酐和尿素氮多增高,原因可由于肾脏本身因素,但大部分患者是由于高度脱水肾前因素所致,因而血肌酐和尿素氮一般随急性期补液治疗后而下降,如仍不下降或特别高者预后不良。

(四)诊断

NKHDC 的死亡率极高,能否及时诊断直接关系到患者的治疗和预后。从上述 NKHDC 的临床表现看,对本症的诊断并不困难,关键是所有的临床医师要提高对本症的警惕和认识,特别是对中、老年患者有以下临床症状者,无论有无糖尿病历史,均提示有 NKHDC 的可能,应立即做实验室检查:①进行性意识障碍和明显脱水表现者。②中枢神经系统症状和体征,如癫痫样抽搐和病理反射征阳性者。③合并感染、心肌梗死、手术等应激情况下出现多尿者。④大量摄糖,静脉输糖或应用激素、苯妥英钠、普萘洛尔等可致血糖增高的药物时出现多尿和意识改变者。⑤水入量不足、失水和用利尿药、脱水治疗与透析治疗等。

实验室检查和诊断指标：对上述可疑 NKHDC 者应立即取血查血糖、血电解质(钠、钾、氯)、尿素氮和肌酐、CO_2CP，有条件做血酮和血气分析，查尿糖和酮体，做心电图。NKHDC 实验室诊断指标：①血糖>33.3 mmol/L。②有效血浆渗透压>320 mOsm/L，有效血浆渗透压指不计算血尿素氮提供的渗透压。③尿糖强阳性，尿酮体阴性或弱阳性。

(五)鉴别诊断

首先，需与非糖尿病脑血管意外患者相鉴别，这种患者血糖多不高，或有轻度应激性血糖增高，但不可能>33.3 mmol/L。其次，需与其他原因的糖尿病性昏迷相鉴别。

(六)危重指标

所有的 NKHDC 患者均为危重患者，但有下列表现者大多预后不良。①昏迷持续 48 小时尚未恢复者。②高血浆渗透压于 48 小时内未能纠正者。③昏迷伴癫痫样抽搐和病理反射征阳性者。④血肌酐和尿素氮增高而持续不降低者。⑤患者合并有革兰阴性细菌性感染者。

(七)治疗

尽快补液以恢复血容量，纠正脱水及高渗状态，降低血糖，纠正代谢紊乱，积极查询并清除诱因，治疗各种并发症，降低死亡率。

1.补液

迅速补液，扩充血容量，纠正血浆高渗状态，是本症治疗中的关键。

(1)补液的种类和浓度：具体用法可按以下 3 种情况。①有低血容量休克者，应先静脉滴注等渗盐水，以较快地提高血容量，升高血压，但因其含钠高，有时可造成血钠及血浆渗透压进一步升高而加重昏迷，故应在血容量恢复，血压回升至正常且稳定而血浆渗透压仍高时，改用低张液(4.5 g/L 氯化钠或 6 g/L 氯化钠)。②血压正常，血钠>150 mmol/L，应首先静脉滴注 4.5～6 g/L 氯化钠溶液，使血浆渗透压迅速下降。因其含钠量低，输入后可有 1/3 进入细胞内，大量使用易发生溶血或导致继发性脑水肿及低血容量休克危险，故当血浆渗透压降至 330 mmol/L 以下，血钠为 140～150 mmol/L 时，应改输等渗氯化钠溶液。若血糖降至 13.8～16.5 mmol/L 时，改用 50 g/L 有萄糖液或葡萄糖盐水。③休克患者或收缩压持续>10.6 kPa 者，除补等渗液外，应间断输血浆或全血。

(2)补液量估计：补液总量可按体重的 10% 估算。

(3)补液速度：一般按先快后慢的原则，前 4 小时补总量的 1/3,1.5～2 L，前 8、12 小时补总量的 1/2 加尿量，其余在 24～48 小时内补足。但在估计输液量及速度时，应根据病情随时调整仔细观察并记录尿量，血压和脉率，应注意监测中心静脉压和心电图等。

(4)鼻饲管内补给部分液体：可减少静脉补液量，减轻心肺负荷，对部分无胃肠道症状患者可试用，但不能以此代替输液，以防失去抢救良机。

2.胰岛素治疗

本症患者一般对胰岛素较敏感，有的患者尚能分泌一定量的胰岛素，故患者对胰岛素的需要量比酮症酸中毒者少。目前多采用小剂量静脉滴注，一般 5～6 U/h 与补液同时进行，大多数患者在 4～8 小时后血糖降至 14 mmol/L 左右时，改用 50 g/L 葡萄糖液或葡萄糖盐水静脉注射，病情稳定后改为皮下注射胰岛素。应 1～2 小时监测血糖 1 次，对胰岛素却有抵抗者，在治疗2～4 小时内血糖下降不到 30% 者应加大剂量。

3.补钾

尿量充分,宜早期补钾。用量根据尿量、血钾值、心电监护灵活掌握。

4.治疗各种诱因与合并症

(1)控制感染:感染是本症最常见的诱因,也是引起患者后期死亡的主要因素,必须积极控制各种感染合并症。强调诊断一经确立,即应选用强有力抗生素。

(2)维持重要脏器功能:合并心脏疾病者,如心力衰竭,应控制输液量及速度,避免引起低血钾和高血钾;保持血渗透压,血糖下降速度,以免引起脑水肿;加强支持疗法等。

(八)急救护理

1.急救护理要点

(1)补液:与DKA相近,但因患者失水更严重,应更积极补液。迅速补液以恢复血容量,纠正高渗和脱水。早期静脉输入0.9%氯化钠注射液,以便较快扩张微循环而补充血容量,迅速纠正血压。但需注意迅速大量输液不当时,可发生肺水肿等并发症。补充大量低渗溶液,有发生溶血、脑水肿及低血容量休克的危险。故应随时观察患者,如发现患者咳嗽、呼吸困难、烦躁不安、脉搏加快,特别是在昏迷好转过程中出现上述表现,提示可能输液过量,应立即减慢输液速度并及时处理。尿色变粉红提示发生溶血,应停止输入低渗溶液并对症处理。

(2)应用胰岛素:需要量相对酮症酸中毒昏迷为少,一般用普通胰岛素,剂量为3~5 U/h。血糖降至13.9 mmol/L时停止注射胰岛素,防止因血糖下降太快、太低而发生脑水肿。也可一开始采用上述小剂量胰岛素治疗的方法,每2~4小时测定血糖。

2.一般护理要点

(1)严密观察病情:与糖尿病酮症酸中毒的观察大致相似,应随时观察患者的呼吸、脉搏、血压、神志变化,观察尿液颜色和量。

(2)遵医嘱用药,纠正电解质紊乱:主要是补充钾盐,若有低血钙、低血镁或低血磷时,可酌情给予葡萄糖酸钙、硫酸镁或磷酸钾缓冲液。

(3)积极治疗诱因及伴随症:患者死亡与潜在疾病和诱发因素密切相关,故应及时协助完善各项检查,仔细辨别原发病,包括控制感染,纠正休克,防止心力衰竭、肾衰竭、脑水肿的发生等。

3.健康教育

待病情稳定给予以下指导。

(1)增加对疾病的认识:指导患者和其亲属增加对疾病的认识,让患者和其亲属了解糖尿病的病因、临床表现,提高患者对治疗的依从性,使之积极配合治疗。

(2)了解糖尿病的控制目标,指导患者进行血糖的自我监测,掌握血糖仪的使用方法。了解糖尿病的控制目标。

(3)用药及饮食指导:向患者讲解降糖药物的种类及作用、给药方法和时间,使用胰岛素的患者应教会患者或其亲属掌握正确的注射方法。强调饮食治疗的重要性,指导患者通过营养师制订切实可行的饮食计划。

(4)指导患者定期复查,以了解病情控制情况。每3~6个月门诊定期复查,每年全身检查一次,以便及早防治慢性并发症。

(5)指导患者外出时携带识别卡,以便发生紧急情况时及时处理。

(陈嘉琳)

第七节 低血糖危象

低血糖危象又称低血糖症,是血葡萄糖(简称血糖)浓度低于正常的临床综合征。成人血糖低于2.8 mmol/L可认为血糖过低,但是否出现症状,个体差异较大。当血糖降低,引起交感神经过度兴奋和中枢神经异常的症状和体征时,就称为低血糖危象。

一、病因与发病机制

(一)病因

引起低血糖的病因有很多,根据低血糖发作的特点可分为空腹低血糖、餐后低血糖、药物引起的低血糖3类。

1.空腹低血糖

(1)内分泌性:胰岛素或胰岛素样物质过多。

(2)肝源性:肝炎,肝硬化,肝淤血,先天性糖原代谢酶缺乏。

(3)营养障碍:尿毒症,严重营养不良。

2.餐后低血糖

(1)胃切除术后饮食性反应性低血糖。

(2)功能性餐后低血糖:多在餐后 2～4 小时发作,特点是低血糖症状不经治疗可恢复。

(3)晚期或迟发性餐后低血糖:为糖尿病早期表现之一,进食后引起迟发性低血糖。

3.药物因素

(1)胰岛素:糖尿病患者因胰岛素应用不当而致低血糖是临床最常见的原因。

(2)口服降糖药:对初用降糖药的老年患者,若用量不当容易发生低血糖。

(3)其他药物:如乙醇、水杨酸、磺胺类、β受体阻滞剂等。

(二)发病机制

人体内维持血糖正常有赖于消化道、肝肾及内分泌腺体等多器官功能的协调一致。人体通过神经体液调节机制来维持血糖的稳定,当血糖下降时,体内胰岛素分泌减少,而胰岛素的反调节激素如肾上腺素、胰高血糖素、皮质醇分泌增加。使肝糖原产生增加,糖利用减少,以保持血糖稳定。其主要生理意义在于保证对脑细胞的供能。当血糖降到≤2.8 mmol/L 时,一方面引起交感神经兴奋,大量儿茶酚胺释放,另一方面由于能量供应不足使大脑皮质功能抑制,皮质下功能异常,即表现为中枢神经低糖和交感神经兴奋两组症状。

二、护理评估

(一)临床表现

1.神经性低血糖症状

即脑功能障碍症状,受累部位可从大脑皮质开始,表现为精神不集中、头晕、迟钝、视物不清、步态不稳;也可有幻觉、躁动、行为怪异等精神失常表现;波及表层下中枢、中脑、延髓等时,表现为神志不清、幼稚动作、舞蹈样动作,甚至阵挛性、张力性痉挛,锥体束征阳性,乃至昏迷、血压下

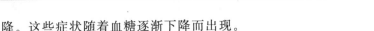

降。这些症状随着血糖逐渐下降而出现。

2.交感神经过度兴奋症状

因释放大量肾上腺素,临床表现为出汗、颤抖、心悸、饥饿、焦虑、紧张、软弱无力、面色苍白、流涎、肢凉震颤、血压轻度升高等。这些症状的严重性与低血糖的程度、持续时间以及血糖下降速度有关。

(二)病情判断

可依据 Whipple 三联征确定低血糖:①低血糖症状。②发作时检测血糖低于 2.8 mmol/L。③供糖后低血糖症状迅速缓解。

三、急救护理

(一)急救护理要点

(1)立即采血、测血糖。

(2)如患者尚清醒,有吞咽动作时,马上喂糖水。

(3)如患者已昏迷,立即建立静脉通道,遵医嘱升高血糖。①注射 50% 葡萄糖注射液,大多数患者经过立即注射 50% 葡萄糖注射液 50~100 mL 后能迅速清醒。未清醒者可反复注射直到清醒。因口服降糖药物引起的低血糖症,血液中较高的药物浓度仍在继续起作用,患者易再度陷于昏迷,故应继续静脉滴注 5%~10% 的葡萄糖注射液。并应根据病情观察数小时至数天。②应用升糖激素:经上述处理患者神志仍不清醒或血糖未达到目标,必要时可选用以下方法。氢化可的松静脉推注或加入葡萄糖中静脉滴注,一天总量控制在 200~400 mg。胰升糖素 0.5~1 mg 皮下、肌内或静脉注射。

(二)一般护理要点

(1)严密观察病情:①密切监测血糖,观察生命体征及神志变化,持续多功能心电监护。②观察治疗前后的病情变化,评估治疗效果。③记录 24 小时出入量。

(2)采取适当的体位:采取头高脚低位,头部抬高 15°~30°,并偏向一侧。

(3)保持呼吸道通畅,持续氧气吸入,氧流量为 2~4 L/min。

(4)注意保暖。

(5)昏迷患者按昏迷常规护理,加强安全防范。

(三)健康教育

(1)教会糖尿病患者自我监测血糖、尿糖。

(2)按时应用降糖药,按时进食,一旦发生心慌、冷汗、饥饿感等低血糖现象时,应及时处理,如自服糖水或进食含糖食物,缓解病情。

(3)定期门诊随访,有异常及时就医。

(4)饮食指导:平日饮食应少食多餐,低糖、高纤维素、高蛋白饮食,必要时咨询营养师。

(陈嘉琳)

第十五章　手术室护理

第一节　手术体位的摆放

手术体位的正确放置,能在充分暴露手术野的同时,保证手术患者维持正常的呼吸、循环功能,有效缩短手术时间,防止和减轻各种相关并发症的发生,是手术成功的基本保障之一,也是手术室护士必须正确掌握的最基本的操作技能之一。

一、手术体位管理原则

(1)根据手术部位的不同,放置最佳的手术体位,使手术野充分暴露,便于医师的操作。

(2)应确保呼吸、循环功能不受干扰,有利于麻醉医师术中观察以及静脉给药。

(3)避免肢体的神经血管受压、肌肉拉伤、皮肤受损等,保证手术患者安全。

(4)在确认手术患者被充分固定和支撑的同时,应尽可能地保持符合手术患者生理功能的舒适体位。

(5)应注意保护患者隐私,避免身体过分暴露。体位放置时各种物品(包括各类防护垫、固定带、护臂套、护脸胶布等)应准备充分。图 15-1、图 15-2 是几种常见的体位摆放辅助用品。

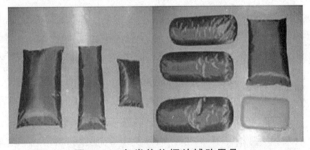

图 15-1　各类体位摆放辅助用品

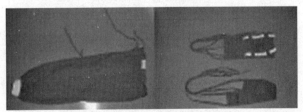

图 15-2　护臂套、绑脚带、拉肩带

二、常见手术体位的应用范围和摆放方法

根据手术部位以及手术入路的需要分为 5 种常见手术体位,分别为仰卧位、侧卧位、俯卧位、膀胱截石位和坐位。

(一)仰卧位

适用于头、面、胸、四肢、腹部及下腹部手术,是外科手术中最常用的手术体位(图 15-3)。

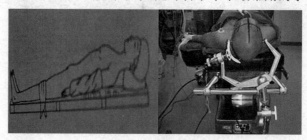

图 15-3　仰卧位

1. 摆放方法

(1)放置搁手板,将双臂放于搁手板上,外展<90°,防止臂丛神经受损,手心朝上,远端关节高于近端关节;亦可根据手术需要,使双臂自然放于身体两侧,用事先横放于手术患者背部的小单卷裹固定双手。遇神经外科额、颞、顶及颅前窝等手术,可用小单将身体包裹,并用约束带固定,松紧适宜。

(2)根据手术患者腰前凸深度,放置厚薄合适的软垫,维持腰部正常生理曲线。

(3)膝关节腘窝部垫一软垫,使双腿自然弯曲,以达到放松腹部肌肉,增加手术患者舒适度的目的。

(4)双下肢伸直,使头、颈、躯干、下肢呈一直线摆放,用约束带固定于膝关节上 2 cm 左右,松紧以平插入一掌为宜。

(5)双足跟部放置脚圈,减少局部受压。

2.注意事项

(1)注意麻醉头架和器械托盘摆放的位置,避免影响手术患者呼吸、循环功能和麻醉医师的观察。

(2)肝、脾手术,如脾切除术、肝右叶切除术等,可根据手术需要在术侧垫一软垫,抬高并暴露术野。

(3)胸部前切口手术,如乳腺癌根治术,将患侧上肢外展置于托手器械台上,外展<90°,调整托手器械台高度与手术床高度一致,并于术侧垫一软垫,充分暴露术野。

(4)前列腺及膀胱手术,可根据手术需要,在手术患者骶尾部垫一软垫,既有利于暴露术野又分散了骶尾部的压力。

(5)颅脑手术时,头部必须略高于躯体 3～5 cm,有利于静脉回流,避免脑充血导致颅内压增高。

(二)侧卧位

侧卧位主要分为 90°侧卧位和半侧卧位,90°侧卧位适用于胸外科(如肺、食管)、泌尿外科(肾脏、输尿管等)和脑外科(颞部肿瘤、脑桥小脑角区肿瘤)手术(图 15-4);半侧卧位适用于胸腹联合切口及前胸部手术。

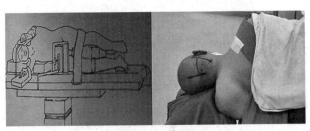

图 15-4　90°侧卧位

1.90°侧卧位摆放方法

(1)待手术患者麻醉后,将手术患者身体呈一直线从仰卧位转成 90°侧位,患侧朝上。

(2)放置头圈于手术患者头下,使眼睛和耳朵处于头圈的空隙中。

(3)90°侧卧位搁手架分为上下两层,患侧上肢放置于上层,健侧上肢放置于下层,并分别予以固定,手指稍露,便于观察末梢血液循环。

(4)于健侧腋下(即胸部下方第 4、5 肋处)放置胸枕,其厚度以手术患者健侧臂丛神经及血管不受压为宜。

(5)下腹部和臀部分别用一个髂托固定。

(6)根据手术方式调整双腿伸直弯曲与否,并用约束带固定髋关节或膝关节。双腿间和踝部分别夹一软枕,避免骨隆突处受压。

2.半侧卧位摆放方法

半侧卧位是指使手术患者侧转成 30°～40°体位。首先将手术患者健侧上肢放置于搁手板上,外展<90°。患侧上肢用护臂套保护后屈曲固定于麻醉头架上,高度适宜,避免外展及牵拉过度。患侧肩、胸、腰背部放置适当的软垫或半侧卧位专用斜坡式软垫。健侧腋下平乳头处和(或)髂前上棘处用 1～2 个髂托固定。双下肢用约束带固定,腘窝部垫一软垫。双足跟部放置脚圈,减少局部受压。

3.注意事项

(1)将手术患者从仰卧位翻转成侧卧位的过程中,必须保持手术患者头、颈、躯干呈一直线,呈"滚筒式"翻转。

(2)上肢搁手架应可调节高度和角度,使双上肢外展均不超过 90°,并呈抱球状。

(3)开颅手术放置侧卧位时,应使手术患者背侧尽量靠近床的边缘,并向前俯,必须注意身体的背部和四脚固定架之间要加衬垫,防止压伤。

(4)手术患者导尿管及深静脉穿刺管应从空隙中穿出,保证引流通畅;电极板应粘贴于患侧下肢的大腿、小腿或臀部。

(三)俯卧位

适用于颅后窝、颈椎后路、脊柱后入路、腰背部等手术(图 15-5)。

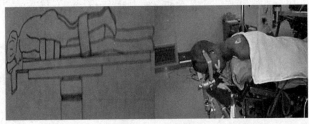

图 15-5　俯卧位

1.摆放方法

(1)待手术患者麻醉后,将手术患者呈一直线从仰卧位缓慢转换为俯卧位,转换体位时使双臂紧贴于身体两侧,避免肩肘关节意外扭曲受伤。

(2)将手术患者头部移出手术床,直接放置于头托上或固定于头架上,调整头托或头架位置及高度,保证手术部位突出显露的同时呼吸通畅。

(3)双上肢平放于身体两侧,中单固定,约束带加固,或将双上肢自然弯曲置于头旁两侧搁手架上。

(4)胸部垫一大软垫,尽量靠上,于髂嵴两侧各垫一小方垫;或将两个中圆枕呈外八字形斜垫于两锁骨至肋下,将一中圆枕横垫于耻骨联合和髂嵴下,呈三角形,使胸腹部呈悬空状,保持呼吸运动不受限和静脉回流通畅。

(5)双侧膝盖下各垫一小软圈,两小腿胫前横置一软枕,使手术患者小腿呈自然微曲,增加舒适度。双足背下垫一小方软枕,避免足背过伸引起足背神经损伤。双腿用约束带固定。

2.注意事项

(1)头部需妥善固定于头托或头架上,使用头托者必须注意前额、眼睛、耳朵、下颚、颧骨等处的保护,可选择凝胶头托或在放置体位前在前额、颧骨等易受压处给予防压疮透明敷贴,防止压疮发生。

(2)放置俯卧位时应使用适当体位垫,使胸腹部悬空,避免受压,保持呼吸通畅和静脉回流。

(3)男性手术患者注意避免阴茎和阴囊受压,女性手术患者注意避免乳房受压。

(4)肥胖的手术患者,应注意两侧手臂的固定和保护,避免术中手臂意外滑落或由于固定约束过紧造成压伤。

(四)膀胱截石位

适用于会阴部及经腹会阴直肠手术(图 15-6)。

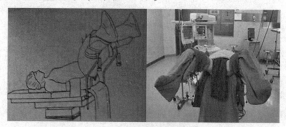

图 15-6　膀胱截石位

1.摆放方法

(1)将搁脚架分别置于手术床的两侧,根据手术患者大腿的长度及手术方式调节搁脚架的高度和方向。

(2)手术患者呈仰卧位,待麻醉后,脱去长裤,套上棉质裤套,下移手术患者身体,直至其尾骨略超过手术床背板下沿。

(3)将手术患者屈髋屈膝,大腿外展成 60°～90°,分别缓慢置于搁脚架上,根据不同手术方式调节大腿间的角度及前屈角度,并用约束带固定双脚。

(4)卸下或摇下手术床尾部 1/3 部分,根据手术需要,可于臀部下方置一软垫,减轻局部压迫,便于操作。

(5)将一侧上肢置于身体旁,用小单包裹固定,另一侧上肢置于搁手板上,外展<90°。

2.注意事项

(1)大腿前屈的角度应根据手术需要调整,经腹会阴手术,搁脚架与手术台成 70°左右,单纯会阴部手术成 105°左右,腹腔镜下左半结肠癌、乙状结肠癌和直肠癌根治术,双腿不要过度分开,股髂关节、膝关节屈曲成 150°~170°。

(2)两侧搁脚架必须处于同一水平高度。

(3)放置截石位必须注意保护双侧腘窝,在腘窝下应置平整的薄软垫,并且避免其外侧面受硬物挤压,防止腓总神经损伤。

(4)手术结束恢复体位时,应缓慢地将一条腿先从搁脚架上放下,避免血流动力学短时间内发生变化,引起直立性低血压。

(5)对于有骨盆、股骨颈骨折史的手术患者,可通过抬高骶尾部使盆腔尽可能得到伸展。在放置和恢复体位时,均应小心操作,尽量使髋关节和膝关节同时运动,避免髋关节旋转,尤其是外旋外展。

(6)放置截石位过程中,应注意手术患者的保暖,并且注意保护手术患者的隐私。

(7)需进行肠道灌洗的直肠手术,应在手术患者臀下铺置防水巾,防止冲洗液浸湿床单,引起压疮发生。

(五)坐位

适用于颅后手术(图 15-7)。

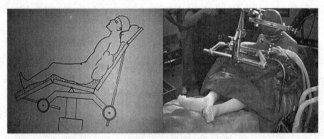

图 15-7 坐位

1.摆放方法

(1)双腿选择合适的防栓袜或缠弹力绷带,避免栓塞的形成,防止深静脉血栓,甚至肺栓塞的发生。

(2)双膝下垫一长圆枕,使两腿稍有弯曲,防止下肢过伸。

(3)静脉通路通常建立于手术患者的左上肢,妥善固定,同时需保持静脉通路的通畅,外接延长管,方便于术中加药。

(4)两臂套上护臂套,以防电刀灼伤。让双手指稍露,有利于在术中观察末梢循环。双手下分别放置长圆枕上并予以固定。

(5)卸下手术床头板,双手抱住手术患者头部,床背慢慢抬起,直至床背成 90°。

(6)儿童或坐高较低者,臀下垫软方枕若干,使手术切口及消毒范围高于床背。

(7)安置头架,并固定于手术床,调整手术床位置。

(8)手术患者前胸与头架之间垫大方枕予以保护,并用约束带固定于床背。

2.注意事项

(1)穿防栓袜前,评估手术患者腿的长度和小腿最粗段的周长,选择合适的防栓袜。穿防栓袜前应先抬高双下肢,然后再穿。

(2)为防止直立性低血压,床背抬高速度尽量放慢,在整个过程中,需密切监测各项指标,如有血压下降或心率减慢等,应立即停止体位变动。

(3)体位安放完毕后,再次仔细检查头架的各个关节是否拧紧,检查手术患者身体的各部位是否已妥善固定;检查导尿管和深静脉穿刺管是否通畅,集尿袋可挂于手术患者左侧床边,以便观察术中的尿量。

(4)手术结束后手术患者仍须保持坐位姿势送回病房,为保证安全,须将手术患者头部固定在床头。

(刘继红)

第二节　骨科手术的护理

由于交通意外、工业和建筑业事故、运动损伤的增多以及人口老龄化,各种自然灾害等因素,导致高危、复杂的创伤越来越多。如果伤者得不到及时、有效的处理和治疗,将导致患者的终身残疾,甚至死亡,这给患者本人、家庭、社会带来沉重的负担。骨科在解剖学、生物力学和生物材料学研究的基础上,对手术方式、内固定材料不断进行新的尝试;近年来国内外信息、学术交流频繁;同时,高清晰度的 X 线片、CT、MRI 在骨科领域被广泛应用,使得骨科手术技术不断更新、变化、提高。下面介绍两例常见骨科手术的护理配合。

一、髋关节置换手术的护理配合

股骨颈骨折、髋关节脱位、髋臼骨折、股骨头骺滑脱等髋关节骨折的病例中,最常见的并发症为创伤导致的血供中断,导致股骨头缺血性坏死。股骨头缺血性坏死进一步发展,会出现软骨下骨折、股骨头塌陷,最终导致严重的骨性关节炎。患者丧失生活和劳动能力。全髋关节置换术用于治疗股骨头缺血性坏死晚期继发严重的髋关节性关节炎患者,临床取得积极的效果,目前已成为治疗晚期股骨头坏死的标准方法。

(一)主要手术步骤及护理配合

1.手术前准备

手术患者取 90°侧卧位(图 15-8),行全身麻醉或椎管内麻醉。切口周围皮肤消毒范围为:上至剑突、下过膝关节,两侧过身体中线。按照髋关节手术铺巾法建立无菌区域。

2.手术主要步骤

(1)显露关节囊:髋关节外侧切口(图 15-9),传递 22 号大圆刀切开皮肤,电刀止血,切开臀中肌,臀外侧肌(图 15-10),显露关节囊外侧(图 15-11)。

(2)打开关节囊(图 15-12):电刀切开,传递有齿血管钳钳夹,切除关节囊。传递 S 形拉钩和 HOMAN 拉钩牵开,充分暴露髋关节并暴露髋臼。

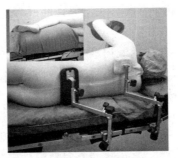

图 15-8　体位摆放

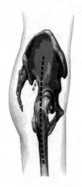

图 15-9　髋关节外侧切口

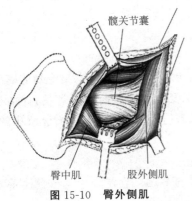

图 15-10　臀外侧肌

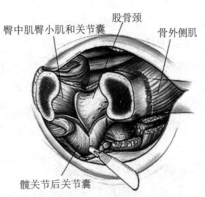

图 15-11　关节囊外侧

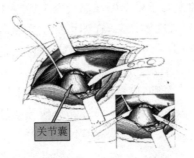

图 15-12　关节囊示意图

(3)取出股骨头:股骨颈与大转子移行部用电锯离断股骨颈,用取头器取出股骨头,取下的股骨头用生理盐水纱布包裹保存,以备植骨。

(4)髋臼置换:①削磨髋臼,将合适的髋臼磨与动力钻连接好递与术者,髋臼锉使用顺序为由小到大;削磨髋臼至髋臼壁周围露出健康骨松质为止,冲洗打磨的骨屑并吸引干净,使用蘑菇形吸引可有效防止骨屑堵塞吸引管路。②安装髋臼杯假体,选择与最后一次髋臼锉型号相同的髋臼杯,将髋臼杯安装底盘与螺纹内接杆连接,完成整体相连;将髋臼杯置于已锉好的髋臼中心,用45°调整角度,将髋臼杯旋入至髋臼杯顶部使其完全接触;关闭髋臼杯底部 3 个窗口,用打入器将与髋臼杯型号一致的聚乙烯臼衬轻扣入内,并检查臼衬以确保其牢固性。

(5)股骨假体柄置换:①扩髓,内收外旋患肢,用 HOMAN 拉钩暴露股骨近端,用开髓器贴近股骨后方骨皮质开髓;将髓腔锉与滑动锤连接,用滑动锤打入髓腔锉,直至髓腔锉与骨皮质完全接触。在整个扩髓过程中,使用髓腔锉原则为由小到大,逐渐递增地进行使用。②安装假体柄,用轴向打入器将假体试柄打入股骨干髓腔内;安装合适的试头;复位器复位;确定假体柄、假体头的型号后逐一取出假体试头、假体试柄;冲洗髓腔并擦干。③安装假体,将与试柄型号相同的假体打入髓腔(方法同安装试柄、试头),假体进入后进行患肢复位,检查关节紧张度和活动范围。注意在置换陶瓷头的假体时必须使用有塑料垫的打入器,以免打入时损坏陶瓷头。④缝合伤口,缝合伤口前可根据实际情况在关节腔内和深筋膜浅层放引流管;然后对关节囊、肌肉层、皮下组织、皮肤等进行逐层缝合。

3.术后处置

为患者擦净伤口周围血迹并包扎伤口;检查皮肤受压情况,固定引流管,护送患者入复苏室进行交接。处理术后器械及物品。

(二)围术期特殊情况及处理

1.对全髋置换的手术患者进行风险评估

股骨头缺血性坏死的疾病有一个渐进的演变过程,患者大多为高龄老人,又有功能障碍或卧床史,术中可能出现各种并发症,甚至心跳呼吸骤停。所以要对患者进行风险评估,评估重点内容如下:①有无皮肤完整性受损的风险。②有无下肢静脉血栓形成的风险。③有无坠床的风险。④有无假体脱位的风险。

2.防止髋关节手术部位错误

髋关节为人体左右侧对称部位,易发生手术部位错误的事故。故在全髋关节置换手术前必须严格实施手术部位确认,具体措施如下。

(1)手术图谱:术前主刀医师根据影像诊断与患者及其家属共同确认手术部位,并在图谱的相应部位做好标识,让患者及家属再次确认后,在图谱的下方签名。

(2)标识部位:术前谈话时,在手术图谱确认后,主刀医师用记号笔在患者对应侧的手术部位画上标识。

(3)术前核对:巡回护士与主刀医师、麻醉师共同将手术图谱与患者肢体上手术部位标记进行核对,同时,让可以配合的手术患者口述手术部位。任何环节核对时如有不符,先暂停手术,必须核对无误后再行手术。

3.对外来器械进行管理

用于髋关节置换的特殊工具和器械由医疗器械生产厂家提供,不归属于医院,属于外来器械。如果对于外来器械疏于管理,必将造成手术患者术后感染等一系列严重的并发症,这对于手术患者和术者都无疑是"一场灾难"。因此,外来器械送入手术室后,必须严格按照外来器械使用流程进行管理,包括外来器械的准入、接受、清洗、包装、灭菌和取回。每一环节都应严格按照相关流程执行。

4.预防髋关节假体脱位

手术团队人员掌握正确的搬运方法是杜绝意外发生的关键。按常规搬运方法搬运全髋关节置换术后的手术患者,会因为搬运不当造成手术患者的假体脱位。

(1)团队分工:麻醉师负责头部,保证气管插管的通畅;手术医师负责下肢;巡回护士负责维持引流管路,防止滑脱;工勤人员负责平移手术患者至推床。

(2)要求:手术患者身体呈水平位移动,双腿分开同肩宽,双脚外展呈"外八字"。避免搬运时手术患者脚尖相对,造成假体脱位。

二、下肢骨折内固定手术的护理配合

骨折的患者往往有外伤史,详细了解患者受伤的时间、地点、受伤的力点、受伤的方式(如高空坠落、机器碾压、车祸撞击、运动损伤、跌倒等)、直接还是间接致伤、闭合性还是开放性伤口及伤口污染程度等可以协助诊断,对采取合适的治疗方法起着决定性作用。患者无论发生在骨、骨骺板或关节等处的骨折,都包含骨皮质、骨小梁的中断,同时伴有不同程度的骨膜、韧带、肌腱、肌肉、血管、神经、关节囊的损伤。骨折的诊断主要依据病史、损伤的临床表现、特有体征、X线片。在诊断骨折的同时要及时发现多发伤、合并伤等,避免漏诊。

(一)主要手术步骤及护理配合

1.手术前准备

(1)体位与铺单:患者采取全身麻醉,仰卧位,消毒范围为伤侧肢体,一般上下各超过一个关节,按下肢常规铺巾后实施手术。

(2)创面冲洗:为防止感染,必须对创面进行重新冲洗。常规采用以下消毒液体:①0.9%生理盐水:20 000~50 000 mL,冲洗的液体量视创面的洁净度而定,不可使用低渗或高渗的液体冲洗,以免引起创面组织细胞的水肿或脱水。②过氧化氢(H_2O_2):软组织、肌肉层用 H_2O_2 冲洗,使 H_2O_2 与肌层及软组织充分接触,以杀灭厌氧菌。③灭菌皂液:去除创面上的油污。

(3)使用电动空气止血仪:正确放置气囊袖带,并操作电动空气止血仪,压迫并暂时性阻断肢体血流,达到最大限度制止创面出血并提供清晰无血流的手术视野,同时防止电动空气止血仪使用不当造成手术患者的损伤。

2.主要手术步骤

(1)暴露胫骨干:传递22号大圆刀切开皮肤,电刀切开皮下组织、深筋膜,暴露胫骨干。

(2)骨折端复位:清理骨折端血凝块,暴露外侧骨折端;点式复位钳2把提起骨折处两端,对齐进行骨折端复位。

(3)骨折内固定:①选择器械,备齐钢板固定需要的所有特殊器械。②选择钢板,选择合适钢板,折弯成合适的角度。③固定钢板,斜面骨折处上采用拉力螺钉起固定作用,依次采用钻孔、测深、螺丝钉转孔、上螺丝固定几个步骤。④固定钢板,依相同方法上螺钉固定钢板。⑤缝合伤口,冲洗伤口,放置引流,然后对肌肉层、皮下组织、皮肤等进行逐层缝合。

3.术后处置

为手术患者擦净伤口周围血迹并包扎伤口;检查皮肤受压情况,固定引流管,送回病房并进行交接。处理术后器械及物品。

（二）围术期特殊情况及处理

1.用空气止血仪减少伤口出血

空气止血仪具有良好的止血效能,如伤口依旧出血不止,则应按照上述规定,检查仪器的使用方法是否正确、运转是否正常等。

（1）袖带是否漏气:因为一旦漏气,空气止血仪的压力就会下降,止血仪将肢体浅表的静脉,但深层的动脉未被压迫,这样导致患者手术部位的出血要比不上止血带时更多。此时,应该更换空气止血仪的袖带,重新调节压力、计算时间。

（2）开放性创伤时袖带是否正确使用:开放性创伤的肢体在使用空气止血带前一般不用橡胶弹力驱血带,因此手术开始划皮后切口会有少量出血,这是正常的。为了减少出血,可先抬高肢体,使肢体静脉血回流后再使用空气止血带。

2.术中电钻发生故障的原因

电钻发生故障的原因较多,手术室护士可采取以下方法进行排除,必要时更换电池或电钻,以便手术顺利进行。

（1）电池故障:①电池未及时充电或充电不完全。②电池使用期限已到,未及时更换以至于无法再充电。③电池灭菌方法错误造成电池损坏。

（2）电钻故障:①钻头内的血迹未及时清理,灭菌后形成血凝块,增加电钻做功的阻力,降低钻速。②操作不当,误碰到保险锁扣,电钻停止转动。③电钻与电池的接触不好。

3.有效防止螺旋钻头意外折断

手术医师在使用电钻为固定钢板的螺钉钻孔时,可能会出现螺旋钻头断于患者体内的情况,这不仅会损伤手术患者,也浪费手术器材。为防止此类事件,洗手护士应该做到以下几点。

（1）术前完成钻头的检查:①钻头的锋利程度。②钻头本身是否有裂缝或损坏。③钻头是否发生弯曲变形。

（2）使用套筒:使用钻头钻孔时必须带套筒,防止钻头与手术患者的骨皮质成角而发生断裂。

（3）防止电钻摩擦生热:使用电钻钻孔时,洗手护士应及时注水,以降低钻头与骨摩擦产生的热量,这样既可有效防止钻头断裂,又可降低钻孔处骨的热源性损伤。

（刘继红）

第十六章　消毒供应中心护理

第一节　概　　述

一、物品的回收、分类

(一)回收

1.目的

对重复使用的医疗器械、器具和物品进行集中回收处理,防止污染扩散,减轻临床负担。

2.操作规程

(1)工作人员着装:穿外出服,戴网帽、口罩。

(2)回收工具:密闭回收车、密封回收容器或贮物袋,密闭同收车要有污车标记。车上备有手套和快速手消毒液。同收工具存放在标示明确,固定的存放区域。

(3)同收:①使用科室包括门诊、病区和手术室负责人员,应将重复使用的污染诊疗器械、器具和物品直接放置于密封的容器或贮物袋中,并注明科室、物品名称、数量。②沾染较多血液和污物的器械应在使用科室进行简单冲洗,如手术器械、阴道窥镜、直肠窥镜,来不及处理的采用保湿液保湿并且密封储存。③消毒供应中心下收人员每天定时收回,回收时与使用科室负责人员当面点清已封存好的物品名称、数量,并做好登记,双方签字。在诊疗场所不再对污染的诊疗器械、器具和物品进行拆封清点,以减少对环境的污染。④回收时,污染器械应放在有盖的容器中或使用密封专用车。精密器械应单独放置在容器中运送,防止损坏。⑤被朊毒体、气性坏疽及突发原因不明的传染病病原体污染的诊疗器械、器具和物品,使用者应用双层黄色胶袋密封,胶袋外标明科室、传染病名称、器具数量,由消毒供应中心单独回收处理。⑥在回收过程中,应尽量缩短回收时间,防止有机污染物的干涸,降低清洗难度。⑦保障运输过程中装载物不会发生掉落等意外,任何的撞击对手术器械都会造成一定的伤害,同时也会出现污染的问题。⑧维护装载物的安全性,任何人不得私自打开/拆开密封容器。也就是说负责运送的操作人员对内装物品不具数量的责任,如容器在运送途中有打开过的迹象,责任就在运送人员,而如果封存完整则出问题就在临床或消毒供应中心两者上。⑨使用后的医疗废弃物和材料,不得进入消毒供应中心处理或转运。⑩回收人员将回收污染器械物品通过消毒供应中心污物接收口与接收分类人员交接,无误后整理、清洗、消毒回收工具。

(4)回收工具的处理：回收车、容器等用具，每次使用后用消毒液擦拭消毒，清水冲洗后擦干备用。消毒液通常使用含氯消毒剂擦拭消毒。

3.质量标准

(1)按规定的时间到科室对被污染的、可重复使用的医疗器械器具和物品进行回收。

(2)与科室责任人做好交接登记，包括日期、时间、科室、物品名称、数量，交与接人员同时签全名。

(3)不在科室内清点数目，直接把科室移交的被封存的污染物品放入密封污物车或密封容器中。分类清楚，摆放整齐，运输途中无丢失、拆封、器械坏损。

(4)严格遵守消毒隔离原则，不得污染环境及工作人员，包括消毒供应中心到科室之间途经的场所、通道、电梯、门等，携带快速手消毒液。

(5)做好个人防护，回收人员必须戴口罩、戴手套，不得徒手操作。

4.注意事项

(1)回收科室物品时，与科室主管人员当面交接，并认真做好每项登记。

(2)采用密封回收方式，不得将污染液体外漏，以防污染环境。

(3)消毒供应中心回收人员将回收的物品送到去污区及时清点数目，发现与登记不符按规定时间与科室联系，要求科室增补或记账赔偿。

(二)分类

1.目的

将回收后的污染器械、器具、物品进行接收清点、检查和分类，保证物品数量准确、结构完整，同时防止器械在清洗过程中被损坏、洗不干净及工作人员被锐器刺伤。

2.操作规程

(1)工作人员着装：隔离衣、圆帽、口罩、手套、防护鞋。

(2)在消毒供应中心的去污区，回收人员与接收分类人员对回收的诊疗器械、器具和物品进行清点数目、检查其结构的完好性，并做好登记，包括日期、科室、物品名称、数量、清点人员签字。发现问题立即与相关科室联系。

(3)根据器械物品材质、结构、污染程度、污染物性质、精密程度等进行分类处理。根据器械的材质可分为金属、橡胶、玻璃等，根据形状可分为尖锐器械、单管腔类器械，套管腔类器械、轴节器械、盆、盘、瓶等。各种分类的物品应放置在不同的容器或清洗装置上，注明标记防止混乱。

(4)根据器械、物品的材质、结构、污染程度，选择清洗的方式，如手工清洗、超声清洗机清洗、全自动消毒清洗机清洗。

(5)标有"特殊感染"的器械，按国家规定选择处理方法。

(6)一些专科器械可根据使用科室的要求，进行特别处理。

3.质量标准

(1)数目清点及时准确，器械、器具、物品结构完好。

(2)分类清晰、摆放整齐。

(3)选择清洗方法正确。

4.注意事项

(1)做好接收分类前的准备工作。将各类清洗容器、篮筐、清洗架等摆放在分类操作台上或周围，便于分类时物品有序摆放，操作便捷。

（2）尖锐器械摆放方向一致，避免清洗时人员被刺伤。

（3）对缺失、坏损的器械，在与科室及时沟通的同时要与护士长申请补充，以保证器械数量，使无菌物品正常供应。

（4）做好自身防护，严格按要求着装，手套破损时及时更换。

二、物品的清洗、消毒、保养干燥

（一）清洗

1.目的

去除医疗器械、器具、物品上的污物（如微生物、颗粒异物、其他有害污染物），使物品灭菌前其污染量降低到可以接受的水平。

2.操作规程

根据器械、器具、物品的材质、结构、污染程度、污染物性质、精密程度等选择手工清洗、机械清洗。机械清洗包括自动清洗消毒器清洗和超声清洗机清洗。选择不同的清洗方式遵循相应的工作流程。

（1）工作人员着装：戴网帽、口罩、眼罩或面罩，戴手套，穿防水功能的隔离衣或防水围裙及工作鞋。

（2）物品准备：①清洁剂，碱性清洁剂的 pH≥7.5，对各种有机物有较好的去除作用，对金属腐蚀性小，不会加快返锈的现象。中性清洁剂的 pH 为 6.5～7.5，对金属无腐蚀。酸性清洁剂的pH≤6.5，对无机固体粒子有较好的溶解去除作用，对金属物品的腐蚀性小。酶清洁剂：含酶的清洁剂，有较强的去污能力，能快速分解蛋白质等多种有机污染物。根据物品的性质及污染程度，选择适宜的清洁剂。不得使用去污粉。②手工清洗用具，棉签，用于擦拭穿刺针针座内部。不同型号的管腔绒刷，用于管腔器械的刷洗。手握式尼龙刷，用于带轴节、咬齿器械的刷洗。禁止使用钢丝球，以防损坏器械。③除垢除锈剂，用于去除器械上的锈迹或污垢。

（3）机械清洗流程：①将待清洗器械、物品有序摆放在清洗架上，打开轴节，能拆卸的拆至最小结构，进入清洗机。②检查清洗酶、润滑剂液面是否在吸管口之上，吸引管是否通畅和完好。检查电、蒸汽、自来水压力、蒸馏水制水机工作状况是否满足清洗机工作需要。③根据需要选择清洗程序进行清洗。④清洗过程注意观察机器运行情况并做好记录。如有故障，可根据报警提示原因及时处理。⑤机械清洗程序，使用流动水去除器械、器具和物品表面污物。使用含有化学清洗剂的清洗用水，去除器械、器具和物品污染物。用流动水冲洗洗涤后器械、器具和物品上的残留物。用软水、纯化水或蒸馏水对漂洗后的器械、器具和物品进行最终的处理。⑥进入消毒程序。

（4）手工清洗流程：①工作人员洗手戴手套、穿专用鞋、戴圆帽、口罩、防水罩衣、面罩。②将器械分类。③将器械在流动自来水下冲洗。④器械浸泡在规定配比浓度的多酶清洗液中 5～10 分钟。⑤各种穿刺针座用棉签处理，有水垢、锈迹的除垢除锈处理。⑥自来水清洗（管腔用高压水枪冲洗）。⑦进入消毒程序。

近年来，大量实验证明，物品的清洗质量直接影响灭菌质量，生物膜、有机物污垢均可阻碍灭菌因子的穿透，从而影响灭菌效果，造成医院内感染恶性事件的发生。所以清洗是消毒供应中心工作的一项重要环节。

3.质量标准

(1)工作人员着装符合要求和分区规定。

(2)环境清洁,地面无杂物、无水迹,垃圾分类处理。

(3)备用物品摆放整齐、保持台面、设备清洁。

(4)正确选择处置方式(机洗/手工清洗)。

(5)清洁剂浓度配制符合要求并做好记录、器械分类浸泡过面。

(6)每批次监测清洗消毒器的物理参数及运转情况并记录。

(7)清洗消毒器维护运转正常、腔体机面无锈迹,清洗程序选择正确。

(8)机洗器械摆放整齐、有轴节器械充分打开。

(9)保证金属类器械表面光亮,齿牙处无血迹、无锈迹、无污渍。

(10)橡胶类干爽,管内壁干净、无血迹。

(11)按要求进行清洗、制水设备的维修、保养并有记录。

4.注意事项

(1)清洗组应做好个人防护工作,防护用具包括帽子、面罩、口罩、防水罩袍、防护胶鞋、双层手套。清洗过程中,不慎污水溅入眼睛,立即用洗眼器彻底清洗眼睛,防止感染或化学试剂对眼睛的损伤。

(2)清洗时应保证待清洗器械关节全部打开,以保证清洗效果。

(3)手工清洗时应使用软毛刷,在水面下清洗,以防气溶胶对人体的危害。

(4)当使用自动清洗机时,每层摆放数量应最小化,能拆卸的器械拆卸到最小单位。

(5)管道器械应配合管道刷和气枪、水枪清洗。

(6)超声波清洗器(台式)适用于精密、复杂器械的洗涤。超声清洗时间宜3~5分钟,可根据器械污染情况适当延长清洗时间,不宜超过10分钟。

(7)清洗亚光手术器械禁用除锈除垢剂浸泡,以免破坏器械表面镀层而变色。应用清洗酶浸泡时严格掌握浸泡时间和浓度。

(二)消毒

1.目的

通过物理或化学方法,进一步降低清洗后器械、器具和物品的生物负荷,消除和杀灭致病菌,达到无害化的安全水平

2.操作规程

清洗后的器械、器具和物品应进行消毒处理。根据器械、器具、物品的材质及消毒后用途,选择消毒方式。消毒可分为物理消毒和化学消毒。物理消毒包括机械热力消毒、煮沸消毒,化学消毒应选择取得卫生健康委员会颁发卫生许可批件的安全、低毒、高效的消毒剂。

(1)物理消毒:①机械热力消毒方法的温度、时间应参照下表的要求。此流程一般经过清洗程序后自动转入消毒程序,无须人工操作,但要密切观察机器运行参数,温度和时间达到表16-1的规定标准。②煮沸消毒,将清洗后清洁的耐湿热的器械、物品放入盛有软水的加热容器中煮沸,有效消毒时间从水沸腾开始计算并保持连续煮沸。在水中加入1%~2%碳酸氢钠,可提高水沸点5℃,有灭菌防腐作用。一般在水沸后再煮5~15分钟即可达到消毒目的,可杀死细菌繁殖体、真菌、立克次氏体、螺旋体和病毒。水温100℃,时间≥30分钟,即可杀死细菌芽孢达到高水平消毒。

表 16-1　湿热消毒的温度与时间

温度	消毒时间	温度	消毒时间
90 ℃	≥1 分钟	75 ℃	≥30 分钟
80 ℃	≥10 分钟	70 ℃	≥100 分钟

(2)化学消毒:①按要求着装。②根据选用的化学消毒剂使用说明配制消毒液。消毒供应中心常用的化学消毒剂,一般为高水平消毒剂和中度水平消毒剂。高水平消毒剂包括 2%戊二醛,浸泡 20~90 分钟,主要用于内窥镜的消毒 0.2%过氧乙酸,浸泡 10 分钟,或 0.08%过氧乙酸,浸泡 25 分钟,主要用于手工清洗器械的消毒处理。中水平消毒剂包括 500~1 000 ppm(百万分之一)含氯消毒剂,浸泡 10~30 分钟,主要用于手工清洗器械的消毒;250~500 ppm 含氯消毒剂用于擦拭操作台面、车、储物架等物品消毒。75%乙醇用于台面、手的消毒。0.5%碘伏用于皮肤损伤时的消毒。2%三效热原灭活剂,浸泡 1 小时以上,主要用于器械的消毒和去热原。③将清洗达标的器械、物品浸泡在消毒液面以下,记录时间。④浸泡规定的时间后进行自来水彻底冲洗,去离子水再次冲洗后进入干燥程序。

3.质量标准

(1)消毒后直接使用的诊疗器械、器具和物品,湿热消毒温度应≥90 ℃,时间≥5 分钟,或 A0 值≥3 000;消毒后继续灭菌处理的,其湿热消毒温度应≥90 ℃,时间≥1 分钟,或 A0 值≥600。

(2)在全自动或半自动清洗消毒器工作运行中要密切观察各项参数并有记录,以保证消毒质量。

(3)煮沸消毒每次消毒物品的锅次、器械名称、数量、水沸腾时间、停止煮沸时间有记录。

(4)化学消毒剂配制浓度、浸泡时间有记录,可测试浓度的,将测试结果留档。消毒剂在有效期内使用。

4.注意事项

严格按照器械、物品的材质要求选择消毒方式。

(1)物理消毒:①煮沸消毒时,器械、物品浸没在水面以下,煮沸时容器要加盖。②水沸腾开始计时后,中途不增加其他物品。

(3)防止烫伤。

(2)化学消毒:①配置化学消毒剂时要注意安全防护,戴手套、口罩和眼罩。②正确选择和使用消毒剂,严格按照产品使用说明书配置消毒剂浓度,测试消毒剂浓度达到有效浓度标准时方可使用。③消毒剂现用现配,浸泡消毒时一定要加盖。④使用对金属器械有强腐蚀作用的消毒剂时,按产品要求加放抗腐蚀剂,并严格控制浸泡时间,以免损坏器械。⑤亚光金属器械禁止使用强腐蚀性消毒剂,以防破坏表面镀层而变色。

(三)保养干燥

1.目的

防止器械表面及轴节腐蚀生锈、藏污纳垢,保证各种灭菌方法的灭菌质量,延长器械的使用寿命。

2.操作规程

清洗消毒后的器械应及时干燥处理。保养干燥目前也有机械和手工两种方式,如经济条件允许应首选机械保养干燥。消毒后直接使用的物品,应机械干燥,不允许使用手工干燥或自然干燥方法,以防止细菌污染。

(1)机械器械保养干燥:保养液应该使用水溶性润滑剂,以利于灭菌因子穿透,保证灭菌效果。其流程如下。①根据选用的水溶性润滑剂的产品使用说明书,调节全自动或半自动清洗消毒器抽吸润滑剂的时间,达到需要的浓度。②根据器械的材质选择适宜的干燥温度,金属类干燥温度 70～90 ℃,需时间为 20～30 分钟;塑胶类干燥温度 65～75 ℃,防止温度过高造成器械变形,材质老化等问题,一般烘干所需时间约需要 40 分钟。③机器根据设定的干燥时间结束程序自动开门。

(2)手工器械保养干燥:①根据选用的水溶性润滑剂的产品使用说明书配置润滑剂浓度。②将器械浸泡在润滑剂液面以下,浸泡时间遵照产品说明书的要求。③捞出器械,用低纤维絮擦布擦干。穿刺套管针及手术吸引头等管腔器械可用高压气枪或 95% 的乙醇干燥,软式内窥镜等器械和物品根据厂商说明书和指导手册可用也可选用 95% 的乙醇处理,保证腔内彻底干燥。

3.质量标准

(1)器械、物品干燥无水迹。

(2)器械有光泽,无锈迹(润滑剂浓度过低易生锈)。

(3)器械表面无白斑、花纹(出现此现象可能是润滑剂浓度过高或水质不达标所致)。

(4)操作台面用 500 mg/L. 含氯消毒剂擦拭 2 次/天。

(5)低纤维絮擦布一用一清洗、消毒、干燥备用。

4.注意事项

(1)禁止使用液状石蜡(石蜡油)作为润滑剂保养。液状石蜡为非水溶性油剂,阻碍水蒸气等灭菌因子的穿透,影响灭菌效果。

(2)消毒后直接使用的器械、物品禁止采用手工干燥处理,以防在擦拭过程中再次污染。

(3)不使用容易脱落棉纤维的棉布类擦布,如纱布等。避免影响器械洁净度,造成微粒污染。

(4)不允许采用自然干燥方法进行器材干燥。

三、物品的检查、制作、包装

(一)检查

1.目的

保证器械物品的清洗、消毒、干燥质量,以及器械物品的功能完好,便于临床科室使用。

2.操作规程

(1)物品准备:设备设施(应备带光源的放大镜、带光源的包布检查操作台)、棉签、纱布等。

(2)着装:戴圆帽、口罩,穿专用鞋,戴手套。

(3)器械检查:在打开光源的放大镜下逐个查看器械,如刀子、剪子、各种钳子表面、轴节、齿牙是否光亮、洁净,用棉签检查穿刺针座内部是否清洁。用纱布检查管腔器械腔体内部是否洁净,擦拭器械表面是否有油污。

(4)将检查出的有污渍、锈迹的器械进行登记,并由传递窗传回去污区,重新浸泡、去污、除锈、清洗处理,按登记数目及时索要,保证临床供应数目相对恒定。

(5)检查有轴节松动的器械,将轴节螺钉拧紧。穿刺针尖有钩、不锋利的可在磨石上修复。检查剪刀是否锋利,尖部完好。

(6)将不能修复的坏损器械进行登记,交护士长报损并以旧换新。

(7)检查合规的器械进入包装程序。

(8)敷料检查:将各种敷料如包布、手术中单、手术衣等单张放在打开光源的包布检查操作台上检查,检查是否有小的破洞、棉布纱织密度是否均匀、清洁、干燥。检查手术衣带子是否齐全、牢固,袖口松紧是否适度。洗手衣腰带、橡皮带、扣子是否整齐牢固。

(9)将不合规的手术敷料挑拣并登记数量,以备到总务处报损,领取新敷料。护士长补充当天检出的敷料,保证临床和手术室无菌物品的供应。

(10)检查质量合规的敷料进入包装程序。

3.质量标准

(1)日常检查有记录:其意义有二,首先便于器械物品流通时的查找,保证器械物品数量的恒定,满足临床工作需要;其次,为管理者提供数据资料,便于管理者发现问题,保证器械物品清洗、消毒质量,使灭菌合格率达100％。

(2)每周定期抽查有记录:记录内容包括检查时间、检查内容、检查者、责任人、出现的问题、原因分析、整改措施。

(3)每月定期总结有记录:记录整月出现问题整改后的效果,对屡次出现而本科室采取积极措施不能解决的问题,报有关职能部门请求帮助解决。

4.注意事项

(1)有效应用带光源放大镜和操作台,使其保持功能完好。

(2)各项检查记录要翔实,不能流于形式,对工作确实起到督促指导作用,以保证工作质量。

(3)定期进行清洗、消毒等各个环节质量标准的培训学习,对检查中发现的问题及时组织讨论,查找原因,提高消毒供应中心全员的责任心和业务水平。

(二)制作

1.目的

根据临床各个科室的工作特点和需要,制作出不同规格、数量、材质的无菌物品。

2.操作规程

制作过程是消毒供应中心一项细致而严谨的工作。把好这一关,不但能满足临床工作需要,提高临床科室对消毒供应中心的满意度,而且能降低消耗,避免浪费。需要制作的物品种类繁多,大体可遵循如下原则。

(1)明确物品的用途。

(2)明确物品制作的标准。

(3)物品、原料准备。

(4)制作后、包装前检查核对(此项工作需双人进行)。

(5)放置灭菌检测用品(生物或化学指示物)。

(6)进入包装流程。

3.质量标准

(1)用物准备齐全,做到省时省力。

(2)物品制作符合制作标准。

(3)器械、物品数量和功能满足临床科室需要。

(4)例行节约原则,无浪费。

4.注意事项

(1)敷料类、器械包类分室制作,以防棉絮污染。

(2)临床科室的特殊需求,要与科室护士长或使用者充分沟通并得到其认可后制作。

(3)定期随访临床科室使用情况,根据反馈信息及时调整制作方法。

(三)包装

1.目的

需要灭菌的物品,避免灭菌后遭受外界污染,需要进行打包处理。

2.操作规程

(1)包装材料的准备:根据包装工艺和消毒工艺的需要选择包装材料的材质、规格。无菌包装材料包括医用皱纹纸、纸塑包装袋、棉布、医用无纺布等。①医用皱纹纸:有多种规格型号,用于包装各种诊疗器械及小型手术器械,为一次性使用包装材料,造价贵,抗拉扯性差。②纸塑包装袋用于各种器械和敷料的包装,需要封口机封口包装。为一次性使用包装材料,造价贵,对灭菌方式有要求,高温高压蒸汽灭菌的有效期相对低温灭菌短,适用于低温灭菌。③棉布用于各种器械、敷料的包装。要求其密度在140支纱/每平方英寸以上,为非漂白棉布。初次使用应使用90℃水反复多浆洗涤,防止带浆消毒后变硬、变色。严禁使用漂白剂、柔顺剂,防止对棉纱的损伤和化学物品的残留。棉质包布可重复使用,价格低廉,其适用于高温高压蒸汽灭菌,皱褶性、柔顺性强,抗拉扯性强。但需要记录使用次数,每次使用前要检查其质量完好状态。当出现小的破洞、断纱、致密度降低(使用30~50次)时,其阻菌效果降低,应检出报废。④医用无纺布用于各种器械、敷料的包装。其皱褶性、柔顺性强,抗拉扯性次于棉布。阻菌性强,适用于高温高压蒸汽灭菌和指定低温灭菌的包装。为一次性使用包装材料,造价贵。⑤包装材料的规格根据需要包装的物品大小制定。

(2)包装。

1)打器械包和敷料包的方法通常采用信封式折叠或包裹式折叠,这样打开外包装平铺在器械台上,形成了一个无菌界面,有利于无菌操作。这种打包方法适用于布类、纸类和无纺布类包装材料。①信封式包装折叠方法:内层包装,将内外双层包布平铺在打包台上,将器械托盘沿包布对角线放置包布中央,将离身体近的一角折向器械托盘,将角尖向上反折,将有侧一角折向器械,角尖向上反折,重复左侧,将对侧一角盖向器械,此角尖端折叠塞入包内,外留置角尖约5cm长度。外层包布的包装方法同内层。用封包胶带粘贴两道封严包裹,在一侧封包胶带上粘贴5cm长带有化学指示剂的胶带。并贴上标有科室、名称、包装者、失效日期的标示卡。②包裹式包装折叠方法:内层包装,将内外双层包布平铺在打包台上,将器械托盘沿包布边缘平行的十字线放置包布中央,将身体近侧一端盖到器械托盘上,向上反折10cm,将对侧一端盖到器械托盘上,包裹严密,边缘再向上反折10cm,将左有两侧分别折叠包裹严密。外层包布的包装方法同内层。用封包胶带粘贴两道封严包裹,在一侧封包胶带上粘贴5cm长带有化学指示剂的胶带。并贴上标有科室、名称、包装者、失效日期的标示卡。

2)用包装袋包装的物品,应根据所包装物品的大小选择不同规格的包装袋,剪所需要的长度,装好物品,尖锐物品应包裹尖端,以免穿破包装袋。包内放化学指示卡,能透过包装材料看到指示卡变色的包外不再贴化学指示标签。用医用封口机封口。在封口外缘注明科室、名称、包装者、失效日期。

3.质量标准

(1)包装材料符合要求。有生产许可证、营业执照、卫生检验报告。

(2)物品齐全。

(3)体积、重量不超标。用下排气式压力蒸汽灭菌器灭菌,灭菌包体积为 30 cm×30 cm×25 cm,预真空或脉动真空压力灭菌器灭菌,灭菌包体积不超过 30 cm×30 cm×50 cm,敷料包重量不超过 5 kg。金属器械包重量不超过 7 kg。

(4)标示清楚:包外注明无菌包名称、科室、包装者、失效日期。

(5)植入性器械包内中央放置生物灭菌监测指示剂或五类化学指示卡或称爬行卡,其他可放普通化学指示卡以监测灭菌效果。

(6)准确的有效期:布类和医用皱纹纸类包装材料包装的物品有效期为 1 周,其他根据包装材料使用说明而定。

(7)清洁后的物品应在 4 小时内进行灭菌处理。

(8)包布干燥无破洞,一用一清洗。

(9)封口应严密。

4.注意事项

(1)手术器械应进行双层包装,即包装两次。

(2)手术器械筐或托盘上垫吸水巾。

(3)手术器械码放两层时中间放吸水巾,有利于器械的干燥。

(4)纸塑包装袋封口和压边宽度不少于 6 mm。

(5)新的棉布包装必须彻底洗涤脱浆后使用,否则变硬、变黄呈地图状。每次使用后要清洗。

(6)化学气体低温灭菌应使用一次性包装材料。

(7)等离子气体低温灭菌使用专用的一次性包装材料。

四、物品的灭菌、储存、发放

(一)灭菌

1.目的

通过压力蒸汽或气体等灭菌方法对需要灭菌的物品进行处理,使其达到无菌状态。

2.操作规程

压力蒸汽灭菌器。

(1)灭菌操作前灭菌器的准备。

1)清洁灭菌器体腔,保证排汽口滤网清洁。

2)检查门框与橡胶垫圈有无损坏、是否平整、门的锁扣是否灵活、有效。

3)检查压力表、温度表是否在零位。

4)由灭菌器体腔排汽口倒入 500 mL 水,检查有无阻塞。

5)检查蒸汽、水源、电源情况及管道有无漏气、漏水情况。打开压缩机电源、水源、蒸汽、压缩机,蒸气压力达到 300～500 kPa;水源压力 150～300 kPa;压缩气体压力≥400 kPa 等运行条件符合设备要求。

6)检查与设备相连接的记录或打印装置处于备用状态。

7)进行灭菌器预热,当夹层压力≥200 kPa 时,则表示预热完成。排尽冷凝水,特别是冬天,冷凝水是导致湿包的主要原因。

8)预真空压力蒸汽灭菌器做B-D试验,以测试灭菌器真空系统的有效性,B-D测试合格后方可使用。

具体操作如下:①待灭菌器预热之后,由消毒员将B-D测试包平放于排气孔上方约10 cm处,关闭灭菌器门,启动B-D运行程序(标准的B-D测试程序即121 ℃、15分钟或134 ℃、3.5分钟)。②B-D程序运行结束,即在B-D测试纸上注明B-D测试的日期、灭菌锅编号、测试条件及操作者姓名或工号。③查看B-D测试结果:查看B-D测试纸变色是否均匀,而非变黑的程度。B-D测试纸变色均匀则为B-D测试成功,即可开始运行灭菌程序;否则B-D测试失败,查找失败原因予以处理后,连续进行3次B-D测试,均合格后方可使用。④B-D测试资料需留存3年以上。

标准B-D测试包的制作方法如下:①100%脱脂纯棉布折叠成长(30±2)cm、宽(25±2)cm、高25~28 cm大小的布包,将专门的B-D测试纸放入布包中心位置;所使用的纯棉布必须一用一清洗。②测试包的重量为4 kg+5%(欧洲标准为7 kg;美国标准为4 kg)。

标准B-D包与一次性B-D包的区别如下:①标准B-D包需每次打包,费时费力;打包所用材料多次洗涤,洗涤剂的残留,影响到测试的稳定性;受人为因素影响大,打包的松紧程度不同会影响到测试的结果。②一次性B-D包使用简便,受人为及环境因素影响小,但成本较高。③模拟B-D测试装置,使用简便,包装小,灭菌难度可控,但处于发展阶段。

(2)灭菌物品装载:装载前检查灭菌包外标志内容,并注明灭菌器编号、灭菌批次、灭菌日期及失效日期。

具体装载要求如下。①装载时应使用专用灭菌架或篮筐装载灭菌物品,物品不可堆放,容器上下均有一定的空间,灭菌包之间间隔距离≥2.5 cm(物品之间至少有足够的空间可以插入伸直的手),以利灭菌介质的穿透,避免空气滞留、液体积聚,避免湿包产生。②灭菌物品不能接触灭菌器的内壁及门,以防吸入冷凝水。③应将同类材质的器械、器具和物品,置于同一批次进行灭菌。若纺织类物品与金属类物品混装时,纺织类物品应放置于灭菌架上层竖放,且装载应比较宽松;金属类则置于灭菌架下层平放;底部无孔的盘、碗、盆等物品应斜放,且开口方向一致;纸袋、纸塑袋亦应斜放。④预真空灭菌器的装载量不得超过柜室容积的90%,下排气灭菌器的装载量不能超过柜室容积的80%,同时预真空和脉动真空压力蒸汽灭菌器的装载量分别不得小于柜室容积的10%和5%,以防止"小装量效应"残留空气影响灭菌效果。⑤各个储槽的筛孔需完全打开。⑥易碎物品需轻拿轻放,轻柔操作。⑦将批量监测随同已装载好的灭菌物品一同推入灭菌器内,批量监测放置在灭菌柜腔内下部、排气孔上方。

(3)灭菌器工作运行中:①关闭密封门,根据被灭菌物品的性质选择灭菌程序,检查灭菌参数是否正确,启动运行程序。如根据蒸汽供给的压力,判断灭菌所能达到的最高温度,选择采用温度132~134 ℃,压力205.8 kPa,灭菌维持时间4分钟;或温度121 ℃,压力102.9 kPa,灭菌维持时间20~30分钟。目前多数灭菌器采用电脑自动控制程序,当温度达不到132 ℃时自动转入121 ℃灭菌程序。②灭菌过程中,操作人员必须密切观察设备的运行时仪表和显示屏的压力、温度、时间、运行曲线等物理参数,如有异常,以及时处理。③每批次灭菌物品按要求做好登记工作:灭菌日期、灭菌器编号、批次号、装载的主要物品、灭菌程序号、主要运行参数、操作员签名或工号,便于物品的跟踪、追溯。

(4)无菌物品卸载:①灭菌程序结束后,从灭菌器中拉出灭菌器柜架或容器,放于无菌保持区或交通量小的地方,直至冷却至室温,冷却时间应＞30 分钟,防止湿包产生。②灭菌质量确认。确认每批次的化学批量监测或生物批量监测是否合格;对每个灭菌包进行目测,检查包外的化学指示标签及化学指示胶带是否合格,检查有无湿包现象,湿包或无菌包掉落地上均应视为污染包,污染包应重新进入污染物品处理程序,不得烘烤。

3.质量标准

(1)物品装载正确:①包与包之间留有空间符合要求。②各种材质物品摆放位置、方式符合要求。③在灭菌器柜室内物品的摆放符合要求,避免接触门或侧壁,以防湿包。④有筛孔的容器必须把筛孔打开,其开口的平面与水平面垂直。

(2)按《消毒技术规范》要求完成灭菌设备每天检查内容。

(3)灭菌包规格、重量符合标准。装载容量符合要求,容量不能超出限定的最大值和最小值。

(4)灭菌包外应有标志,内容包括物品名称、检查打包者姓名或编号、灭菌器编号、批次号、灭菌日期和失效日期。

(5)每天灭菌前必须进行 B-D 检测,检测结果合格方可使用,B-D 检测图整理存档,保留3 年。

(6)根据灭菌物品的性能,所能耐受的温度和压力确定灭菌方式。凡能耐受高温、高压的医疗用品采用压力蒸汽灭菌。油剂、粉剂采用干热灭菌。不耐高温的精密仪器、塑料制品等采用低温灭菌。

(7)选择正确的灭菌程序。根据灭菌物品的材质如器械、敷料等选择相应的灭菌程序。

(8)选择正确的灭菌参数,每锅次灭菌的温度、压力、灭菌时间等物理参数有记录。

(9)严格执行灭菌与非灭菌物品分开放置。

(10)每周每台灭菌器进行生物检测 1 次,结果登记并存档保留 3 年。

(11)每批次有化学指示卡检测,检测结果有记录并存档保留 3 年。

(12)植入性器械每批次有生物检测合格后方可发放,急诊手术有五类化学指示卡批量检测合格后可临时发放并做好登记以备召回。

(13)无菌物品合格率达 100%。确认灭菌合格后,批量监测物存档并做好登记。

(14)按要求做好设备的维护和保养,并有记录。

4.注意事项

(1)开放式的储槽不应用于灭菌物品的包装。

(2)严格执行安全操作,消毒员经过培训合格,持证上岗。

(3)排冷凝水阀门开放大小要适当,过大蒸汽大量释放造成浪费,过小冷凝水不能排尽,造成湿包,灭菌失败。

(4)灭菌器运行过程,消毒员不得离开设备,应密切观察各个物理参数和机器运行情况,出现漏气、漏水情况及时解决。

(5)灭菌结束,开门操作时身体避开灭菌器的门,以防热蒸汽烫伤。

(6)待冷却的灭菌架应挂有防烫伤标示牌,卸载时戴防护手套,防止烫伤。

(7)压力蒸汽灭菌器不能用于凡士林等油类和粉剂的灭菌,不能用于液体的灭菌。

(二)储存

1.目的

灭菌物品在适宜的温度、湿度独立空间集中保存,在有效期内保持无菌状态。

2.操作规程

(1)空间要求:无菌物品应存放在消毒供应中心洁净度最高的区域,尽管卫生健康委员会对无菌物品存放区未做净化要求,对其空气流向及压强梯度做了明确规定:空气流向由洁到污;无菌物品存放区为洁净区,其气压应保持相对正压。相对湿度低于70%,温度低于 24 ℃。目前有些医院消毒供应中心的无菌物品存放区与消毒间无菌物品出口区域连通,其弊病是造成无菌物品储存区域温度、湿度超标。无菌物品存放间与灭菌间的无菌物品出口区域应设屏障。

(2)无菌物品储存架准备:无菌物品的储存架最好选用可移动、各层挡板为镂空的不锈钢架子,优点是根据灭菌日期排序时不用搬动无菌包,直接推动架子,减少对无菌包的触摸次数且省时省力。挡板为镂空式,有利于散热,以及时散发无菌包内残留的热量,防止大面积接触金属,蒸汽转化为冷凝水造成湿包现象。

(3)无菌物品有序存放:无菌物品品种名称标示醒目且位置固定。根据灭菌时间的先后顺序固定排列,先灭菌的物品先发放,后灭菌的后发放。库存无菌物品基数有备案,每天或每班次物品查对有记录。

(4)及时增补:根据临床需要无菌物品情况,以及时增补,以保证满足临床使用。

3.质量标准

(1)进入无菌物品存放区按要求着装。

(2)无菌物品存放区不得有未灭菌或标示不清物品存放。

(3)外购的一次性使用无菌物品,须先去掉外包装方可进入无菌物品存放区。

(4)室内温度保持在 24 ℃以下,相对湿度在70%以下。

(5)存放间每月监测 1 次:空气细菌数≤200 cfu/m³;物体表面数<5 cfu/cm²;工作人员手细菌数<5 cfu/cm²;灭菌后物品及一次性无菌医疗器具不得检出任何种类微生物及热原体。

(6)物品存放离地 20～25 cm、离顶 50 cm、离墙 5 cm。

(7)无菌包包装完整,手感干燥,化学指示剂变色均匀,湿包视为污染包应重新清洗灭菌。

(8)无菌包一经拆开,虽未使用应重新包装灭菌,无过期物品存放,物品放置部位标示清楚醒目,并按灭菌日期有序存放,先入先发,后入后发。

(9)凡出无菌室的物品应视为污染,应重新灭菌。

4.注意事项

环境的温度、湿度达到标准时,使用纺织品材料包装的无菌物品有效期宜为 14 天;未达到环境标准时,有效期宜为 7 天。医用一次性纸袋包装的无菌物品,有效期宜为 1 个月;使用一次性医用皱纹纸、医用无纺布包装的无菌物品,有效期宜为 6 个月;使用一次性纸塑袋包装的无菌物品,有效期宜为 6 个月。硬质容器包装的无菌物品,有效期宜为 6 个月。

(三)发放

1.目的

根据临床需要,将无菌物品安全、及时运送到使用科室。

2.操作规程

(1)与临床科室联系,确定各科室需要的无菌物品名称、数量。并记录在无菌物品下送登记本上。根据本院工作量进行分组,按省时省力的原则分配各组负责的科室。

(2)准备下送工具。无菌物品下送工具应根据工作量采用封闭的下送车或封闭的整理箱等。下送工具每天进行有效消毒处理,并存放在固定的清洁区域内。

（3）于无菌物品发放窗口领取并清点下送无菌物品。

（4）发放车上应备有下送物品登记本，科室意见反馈本。与科室负责治疗室工作人员认真交接，并在物品登记本上双方签字。定期征求科室意见，并将科室意见反馈给护士长。

3.质量标准

（1）运送工具定点存放标示清楚。

（2）无菌物品下送车或容器不得接触污染物品，污车、洁车严格区分，并分别定点放置。每次使用后彻底清洗、消毒、擦干备用。

（3）严格查对无菌物品的名称、数量、灭菌日期、失效期、包装的完整性、灭菌合格标示及使用科室。

（4）物品数目登记完善准确；下发物品账目清楚。

（5）及时准确将消毒物品送到临床科室。

（6）对科室意见有记录，并有相应整改措施和评价。

4.注意事项

发放无菌物品剩余物品不得返回无菌物品存放区，按污染物品重新处理。

（吴倩倩）

第二节　超声波消毒

近年来，人们一直在努力寻找一种更迅速、更便宜而又能克服高温（饱和蒸汽或干热）消毒灭菌方法和化学消毒法的弱点的消毒方法，超声波消毒就是其中的一种。随着超声波的使用越来越广泛，人们对其安全性产生了担忧。事实上，临床实践证明，即使以超过临床使用数倍的剂量也难以观察到其对人体的损伤，现在普遍认为，强度小于 20 mW/cm² 的超声波对人体无害，但对大功率超声波照射还是应注意防护。

一、超声波的本质与特性

超声波和声波一样，也是由振动在弹性介质中的传播过程形成的，超声波是一种特殊的声波，它的声振频率超过了正常人听觉的最高限额，达到 20 000 Hz，所以人听不到超声波。

超声波具有声波的一切特性，它可以在固体、液体和气体中传播。超声波在介质中的传播速度除了与温度、压强及媒介的密度等有关外，还与声源的振动频率有关。在媒介中传播时，其强度随传播距离的增长而减弱。超声波也具有光的特性。可发生辐射和衍射等现象，波长越长，其衍射现象越明显。但由于超声波的波长仅有几毫米，所以超声波的衍射现象并不明显。高频超声波也可以聚焦和定向发射，经聚焦而定向发射的超声波的声压和声强可以很大，能贯穿液体或固体。

二、超声波消毒的研究与应用

（一）超声波的单独杀菌效果

用 2.6 kHz 的超声波进行微生物杀灭实验，发现某些细菌对超声波是敏感的，如大肠埃希菌、巨大芽孢杆菌、铜绿假单胞菌等可被超声波完全破坏。此外,超声波还可使烟草花叶病毒、脊髓灰质炎病毒、狂犬病毒、流行性乙型脑炎病毒和天花病毒等失去活性。但超声波对葡萄球菌、链球菌等效力较小,对白喉毒素则完全无作用。

(二)超声波与其他消毒方法的协同作用

虽然超声波对微生物的作用在理论上已获得较为满意的解释。但是,在实际应用上还存在一些问题。例如,超声波对水、空气的消毒效果较差,很难达到消毒作用,而要获得具有消毒价值的超声波,必须首先具有高频率、高强度的超声波波源,这样,不仅在经济上费用较大,而且与所得到的实际效果相比是不经济的。因此,人们用超声波与其他消毒方法协同作用的方式,来提高其对微生物的杀灭效果。例如,超声波与紫外线结合,对细菌的杀灭率增加;超声波与热协同,能明显提高对链球菌的杀灭率;超声波与化学消毒剂合用,即声化学消毒,对芽孢的杀灭效果明显增强。

1.超声波与戊二醛的协同消毒作用

据报道,单独使用戊二醛完全杀灭芽孢,要数小时,在一定温度下戊二醛与超声波协同可将杀灭时间缩短为原来的 1/12～1/2。如果事先将菌悬液经超声波处理,则它对戊二醛的抵抗力是一样的。将戊二醛与超声波协同作用,才能提高戊二醛对芽孢的杀灭能力(表 16-2)。

表 16-2　超声波与戊二醛协同杀菌效果

戊二醛含量(%)	温度(℃)	超声波频率(kHz)	完全杀灭芽孢所需时间(分钟)
1	55	无超声波	60
1	55	20	5
2	25	无超声波	180
2	25	250	30

2.超声波与环氧乙烷的协同消毒作用

Boucher 等用频率为 30.4 kHz,强度为 2.3 W/cm^2 的连续性超声波与浓度 125 mg/L 的环氧乙烷协同,在 50 ℃恒温,相对湿度 40%的条件下对枯草杆菌芽孢进行消毒,作用 40 分钟可使芽孢的杀灭率超过 99.99%,如果单用超声波时只能使芽孢的菌落数大约减少 50%。因此认为环氧乙烷与超声波协同作用的效果比单独使用环氧乙烷或超声波消毒效果好,而且还认为用上述频率与强度的超声波,在上述的温度与相对湿度的条件下,与环氧乙烷协同消毒是最理想的条件。环氧乙烷与超声波协同消毒在不同药物浓度、不同温度条件及不同作用时间的条件下消毒效果有所不同。环氧乙烷与超声波协同消毒在相同药物浓度、相同温度时,超声波照射时间越长,杀菌率越高;在相同药物浓度、相同照射时间下,温度越高,杀菌率越高;而在相同照射时间、相同温度下,药物浓度越高,杀菌率也越高。

3.超声波与环氧丙烷的协同消毒作用

有报道,在 10 ℃,相对湿度为 40%的条件下,暴露时间为 120 分钟时,不同强度的超声波与环氧丙烷协同消毒的结果不同,在环氧丙烷浓度为 500 mg/L,作用时间为 120 分钟时,用强度为 1.6 W/cm^2 的超声波与环氧丙烷协同作用,可完全杀灭细菌芽孢。在相同条件下,单独使用环氧丙烷后,不能完全杀灭。而且,在超声波与环氧丙烷协同消毒时,存活芽孢数是随声强的增加而呈指数下降。

4.超声波与强氧化高电位酸性水协同杀菌

强氧化高电位酸性水是一种无毒无不良气味的杀菌水,技术指标是:氧化还原电位值≥1 100 mV,pH≤2.7,有效氯≤60 mg/L。如单独使用超声波处理 10 分钟,对大肠埃希菌杀灭率为 89.9%;单独使用强氧化高电位酸性水作用 30 秒,对大肠埃希菌杀灭率为 100%;超声波与氧化水协同作用 15 秒,杀灭率亦达到 100%。单用超声波处理 10 分钟、单独用强氧化高电位酸性水作用 1.5 分钟,可将悬液内 HBsAg 阳性血清的抗原性完全灭活,两者协同作用仅需 30 秒即可达到完全灭活。

5.超声波与其他消毒液的协同杀菌作用

据闫傲霜等试验表明,用超声波(10 W/cm²)与多种消毒液对芽孢的杀灭均有协同作用,特别是对一些原来没有杀芽孢作用的消毒剂,如氯己定(洗必泰)、苯扎溴铵(新洁尔灭)、醛醇合剂等,这种协同作用不仅对悬液中的芽孢有效,对浸于液体中的载体表面上的芽孢也有同样效果。Ahemd 等报道,超声波可加强过氧化氢的杀菌作用,使其杀芽孢时间从 25 分钟以上缩短到 10～15 分钟。Jagenberg-Werke 用超声波使过氧化氢形成气溶胶,使之均匀附着在消毒物表面,从而提高消毒效果。

Burleson 用超声波与臭氧协同消毒污水,有明显增效作用,可能是因为超声波:①增加臭氧溶解量;②打碎细菌团块和外围有机物;③降低液体表面张力;④促进氧的分散,形成小气泡,增加接触面积;⑤加强氧化还原作用。声化学消毒的主要机制是由于超声波快速而连续性的压缩与松弛作用,使化学消毒剂的分子打破细菌外层屏障,加速化学消毒剂对细菌的渗透,细菌则被进入体内的化学消毒剂的化学反应杀死。超声波本身对这种化学杀菌反应是没有作用的,但它能加速化学消毒剂在菌体内的扩散。在声化学消毒中,超声波的振幅与频率最为重要。

(三)超声波的破碎作用

利用高强度超声波照射菌液,由于液体的对流作用,整个容器中的细菌都能被破碎(图 16-1)。超声波的破碎作用应用于生物研究中,能提高从器官组织或其他生物学基质中分离病毒及其他生物活性物质(如维生素、细菌毒素等)的阳性率。

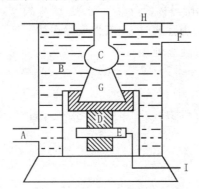

图 16-1　超声波细胞破碎器结构示意图

A.冷却水进口;B.冷却水;C.处理容器;D.换能器;E.高频线圈;F.冷却水出口;G.增幅杆;H.固定容器装置;I.电源输入

三、影响超声波消毒效果的因素

超声波的消毒效果受到多种因素的影响,常见的有超声波的频率、强度、照射时间、媒质的性质、细菌的浓度等。

(一)超声波频率

在一定频率范围内,超声波频率高,能量大,则杀菌效果好,反之,低频率超声波效果较差。但超声波频率太高则不易产生空化作用,杀菌效果反而降低。

(二)超声波的强度

利用高强度超声波处理菌液,由于液体的对流作用,整个容器中的细菌都能被破碎。据报道,当驱动功率为 50 W 时,容器底部的振幅为 10.5 μm,对 50 mL 含有大肠埃希菌的水作用 10~15 分钟后,细菌 100% 破碎。驱动功率增加,作用时间减少。

(三)作用时间和菌液浓度

超声波消毒的消毒效果与其作用时间成正比,作用时间越长,消毒效果越好。作用时间相同时,菌液浓度高比浓度低时消毒效果差,但差别不很大。有人用大肠埃希菌试验,发现 30 mL 浓度为 3×10^6 cfu/mL 的菌液需作用 40 分钟,若浓度为 2×10^7 cfu/mL 则需作用 80 分钟。15 mL 浓度为 4.5×10^6 cfu/mL 的菌液只需作用 20 分钟即可杀死。另有人用大肠埃希菌、金黄色葡萄球菌、枯草杆菌、铜绿假单胞菌试验发现,随超声波作用时间的延长,其杀灭率皆明显提高,而且在较低强度的超声波作用下以铜绿假单胞菌提高最快,经统计学处理发现,铜绿假单胞菌、枯草杆菌的杀灭率和超声波作用时间之间的相关系数有统计学意义。

(四)盛装菌液容器

R.Davis 用不锈钢管作为容器,管长从 25 cm 不断缩短,内盛 50% 酵母菌液 5 mL,用26 kHz 的超声波作用一定时间,结果发现,细菌破碎的百分数与容器长度有关,在 10~25 cm,出现 2 个波峰和 2 个波谷,两波峰或两波谷间相距约 8 cm。从理论上说盛装容器长度以相当于波长的一半的倍数为最好。

(五)菌液容量

由于超声波在透入媒质的过程中不断将能量传给媒质,自身随着传播距离的增长而逐渐减弱。因此,随着被处理菌悬液的菌液容量的增大,细菌被破坏的百分数降低。R.Davis 用 500 W/cm^2 的超声波对43.5% 的酵母菌液作用 2 分钟,结果发现,容量越大,细菌被破坏的百分数越低。此外被处理菌悬液中出现驻波时,细菌常聚集在波节处,在该处的细菌承受的机械张力不大,破碎率也最低。因此,最好使被处理液中不出现驻波,即被处理菌悬液的深度最好短于超声波在该菌悬液中波长的一半。

(六)媒质

一般微生物被洗去附着的有机物后,对超声波更敏感,另外,钙离子的存在,pH 的降低也能提高其敏感性。

(吴倩倩)

第三节　紫外线消毒

紫外线属于电磁波辐射,而非电离辐射(图 16-2),根据其波长范围分为 3 个波段:A 波段(波长为 400.0~315.0 nm)、B 波段(315.0~280.0 nm)、C 波段(280.0~100.0 nm),是一种不可见光。杀菌力较强的波段为 280.0~250.0 nm,通常紫外线杀菌灯采用的波长为 253.7 nm,广谱杀菌效果比较明显。

一、紫外线的发生与特性

(一)紫外线的发生

目前用于消毒的紫外线杀菌灯多为低压汞灯,它所产生的紫外线波长 95% 为 253.7 nm。用于消毒的紫外线灯分为普通型紫外线灯和低臭氧紫外线灯,低臭氧紫外线灯因能阻挡 184.9 nm 波长的紫外线向外辐射,减少臭氧的产生,因此目前医院多选择低臭氧紫外线灯。

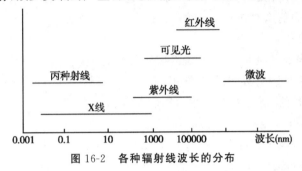

图 16-2　各种辐射线波长的分布

(二)紫外线灯消毒特性

紫外线灯的杀菌特性有以下几点。

(1)杀菌谱广:紫外线可以杀灭各种微生物,包括细菌繁殖体、细菌芽孢、结核杆菌、真菌、病毒和立克次体。

(2)不同微生物对紫外线的抵抗力差异较大,由强到弱依次为真菌孢子>细菌芽孢>抗酸杆菌>病毒>细菌繁殖体。

(3)穿透力弱:紫外线属于电磁辐射,穿透力极弱,绝大多数物质不能穿透,因此使用受到限制;在空气中可受尘粒与湿度的影响,当空气中每立方厘米含有尘粒 800～900 个,杀菌效力可降低 20%～30%,相对湿度由 33% 增至 56% 时,杀菌效能可减少到 1/3。在液体中的穿透力随深度增加而降低,小、中杂质对穿透力的影响更大,溶解的糖类、盐类、有机物都可大大降低紫外线的穿透力。酒类、果汁、蛋清等溶液只需 0.1～0.5 mm 即可阻留 90% 以上的紫外线。

(4)杀菌效果与照射剂量有关。杀菌效果直接取决于照射剂量(照射强度和照射时间)。

(5)在不同介质中紫外线杀菌效果不同。

(6)杀灭效果受物体表面因素影响。紫外线大多是用来进行表面消毒的,粗糙的表面不适宜用紫外线消毒,当表面有血迹、痰迹等污染物质时,消毒效果亦不理想。

(7)协同消毒作用。有报道,某些化学物质可与紫外线起协同消毒作用,如紫外线与醇类化合物可产生协同杀菌作用,经乙醇湿润过的紫外线口镜消毒器可将杀芽孢时间由 60 分钟缩短为 30 分钟,污染有 HBsAg 的玻璃片经 3% 过氧化氢溶液湿润后,再经紫外线照射 30 分钟即可完全灭活,而紫外线或过氧化氢单独灭活上述芽孢菌都需要 60 分钟左右。

二、紫外线消毒装置

(一)紫外线杀菌灯分类

紫外线灯管根据外形可分为直管、H 型管、U 型管;根据使用目的不同被分别制成高强度紫外线消毒器、紫外线消毒箱、紫外线消毒风筒、移动式紫外线消毒车、便携式紫外线灯等。

(二)杀菌灯装置

1.高强度紫外线灯消毒器

高强度的紫外线灯是专门研制出的 H 型热阴极低压汞紫外线灯,它在距离照射表面很近时,照射强度可达 5 000 $\mu W/cm^2$,5 秒内可杀灭物体表面污染的各种细菌、真菌、病毒,对细菌芽孢的杀灭率可达 99.9%,目前国内生产的有 9 W、11 W 等小型 H 型紫外线灯,在 3 cm 的近距离照射,其辐射强度可至 5 000~12 000 $\mu W/cm^2$。该灯具适用于光滑平面物体的快速消毒,如工作台面、桌面及一些大型设备的表面等。刘军等报道,多功能动态杀菌机内,在常温常湿和有人存在情况下,对自然菌的消除率在 59%~83%,最高可达 86%。

2.紫外线消毒风筒

在有光滑金属内表面的圆桶内安装高强度紫外线灯具,在圆桶一端装上风扇,进入风量为 25~30 m^3/min,开启紫外线灯使室内空气不断经过紫外线照射,不间断地杀灭空气中的微生物,以达到净化空气的目的,适合有人存在的环境消毒。

3.移动式紫外线消毒车

有立式和卧式两种,该车装备有紫外线灯管 2 支、控制开关和移动轮,机动性强。适合于不经常使用或临时需要消毒的表面和空气的消毒。

4.循环风空气净化(洁净)器

现在市场上有很多种类的空气净化器,这些净化器大多由几种消毒因素组合而成,紫外线在其中起着非常重要的杀菌作用,而且还具有能在各种动态场所进行空气消毒的显著特点。某公司生产的空气洁净器,就是由过滤器、静电场、紫外线、空气负离子等消毒因素和进、出风系统组成。连续消毒 45 分钟,可使空气中喷染的金黄色葡萄球菌和大肠埃希菌的杀灭率达到 99.90%,对枯草杆菌黑色变种芽孢的杀灭率达到 99.00%。朱伯光等研制了动态空气消毒器(图 16-3),由循环箱体、风机、低臭氧紫外线灯、初效和中效过滤器、程控系统等组成。结果在 60 m^3 房间,静态开启 30 分钟,可使自然菌下降 80%,60 分钟下降 90%,动态环境下可保持空气在Ⅱ类环境水平。但循环风空气消毒器内可能存在未被破坏的细菌,重复使用的消毒器内可能存在定植菌,进而造成空气二次污染。

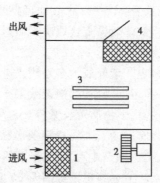

图 16-3 动态空气消毒器结构示意图

1、4.初、中效过滤器;2.轴流抽风机;3.紫外线灯管

5.高臭氧紫外线消毒柜

高臭氧紫外线消毒柜是一种以高臭氧、紫外线为杀菌因子的食具消毒柜。在实验室用载体定量灭活法进行检测,在环境温度 20~25 ℃,相对湿度 50%~70% 的条件下,开机 4 分钟,柜内

紫外线辐射强度为 1 400～1 600 $\mu W/cm^2$，臭氧浓度 40.0 mg/m^3，消毒作用 60 分钟加上烘干 45 分钟，对玻片上脊髓灰质炎病毒的平均灭活对数值≥4.0。以臭氧和紫外线为杀菌因子的食具消毒柜，工作时臭氧浓度为 53.6 mg/L，紫外线辐照值为 675～819 $\mu W/cm^2$，只消毒或只烘干均达不到消毒效果，只有两者协同作用 90 分钟，才可达到杀灭对数值＞5.0。

三、影响紫外线消毒效果的因素

与紫外线消毒效果有关的因素很多，概括起来可分为两类：影响紫外线辐射强度、照射剂量的因素和微生物方面的因素。

(一)影响紫外线辐射强度和照射剂量的因素

1.电压

紫外线光源的辐射强度明显受到电压的影响，同一个紫外线光源，当电压不足时，辐射强度明显下降。

2.距离

紫外线灯的辐射强度随灯管距离的增加而降低，辐射强度与距离成反比。

3.温度

消毒环境的温度对紫外线消毒效果的影响是通过影响紫外线光源的辐射强度来实现的。一般，紫外线光源在 40 ℃时的辐射强度最强，温度降低时，紫外线的输出减少，温度再高，辐射的紫外线因吸收增多，输出也减少。因此，过高或过低的温度对紫外线的消毒都不利，杀菌试验证明，5～37 ℃范围内，温度对紫外线的杀菌效果影响不大。

4.相对湿度

当进行空气紫外线消毒时，空气的相对湿度(RH)对消毒效果有影响，RH 过高时，空气中的水分增多，可以阻挡紫外线，因此用紫外线消毒空气时，要求相对湿度最好在 60％以下。

5.照射时间

紫外线的消毒效果与照射剂量呈指数关系，照射剂量为照射时间和辐照强度的乘积，所以要杀灭率达到一定程度，必须保证足够的照射剂量，在光源达到要求的情况下，可以通过保证足够的时间来达到要求剂量。

6.有机物的保护

有机物对消毒效果有明显影响，当微生物被有机物保护时，需要加大照射剂量，因为有机物可以影响紫外线对微生物的穿透，并且可以吸收紫外线。

7.悬浮物的类型

紫外线是一种低能量的电磁辐射，其能量仅有 6 eV，穿透力很弱，空气尘埃能吸收紫外线而降低杀菌率，当空气中每立方厘米含有尘粒 800～900 个，杀菌效能可降低 20％～30％。如枯草杆菌芽孢在灰尘中悬浮比在气溶胶中悬浮时，对紫外线照射有更大的抗性。

8.紫外线反射器的使用

为了更有效地对被辐照表面进行消毒，必须使用对波长为 253.7 nm 的紫外线具有高反射率的反射罩，反射罩的使用，还可以避免操作者受紫外线的直接照射。

(二)微生物方面的因素

1.微生物的类型

紫外线对细菌、病毒、真菌、芽孢、衣原体等均有杀灭作用，不同微生物对紫外线照射的敏感性不同。细菌芽孢对紫外线的抗性比繁殖体细胞大,革兰阴性杆菌最易被紫外线杀死,紧接着依次为葡萄球菌属、链球菌属和细菌芽孢,真菌孢子抗性最强。抗酸杆菌的抗力,较白色葡萄球菌、铜绿假单胞菌、肠炎沙门菌等要强 3～4 个对数级。即使在抗酸杆菌中,不同种类对紫外线的抗性亦不相同。

根据抗力大致可将微生物分为 3 类:高抗性的有真菌孢子、枯草杆菌黑色变种芽孢、耐辐射微球菌等;中度抗性的有鼠伤寒沙门菌、酵母菌等;低抗性的有大肠埃希菌、金黄色葡萄球菌、普通变形杆菌等。

2.微生物的数量

微生物的数量越多,需要产生相同致死作用的紫外线照射剂量也就越大,因此,消毒污染严重的物品需要延长照射时间,加大照射剂量。

四、紫外线消毒应用

(一)空气消毒

紫外线的最佳用途是对空气消毒,也是空气消毒的最简便方法。紫外线对空气的消毒方式主要有 3 种。

1.固定式照射

紫外线灯固定在天花板上的方法有以下几种:①将紫外线灯直接固定在天花板上,离地约 2.5 m;②固定吊装在天花板或墙壁上,离地约 2.5 m,上有反光罩,往上方向的紫外线也可被反向下来;③安装在墙壁上,使紫外线照射在与水平面呈 3°～80°范围内;④将紫外线灯管固定在天花板上,下有反光罩,这样使上部空气受到紫外线的直接照射,而当上下层空气对流交换时,整个空气都会被消毒(图 16-4)。

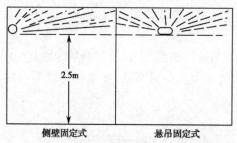

图 16-4　固定式紫外线空气消毒

通常灯管距地面 1.8～2.2 m 的高度比较适宜,这个高度可使人的呼吸带受到最高辐射强度有效照射,使用中的 30 W 紫外线灯在垂直 1 m 处辐照强度应高于 70 $\mu W/cm^2$(新灯管 $>90 \mu W/cm^2$),每立方米分配功率不少于 1.5 $\mu W/cm^2$,最常用的直接照射法时间应不少于 30 分钟。唐贯文等报道,60 m^3 烧伤病房住患者 2～3 人,悬持 3 支 30 W 无臭氧石英紫外线灯,辐照度值$>90 \mu W/cm^2$,直接照射 30 分钟,可使烧伤病房空气达到 Ⅱ 类标准(空气细菌总数 $\leqslant 200$ cfu/cm^3)的合格率为 70%,60 分钟合格率达到 80%。

2.移动式照射

移动式照射法主要是利用其机动性,即可对某一局部或物体表面进行照射,也可对整个房间的空气进行照射。

3.间接照射

间接照射是指利用紫外线灯制成各种空气消毒器,通过空气的不断循环达到空气消毒的目的。

(二)污染物体表面消毒

1.室内表面的消毒

紫外线用于室内表面的消毒主要是医院的病房、产房、婴儿室、监护病房、换药室等场所,某些食品加工业的操作间也比较常用。一般较难达到卫生学要求,必要时可以在灯管上加反射罩或更换高强度灯管,提高消毒效果。

2.设备表面的消毒

用高强度紫外线消毒器进行近距离照射可以对平坦光滑表面进行消毒。如便携式紫外线消毒器可以在近距离表面 3 cm 以内进行移动式照射,每处停留 5 秒,对表面细菌杀灭率可达 99.99%。

3.特殊器械消毒的应用

针对某些特殊器械专门设计制造的紫外线消毒器,近几年已开发使用。如紫外线口镜消毒器,内装 3 支高强度紫外线灯管,采用高反射镜和载物台,1 次可放 30 多支口镜,消毒 30 分钟可灭活 HBsAg。紫外线票据消毒器可用于医院化验单、纸币和其他医疗文件的消毒。

(三)饮用水和污水的消毒

紫外线消毒技术正以迅猛发展的态势出现在各种类型的水消毒领域,许多大型水厂和污水处理厂开始使用紫外线消毒技术和装置。紫外线用于水消毒,具有杀菌力强,不残留对人体有害有毒物质和安装维修便捷等特点。目前,紫外线水消毒技术已在许多国家得到推广和使用。按紫外线灯管与水是否接触,紫外线消毒装置分为灯管内置式和外置式两类。目前正在使用和开发的大多数紫外线消毒技术均为灯管内置式装置。

紫外线用于水的消毒有饮用水的消毒和污水的消毒。饮用水的消毒是将紫外线灯管固定在水面上,水的深度应小于 2 cm,当水流缓慢时,水中的微生物被杀灭。另一种方法是制成套管式的紫外线灯(图 16-5),水从灯管周围流过时,起到杀菌作用。国内现已研制出纯水消毒器,使用特殊的石英套,能确保在正常水温下灯管最优紫外输出。每分钟处理水量 5.7 L,每小时 342 L。

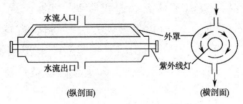

图 16-5　套管式紫外线灯水消毒

(四)食具消毒

餐具保洁柜以臭氧和紫外线为杀菌因子。实验室载体定量杀菌试验,启动保洁柜 60 分钟,对侧立于柜内碗架上左、中、右三点瓷碗内表面玻片上大肠埃希菌的平均杀灭率分别为 99.89%、99.99%、99.98%,对金黄色葡萄球菌的平均杀灭率为 99.87%、99.98%、99.96%,但是启动保洁柜 180 分钟,对平铺于保洁柜底部碗、碟内的玻片 HBsAg 的抗原性不能完全破坏。

五、消毒效果的监测

紫外线灯具随着使用时间的延长,辐射强度不断衰减,杀菌效果亦会受到诸多因素的影响,因此对紫外线灯做经常性监测是确保其有效使用的重要措施,监测分为物理监测、生物监测两种,在卫生健康委员会的《消毒技术规范》里均有较详细说明。

(一)物理监测

物理监测器材是利用紫外线特异敏感元件制成的紫外线辐射照度计,直接测定辐照度值,间接确定紫外线的杀菌能力,国家消毒技术规范将其列入测试仪器系列。

仪器由受光器、信号传输系统、信号放大电路、指示仪(或液晶显示板)等部件组成。测试原理是当光敏元件受到照射时,光信号转变成电信号,通过信号传输放大器由仪表指示出读值或转变成数字信号,在显示窗口显示出来。测试前先开紫外线灯 5 分钟,打开仪器后稳定 5 分钟再读数。

(二)生物监测

生物监测是通过测定紫外线对特定表面污染菌的杀灭率来确定紫外线灯的杀菌强度。方法是:先在无菌表面画出染菌面积 5 cm×5 cm,要求对照组回收菌量为 $5×10^5 \sim 5×10^6$ cfu/cm²。打开紫外线灯后 5 分钟,待其辐射稳定后移至待消毒表面垂直上方 1 m 处,消毒至预定时间后采样并做活菌培养计数,计算杀菌率,以评价杀菌效果。

（吴倩倩）

第四节　等离子体消毒

等离子体消毒技术是消毒学领域近年来出现的一项新的物理消毒灭菌技术。美国首先对等离子体杀灭微生物的效果进行了研究,Menashi 等对卤素类气体等离子体进行杀灭微生物研究证明,等离子体具有很强的杀菌作用,并研制出等离子体灭菌设备。现已有不少关于等离子体灭菌技术的研究报道和专利产品。等离子体灭菌是继甲醛、环氧乙烷、戊二醛等低温灭菌技术之后,又一新的低温灭菌技术,它克服了其他化学灭菌方法时间长、有毒性的缺点,这一技术在国内发展比较快,国内生产厂家已经有不少产品上市,主要用于一些不耐高温的精密医疗仪器,如纤维内镜和其他畏热材料的灭菌,现已在工业、农业、医学等领域被广泛使用。

一、基本概念

等离子体是指高度电离的电子云,等离子体的生成是某些气体或其他汽化物质在强电磁场作用下,形成气体电晕放电,电离气体而产生的,是在物质固态、液态、气态基础上,提出的物质第四态,即等离子体状态,它是由电子、离子和中子等组合而成的带电状态云状物质,据分析还含有分子、激发态原子、亚稳态原子、自由基等粒子,以及紫外线、γ 射线、β 粒子等,其中的自由基、单态氧、紫外线等都具有很强的杀菌作用(图 16-6)。等离子体在宇宙中普遍存在,如星云、太阳火焰、地球极光等。人工制造的等离子体是通过极度高温或强烈电场、磁场激发等使某些气体产生等离子体状态,在等离子体状态下,物质发生一系列物理和化学变化,如电子交换、电子能量转换、分子碰撞、化学解离和重组等,根据激发形式不同,等离子体可在交直流电弧光激发下产生,高频、超高频激光、微波等都可以激发产生等离子体。

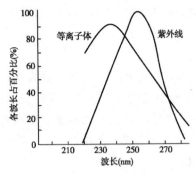

图 16-6 等离子体灭菌与紫外线杀菌所产生的紫外线波长比较

二、物理性质

等离子体是物质存在的一种形式,因而具有自己特定的物质属性。

(一)存在形式

等离子体是一种电离气体云,这是等离子体的客观存在形式即所谓物质第四态。随着温度的升高,物质由固态变成液态,进而变成气态;但这并未使物质分子发生质的变化,当继续向气体施加能量时,分子中原子获得足够的能量,开始分离成自由电子、离子及其他粒子,形成了一种新的物态体系即等离子体。

(二)存在时间(寿命)

气体分子吸收足够的能量,价电子由低能轨道跃迁到高能轨道成为激发态,这时各种粒子都是不稳定的。在气体分子的辉光放电过程中,空间电子弛豫时间从 10^{-10} 秒到 10^{-2} 秒。若要使等离子体保持稳定,维持气体云浓度,需不断施加能量。

(三)等离子体温度与浓度

等离子体中各种粒子的存在都是短时间的,且没有热平衡,所以电子温度与气体温度相差很大。电子温度受其产生过程和真空度的影响,放电真空度下降,功率不变,电子温度下降。等离子体浓度随输入功率增加而增加,可以通过控制真空度、电磁场强度来维持等离子体浓度。

(四)空间特性

由于正离子与电子的空间电荷互相抵消,使等离子体在宏观上呈现电中性,但只有在特定的空间尺度上电中性才成立。德拜长度是描述等离子体空间特性的一个重要参量,用 λD 表示。德拜长度是等离子体中电中性成立的最小空间尺度,也可以说德拜长度是等离子体中因热运动或其他扰动导致电荷分离的最大允许空间尺度限度。

(五)粒子温度

等离子体中不同粒子的温度是不一样的。如果将电子温度设为 Te,离子温度设为 Ti,则依据粒子的温度可将等离子体分为两大类,即热平衡等离子体和非热平衡等离子体。当 Te=Ti 时,为热平衡等离子体,二者的温度都高,这很难达到。当 Te>Ti 称为非热平衡等离子体。电子温度-169 ℃以上,而原子和离子之类的重粒子温度可低到 27~227 ℃,等离子体的宏观温度取决于重粒子的温度,这类等离子体也叫低温等离子体,其宏观温度并不高,接近室温。

三、等离子体灭菌设备

等离子体灭菌设备的基本组成有电源、激发源、气源、传输系统和灭菌腔等。等离子体装置因激发源不同有如下几种类型。

(一)激光等离子体灭菌装置

以激光作为激发能源激发气体产生等离子体。激光源发出的激光通过一个棱镜将激光束折射经过透镜聚焦在灭菌腔内,激发腔体内气体产生等离子体。由于激光能量高,在等离子体成分里含紫外线、γ 射线、β 射线及软 X 线等杀菌成分比较多。但这种装置腔体小,距离实用相差较远,加之产生的等离子体温度高,目前尚未投入使用。

(二)微波等离子体灭菌装置

微波等离子体是一种非平衡态低温等离子体。微波或微波与激光耦合等离子体是灭菌应用研究较多的类型。微波等离子体具有以下特点:①电离分解度高,成分比较丰富;②电子温度与气体温度比值大,即电子温度高而底衬材料温度低;③可以在高气压下维持等离子体浓度;④属于静态等离子体,无噪声。

(三)高频等离子体灭菌装置

此类装置采用高频电磁场作为激发源,利用这种装置产生等离子体的程序是先将灭菌腔内抽真空,然后通入气体再施加能量,激发产生等离子体对腔内物品进行灭菌。

四、等离子体的杀菌作用

(一)普通气体等离子体消毒

采用非热放电等离子体 NTP-8T 型净化器放电功率为 40 W,风机量为 800 m^3/h,在 84 m^3 室内运行 60 分钟,可使空气中的悬浮颗粒下降 83%,自然菌下降 97%;用直接暴露方式大气压辉光放电等离子体作用 30 秒,对大肠埃希菌和金黄色葡萄球菌杀灭率分别为 99.91% 和 99.99%,间接暴露法大气压辉光放电等离子体作用 120 秒,对以上两种细菌杀灭率分别为 99.97% 和 99.99%。

(二)协同杀菌作用

Fensmeyer 等将激光与微波耦合,以激光产生等离子体,靠微波能维持其浓度,获得良好的杀菌效果。有学者在两者耦合设备条件下,观察不同功率产生的等离子体对 10 mL 玻璃瓶内污染的枯草杆菌芽孢杀灭效果。结果证明,200 W 耦合等离子体杀灭细菌芽孢 D_{10} 值为 2.2 秒,500 W 则 D_{10} 值降到 0.3 秒。

(三)消毒剂等离子体消毒

研究发现,将某些消毒剂汽化作为等离子体基础气体可显示出更强的杀菌作用。Boueher 用多种醛类化合物分别混入氧气、氩气和氮气,激发产生混合气体等离子体,观察其对污染在专用瓷杯上的枯草杆菌芽孢的杀灭作用。结果证明,混合气体等离子体的杀菌作用比单一气体更好。结果显示,在氧气、氩气和氮气中分别混入甲醛、丙二醛、丁二醛、戊二醛、羟基乙醛和苯甲醛等,激发产生混合等离子体,其中甲醛、丁二醛和戊二醛明显比单一气体杀菌效果好。这些气体等离子体虽然具有良好的杀菌作用,但由于作用温度偏高,不适合于怕热器材的灭菌。

近年来,等离子体灭菌技术获得了很大发展,Johnson 公司研制成了低温等离子体灭菌装置,采用过氧化氢气体作为基础气体在高频电场激发下产生低温过氧化氢等离子体,经过低温过氧化氢等离子体(Sterrad 装置)一个灭菌周期的处理(50~75 分钟),可完全达到灭菌要求。

五、灭菌影响因素

等离子体气体消毒剂对微生物的杀灭效果受很多因素的影响,具体如下。

(一)激发源功率

不同功率的电磁场产生的等离子体的数量可能不同,对微生物的杀灭效果也有所不同。Nelson 等对此做过研究,结果证明不同功率的高频电磁场所产生的氧气等离子体对两种细菌芽孢的杀灭效果有明显区别,完全杀灭枯草杆菌黑色变种芽孢在 50 W 时需分钟,在 200 W 功率时则只需 5 分钟。所以等离子体的杀菌效果与激发源功率有直接关系,功率增加 3 倍,作用时间缩短 10 倍以上。

(二)激发源种类

如用激光作激发源,激光功率可以很高。输送激光能量在 $2 \times (10^5 \sim 10^8)$ W,但所产生的等离子体在腔底部直径仅 1 mm,高度 10 mm,维持时间不到 5 μs。若要维持等离子体只有加快激光脉冲次数,因为杀菌效果与单位时间内激光脉冲数有直接关系。Tensmeyer 等把激光与微波耦合,以激光激发等离子体,用微波能维持,获得良好的效果。将 2 450 MHz 的微波源与激光设备耦合,在 200 W 和 500 W 条件下,观察对 10 mL 玻璃瓶内污染的枯草杆菌芽孢杀灭效果,耦合等离子体杀芽孢效果明显改善,速度加快,功率 200 W 时,D 值为 2.2 秒,500 W 时,D 值为 0.3。故不同的激发源产生的等离子体的杀菌效果不同。

(三)加入的消毒剂气体种类

在等离子体杀菌作用研究中发现,把某些消毒剂汽化加入载气流中,以混合气体进入反应腔,这种混合气体等离子体可以增强杀菌效果。不同气体作为底气发生的等离子体的灭菌效果也不同。用氧气、二氧化碳、氮气、氩气等离子体处理过的污染多聚体,结果发现,用氧气和二氧化碳等离子体处理 15 分钟后多聚体为无菌,用氩气和氮气等离子体处理后在同样条件下,仅 70%的样品为无菌,延长到 30 分钟,功率提高后灭菌效果并未提高。顾春英、薛广波等利用等离子体-臭氧对空气中微生物进行联合消毒的效果研究,结果显示,等离子体-臭氧对空气中的金黄色葡萄球菌作用 1 分钟,杀灭率为 99.99%,作用 10 分钟杀灭率为 100%;对白色念珠菌作用 6 分钟可全部杀灭;对枯草杆菌黑色变种芽孢作用 15 分钟,杀灭率达到 99.90%,30 分钟可全部杀灭。在菌液中加入 10%小牛血清,对消毒效果无明显影响。

(四)有机物的影响

Aif 等研究了等离子体灭菌器对放入其腔体内的物体的灭菌效果受有机物影响的情况,发现 10%的血清和 0.65%的氯化钠使效果减弱。Bryce 等也报道氯化钠和蛋白均会影响等离子体灭菌器的效果。Holler 等研究表明,5%的血清对低温等离子体灭菌器的效果无明显影响,但 10%的血清会使效果降低。因此,研究者建议等离子体不能用于被血清和氯化钠污染的器械的灭菌,尤其是狭窄腔体如内镜的灭菌,如要使用,应先将器械清洗干净。

六、等离子体的应用

研究发明等离子体灭菌技术目的之一就是要克服环氧乙烷和戊二醛等低温灭菌技术所存在的缺点。其突出特点是作用快速、杀菌效果可靠、作用温度低、清洁而无残留毒性。目前,等离子体灭菌技术已在许多国家得到应用,主要用于怕热医疗器材的消毒灭菌。

（一）医疗卫生方面的运用

1.内镜的灭菌

要求用环氧乙烷或戊二醛来实现对无菌内镜的彻底灭菌是不现实的,10 小时以上的作用时间和残留毒性的去除就使临床难以接受。低温过氧化氢等离子体灭菌技术能在 45～75 分钟范围内实现对怕热的内镜达到灭菌要求,真正实现无毒、快速和灭菌彻底的要求。

2.畏热器材、设备的灭菌

某些直接进入人体内的高分子材料对灭菌方法要求极高,既怕湿亦不可有毒,如心脏外科材料、一些人工器官及某些需置入体内的医疗用品。这些器材都可以用低温等离子体进行灭菌处理。

3.各种金属器械、玻璃器械和陶瓷制品的灭菌

现在使用的低温过氧化氢等离子体灭菌装置可用于各种外科器械的灭菌处理,某些玻璃和陶瓷器材也可以用等离子体进行灭菌。试验证明,外科使用的电线、电极、电池等特殊器材均可用等离子体灭菌处理。

4.空气消毒

某等离子体空气消毒机,在温度为 20 ℃、相对湿度为 60％的条件下开启,在 20 m³ 的试验室内,作用 30 分钟,对白色念珠菌的消除率为 99.96％,作用分钟时达 99.98％。

5.生物材料表面的清洁和消毒

生物材料的表面清洗和消毒在电子制造业和表面科学中使用较多,使用非沉积气体的等离子体辐射作用进行表面清洗已有多年。等离子体处理用于去除表面的接触污染,消除溅射留下的残渣,减小表面吸附等。

（二）食品加工工业中的应用

随着食品加工业的大规模发展,人们在期望食品安全性的同时,对食品的营养性需求也在不断扩大。特别是常规的高温压力蒸汽灭菌造成的各种营养元素的损失已经引起人们的普遍关注。实践证明,应用低温等离子体技术来杀灭食品本身及加工过程中污染的细菌,很少会影响到产品的鲜度、风味和滋味。

1.用于食品表面的消毒

蔬菜、水果在种植、加工、运输过程中,因与外界接触表面经常附着具有传染性的病原微生物,其中包括国际标准中严格限制的 1 项微生物指标——大肠埃希菌。利用微波激发氩气等离子体,证实了等离子体不仅能够杀灭物体表面的大肠埃希菌,而且通过改变各个等离子体处理参数,找到了影响该微生物杀灭率的条件。而美国利用等离子体对食品表面进行杀菌消毒就获得了美国食品药品监督管理局的批准,并且很快应用于商业。实践证明,各类食品表面的大肠埃希菌经空气等离子体 20 秒至 90 分钟的处理,细菌总数可下降 2～7 个对数值。日本学者开发的组合大气压下等离子体发生器,可将待消毒产品置于反应器腔体内,使其表面直接受到活性粒子的轰击以达到杀菌消毒目的。如使用反应器,则可以使这些物料在远程等离子体(至少距等离子体发生中心20 cm)的范围内被空气强制对流,被迫沿着迂回的通道流经3个或更多折返,这使得待消毒产品可以不与等离子体直接接触,在一定意义上克服了某些领域不能应用该技术的限制,为该技术的应用开辟了更为广阔的前景。

2.用于液体食品的消毒

液体食品属于一类特殊的食品。通过向液体中鼓泡(通入空气和纯氧),同时将电场直接作用于液体与气体的混合态而成功地杀灭了大肠埃希菌和沙门菌。基于这一原理设计出的低温等离子体反应器在实际生产操作中可以根据微生物指标要求采用串联方式用多个反应单元对产品进行消毒,实验表明,杀菌效果随着反应器数量的增加而提高。利用该技术对牛奶与橙汁进行消毒,细菌总数下降了5个对数值。可见,用低温等离子体对液体食品杀菌消毒的研究,为更多的液体食品如苹果酒、啤酒、去离子水、液态全蛋、番茄汁等的杀菌提供了新的思路。

3.用于小包装食品的消毒

小包装食品在食品保质期内一般不会发生霉变,但有时也不排除因包装材料的阻氧性能和透气性能改变而引起的微生物污染,为确保产品的货架寿命,提高产品的安全性,仍需要对已包装食品进行消毒。尽管对于等离子体活性粒子(包括激发原子、分子及紫外光子)能否透过包装材料的问题尚存有异议,但Bithell的研究表明利用射频激发的氧气等离子体能够对包装袋内的产品进行消毒。之后,相继有工作者利用过氧化氢等离子体实现了对纸包装、塑料及锡箔包装食品的消毒。

七、使用注意事项

(一)灭菌注意事项

使用等离子体灭菌技术必须注意:①灭菌物品必须清洁干燥,带有水分湿气的物品易造成灭菌失败。②能吸收水分和气体的物品不可用常规等离子体进行灭菌,因其可吸收进入灭菌腔内的气体或药物,影响等离子体质量,如亚麻制品、棉纤维制品、手术缝合线、纸张等。③带有小于3 mm细孔的长管道或死角器械的灭菌效果难以保证,主要是等离子体穿透不到管腔内从而影响灭菌效果;器械长度大于400 mm亦不能用Sterrad系列灭菌器处理,因为其灭菌腔容积受限;各种液体均不能用Sterrad系列灭菌器处理。④灭菌物品必须用专门包装材料和容器包装。⑤使用等离子体灭菌时可在灭菌包内放化学指示剂和生物指示剂,以便进行灭菌效果监测,化学指示剂可与过氧化氢反应指示其穿透情况,生物指示剂为嗜热脂肪杆菌芽孢。

(二)注意安全操作规则

虽然等离子体中的某些成分如γ射线、β粒子、紫外线等都可能对人体造成损害,但等离子体灭菌装置采用绝缘传输系统,灭菌腔门的内衬及垫圈材料均可吸收各种光子和射线,无外露现象。只要操作者严格执行操作规程,不会对操作人员构成危害。

(吴倩倩)

第五节　电离辐射灭菌

美国科学家用电子加速器进行实验,证明电子辐射能使外科缝合线灭菌,这种利用γ射线、X线或离子辐射穿透物品、杀死其中的微生物的低温灭菌方法,统称为电离辐射灭菌。由于电离辐射灭菌是低温灭菌,不发生热的交换,与常用的压力蒸汽灭菌相比,具有穿透力强、灭菌彻底、可对包装后的产品灭菌、不污染环境、在常温常湿下处理等优点,所以尤其适用于怕热怕湿物品的灭菌,而且适合大规模的灭菌。目前,不少国家对大量医疗用品、药品、食品均采用辐射灭菌。对电离辐射中的安全问题,各国都有不同的法律和规章制度来保证。

一、辐射能的种类

电离辐射能可以大致分为两类:即电离辐射(非粒子性的)和粒子辐射(加速电子流)。按其来源分为 X 线、γ 射线。

(一)γ 射线

γ 射线是光子流,其波长很短,由于它们不带电,所以在磁场中不发生偏转。γ 射线通常是在原子核进行衰变或衰变中伴随发射出来的。原子核发生 α 或 β 衰变时,所产生的子核常常处于较高的状态——核激发态,而当子核从激发态跃迁到能量较低的激发态或基态时,就会放出 γ 射线。

(二)X 线

X 线与 γ 射线的本质是一样的,统属电磁辐射。但它们发起的方式不同,X 线的发射是从原子发生的,当有一个电子从外壳层跃迁到内壳层时将能量以 X 线发射出来,或用人工制造的加速器产生的快中子轰击重金属所产生。

(三)粒子辐射

粒子的辐射有多种,有天然的和人为的,包括 α 射线、β 射线、高能电子、正电子、质子、中子、重于氢的元素离子、各种介子。天然存在的 α 射线、β 射线穿透力弱,不适用于辐射加工。而人为的正电子、质子、中子、介子和重离子束穿透物质的能力有限,且价格昂贵难于生产,另一方面会导致被照物质呈现明显的放射性。电子加速器将电子加速到非常高的速度时,即获得了能量和穿透力,实际上是将电子获得的能量限制在不超过 10 MeV 的水平上(如果再增加能量将可能使被照物质获得放射性),其在单位密度的物质里的穿透深度是 0.33 cm/MeV,远低于 γ 射线。

二、电离辐射剂量和剂量单位

(一)能量

电子伏特(eV)指单个电子在 1 V 电压作用下移动获得的能量。1 电子伏特(eV)等于 1.602×10^{-19} 焦耳(J),该单位可用于电磁辐射和粒子辐射。1 MeV=10^6 eV。

(二)吸收剂量

电离辐射照射物体时,通过上述的种种作用,将全部或部分能量传给受照射物体,或者说,受照射物体吸收电离辐射的全部或部分能量,这个能量通常称为剂量。

(三)照射量

照射量是 X 或 γ 射线在每单位质量空气中释放出来的所有电子被空气完全阻止时,在空气中产生的带正电或负电的离子总电荷,照射量的单位是伦琴(R)。

(四)剂量当量

一定的吸收剂量所产生的生物效应,除了与吸收剂量有密切关系外,还与电离辐射的类型、能量及照射条件等因素有关。对吸收剂量采用适当的修正因子后就可以与生物效应有直接的联系。这种经过修正的吸收剂量就称为剂量当量,专用单位是雷姆(rem)。

(五)放射性强度及其单位

放射性强度是用来描写放射性物质衰变强弱的,表示单位时间内发生衰变的原子核数(以每秒若干衰变数表示),放射性强度常用的单位为居里(Ci),其定义为某一放射源每秒能产生 3.7×10^{10} 次原子核衰变,该源的放射性强度即为 1 Ci。

三、电离辐射装置

大规模辐射灭菌通常使用两种类型的辐射源,一种是用放射性核素(如⁶⁰钴)作辐射源的装置,另一种是将电子加速到高能的电子加速器。

(一)钴-60 辐射源装置

钴-60(^{60}Co)是放射性核素,它是在反应堆中用于照射^{59}Co 产生的人工放射性核素,其半衰期为 5.3 年,每年放射性强度下降 12.6％,^{60}Co 是一种发电中核产物的副产品,造价相当低廉。常用的源强为 105～106 Ci,辐射装置必须放在能防辐射的特殊混凝土中,不用时放射源放入深水井中,工作人员可安全进入,需要照射时升到照射位置即可。

(二)^{60}铯辐射源装置

^{60}铯也可释放 γ 射线,是一种常用的 γ 射线辐射源。

(三)电子加速器

电子加速器实质上是把带电的粒子,例如,电子或质子,或其他的重离子,在强电场力的作用下,经过真空管道,加速到一定能量的设备。辐射灭菌应用的加速器与工业上应用的加速器一样,必须具备以下的一些基本要求:①能连续地可靠工作;②有足够大的输出功率;③性能稳定;④有较高的效率;⑤操作方便,维修简单;⑥屏蔽条件良好,可以保证操作人员安全。加速的电场,可以是静电场,也可以是高频周期电场。一般将加速器分为两种:一种是脉冲流加速器,另一种是直流加速器。电子加速器的发明和完善,逐步替代了放射性核素的地位,与放射性核素相比,具有功率大、可以随时停机、停机后不消耗能量,没有剩余射线、可以直接利用电子进行辐射、射线的利用率高等特点。通常用于辐照灭菌的机器是 5～10 MeV 的电子加速器。

四、影响辐射灭菌效应的因素及剂量选择

(一)影响因素

1.微生物的种类和数量

微生物对辐射固有的耐受性叫抗性,不同类型的微生物对辐射灭菌的效应是不同的,同一菌种其含菌量不同,则辐射敏感性也不同。

电离辐射灭菌剂量的确定与物品的初始污染菌对辐射的敏感性和拟达到的灭菌保证水平等因素有关。在众多因素中,以初始污染菌的数目与灭菌剂量的关系最为密切。初始污染菌量越多,灭菌后留下杀死的菌体多,这些死菌体都将成为致热原,因此必须降低产品的初始污染菌量。初始污染菌量与三大污染要素有关,即原料、环境和人员因素,操作技术因素,产品的存贮条件(时间、温度、湿度)因素等。

初始污染菌数量是决定该产品辐照灭菌剂量的一个重要依据,也关系到其他医疗产品辐射灭菌剂量和临床应用的安全性。

(1)样品细菌回收率计算:平均回收率＝(洗脱的平均菌数/洗脱前染菌平均菌数)×100％。

(2)校正因子的计算:校正因子＝100/平均回收率。

(3)辐照剂量的确定:根据初始污染菌数,查找 ISO1137 标准附录 B 方法 1 获得最低灭菌剂量。

辐照产品初始污染菌情况是企业生产先进程度评判的重要指标之一,反映了企业生产环境的控制能力。因此,企业应通过改进生产工艺、治理生产环境,以高标准的卫生环境设施,精密的

卫生学测试手段和易于清扫、消毒、净化、秩序井然的生产控制水平来降低初始污染菌量,确保产品卫生质量。

2.介质

微生物所依附的介质对辐射效应影响很大。辐射灭菌间接作用是主要的,不同介质辐射后产生不同的自由基,这些不同的自由基和微生物相互作用的效果不同,因此,不同介质对辐射效应的影响是比较明显的。

3.温度

许多生物大分子和生物系统的辐射敏感性随照射时温度降低而降低,这种效应主要原因是温度降低,使早期辐射作用产生的自由基减少或在低温下(冰点以下)限制了水自由基的扩散,从而减少了酶分子和自由基相互作用的机会,所以高温可使酶对辐射敏感增加。

4.氧气

在氧气或空气中照射生物大分子(酶和核酸),其辐射敏感性一般比在真空或在惰性气体中照射高。但这种现象是在电离辐照干燥的生物大分子产生的。如在稀水溶液中,氧的增强作用极小或不增强,甚至还出现防护作用。这主要是因为氧气与辐射诱发的自由基具有高度亲和力,在水溶液中氧有清除水产生的自由基的作用。

5.化学药剂

化学药品中的保护剂使微生物不敏感,如含巯基化合物、抗坏血酸盐、乙醇、甘油、硫脲、二甲亚砜、甲酸钠、蛋白等;而敏化剂使微生物致敏,如氨基苯酚、碘乙酰胺、N-乙基马来酰亚胺、卤化物、硝酸盐、亚硝酸盐、维生素 K 等。

(二)剂量选择

剂量的选择直接关系到辐射灭菌的效果,通常考虑如下。

1.从微生物学角度计算灭菌剂量

一般采用下式计算:$SD = D_1 0 \times \log\left(\dfrac{N_0}{N}\right)$

式中:SD:灭菌剂量;$D_1 0$:杀灭 90% 指示菌所需剂量;N_0:灭菌前污染菌数;N:灭菌后残存菌数。

指示菌一般采用短小芽孢杆菌芽孢;灭菌前的污染菌数 N_0 是影响灭菌剂量的重要因素,不必每次都测,但应定期测定,以观察有关变化及特殊情况;灭菌后的残余细菌数,一般采用 10^{-6},这一数值是以灭菌处理 100 万个试样品,全部作灭菌试验时,试验样品残余细菌发现率在 1 或 1 以下。

2.从被灭菌的材料方面确定灭菌剂量

射线辐照被消毒用品,由于射线与物质发生一系列物理化学变化,将对材料产生影响,因此要综合考虑材料性能和微生物杀灭条件来确定灭菌剂量。

3.2.5 Mrad 剂量的确定

不论灭菌的医疗用品类型如何,在大多数国家,最小或平均的吸收剂量以 2.5 Mrad 被认为是合适的灭菌剂量。

五、辐射灭菌的应用

(一)医疗用品的灭菌

1.使用情况

辐射灭菌应用于医疗用品是逐步发展起来的。之前,世界上只有 65 个 γ 射线辐照消毒装置,10 多台加速器用于辐射消毒,其中绝大多数是初投入运行的。目前,辐射灭菌用于医疗用品的灭菌已经非常普遍,我国各大中城市、医学院校几乎都有放射源,并且对外开展辐射灭菌技术服务,灭菌服务的领域已经延伸到敷料、缝合线、注射器和输液器、采血器械、导管和插管、手术衣、精密器械、人工医学制品、各种化验设备、节育器材、一次性使用医疗用品、患者和婴幼儿日常用品等。

2.可用辐射灭菌的医疗用品

有手术缝合线、注射针头、塑料检查手套、气管内插管、产科毛巾、输血工具、牙钻、脱脂棉、卫生纸、塑料皮下注射器、塑料及橡皮塞导管、塑料解剖刀、覆盖纱布、输血器杯、血管内开口术套管、外科刀具、透析带、人造血管、塑料容器、人工瓣膜、采血板、手术敷料、病员服、被褥等。

3.灭菌效果

用酶联免疫吸附法确定电离辐射杀灭乙肝病毒的效果,用物理性能试验,确定其对高分子材料的影响。结果以 ^{60}Co 为照射源,当剂量 20 kGy 时灭菌效果可靠,且不改变被消毒物(包括镀铬金属、乳胶、聚丙烯等)材料的理化性质,患者使用电离辐射灭菌后的物品无不良反应,进一步证明了电离辐射灭菌法是一种较为理想的灭菌方法。

(二)药品的辐射灭菌

1.应用情况

因为很多药品对湿、热敏感,特别是中药材、成药由于加工和保管困难,难于达到卫生指标,我国已对数百个品种的中成药做了研究,对其质量控制和保存作出了突出贡献。西药方面,药厂对抗生素、激素、甾体化合物、复合维生素制剂等大都采用辐射灭菌。照射后发现,经 2 Mrad 照射后除了少数例外,一般稳定性可保存四年,没有发现不利的化学反应。污染短小芽孢杆菌的冷冻干燥青霉素,用 γ 射线照射发现与在水中有同样的 D 值为 200 krad,没有发现有破坏效应,试验中发现大剂量照射对牛痘苗中病毒可能有些破坏,同时发现电离辐射对胰岛素有有害的影响。

2.可用于辐射灭菌的药品

(1)抗生素类:青霉素 G 钾(钠)、苯基青霉素钠、普鲁卡因青霉素油剂(或水混悬液)、氯唑西林、氨苄西林、链霉素、四环素、金霉素、红霉素、万古霉素、硫酸多粘菌素,两性霉素 B,利福平,双氢链霉素、土霉素、氯霉素、卡那霉素、硫酸新霉素等。

(2)激素类:丙酸睾酮及其油溶液、己烯雌酚、醋酸孕烯醇酮、可的松、雌二醇、孕甾醇、醋酸可的松、泼尼龙等。

(3)巴比妥类:巴比妥、戊巴比妥、阿普巴比妥钠、苯巴比妥、异戊巴比妥、甲苯比妥等。

(三)食品的辐射灭菌

1.国内外食品辐照灭菌研究概况

我国开始食品照射研究以来,先后开展了辐射保藏粮食、蔬菜、水果、肉类、蛋类、鱼类和家禽等的研究,获得了较好的杀虫、灭菌和抑制发芽、延长保存期和提高保藏质量的效果。辐射杀菌过程包括以下步骤:①加热到 65～75 ℃。②在真空中包装。即在不透湿气、空气、光和微生物的密封容器中包装。③冷却至辐射温度(通常为-30℃)。④辐射4~5 Mrad剂量。在辐射工艺方面,辐射源和辐射装置不断增加和扩大,已经实现了食品辐照的商业化。不完全统计,世界上约有300个电子束装置和110个钴源装置用于辐射应用。目前联合国粮农组织、国际原子能机构和世界卫生组织三个组织组成辐照食品安全卫生专家委员会,通过一项重要建议"总体剂量为100万 rad(1 Mrad)照射的任何食品不存在毒理学上的危害,用这样剂量照射的食品不再需要做毒理试验"。这一决定大大有利于减少人们对辐照食品是否安全卫生的疑虑,亦进一步推动食品辐照加工工业的发展。

2.食品辐射灭菌的发展

近年来,世界各国批准的辐射食品品种有了很大发展,目前已有超过40个国家的卫健委对上百种辐射食品商业化进行了暂行批准,这些食品包括谷物、土豆、洋葱、大蒜、蘑菇、可可籽、草莓、肉类半成品、鱼肉、鸡肉、鲜鱼片、虾、患者灭菌食物等,随之而来的是一批商业化的食品加工企业诞生。

(四)蛋白制品辐射灭菌

近年来,γ射线辐照灭活蛋白制品中病毒的研究越来越多,如处理凝血因子、清蛋白、纤维蛋白原、α_1-蛋白酶抑制剂、单克隆抗体、免疫球蛋白等。

1.γ射线处理凝血因子Ⅷ

γ射线辐照处理冻干凝血因子Ⅷ,14 kGy剂量可灭活≥4 log的牛腹泻病毒,23 kGy剂量可灭活4 log的猪细小病毒,在经28 kGy和42 kGy γ射线辐照后,凝血因子Ⅷ活性分别可保留65%和50%。

2.γ射线处理单克隆抗体

液态和冻干状态下的单克隆抗体在加和不加保护剂抗坏血酸盐的情况下分别用15 kGy、45 kGy的γ射线辐照,ELISA试验显示:15 kGy辐照下,加保护剂的液态单克隆抗体,其活性及抗体结合力与照射前基本一致,不加保护剂的抗体活性下降了3个数量级。在45 kGy剂量辐照下,加保护剂的抗体结合力依然存在,而不加保护剂的抗体结合力消失。冻干状态下的单克隆抗体经45 kGy辐照后,不加保护剂组仍有抗体结合力,而加保护剂组抗体结合力更强,且前后试验对照发现不加保护剂时经45 kGy,辐照冻干状态产品比液态产品表现出更强的抗体结合力。同样,在不加保护剂的情况下分别用15 kGy、45 kGy的γ射线辐照,聚丙烯酰胺凝胶电泳显示,在重链和轻链的位置上没有可观察到的蛋白条带,相反,加保护剂后有明显的蛋白条带。聚合酶链反应试验显示,加和不加保护剂的样品在45 kGy γ射线辐照后,猪细小病毒的核酸经聚合酶链反应扩增后无可见产物。研究表明,加保护剂或将样品处理成冻干状态均能降低γ射线辐照对蛋白活性的损伤。

3.γ射线处理蛋白制品

(1)处理纤维蛋白原:在27 kGy剂量照射下,至少有4 log的猪细小病毒被灭活,在30 kGy剂量照射下,光密度测量显示,纤维蛋白原的稳定性>90%。

(2)处理清蛋白:聚丙烯酰胺凝胶电泳显示,随着照射剂量从18 kGy增加到30 kGy,清蛋白降解和聚集性都有所增加,HPLC试验显示,二聚体或多聚体含量有所增加。

(3)处理α_1-蛋白酶抑制剂:30 kGy剂量照射下,≥4log的猪细小病毒被灭活,当照射剂量率为1 kGy/h时,α_1-蛋白酶在25 kGy剂量照射下活性保留90%以上,在剂量增加到35 kGy时,其活性保留大约80%。

(4)处理免疫球蛋白(I VIG):50 kGy 剂量照射下,聚丙烯酰胺凝胶电泳显示,I VIG 基本未产生降解,也没有发生交联,免疫化学染色显示,Fc 区的裂解≤3%,免疫学实验表明照射前后 IVIG 的 Fab 区介导的抗原抗体结合力和 Fc 区与 Fcγ 受体结合力均没有大的改变,定量逆转录-聚合酶链反应显示,照射前后 I VIG 的 Fc 区介导 1L-1βmRNA 表达的功能性是一致的。

(5)处理冻干免疫球蛋白:30 kGy 处理冻干免疫球蛋白 G 制品中德比斯病毒灭活对数值≥5.5 TCID50。免疫球蛋白 G 制品外观无变化,pH 与未处理组相近,运用抗坏血酸、抗坏血酸钠、茶多酚等作为保护剂,效果明显。

一般情况下,20~50 kGy 剂量的 γ 射线辐照几乎能灭活所有的病毒,但灭活病毒的同时,辐照剂量越大,对蛋白制品成分的损伤也越大,如何在灭活病毒的同时又保留蛋白有效成分、不破坏蛋白成分的活性,这将是 γ 射线辐照应用于蛋白制品病毒灭活的关键。下列条件可减少蛋白成分损伤:①清蛋白含量高;②加入辛酸钠;③低照射剂量率;④缺氧状态。加入抗氧化剂或自由基清除剂,或者利用一种手段使辐照过程中产生最小量的活性氧都可减少射线对蛋白成分的损伤。冻干状态下的蛋白制品由于所含水分少,经电离辐射后所产生自由基少,对蛋白制品的损伤也会减弱。

(6)消毒冻干血浆:^{60}Co γ 射线经 30 kGy 的辐照剂量能完全灭活冻干血浆中的有包膜病毒和无包膜病毒,照射后的血浆清蛋白等成分含量略有下降,凝血因子活性减少了 30%~40%,因此消毒效果可靠但对血浆蛋白活性有一定影响。

(五)辐射灭菌的优缺点

1.优点

(1)消毒均匀彻底:由于射线具有很强的穿透力,在一定剂量条件下能杀死各种微生物(包括病毒),所以它是一种非常有效的消毒方法。

(2)价格便宜、节约能源:在能源消耗方面辐射法也比加热法低几倍。

(3)可在常温下消毒:特别适用于热敏材料,如塑料制品、生物制品等。

(4)不破坏包装:消毒后用品可长期保存,特别适用于战备需要。

(5)速度快、操作简便:可连续作业,辐射灭菌法将参数选好后,只需控制辐射时间,而其他方法须同时控制很多因素。

(6)穿透力强:常规的消毒方法只能消毒到它的外部,无法深入到内部,如中药丸这种直径十几毫米的固态样品,气体蒸熏或紫外线无法深入到它的中心去杀死菌体,从这一角度,辐射灭菌是个理想的方法。

(7)最适于封装消毒:目前世界大量高分子材料应用于注射器、导管、连管、输液袋、输血袋、人工脏器、手套、各式医用瓶、罐和用具。而且很多国家对这些医疗用品采取"一次性使用"的政策。为此出厂前要灭菌好,并要求在包装封装好后再灭菌,以防止再污染,对这种封装消毒的要求,辐射处理是一种好方法。

(8)便于连续操作:因为"一次性使用"的医疗用品用量很大,所以消毒过程要求进行连续的流水作业,以西欧、北美为例,这种用品的消耗量从 10 亿打(120 亿件)增加到了 30 亿打(360 亿件),澳大利亚每年灭菌一次性使用的注射器 8 000 万只,此外还有大量的缝合线、针头等。只有采取连续操作流水作业,才能满足需要,一炉一炉、一锅一锅地消毒,远不能满足需要。

2.缺点

(1)一次性投资大。

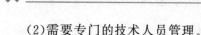

(2)需要专门的技术人员管理。

六、电离辐射的损伤及防护

使用电离辐射灭菌时,不得不考虑电离辐射的损伤,一是对人的不慎损害;二是对被辐照物品的损害;三是要做好防护。

(一)电离辐射的损害

1.电离辐射对人体的损害

当电离辐射作用于人体组织或器官时,会引起全身性疾病,因接触射线的剂量大小、时间长短、发病缓急也有所不同,多数专家认为,本病的发展是按一定的顺序呈阶梯式发展的,电离辐射是引起放射病的特异因子。

2.对物品的损害

电离辐射对物品的损害主要表现在对稳定性产生的影响,电离辐射对聚合分子可引起交联或降解,并放出 H_2、C_2H_6、CO、CO_2 或 HCl 等气体,高剂量可使其丧失机械强度,如聚烯烃类塑料可变硬、变脆,聚四氟乙烯可破碎成粉末。但常用的塑料在灭菌剂量范围内影响不大,如聚乙烯和酚醛照射 8 Mrad 无明显破坏,甚至照射 100 Mrad 损坏也不大。

(二)电离辐射的防护

电离辐射作用于机体的途径有内照射和外照射,从事开放源作业的危害主要是内照射,从事封闭源接触的主要是外照射。

1.内照射防护

根据开放源的种类和工作场所进行分类和分级,对不同类、不同级的开放型工作单位的卫生防护均应按有关规定严格要求。

2.外照射防护

从事这一行的操作人员须经专门的培训,合格后方可上岗,并且在操作过程中采取以下的防护措施。①时间防护:尽量减少照射时间。②距离防护:尽可能增加作业人员与辐射源的距离。③屏蔽防护:尽量在屏蔽条件下作业。④控制辐射源的强度。

(吴倩倩)

第十七章 社区护理

第一节 社区门诊护理操作技术

一、各种注射方法

(一)皮内注射法

将少量药液注入表皮和真皮之间。

1.目的

用于药物过敏试验、预防注射和局部麻醉的起始步骤。

2.用物

无菌 1 mL 注射器及 4.5 或 5 号针头,注射药液,75%乙醇,无菌棉签。

3.方法

(1)选择注射部位,药物过敏试验在前臂掌内侧中、下 1/3 交界处,预防接种在上臂三角肌外侧,如作局部麻醉则视手术切口和麻醉范围而定。

(2)用 70%乙醇消毒皮肤,待干。

(3)检查药品质量,核对无误后,抽吸药液,排出注射器内空气。

(4)左手绷紧注射部位皮肤,右手持注射器,针头斜面向上与皮肤几乎平行地刺入皮内。待针头斜面完全进入皮内后,放平注射器,用左手拇指固定针栓,右手轻轻推注药液 0.1 mL,使局部隆起呈半球状皮丘,隆起的皮肤变白,毛孔变大,迅速拔出针头。

(二)皮下注射法

将少量药液注入皮下组织的方法。

1.目的

(1)需较快达到药效而不宜经口服给药者。

(2)预防接种。

2.用物

无菌注射器和针头,皮肤消毒剂,无菌棉签,注射药液。

3.方法

(1)帮助患者取正确姿势(坐位或卧位),选择注射部位(常选上臂三角肌下缘),按常规皮肤消毒。

(2)检查药品质量、核对药物无误后,抽吸药液,排出注射器内空气。

(3)左手绷紧皮肤,右手持注射器,右手示指固定针栓,针尖斜面向上,与皮肤的角度为30～40°,迅速将针梗的2/3刺入皮下。过于消瘦的患者,可捏起其注射部位皮肤,穿刺角度可适当减小。

(4)固定针栓,左手抽吸活塞,如无回血即可缓慢推注药液。

(5)注射完毕用棉签轻压进针处,迅速拔针。

(三)肌内注射法

1.目的

(1)需迅速发挥药效或不能经口服用的药物。

(2)注射刺激性较强或药量较大的药物。

(3)不宜或不能作静脉注射的药物,要求比皮下注射更迅速发挥药效者。

2.用物

无菌注射器和针头,无菌棉签,皮肤消毒剂,注射药液。

3.部位的选择

一般选择肌肉较厚,离大神经及大血管较远的部位。以臀大肌为最常用,其次为臀中肌、臀小肌、股外侧肌及上臂三角肌。臀大肌注射定位方法如下。

(1)十字法:从臀裂顶点向左或右作一水平线,再从髂嵴最高点作一垂直线,将一侧臀部分为四个象限,其外上象限并避开内角即为注射区。

(2)联线法:取髂前上棘和尾骨联线的外、上1/3交界处为注射部位。

4.操作方法

(1)助患者取合适的体位,暴露注射部位,常规消毒皮肤。

(2)检查药品质量,核对无误后抽吸好所需药液,排出注射器内的空气。

(3)左手绷紧皮肤,右手持注射器,中指固定针栓,用手臂带动腕部力量,迅速垂直刺入,进针约2.5 cm或针头的2/3～3/4(消瘦者及患儿酌减)。

(4)一手固定针栓,另一手抽回血。如无回血即可缓慢均匀地推注药液。

(5)注射完毕用干棉签轻压针眼处,迅速拔针,继续按压片刻。

(6)整理用物并观察有无不良反应。

(四)静脉注射法

使药物直接进入血液循环而迅速生效。

1.目的

(1)药物不宜口服、皮下或肌内注射,或需迅速发挥作用时。

(2)注入某些药物作诊断、检查等。

2.用物

无菌注射器及针头(或头皮针),无菌棉签,止血带,皮肤消毒剂。

3.方法

(1)检查药物质量、核对药物无误后,以无菌注射器抽吸药液,排出空气,针头以针套保护好。

(2)选择注射部位(最常采用四肢浅静脉如肘正中静脉、前臂静脉等),在穿刺部位上方约6 cm处扎上止血带。

（3）嘱患者握拳以使静脉充盈,常规消毒皮肤。

（4）操作者左手拇指绷紧注射部位皮肤,固定静脉,右手持注射器或头皮针使针头与穿刺点呈20°,从静脉上方或侧方刺入皮下,再沿静脉走向潜行刺入。

（5）见回血后再将针头平行推进少许,松拳、松止血带,按需缓慢注入药液,并观察有无药物不良反应。

（6）注射毕用无菌棉签放于静脉穿刺点皮肤,迅速拔针后按压片刻,整理用物。

二、包扎

包扎是外伤急救最常用的方法。体表各部位的伤口除采用暴露疗法者,一般均须以无菌敷料包扎。

包扎的目的是保护伤口,减少污染,固定敷料和夹板位置,加压止血,减轻疼痛。

包扎材料包括以下几种。①卷轴带(绷带):多用于四肢、头部包扎。②三角巾:可适应身体各部位的包扎。③多头带:包括四头带,用于包扎头面、下颌、四肢关节;丁字带适合会阴部包扎;腹带用于腹部伤口或术后;胸带对胸部伤口或术后的包扎。

常用方法:绷带包扎、三角巾包扎和多头带包扎,紧急情况可用衣裤、巾单或毛巾等代替。

(一)绷带包扎

1.包扎的目的

包括:①固定敷料和夹板的位置;②局部加压止血;③限制受伤骨和关节的活动;④促进组织液的吸收防止肿胀;⑤支托下肢以促进静脉回流。

2.卷轴带的种类与规格

绷带的质料、宽度和长度随包扎部位不同而不同。

绷带种类包括以下几种。

（1）纱布绷带:柔软透气,适用小儿和固定敷料。

（2）棉布绷带:压力大,加压止血。

（3）弹性绷带:肢体加压包扎防止肿胀,胸部不妨碍呼吸。

（4）石膏绷带:固定骨折或矫正畸形

规格有:①3 cm,包扎部位为手指(趾);②5 cm,部位:手、足、前臂、头;③7 cm,适合于上臂、肩、腿;④10～15 cm,用于胸腹、乳房的包扎。

3.绷带包扎的原则

（1）绷带准备:①根据部位,选规格适宜的绷带。②选用干燥、清洁的绷带。使用潮湿的绷带,绷带干燥后会收缩,增加包扎部位的压力,妨碍血运。湿绷带对皮肤有刺激作用。

（2）体位准备:维持舒适体位,轻者取坐位;重者取平卧位。保持肢体功能位置。患肢有适当的支托,上肢放于桌面上,下肢放于凳上。

（3）包扎部位准备:皮肤清洁干燥,骨隆突处加垫,有伤口,先清洁伤口,加盖敷料。

（4）包扎要美观、牢固:包扎开始时,先要环形两周固定带,以免包扎完时起点滑出。包扎下一周时应遮盖前周绷带的宽度的1/3～1/2,以充分固定。绷带的回反和交叉,应成一直线,互相重叠,不使皮肤露在外面。包扎完毕,再环形两周止带。

（5）保持肢体良好血运:不用湿绷带,包扎方向自远心端向近心端进行。包扎压力均匀,松紧适宜。太松,易脱落;太紧,影响血运。指(趾)端宜外露,以便观察。

4.绷带包扎的基本操作

(1)持带：右手拇、示指捏住绷带游离端，将绷带展开，左、右手交替持握绷带，平贴包扎患部。

(2)起带(定带)：包扎开始时先作两周环行包扎，以固定绷带。

(3)续带：将第二卷绷带的带端压在第一卷绷带的带尾之下，再环行包扎一周固定，然后依原方法包扎。

(4)止带：包扎结束时，应再作二周环形包扎，然后将绷带固定。

固定方法：安全别针、胶布、打结(打结"三不"：不在伤口上，不在骨隆突处，不在受力部位)。

(5)解带：先解开固定的结或胶布，沿包扎相反的方向两手互相传递松解。若绷带被分泌物粘住，先用外用盐水或双氧水湿润，待其松软再松解，紧急时可用剪刀剪开。

5.基本包扎方法

(1)环形包扎法：在包扎原处环形缠绕，后一周完全盖住前一周(图17-1)。适用于起带,止带,颈、腕、前额的包扎。

(2)斜形包扎法：又称蛇形包扎法，斜行环绕包扎，各周互不遮盖(图17-2)。适用于绷带不足、临时简单固定(如输液时肢体固定)。

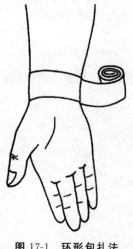

图 17-1　环形包扎法

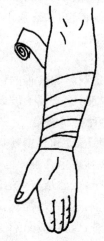

图 17-2　斜形包扎法

(3)螺旋包扎法：螺旋形缠绕包扎，后一周压住前一周的 1/2 或 1/3(图17-3)。适用于直径相近的部位，如上臂、大腿、躯干、手指。

(4)螺旋回反包扎法：在螺旋形的基础上每周向下反折成等腰三角形(图17-4)。用于周径不一致的部位，如小腿、前臂。

(5)"8"字形包扎：按"8"字形的书写行径包扎，交叉缠绕(图17-5)。适用于屈曲的关节(肩、肘、膝、踝、腹股沟)、周径不一致的部位(前臂、小腿、手背、足背)。

(6)回反包扎法：从顶端正中开始分别向两侧回反，直到包没顶端(图17-6)。适用于头顶、肢体残端。

6.各部位绷带包扎方法

(1)头部包扎法：前额环形 2 周起带→回反包扎→前额环形 2 周止带(图17-7)。

(2)单眼包扎法：前额环形 2 周→向前由头顶经患侧鼻翼至患侧耳下→自上至下将患侧眼部全部包扎→作前额环行 2 周止带(图17-8)。

（3）双眼包扎法：前额环形 2 周定带→从头后左侧往前从上至下盖住右眼斜向右耳下方，再往颈后绕左耳下方自下至上盖住左眼斜向右上，绕头后往左作"8"字形包扎→前额环行 2 周止带（图 17-9）。

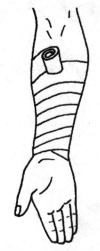

图 17-3　螺旋形包扎法

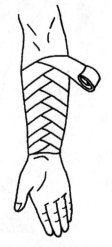

图 17-4　螺旋回反包扎法

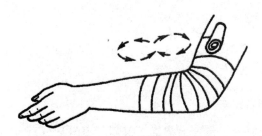

图 17-5　"8"字形包扎法

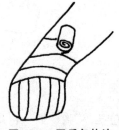

图 17-6　回反包扎法

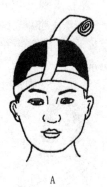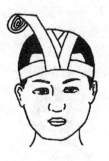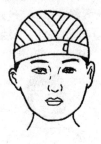

A　　　　　　　B　　　　　　　C

图 17-7　头部包扎法

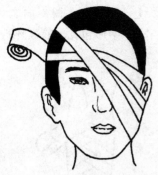

图 17-8　单眼包扎法

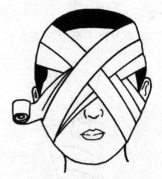

图 17-9　双眼包扎法

（4）单耳包扎法：前额环形 2 周→从下至上包患耳→前额环形 2 周止带（图 17-10）。

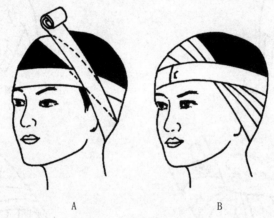

A

B

图 17-10　单耳包扎法

（5）单乳包扎：环胸 2 周→自患侧乳房至健肩→环胸一周→至患乳下又斜行至健肩→反复进行→上行呈"人"字，勿将肩关节包入→止带（图 17-11）。

（6）肩部包扎：环行上臂 2 周→"8"字形包扎→包裹全肩→环行上臂 2 周止带（图 17-12）。

（7）关节包扎：①肘关节包扎：前臂起带→"8"字形包扎→上臂止带；②膝关节包扎：小腿起带→"8"字形包扎→大腿止带；③足跟包扎：足跟起带→"8"字形→止于踝部（图 17-13）。

（8）手的包扎：①拇指包扎，指端起带→"8"字形包扎→腕部止带；②单指包扎，指端起带→螺旋包扎→手背小字→腕部止带；③手背包扎，腕部起带→"8"字形包扎→腕部止带（图 17-14）。

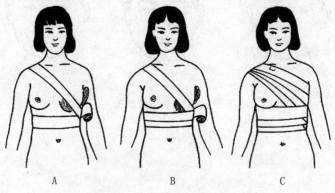

A

B

C

图 17-11　单乳包扎法

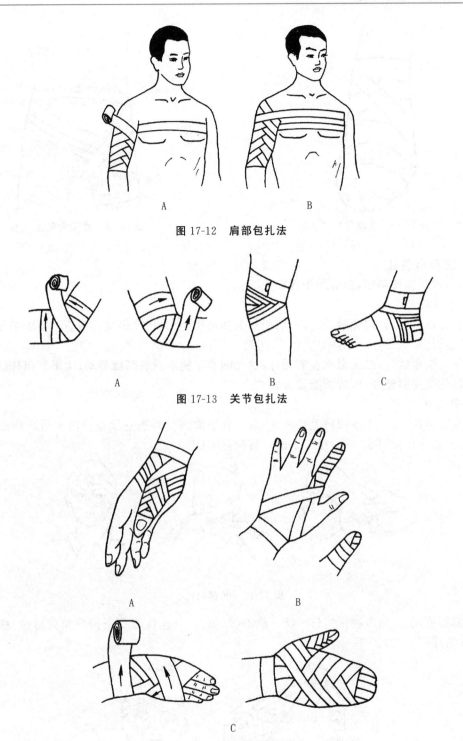

图 17-12　肩部包扎法

图 17-13　关节包扎法

图 17-14　手的包扎

A.拇指包扎 B.单指包扎 C.手背包扎

(9)全足包扎:足底起带→回反包扎趾端→螺旋包扎→"8"字形包扎→踝部止带(图 17-15)。

(10)腹股沟包扎:腿起带→"8"字形包扎→腿止带(图 17-16)。

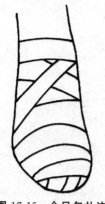

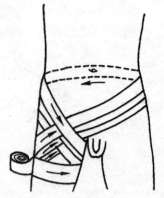

图 17-15　全足包扎法　　　　　　　　　　图 17-16　腹股沟包扎

(二)三角巾包扎

三角巾包扎操作简捷,能适用于各部位的包扎。

1.包扎原则

(1)包扎伤口时,要避免触及伤口,以免加重伤员的疼痛、伤口出血及污染。要求包扎人员动作要迅速谨慎。

(2)包扎松紧适宜,过紧影响血液循环,过松则容易使敷料脱落或移动,达不到包扎的目的。

(3)包扎要妥贴整齐,保持功能位置。

2.包扎方法

(1)头部包扎:三角巾底边向上反折 3 cm→放于前额与眉平→顶角拉向头后→两底角经耳上方枕后交叉→顶角归在一端,压在下面→前额打结(图 17-17)。

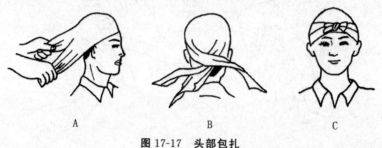

A　　　　　　　　　　B　　　　　　　　　　C

图 17-17　头部包扎

(2)面部包扎:三角巾的顶角打一结→露出眼、鼻、口→包住面部→两底角向后拉,枕后交叉→前额打结(图 17-18)。

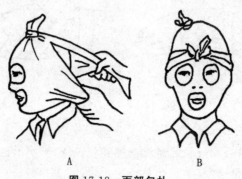

A　　　　　　　　　　B

图 17-18　面部包扎

（3）下颌包扎:将三角巾折叠成5 cm宽→1/3处放在下颌前方→长端经耳下拉向颈后→绕至对侧耳垂前→压住另一端并与之交叉→向下扭转→包绕颌下→两端同时沿耳前提向头顶前方打结。

（4）肩部包扎:将三角巾的一底角放在对侧腋下→顶角过肩向后拉→顶角带子在上臂1/3处绕紧→另一底角向背部反折至对侧腋下打结（图17-19）。

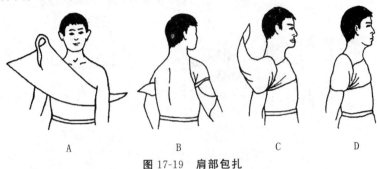

A　　　　　　B　　　　　　C　　　　　　D

图17-19　肩部包扎

（5）单胸包扎(背部包扎):底边横放在胸部→顶角越过伤侧肩上垂向背部→中部盖在胸部的伤侧→两端和顶角结扎在背部（图17-20）。

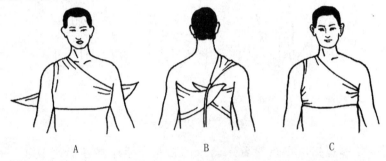

A　　　　　　　　B　　　　　　　　C

图17-20　单胸包扎

（6）双胸包扎(背部包扎):三角巾折成燕尾状→底平放于胸部,两燕尾分放在肩上→拉至颈后打结→顶角带子绕至对侧腋下打结（图17-21）。

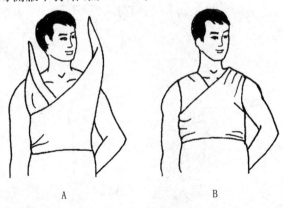

A　　　　　　　　　　B

图17-21　双胸包扎

（7）单臀包扎:三角巾斜放在臀部(顶角接近臀裂下方,朝下一端偏向两腿之间,朝上一端放在对侧髂前处→顶端带子在大腿根部绕一圈结好→朝下的角朝后上方拉至对侧髂上→两端打结

（图 17-22）。

（8）双臀包扎：两块三角巾顶角打结→放在腰正中→三角围腰打结→另外右角绕至大腿内侧与相对的角边打结（图 17-23）。

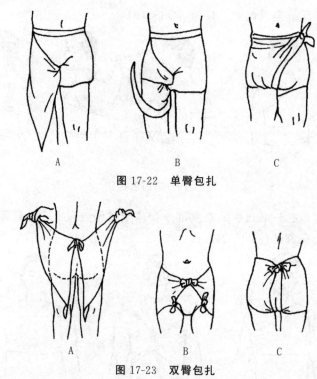

图 17-22　单臀包扎

图 17-23　双臀包扎

（9）手部包扎（足部包扎）：手指对着三角巾的顶角→手掌或手背平放于三角巾中部→底边位于腕部→顶角覆盖手背→两底角在手背或手掌交叉→再绕回腕部→掌侧或背侧打结（图 17-24）。

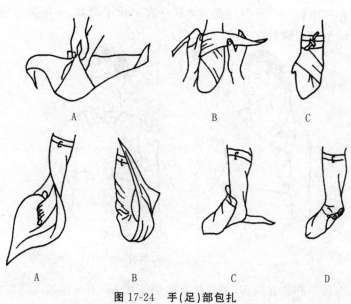

图 17-24　手（足）部包扎

（10）膝关节包扎：三角巾的顶角向底边对折两次→两端拉至膝后交叉→再由前后绕至膝外侧打结(图17-25)。

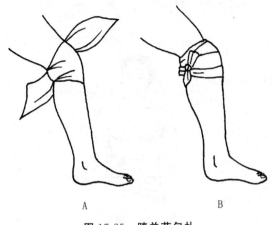

图17-25　膝关节包扎

(三)多头带

1.胸带

用于包扎胸部,固定敷料,限制胸部的活动,减轻疼痛,固定肋骨骨折。

包扎方法:脱上衣平卧,胸带平放于背下→肩带从背后越过肩部平放胸前→拉平胸带右边最上边带子覆盖胸部至对侧腋中线,反折该带剩余部分压左边最上边带下→拉平左边最上面带子覆盖上边带子的1/2~2/3,反折该带剩余部分→依次包扎各条带子并压住肩带→最后一对带子在无伤口侧打活结(图17-26)。

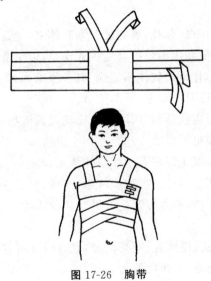

图17-26　胸带

2.腹带

包扎腹部伤口,防止腹部伤口裂开。伤口在上腹部时,由上向下包扎;伤口在下腹部时,由下向上包扎。包扎方法同胸带包扎(图17-27)。

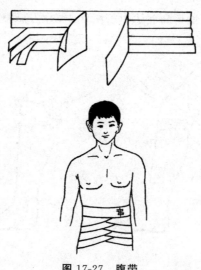

图 17-27　腹带

三、固定

用于骨折或骨关节损伤,限制受伤部位的活动度。

(一)作用

(1)减轻疼痛。

(2)避免骨折断端移动而损伤血管、神经。

(3)便于伤员的搬运。

(二)注意事项

(1)如有伤口和出血,应先止血、包扎,再固定。如有休克,先行抗休克处理。

(2)处理开放性骨折,不可把刺出的骨折端还纳入伤口,以免造成感染。

(3)夹板的长度和宽度要与骨折的肢体相适应,其长度必须超过骨折的上、下两个关节。固定时除骨折部位上、下两端外,还要固定上、下两关节。

(4)固定时夹板不可直接与皮肤接触,其间应垫棉花或其他物品,尤其是在夹板两端、骨突出部位和悬空部位,以防受压或固定不妥。

(5)固定应牢固,松紧适宜,以免影响血运。肢体骨折固定时,一定要将末端露出,以便观察血运。若出现血运不良,即指(趾)端苍白、发冷、麻木、疼痛、水肿或青紫,应松开重新固定。

(6)固定中避免不必要的搬动,不可强制病员进行各种活动。

(三)用物

夹板,无夹板可用竹板、木板、硬纸壳、枪托代替,紧急时可用健侧肢体或躯干进行临时固定。另备棉花、纱布或毛巾、衣物、绷带、三角巾等。

(四)几种骨折临时固定法

1.锁骨骨折

(1)单侧骨折三角巾兜起取坐位;将三角巾折成燕尾状,将两燕尾从胸前拉向颈后侧边打结;伤侧上臂屈曲 90°,三角巾兜起前臂,三角巾顶尖放肘后,再向前包住肘部(图 17-28)。

(2)两侧骨折背部用丁字形夹板固定,两腋窝放衬垫物,用绷带作"8"字形包扎,其顺序为左肩上→横过胸部→右腋下→绕过右肩部→右肩上斜过前胸→左腋下→绕过左肩,依次缠绕数次,以固定牢固夹板为宜,腰部用绷带将夹板固定好(图 17-29)。

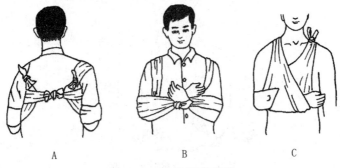

图 17-28 三角兜起前臂

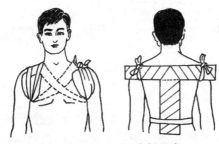

图 17-29 丁字形夹板固定

2.肱骨骨折

取坐位;用二个夹板放上臂内、外侧,加衬垫后包扎固定;将患肢屈肘,用三角巾悬吊前臂,作贴胸固定;如无夹板,可用两条三角巾,一条中点放上臂越过胸部,在对侧腋下打结,另一条将前臂悬吊(图 17-30)。

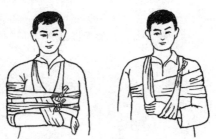

图 17-30 肱骨骨折固定

3.前臂骨折

取坐位;将两块夹板(长度超过患者前臂肘关节→腕关节)加好衬垫物,置前臂两侧;用带子或绷带将夹板与前臂上、下两端扎牢,再使肘关节屈曲 90°;用悬臂带吊起夹板(图 17-31)。

4.大腿骨折

取平卧位;用长夹板一块(从患者腋下至足部),在腋下、髂嵴、髋部、膝、踝、足跟等处作好衬垫,将夹板置伤肢外侧,肘绷带或宽带、三角巾分段绷扎固定(图 17-32)。

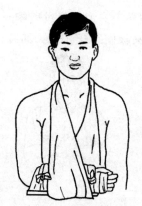

图 17-31 前臂骨折固定

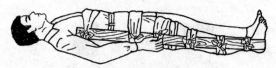

图 17-32 大腿骨折固定

5.小腿骨折

取卧位,伸直伤肢。将二块长夹板(从足跟到大腿)分别置于伤腿的内、外侧,用绷带或带子在上、下端及小腿和 窝处绑扎牢固。如现场无夹板,可将伤肢与健肢固定在一起,需注意在膝关节与小腿之间的空隙处垫好软垫,以保持固定稳定(图 17-33)。

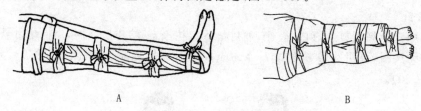

A   B

图 17-33 小腿骨折固定

6.踝、足部骨折

取坐位,将患肢呈中立位;踝周围及足底衬软垫,足底、足跟放夹板;用绷带小腿环形→踝部"8"字形→足部环形包扎固定(图 17-34)。

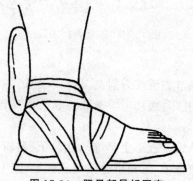

图 17-34 踝足部骨折固定

7.脊柱骨折

伏卧于硬板床上,严禁坐位。取三块平板呈"工"字固定(竖板约 75 cm 长,两块横板不少于 55 cm);横板压住竖板,分别置于两肩后和腰骶部。用三角巾先固定两肩部之横板,并将两边三角巾剩余尾角在胸前打结(图 17-35)。如现场无夹板,也可伏卧于硬板上,不予固定,但禁止翻身和随意搬动(图 17-36)。

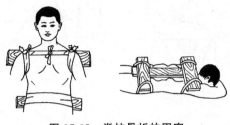

图 17-35 脊柱骨折的固定

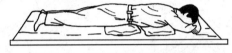

图 17-36 脊柱骨折伏卧于硬板上

四、止血

创伤性出血非常多见,出血量多时可引起休克,危及生命。快速而有效的止血,是急救的首要措施。

(一)出血的种类

1.根据损伤血管不同

(1)动脉出血:色泽鲜红,流速急,呈喷射状,多发生于血管断裂的近心端,有出血点,危险性大。

(2)静脉出血:色泽暗红,流速慢,但量多,多发生在血管断裂的远心端,有出血点,危险性次之。

(3)毛细血管出血:色泽鲜红,流速缓慢,呈渗血,为创面出血,无出血点,危险性小。

2.根据出血部位不同

(1)外出血:体表有创伤,血流出伤口外,易辨别。

(2)内出血:血流在体腔或组织内,不易识别。

(3)皮下出血:皮肤未破,皮下软组织内出血。

(二)止血方法

1.直接压迫止血法

为最简单、最有效的止血方法。适于毛细血管和较小的静脉出血方法:用无菌纱布或干净毛巾、布料、手帕盖于伤口处,用绷带或三角巾适当加压、包扎固定。但当有骨折或异物存在时,则不适用。

2.改变肢体位置止血法

(1)屈肢加压止血法:适用于无骨折及无关节损伤情况下的四肢部位的出血。用纱布垫,放在肘窝、窝、腋窝或腹股沟部,用力屈曲关节,并以绷带或三角巾缚紧固定,用于控制关节远侧血流(图 17-37)。

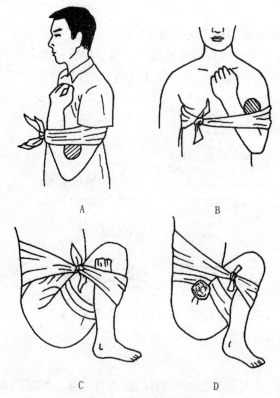

A   B

C   D

图 17-37　屈肢加压止血法

(2)抬高肢体止血法:适于无骨折和无脊髓损伤的前臂和足部出血。抬高四肢以减缓血流,并配合压迫止血法而达止血目的。

3.指压出血法

指压出血法是一种临时止血的方法,在四肢、头颈部外伤出血时采用。

方法是根据动脉的分布情况,在血管的近心端,手指用力将动脉压在骨上,阻断血流,达到临时止血。不同出血部位有不同的压迫点(图 17-38A,图 17-38B)。

(1)头部出血:包括颞、额、顶部出血,用拇指压迫耳屏前方颧弓根部颞浅动脉。

(2)面部出血:在下颌骨下缘,咬肌前缘压迫面动脉。

(3)头颈部出血:胸锁乳突肌中点处,压迫伤侧颈总动脉,不要同时压迫两侧颈总动脉。

(4)头后部出血:压迫耳后动脉。

(5)肩部、腋窝出血:在锁骨上凹和胸锁乳突肌锁骨头外侧,摸到锁骨下动脉,将其向后压向第一肋骨。

(6)上臂出血:根据部位压迫腋动脉或肱动脉。在腋窝中点用拇指将腋动脉压至肱骨头;上臂的中部或下部,肱二头肌内侧压迫肱动脉。

(7)手部出血:左手腕两侧压迫桡动脉及尺动脉。手指出血可在手指两侧压迫指动脉。

(8)大腿出血:在髂前上嵴与耻骨联合连接中点,用两手拇指重叠将股动脉压在耻骨上。

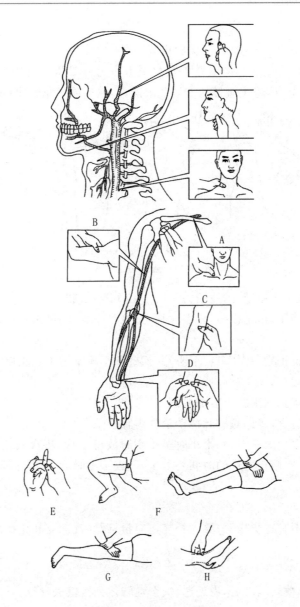

图 17-38　指压止血法

（9）小腿出血：在腘窝中部压迫　动脉。

（10）足部出血：压迫胫前后动脉或于踝关节下方，足背动脉。

（四）止血带止血法

适用于四肢较大的动脉出血。当其他临时止血方法无效时，利用止血带在出血部位的近心端，将整个肢体用力绑扎，借助于橡皮管的弹力回缩，压迫血管，阻断肢体血流，以达到止血目的。

1.部位

止血带扎在伤口的近心端，尽量靠近伤口。前臂和小腿不适于扎止血带，因有两骨骨间可通过血流，止血效果差；上臂中 1/3 处不能扎止血带，以免损伤桡神经。

2.方法

(1)先用软布料环绕衬垫于皮肤上,保护皮肤。

(2)一手持止血带的一端掌心向上置于敷料上方→另一手将止血带适当拉长环绕肢体2～3圈扎在敷料和手指的上方,将止血带的末端塞入圈内,然后将手指抽出(图17-39)。

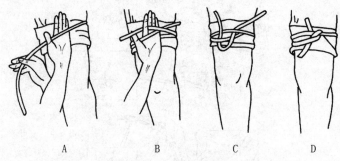

图17-39　止血带止血法

另一种方法是充气用止血带:上肢压力 33.3～40 kPa,下肢 53.2～66.5 kPa。

其他止血方法:直接压迫,止血粉,止血海绵,止血钳止血,创可贴止血。

3.注意事项

(1)扎止血带的部位正确:在伤口的近心端;前臂和小腿不适于扎止血带;上臂中 1/3 处不可扎止血带。

(2)止血带不能直接扎在皮肤上需加垫。

(3)扎止血带松紧适宜,以远端动脉搏动消失为宜。

(4)清楚标明上止血带的时间,每半小时至 1 小时放松 1 次,每次放松 1～2 分钟,使肢体末端间隔得到血液供应。使用止血带的时间要尽量短,以 1 小时为宜,最长不得超过 4 小时。否则易造成肢体缺血坏死。

(5)注意肢体保温。

(6)取下止血带时不宜过快松解,要先补充血容量,做好抗休克和止血准备。

五、转运

对患者做完初步急救处理之后,需迅速、安全地转运到医院去治疗。

(一)转运原则

(1)及时、迅速、安全地将伤员转运至安全地带,防止再次受伤。

(2)危重伤员优先转运:有开放性伤口者争取 6～8 小时达到医院进行清创术,行一期缝合;肢体断离伤,应抓紧时间尽快转运,争取再植机会。

(3)转运前,将患者进行初步处理,如伤口包扎、止血、固定,确认患者不会在转运中出现危险。

(4)转运过程中,注意患者安全,并观察病情变化。

(二)常用转运方法

适宜的方法取决于病情、距离、地形以及客观条件。常用的转运方法包括以下几种。

1.轮椅转运法(图 17-40)

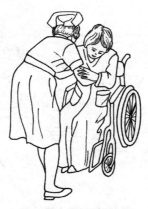

图 17-40 轮椅转运法

(1)帮助患者坐轮椅法推轮椅至患者旁,翻起踏脚板,拉起车闸,以固定轮椅,如无车闸,则护士站在轮椅后面固定轮椅防止前倾。患者坐好后,翻下踏脚板,脚踏在踏脚板上。

(2)推轮椅时,嘱患者手扶着轮椅扶手,尽量靠后坐,勿向前倾身或自行下车;下坡时要减慢速度,并注意观察病情。

(3)帮助患者下轮椅法:方法基本同上轮椅法。

2.平车转运法(图 17-41)

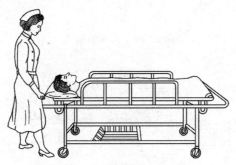

图 17-41 平车转运法

用物:平车上置布单和橡胶单包好的垫子和枕头、毛毯或棉被,需要时备中单(使用前需检查平车有无损坏)。

如平车一端为小轮,一端为大轮,患者头部应卧于大轮端,因小轮转弯灵活,大轮转动次数少,可减少颠簸带来的不适感。

帮患者卧于平车上的方法如下。

(1)单人搬运法:适合于体重较轻者(图 17-42)。搬运者一臂自患者腋下伸至肩部外侧,一臂伸入患者大腿下。患者双臂交叉依附于搬运者颈后,搬运者托起患者移步转身,将患者轻放于平车上,盖好盖被。

(2)两人或三人搬运法:适合不能自行活动或体重较重者。①两人搬运时,甲一手托住患者颈肩部,另一手托住患者腰部;乙一手托住患者臀部,另一手托住患者腘窝(图 17-43)。②三人搬运时,甲托住患者头、肩胛部,乙托住患者背、臀部,丙托住患者腘窝、腿部(图 17-44)。合力抬起,使患者身体稍向护士倾斜,搬运者同时移步转向平车,将患者轻放于平车上,盖好盖被。

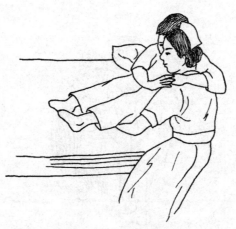

图 17-42　单人搬运法

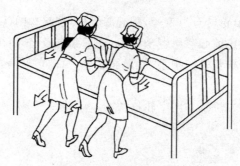

图 17-43　两人搬运法

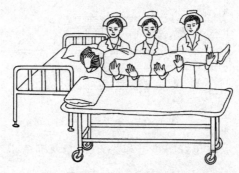

图 17-44　三人搬运法

（3）四人搬运法：适于病情危重或颈腰椎骨折等患者（图 17-45）。平车紧靠病床，在患者腰、臀下铺中单（布需牢固），甲站于床头，托住患者头及颈肩部；乙站于床尾，托住患者两腿；丙和丁分别站于病床及平车两侧，紧握中单四角。四人合力同时抬起患者，轻放于平车上，盖好盖被。

3.担架转运法

用物有担架，其他物品同平车转运法。

方法也同平车转运法。

（三）特殊伤员的转运方法

1.腹部内脏脱出

（1）双腿屈曲，腹肌放松，仰卧位。

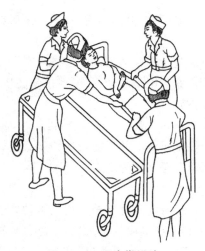

图 17-45 四人搬运法

（2）脱出的内脏严禁送回腹腔。可用大小合适的腕或腰带将脱出的脏器围住，然后用三角巾固定。

2.昏迷伤员

取去枕平卧，头偏向一侧。

3.骨盆损伤

将三角巾包扎骨盆，仰卧于硬板担架上，膝微曲，下部加垫。

4.脊柱损伤

搬运时严防脊柱扭转，应保持伸直。将病员放在硬质担架上，俯卧位。

（隋雨薇）

第二节 居民健康档案

健康档案是社区卫生机构和乡村卫生院为城乡居民提供社区卫生服务过程中的规范记录，是以居民个人健康为核心、家庭为单位、社区为范围，贯穿整个生命过程、涵盖各种健康相关因素的系统化文件记录；是居民享有均等化公共卫生服务的重要体现，也为各级政府及卫生行政部门制定卫生服务政策提供重要的参考依据。基层医务人员以健康档案为载体，为城乡居民提供连续、综合、适宜、经济的公共卫生服务和基本医疗卫生服务。

一、居民健康档案的建立及内容

（一）建立居民健康档案的意义

居民健康档案是开展基本公共卫生服务和基本医疗服务的重要记录资料，在保证服务质量、科研教学等方面均有十分重要的作用，其意义如下。

（1）掌握居民一般状况，包括健康水平、危险因素、家庭问题，以及可以利用的家庭和社区资源；为制订治疗方案、预防保健计划提供依据。

（2）及时汇总医疗卫生服务信息、更新健康档案，动态记录居民健康状况评价居民、家庭健康状况。

（3）评价社区卫生服务质量和技术水平的工具之一。

（4）系统而规范的居民健康档案为医学教学、科研提供实践依据。

（二）居民健康档案的建立方法

1.建档对象

以辖区内常住居民，包括居住半年以上的户籍及非户籍居民，以 0～6 岁儿童、孕产妇、老年人、慢性病患者和重性精神疾病患者等人群为重点。

2.建档方法

为居民建立健康档案的方法很多，入户建档是常用的方法，尤其是为上班族建档，但更应该充分利用各种机会首先为重点人群建立健康档案。比如，辖区居民到乡镇卫生院、村卫生室、社区卫生服务中心/站接受服务时，或通过入户服务（调查）、疾病筛查、健康体检时等，应及时宣传建档的意义，并为之建立健康档案。

3.建档原则

首先应以政策引导、居民自愿为原则，其次要突出重点、循序渐进。优先为老年人、慢性病患者、孕产妇、0～6 岁儿童等建立健康档案。建档时更应资源整合、信息共享，以基层医疗卫生机构为基础，充分利用辖区相关资源，共建、共享居民健康档案信息，逐步实现电子信息化。

4.建档流程

居民在利用社区卫生服务常规门诊时建立健康档案，并进行建档后的第一次健康体检。

（三）居民健康档案的内容

在我国，健康档案内容分成 3 个部分，即居民健康档案、家庭健康档案、社区健康档案。从下面案例中可以了解到居民健康档案、家庭健康档案内容。规范的健康档案应包括以下基本内容。

1.居民健康档案

个人健康档案的内容包括个人基本信息、健康体检、重点人群健康管理记录和其他医疗卫生服务记录。

（1）个人基本情况：①人口学资料，姓名、年龄、性别、住址、电话、受教育程度、职业、婚姻、种族、经济状况、身份证号、医疗保险号等。②健康行为资料，吸烟、饮酒、饮食习惯、运动、就医行为等。③临床资料，疾病史、心理状况和家族史等基础信息。

（2）健康体检：周期性健康体检，含一般物理检查及部分辅助检查项目，了解健康状况，进行健康评价，目的是早期发现常见的疾病及危险因素及时采取防治措施，提高生活质量。

（3）重点人群健康管理：包括国家基本公共卫生服务项目要求的 0～6 岁儿童、孕产妇、老年人、慢性病和重性精神疾病患者等各类重点人群的健康管理记录。

（4）其他医疗卫生服务记录：包括上述记录之外的其他诊疗、会诊、转诊记录等。

总之与居民健康管理有关的资料均应归入居民健康档案中，如非药物干预记录、老年自理评估记录、老年居家环境安全评估记录等均应归入居民健康档案中。

2.家庭健康档案

家庭健康档案是以家庭为单位，记录其家庭成员和家庭整体有关健康基本状况、疾病动态、预防保健服务利用情况的系统资料。包括家庭基本资料、家系图、家庭生活周期、家庭主要问题目录、问题描述等。

　　(1)家庭基本资料:包括家庭住址、电话、人数及家庭其他成员基本信息,与户主关系,按照年龄大小依次填写。

　　(2)家系图:以绘图的方式表示家庭结构及各成员的关系、健康状况等,是简单明了的家庭评价综合资料。

　　(3)家庭生活周期:从建立家庭至家庭成员死亡,通常家庭生活经过8个阶段,每个阶段包含了正常和可预见的转变,但还会遇见不可预见的危机,如夭折、离婚、失业、患上慢性病等,因此会使家庭生活的阶段发生变异,如离婚、再婚,独生子女离家上学、工作使家庭立即进入空巢家庭等。

　　(4)家庭主要问题目录:记录家庭生活周期各个阶段存在或发生的重大生活压力事件。记载家庭生活压力事件及危机的发生日期、问题。按发生的年代顺序逐一编号记录。

　　3.社区健康档案

　　社区健康档案是以社区为基础的卫生保健服务的必备工具,是了解社区卫生工作状况、确定社区中主要健康问题及制订卫生保健计划的重要资料。

　　通过居民卫生调查、现场调查和现有资料收集等方法记录反映社区主要环境特征、影响居民健康问题以及解决问题可利用的资源,确定社区的疾病防治重点和健康优先解决的问题。

　　社区健康档案包括社区基本资料、卫生服务资源、卫生服务状况、居民健康状况等几个部分。

二、健康档案的应用与管理

(一)健康档案的应用

　　按照国家基本公共卫生服务规范要求,下列情况均应使用健康档案。

　　(1)已建档居民到乡镇卫生院、村卫生室、社区卫生服务中心/站复诊时,应持居民健康档案信息卡/医疗保健卡,在调取其健康档案后,由接诊医师根据复诊情况,及时更新、补充相应记录内容。

　　(2)入户开展医疗卫生服务时,应事先查阅服务对象的健康档案并携带相应表单,在服务过程中记录、补充相应内容。已建立电子健康档案信息系统的机构应同时更新电子健康档案。

　　(3)对于需要转诊、会诊的服务对象,由接诊医师填写转诊、会诊记录。

　　(4)利用健康档案中提供的信息进行生活方式、家庭存在问题等干预,并记录于健康档案中。

(二)健康档案的管理

　　健康档案应统一存放于城乡基层医疗卫生机构。根据有关法律法规,城乡基层医疗卫生机构提供医疗卫生服务时,应当调取并查阅居民健康档案,及时记录、补充和完善健康档案。做好健康档案的数据和相关资料的汇总、整理和分析等信息统计工作,了解和掌握辖区内居民健康动态变化,并采取相应的适宜技术和措施,对发现的卫生问题有针对性地开展健康教育、预防、保健、医疗和康复等服务。以居民健康档案为平台,促进基层医疗卫生机构转变服务模式,实现对城乡居民的健康管理。

　　基层医疗卫生机构应建立居民健康档案的调取、查阅、记录、存放等制度,明确居民健康档案管理相关责任人,保证居民健康档案的正确使用和保管。

　　居民健康档案的管理要遵守档案安全制度,不得损毁、丢失,不得擅自泄露健康档案中的居民个人信息及涉及居民健康的隐私信息。除法律规定必须出示或出于保护居民健康目的,居民健康档案不得转让、出卖给其他人员或机构,更不能用于商业目的。

(三)社区护士对健康档案的利用

在开展社区护理工作中,社区护士通过利用社区居民健康档案,为居民提供及时、有效的护理。

1.社区护士对个人健康档案的利用

(1)建立、完善健康档案:在社区居民首次就诊时,社区护士收集个人的一般资料、健康状况、健康问题等信息,为社区居民建立个人及家庭档案。如果是儿童,应记录免疫接种情况,以便查漏补种;如果是孕妇,应记录孕期检查时间、内容等;慢性病患者的记录内容包括就诊时状态、医疗史、家族史、病情及治疗用药效果、饮食及运动习惯、嗜好等。当个人、家庭的基本情况(如住址、电话等)发生变动时,根据情况及时修订,以完善档案记录。

(2)追踪、补充随访记录:将社区居民接受护理照顾或疾病监测等动态信息及时录入健康档案,使个人健康信息动态、完整,为全科医师的诊疗提供依据。

2.社区护士对家庭健康档案的利用

(1)家庭健康评估:社区卫生服务是"以家庭为单位"的管理,通过对家庭健康档案的信息查询,使社区护士了解家庭的基本特征,家庭内、外环境,家庭结构和功能,从而对家庭的健康状态及影响健康的因素作出整体的评估,制订出护理管理计划。

(2)协助家庭成员适时调整角色,促进家庭支持:通过家庭健康档案,了解家庭成员的特点,动员家庭成员调整内、外资源来改善家庭功能,对慢性病患者在情感、经济、平衡膳食、合理运动等方面给予支持,缓冲慢性病患者的精神压力,解决健康问题。

3.社区护士对社区健康档案的利用

(1)社区健康评估:通过社区卫生诊断,评估社区人口群体特征,包括人口数量、构成、健康状况、职业和医疗保障等,掌握社区资源,根据社区健康问题,为制订社区健康教育计划、社区护理计划提供参考。

(2)对特殊人群进行干预管理:利用社区健康档案中的信息,对特殊群体进行健康管理,可以使工作效率显著提高。通过对健康档案中的慢性病高危人群、空巢老人、低保人群、职业人群等标识的检索,了解特殊人群的特点、生活方式、存在的躯体、心理等方面的问题,追踪、记录特殊人群的身体功能及精神变化,以便提供持续性的照顾和护理。

(3)开展流行病学调查,进行科学研究:健康档案可以提供完整、详尽、客观的居民健康资料,是流行病学调查和护理研究的重要参考资料。

(隋雨薇)

参考文献

[1] 徐凤杰,郝园园,陈萃,等.护理实践与护理技能[M].上海:上海交通大学出版社,2023.

[2] 陈朝亮,兰庆新,班华琼.外科护理[M].武汉:华中科技大学出版社,2023.

[3] 李春蓉,王艳艳.外科护理[M].郑州:河南大学出版社,2023.

[4] 莫苗,韦柳华,兰芳芳.护理技术[M].武汉:华中科技大学出版社,2023.

[5] 陈晓燕.内科护理[M].北京:北京师范大学出版社,2023.

[6] 俞莉,安晓妤.老年护理[M].北京:高等教育出版社,2023.

[7] 杨红艳.临床护理[M].北京:北京大学医学出版社,2023.

[8] 梁艳,甄慧,刘晓静,等.临床护理常规与护理实践[M].上海:上海交通大学出版社,2023.

[9] 刘明月,王梅,夏丽芳.现代护理要点与护理管理[M].北京:中国纺织出版社,2023.

[10] 李阿平.临床护理实践与护理管理[M].上海:上海交通大学出版社,2023.

[11] 宋桂珍,吴小霞,刘莎,等.现代护理理论与专科护理[M].上海:上海交通大学出版社,2023.

[12] 谢庆,岑坚正,张军花.心血管外科手术护理[M].北京:科学出版社,2023.

[13] 王湘艳.外科护理[M].重庆:重庆大学出版社,2023.

[14] 林绚丽.护理管理与护理技术规范[M].上海:上海科学普及出版社,2023.

[15] 刁咏梅.现代基础护理与疾病护理[M].青岛:中国海洋大学出版社,2023.

[16] 李海波,蒋娜娜,程丹.护理技术规范与临床护理[M].上海:上海科学技术文献出版社,2023.

[17] 曹娟.常见疾病规范化护理[M].青岛:中国海洋大学出版社,2023.

[18] 王燕,韩春梅,张静,等.实用常见病护理进展[M].青岛:中国海洋大学出版社,2023.

[19] 臧正明.常见疾病护理观察要点[M].北京:中国纺织出版社,2023.

[20] 程艳华.临床常见病护理进展[M].上海:上海交通大学出版社,2023.

[21] 李婷.外科疾病护理实践与手术护理[M].上海:上海交通大学出版社,2023.

[22] 马姝,王迎,曹洪云,等.临床各科室护理与护理管理[M].上海:上海交通大学出版社,2023.

[23] 韩美丽.临床常见病护理与危重症护理[M].上海:上海交通大学出版社,2023.

[24] 包玉娥.实用临床护理操作与护理管理[M].上海:上海交通大学出版社,2023.

[25] 呼海燕,赵娜,高雪,等.临床专科护理技术规范与护理管理[M].青岛:中国海洋大学出版社,2023.

[26] 李建波,刘畅,齐越.现代护理技术与疾病护理方法[M].北京:中国纺织出版社,2023.

［27］张敏.现代护理理论与各科护理要点［M］.武汉：湖北科学技术出版社，2023.

［28］安百芬，孔环，刘梅，等.护理基础技能操作与临床护理［M］.上海：上海交通大学出版社，2023.

［29］李洋，路萍，周彩会，等.临床护理常规与操作规范［M］.上海：上海科学技术文献出版社，2023.

［30］胡淑丽，王雪琳，张秀英，等.现代常见病护理规范［M］.上海：上海交通大学出版社，2023.

［31］郑玉莲，刘蕾，赵荣凤，等.内科常见病护理规范［M］.上海：上海科学技术文献出版社，2023.

［32］王建敏.实用内科常见疾病护理［M］.上海：上海交通大学出版社，2023.

［33］马文龙，陈惠刚，唐晓健，等.临床护理实践与研究［M］.长春：吉林科学技术出版社，2023.

［34］仲丽霞，高杰，宋晶，等.老年疾病诊疗与护理［M］.成都：四川科学技术出版社，2023.

［35］翟燕.实用骨科临床护理［M］.济南：山东科学技术出版社，2023.

［36］马燕兰，冯志英，程艳爽，等.护理敏感质量指标实时监测系统的构建与应用研究［J］.中国数字医学，2023，18（2）：55-59.

［37］杨东霞，范萍，毛旭颖，等.以精细化护理为导向的护理亚专科管理模式在胰腺癌患者中的应用［J］.当代护士（上旬刊），2023，30（3）：80-83.

［38］张阳，张红.护理部区域化负责制在护理质量管理中的应用效果分析［J］.中国卫生产业，2023，20（13）：59-62.

［39］施春娜，郭晓莉，孙凯丽，等.标准化护理服务程序在"互联网＋护理服务"中的应用与效果分析［J］.医院管理论坛，2023，40（10）：65-70.

［40］张春英.护理礼仪在高职临床护理教学中的应用研究［J］.成才之路，2023（1）：109-112.